形成外科手術書

【改訂第5版】

実際編①

鬼塚卓彌

著

南江堂

目 次

21章 頭部形成術

21·1 頭蓋部の解剖学 anatomy of scalp and cranium　3
A. 頭皮 scalp　3
- ❶皮膚 skin　3
- ❷皮下組織 subcutaneous tissue　3
- ❸動静脈 artery and vein　3
- ❹神経 nerve　3
- ❺リンパ管 lymphatic vessel　3
- ❻筋 muscle, 筋膜 fascia　4
  - a. 前頭 – 後頭筋および帽状腱膜 occipito-frontalis muscle & galea　4
  - b. 側頭筋 temporalis muscle　4
  - c. 後頭骨下部筋群 capitis muscles　4
- ❼帽状腱膜下組織 subaponeurotic tissue　5
- ❽骨膜 periosteum, pericranium　5

B. 頭蓋冠骨 calvarial bone, cranial bone　5
- ❶頭蓋冠骨と脳頭蓋　5
- ❷頭蓋縫合　5
- ❸泉門 cranial fontanel　5

C. 頭毛 scalp hair　5
- ❶毛髪一般論　5
  - a. 毛の種類　5
  - b. 毛のないところ　5
  - c. 毛の分布　5
  - d. 毛髪の外観　5
  - e. 毛群 hair group, 毛束 hair bundle　7
  - f. 毛周期 hair cycle　7
  - g. 毛の発育とホルモン　7
- ❷毛渦 hair whorl, 毛流 hair stream　7
- ❸生え際 hair line　8
- ❹毛向 hair slant　8
- ❺頭毛数　8
- ❻脱毛と外傷　8

21·2 頭皮の外傷 scalp trauma　8
A. 頭皮の切挫創 incised, crushed wound of scalp　8
B. 頭皮剝脱創 scalp avulsion injury　9
- ❶頭皮剝脱創とは　9
- ❷原因　9
- ❸治療　9
  - a. 全身管理と創傷治療　9
  - b. 陳旧創　11
- ❹合併症　11
  - a. 早期合併症　11
  - b. 晩期合併症　11

C. 頭部熱傷 cranial burn　12
- ❶原因　12
  - a. 火焔によるもの　12
  - b. 高熱物体によるもの　12
- ❷治療　12

D. 頭蓋骨骨折 cranial bone fracture　12
E. 頭蓋骨欠損 cranial bone defect　12
F. 頭部電撃傷 electrical burn　13
G. 頭部骨髄炎　14

21·3 脱毛症 alopecia　14
A. 瘢痕性脱毛症 cicatricial alopecia　14
- ❶瘢痕性脱毛症とは　14
- ❷手術方針　14
  - a. 手術年齢　14
  - b. 治療可能な脱毛範囲　14
  - c. 脱毛原因による治療の決めかた　14
  - d. 手術時期　14
  - e. 手術の順序　14
- ❸手術上の注意　14
  - a. 全身状態　14
  - b. 剃毛　15
  - c. 切開　15
  - d. 出血　15
  - e. 剝離　16
  - f. 縫合　16
  - g. 採皮部の治療　16
  - h. 再手術　16
- ❹手術法の選択　17
  - a. 小範囲の脱毛症　17
  - b. 中等度の範囲の脱毛症　17
  - c. 広範囲の脱毛症　22

B. 若年性脱毛症 premature alopecia　33
- ❶病態　33
- ❷診断　33
- ❸治療法　33
  - a. 薬物療法　33
  - b. 遊離植毛術　34
  - c. 有毛皮弁形成術　36
  - d. 遊離吻合有毛皮弁形成術　37
  - e. 脱毛部縫縮術　37
  - f. tissue expander の使用　37
  - g. 人工毛植毛術　37
  - h. 義髪 hair piece, wig　37

C. 女性の男性化脱毛症 female androgenic alopecia, female pattern hair loss　37

D. 萎縮性脱毛症 atrophic baldness　37
E. 円形脱毛症 alopecia areata　37
F. 広範囲脱毛症 extensive alopecia　37
G. 疾患性脱毛症 syndromic alopecia　37
H. その他の脱毛症　37

21・4　頭部の腫瘍 cranial tumor　38
A. 良性腫瘍 benign tumor　38
　❶母斑細胞母斑（色素性母斑）pigmented nevus　38
　❷血管腫 hemangioma　38
　❸リンパ管腫 lymphangioma　38
　❹外骨腫 osteoma　39
　❺線維性骨異形成症 fibrous (fibro-osseous) dysplasia, Albright 症候群　39
　❻脂腺母斑 sebaceous nevus　41
　❼母斑細胞母斑 pigmented nevus　41
　❽神経線維腫症 neurofibromatosis (von Recklinghausen disease)　41
　❾類上皮嚢腫 epidermoid cyst　41
　❿化骨性線維腫 ossifying fibroma, osteofibroma　42
　⓫髄膜腫 meningioma　42
B. 悪性腫瘍 malignant tumor　42
　❶基底細胞癌 basal cell carcinoma（BCC）45
　❷有棘細胞癌 squamous cell carcinoma（SCC）45
　❸外毛根鞘癌 trichilemmal carcinoma　45
　❹腺癌 adenocarcinoma　45
　❺肉腫 sarcoma　45
　❻転移性骨腫瘍 metastatic bone tumor　45
　❼悪性黒色腫　46
C. 頭蓋底腫瘍　46

21・5　頭蓋部の先天異常 congenital anomaly　46
A. 頭皮の先天異常 congenital anomaly of scalp　47
　❶頭皮の先天性欠損 aplasia cutis　47
　❷脳回転状頭皮 cutis verticis gyrata, pachydermoperiostosis　47
　❸皮膚洞 dermal sinus　48
B. 頭蓋骨の先天異常 congenital anomaly of cranial bone　48
　❶頭蓋底陥入症 basilar impression　48
　❷頭蓋骨変形 cranial deformities　48
C. 頭蓋縫合早期癒合症 premature craniosynostosis　50
　❶頭蓋縫合早期癒合症とは　50
　　a. 分類　50
　　b. 頻度　52
　　c. 成因　52
　　d. 鑑別診断　55
　　e. 頭型　55
　　f. 発育　55
　　g. 診断　55
　❷頭蓋骨早期癒合症の治療　55
　　a. 治療の目的　55

b. 治療のチームワーク　55
c. 手術時期　55
d. 術前検査法　55
e. 手術の準備　56
f. 手術法　57
f-1. 頭蓋骨切り術（従来法）57
f-2. 仮骨延長術 distraction osteogenesis　59
f-3. 内視鏡下手術 endscopic operation　63
　❸代表的先天性頭蓋形態異常の分類　63
　　a. Crouzon 病 Crouzon's disease　63
　　b. Apert 症候群 acrocephalosyndacty（ACS）68
　　c. 短頭症 brachycephaly, 小頭症 oxycephaly　74
　　d. 舟状頭症 scaphocephaly　74
　　e. 尖頭症 acrocephaly, oxycephaly　79
　　f. 三角頭症 trigonocephaly　79
　　g. 斜頭症 plagiocephaly　83
　　h. clover leaf skull, クローバー型頭蓋症　86
　　i. Pfeiffer 症候群, lower Apert 症候群　87
　　j. Saethre-Chotzen 症候群, upper Apert 症候群　89
　　k. Carpenter 症候群　89
　　l. Greig（cephalosyndactyly）症候群　89
　　m. Antley-Bixter 症候群　91
D. 頭蓋・骨幹端異形成症 craniometaphyseal dysplasia　91
　❶頭蓋・骨幹端異形成症 craniometaphyseal dysplasia（CMD）91
　❷ osteopathia striata with cranial sclerosis（OSCS）92
E. craniofrontnasal dysplasia　92
F. その他の頭蓋骨異常　92
　❶鎖骨頭蓋異骨症 cleido-cranial dysostosis　94
　❷裂孔頭蓋 craniolacunia　94
　❸二分頭蓋 cranium bifidum occultum　94
　❹頭頂孔 parietal foramina　94
　❺ Freeman-Scheldon 症候群　94
　❻頭蓋側彎症 cranioscoliosis　94
　❼頭部癒合症 craniopagus　94
　❽その他の頭蓋骨欠損症　94

21・6　眼窩異常症 orbital anomaly　95
A. 眼窩隔離症 orbital hypertelorism, telecanthus　95
　❶分類　95
　❷眼窩隔離症の解剖学的特徴　95
　❸治療　95
　　a. 軽度眼窩隔離症　95
　　b. 中等度眼窩隔離症　95
　　c. 重度眼窩隔離症　97
　❹成長　99
　❺手術の合併症　99
B. 眼窩間狭小症 orbital hypoterolism　99
C. 全前脳症, 全前脳胞症 holoprosencephaly　100
D. 無眼症, 矮小眼症 anophthalmos, microphthalmos　100

21·7 その他　100
- A. 囊胞性頭蓋披裂 cystic cranioschisis　100
  - ❶前頭部脳瘤 sincipital encephalocele　100
  - ❷皮様囊腫による頭蓋披裂　100
- B. 頭蓋の先天異常と染色体異常　100
- C. 頭蓋部の美容　100

22章　額部形成術

22·1　額部の解剖学 anatomy of the forehead　107
- A. 額部とは definition of forehead　107
- B. 解剖 anatomy of the forehead　107
  - ❶皮膚，筋，骨，神経　107
  - ❷眉毛 eyebrow　107
  - ❸額部の自然皺襞 wrinkle line　107
  - ❹前頭洞 frontal sinus　108

22·2　外傷・瘢痕 trauma and scar of the forehead　108
- A. 額の外傷　108
  - ❶軟部組織損傷　108
    - a. 額部軟部組織損傷の特徴　108
    - b. 治療　108
  - ❷骨折　109
- B. 瘢痕 forehead scar　109
  - ❶小範囲の瘢痕　109
    - a. 中央部における小範囲瘢痕　110
    - b. 弁状瘢痕 trap door scar　110
    - c. 生え際にわたる瘢痕　111
    - d. 眉毛にわたる瘢痕　111
  - ❷比較的広範な瘢痕　111
    - a. 連続縫縮法　111
    - b. expander 法　112
    - c. 局所皮弁法　112
    - d. 生え際にわたるもの　113
  - ❸広範囲の瘢痕　113
- C. 眉毛移植 eyebrow graft　113
  - ❶有茎植毛術　114
    - a. 反対側眉毛を利用する方法　114
    - b. 前頭部の皮弁を用いる方法　114
    - c. 側頭部の皮弁を用いる方法　115
    - d. 双茎皮弁を用いる方法　115
    - e. 島状皮弁を用いる方法　115
  - ❷遊離植毛術 free hair grafting　115
    - a. 皮膚片植毛術 hair bearing skin strip grafting　115
    - b. 皮膚柱植毛術 skin punch grafting　116
    - c. 点状植毛術 hair minigrafting　116
    - d. 単一毛植毛術 hair micrografting　117
  - ❸眉毛移植上の問題点　117
- D. 前頭筋麻痺 frontal muscle palsy　119
- E. 額部陥凹変形 depressed deformity of the forehead　120
  - ❶外傷性陥凹変形　120
  - ❷額部の骨欠損　120

22·3　額部の先天異常，その他の皮膚異常　122
- A. 半側萎縮 hemiatrophy　122
- B. 皮膚骨膜肥厚症 pachydermoperiostosis　122
- C. 剣創状強皮症 localized scleroderma, en coup de sabre　123
- D. 前頭洞肥厚症 frontal sinus hypertrophy　123

22·4　額部の腫瘍 tumor of the forehead　123
- A. 母斑細胞母斑（色素性母斑）pigmented nevus　123
- B. 単純性血管腫 hemangioma simplex　123
- C. 苺状血管腫，海綿状血管腫 strawberry mark, cavernous hemangioma　123
- D. 動静脈瘻 arteriovenous fistula　124
- E. 皮下皮様囊腫 subcutaneous dermoid cyst　124
- F. 骨腫 osteoma　127
- G. 前頭洞気囊腫（猿額状変形）pneumosinus dilatans frontalis　127
- H. 肥厚性皮膚骨膜症 pachydermoperiostosis　127
- I. 線維性骨異形成症 fibrous dysplasia　127
- J. 基底細胞癌　127

22·5　額部の美容外科 aesthetic surgery　128
- A. 額部除皺術 rhytidectomy, forehead lift　128
  - ❶加齢的皺　128
  - ❷額部除皺術 forehead lift　128
  - ❸手術法　128
    - a. 外科的治療法　128
    - b. ボツリヌス毒素治療　129
    - c. フィーラー法 filler method　129
    - d. レーザー法　129
- B. 眉毛の下垂 eyebrow drooping　130
- C. 額部の輪郭の変形 contour deformity of the forehead　130
  - ❶側頭部陥凹変形 depressed, deformity of the temple area　130
    - a. シリコンブロック挿入法　130
    - b. アパセラム挿入法　130
    - c. 脂肪注入法　131
    - d. 真皮脂肪移植　131
    - e. 側頭筋膜移植　131
  - ❷眉毛部骨突出症　131

23章　眼瞼部形成術

23·1　眼瞼の解剖学 anatomy of the eyelid　133
- A. 眼瞼の一般解剖学　133
  - ❶皮膚 skin　133
  - ❷睫毛 cilia, eye lash, eye lashes　133
  - ❸筋組織 muscle　134
    - a. 眼輪筋 orbicularis oculi muscle　134
    - b. 眉毛下制筋 depressor supercilli muscle　134
    - c. 鼻根筋 procerus muscle　134
    - d. 皺鼻筋 corrugator supercilli muscle　134
    - e. 瞼板筋 tarsal muscle（Mueller筋）　135
    - f. 眼瞼挙筋 superior levator palpebrae muscle　135
  - ❹靱帯組織　135
  - ❺脂肪組織 fat tissue　135
    - a. 皮下脂肪 subcutaneous fat tissue　135
    - b. 中央脂肪組織 central fat tissue　135
    - c. 眼窩脂肪組織 orbital fat tissue　135
    - d. 瞼板前脂肪組織 pretarsal fat tissue　136
  - ❻眼窩隔膜 orbital septum　136
  - ❼瞼板 tarsus, tarsal plate　136
  - ❽涙器 lacrymal apparatus　136
    - a. 構造　136
    - b. 涙の分泌と機能　136
  - ❽眼窩 orbita　137
  - ❾眼瞼の動脈，神経　137
- B. 眼瞼部の美容学的検討　139
  - ❶眼瞼 eyelids　139
    - a. 眼瞼溝 palpebral fold　139
    - b. 蒙古襞 mongolian fold, 瞼鼻皺襞 plica palpebronasalis　140
    - c. 眼瞼のはれぼったさ　140
    - d. 瞼裂 palpebral fissure　140
    - e. 顔面と眼のバランス　141

23·2　眼瞼部の外傷・瘢痕 trauma and scar　142
- A. 眼瞼の外傷　142
  - ❶一般的事項　142
  - ❷機械的損傷　142
    - a. 眼瞼皮膚の創傷治療　142
    - b. 眼窩脂肪脱出創 prolapse of orbital fat　143
    - c. 眼瞼切断創 lids injury　143
    - d. 眼窩内異物 foreign body in orbita　143
    - e. 涙器損傷 lacrimal apparatus injury　143
    - f. 靱帯切断 ligament injury　149
    - g. 眼球損傷 eye globe injury　149
    - h. 眼瞼リンパ浮腫 lymphedema of lids　149
    - i. 上眼窩裂症候群 superior orbital fissure syndrome　149
    - j. 眼窩尖端部症候群 orbital apex syndrome　150
  - ❸熱傷 burn　150
  - ❹薬傷 chemical burn of lids　150

- ❺その他　151
- B. 瘢痕 scar　151
- C. 眼球結膜癒着症 symblepharon　153
- D. 眼瞼全層欠損（外傷，腫瘍摘出後）eyelid defect　154
  - ❶下眼瞼の欠損　154
  - ❷上眼瞼の欠損　156
    - a. 上眼瞼欠損の再建術の原則　156
    - b. 上眼瞼欠損の治療法　157
  - ❸外眼角部欠損　159
  - ❹内眼角部欠損　159
  - ❺内側眼瞼靱帯断裂　159

23·3　眼瞼外反症 eyelid ectropion　159
- A. 麻痺性外反症 paralytic ectropion　159
- B. 老人性外反症 senile ectropion　159
- C. 瘢痕性外反症 cicatricial ectropion　160
  - ❶原因　160
  - ❷症状　162
- D. 眼瞼外反症の治療　162
  - ❶縫縮術　162
  - ❷有茎植皮（皮弁）　162
    - a. 額部皮弁法　162
    - b. 上眼瞼皮弁法　162
    - c. 側頭部皮弁　162
    - d. 皮下茎皮弁　163
    - e. （連続）Z形成術　163
    - f. 筋弁　163
  - ❸遊離植皮　163
    - a. 採皮部　163
    - b. 植皮法　164
    - c. 術後固定　165
    - d. 瞼縁縫合 tarsorrhaphy と弱視　165
    - e. 眉毛移植法　167
- E. その他の眼瞼外反症　167
  - a. 痙攣性外反症 spastic ectropion　167
  - b. 機械的外反症 mechanical ectropion　167
  - c. 術後性外反症 postoperative ectropion　167
  - d. 先天性外反症 congenital ectropion　167

23·4　眼瞼内反症，睫毛内反症 eyelid entropion, epiblepharon　167
- A. 病態　167
- B. 症状　167
- C. 内反症の種類　167
  - ❶痙攣性内反症 spastic entropion　167
  - ❷老人性内反症 senile entropion　167
  - ❸機械的内反症 mechanical entropion　167
  - ❹瘢痕性内反症 cicatricial entropion　167
  - ❺先天性内反症 congenital entropion　167
- D. 診断　167
- E. 内反症手術法　168
  - ❶皮膚固定法　168
  - ❷皮膚縫合法　168
  - ❸皮膚切除法　168

❹瞼板切割法　168
❺眼輪筋短縮術　168
❻筋弁固定法　168
❼耳介軟骨移植術　168
❽腱膜逢着法　168

23·5　開瞼症（兎眼症）lagophthalmos　169
A.　麻痺性開瞼症（兎眼症）　169
❶側頭筋利用法　169
❷スプリング法　169
❸重量法　169
❹筋弁固定法　169
❺眼瞼形成術　169
❻静的矯正法　169
B.　眼球突出性開瞼症（兎眼症）　169
C.　先天性開瞼症（兎眼症）　169
D.　瘢痕性開瞼症（兎眼症）　169

23·6　睫毛欠損 eyelashe defect, cilia defect　170
A.　遊離植毛術 hair bearing skin grafting　170
B.　単一毛植毛術 micrografting　170
C.　有茎植毛術 pedicled skin hair grafting　170
D.　人工睫毛（つけまつげ）artificial or false eyelashes　170

23·7　眼瞼部の腫瘍 eyelid tumor　170
A.　良性腫瘍　171
❶血管腫 hemangioma, 血管奇形 vascular malformation　171
❷リンパ管腫　171
❸太田母斑（眼上顎褐青色母斑）nevus fuscoceruleus ophthalmo-maxillaris Ota　171
　a.　頻度　171
　b.　臨床病型　171
　c.　発症年齢　172
　d.　自然経過　172
　e.　組織像　172
　f.　合併症　173
　g.　治療法　173
❹母斑細胞母斑（色素細胞母斑）pigmented nevus　173
❺分離母斑 divided nevus　173
❻黄色腫 xanthoma　173
❼霰粒腫 chalazion　174
❽von Recklinghausen 病, 神経線維腫症 neurofibromatosis　176
❾皮下皮様囊腫 subcutaneous dermoid cyst　176
❿その他の腫瘍　177
B.　眼瞼悪性腫瘍　177
❶基底細胞癌 basal cell carcinoma（BCC）, basalioma　177
❷有棘細胞癌（扁平上皮癌）squamous cell carcinoma（SCC）　177
❸マイボーム腺癌 Meibom gland carcinoma（脂腺癌 sebaceous carcinoma）　178
❹悪性黒色腫 malignant melanoma　178
C.　眼窩腫瘍　178

23·8　眼瞼下垂 blepharoptosis　180
A.　頻度の高い眼瞼下垂　180
❶原因　180
　a.　先天性眼瞼下垂 congenital blepharoptosis　180
　b.　麻痺性眼瞼下垂 paralytic blepharoptosis　180
　c.　ホルネル症候群 Horner's syndrome　180
　d.　老人性下垂 senile blepharoptosis　181
　e.　コンタクトレンズ性眼瞼下垂 contact lens blepharoptosis　181
　f.　医原性眼瞼下垂 iatrogenic blepharoptosis　181
　g.　重症筋無力症性眼瞼下垂 myasthenia gravis blepharoptosis　181
❷診断　181
❸検査法　181
❹症状　181
❺手術法の適応　181
❻手術法　182
　a.　手術法の選択　182
　b.　手術法の実際　182
❼再手術　187
B.　Marcus Gunn 現象　188
❶Marcus Gunn 現象とは　188
❷手術法　188

23·9　その他の眼瞼異常　188
A.　下眼瞼上方偏位 upper deviation of lower lid　188
B.　上眼瞼後退症 upper eyelid retraction　188
C.　下眼瞼後退症 lower lid retraction　188
D.　先天性眼瞼欠損 coloboma oculi or palpebrale　189
E.　瞼裂縮小症 blepharophimosis　189
F.　瞼裂拡大症 extended palpebral fissure　189
❶外眼角部縫縮術　189
❷内眼角部縫縮術　190
G.　眼角隔離症 telecanthus　190
H.　外眼角部偏位症 palpebral ectopia, malposition of lateral canthus　191
I.　先天性眼瞼癒着症 ankyloblepharon filiforme adnatum　191
J.　先天性外涙嚢瘻 congenital lacrimal fistula　192

23·10　眼球の位置異常 malposition of the eye ball　192
A.　眼球突出症 exophthalmos　192
❶名称　192
❷原因　193
❸眼窩内腫瘍性異常　193
❹眼窩骨折性異常　193
❺頭蓋骨形態異常　193

❻ Graves 病　193
B. 眼球陥没症 enophthalmos　194
　❶外傷性眼球陥没　194
　　a. 眼窩壁骨折性陥没　194
　　b. 眼窩周囲打撲性陥没　195
　❷交感神経麻痺性眼球陥没　195
　❸眼球性眼球陥没　195
　❹眼球欠損性眼球陥没　195
**C. 無眼球症，小眼球症 anophthalmos,
　microphthalmos　196**
　❶定義　196
　　a. 先天性無眼球症　196
　　b. 後天性無眼球症　196
　❷成因　196
　❸症状　196
　❹分類　196
　　a. Duke-Elder 分類　196
　　b. McCarthy の分類　196
　❺合併異常　197
　❻治療　197
　　a. 保存的治療　197
　　b. 義眼台形成術 eye socket plasty　197
　❼手術の合併症　198
D. 潜伏眼球症 cryptophthalmus　198

23·11　眼瞼部の美容外科 aesthetic surgery of the eyelid　198
A. 重瞼術 double eyelid operation　198
　❶原理　198
　❷分類　198
　　a. 臨床的適応分類　198
　　b. 手術術式の分類　198
　❸手術法別適応　198
　　a. 埋没式重瞼術（埋没法）　198
　　b. 切開式重瞼術（切開法）の適応　199
　❹代表的重瞼術　199
　　a. 術前前頭筋トレーニング　199
　　b. 埋没式重瞼術（埋没法）　199
　　c. 部分切開法，中切開法　206
　　d. 全切開法　206
　　e. 切開式重瞼術（切開法）の合併症　206
　　f. 重瞼術の選択　207
　❺重瞼術不満足例の再修正術　207
　　a. 二重瞼の幅が広過ぎた場合　207
　　b. 二重瞼の幅が狭過ぎた場合　208
　　c. 三重瞼になった場合　208
　　d. びっくりまなこ　208
　❻重瞼術の応用例　208
B. 睫毛形成術 eye lashes plasty　208
C. 角膜の美容　209
D. 眼瞼陥凹症の形成術 sunken eyelid plasty　209
　❶眼瞼陥凹症とは　209
　❷手術法　209
　　a. 脂肪移植　209
　　b. 脂肪注入法　209

　　c. 真皮脂肪移植法　210
　　d. シリコンバッグ法　210
　　e. 眼瞼挙筋前転法　210
E. 眼角部形成術 canthoplasty　210
　❶内眼角部の変形　210
　　a. 蒙古皺襞 mongolian fold, epicanthus　210
　　b. 逆（下）内眼角贅皮 epicanthus inversus　212
　❷外眼角部の変形　212
　　a. 瞼裂の短い人に用いる場合　212
　　b. 眼瞼形成術に用いる場合　212
F. 眼瞼除皺術 eyelid rhytidectomy, rhytidoplasty　212
　❶眼瞼の老人性変化　212
　　a. 老人性変化の分類　212
　❷上下眼瞼の除皺術上の注意　214
　❸上眼瞼除皺術　214
　　a. ボツリヌス毒素除皺術　214
　　b. レーザー照射　214
　　c. 単純縫縮　214
　❹代表的手術法　215
　❺下眼瞼除皺術　216
　　a. 下眼瞼除皺術の診断　216
　　b. 下眼瞼除皺術の適応と治療　216
　　c. 非手術的治療　216
　　d. ボツリヌス毒素治療　217
　　e. 手術的治療　217
　❻上下眼瞼同時除皺術　217
　❼眼瞼除皺術の合併症　218
　　a. 外反症 ectropion　218
　　b. 血腫 hematoma　218
　　c. 球後出血 retrobulbar hematoma　218
　　d. 左右非対称　218
　　e. 下眼瞼陥凹　218
　　f. web　218
　　g. しこり　218
　　h. ふけ顔　218
　　i. 不満　218
　　j. その他　218
G. 眼窩脂肪脱出症 baggy eyelid　218
　❶眼窩脂肪の脱出症とは　218
　❷治療法　219
　　a. 脂肪切除法（baggy eyelid 形成術）　219
　　b. Hamra 法（脂肪移所術 fat repositioning）　219
H. 瞼裂，眉毛の装飾刺青　219
I. 眼瞼痙攣　220

23·12　涙腺疾患 lacrimal disease　220
A. 涙腺下垂症 prolapsed lacrimal gland　220
　❶特徴　220
　❷成因　220
　❸診断　220
　❹鑑別診断　220
B. 眼球乾燥症，涙腺分泌障害 xerophthalmia　220
　❶原因　220
　❷検査法　220

目　次　　ix

❸治療　221
C.　涙腺部脂肪脱 fat hernia　221
D.　味覚・流涙症 gusto-lacrimation　221

24章　鼻部形成術

24·1　鼻部の解剖学 anatomy of the nose　223

A.　鼻部の一般解剖学　223
❶皮膚解剖 skin anatomy　223
　　a.　皮膚 skin　223
　　b.　鼻翼溝　224
　　c.　鼻孔 nostril, naris, 鼻限 limen nasi, 鼻前庭 vestibule, 鼻毛 vibrissae　224
❷骨，軟骨　224
❸神経 nerve　224
　　a.　皮膚側　224
　　b.　粘膜側　224
❹動脈 artery　224
❺リンパ lymph　225
❻筋肉 muscle　226
❼鼻中隔 nasal septum　226
❽鼻腔・副鼻腔の骨構成と連絡口　226
　　a.　鼻腔　226
　　b.　鼻甲介　226
　　c.　副鼻腔　227
　　d.　鼻呼吸機能　227
❾鼻の成長 nasal growth　227
❿自然皺襞 natural lines, wrinkle lines　227
B.　外鼻の美容学的検討 aesthetic consideration of nose　227
❶前面観 anterior view　228
　　a.　鼻背，鼻梁　228
　　b.　鼻背の突出　228
　　c.　鼻翼　228
　　d.　年齢差，男女差　228
　　e.　鼻梁の対称性　228
　　f.　人類学的係数　228
❷側面観 lateral view　229
　　a.　側面形 lateral shape　229
　　b.　鼻柱長 columella length　229
　　c.　鼻柱方向 tilting of columella　229
　　d.　鼻尖口唇高差 nasal tip-lip distance　229
　　e.　鼻顔面角 naso-facial angle　229
　　f.　鼻唇角 nasolabial angle　229
　　g.　鼻根高径 nasal bridge distance　230
　　h.　鼻根部最陥凹点 most depressed point of nasal bridge　230
　　i.　鼻尖曲率半径 nasal tip circle　230
　　j.　鼻柱彎曲度 curve of columella　230
❸下面観 caudal shape　230
　　a.　鼻下面形 caudal shape　230
　　b.　鼻孔形 nostril shape　230

24·2　外鼻の外傷・瘢痕 trauma and scar of the nos　230

A.　鼻出血　230
B.　外鼻の外傷　230
❶切挫創 laceration and contused wound　230
❷穿通創 perforation wound　231
❸咬創 animal bite　231
❹皮膚欠損創 skin defect　231
❺鼻骨骨折　232
C.　外鼻の瘢痕　232
❶鼻根部 nasal bridge　232
　　a.　小瘢痕 small scar　232
　　b.　線状瘢痕 linear scar　232
　　c.　縫縮不可能な広範囲瘢痕 extensive scar　232
❷鼻背部の瘢痕 dorsum scar　233
　　a.　浅い瘢痕，線状瘢痕 linear scar　233
　　b.　比較的広範な瘢痕 moderate extensive scar　233
　　c.　頬部皮弁 malar flap　234
　　d.　広範な瘢痕 extensive scar　234
❸鼻尖・鼻翼部の瘢痕 scar of the nasal tip and ala　235
　　a.　小範囲の瘢痕 small scar　235
　　b.　広範な瘢痕 extensive scar　236
❹鼻柱の瘢痕 columella scar　236
❺鼻腔内瘢痕（閉鎖）scar of the nasal cavity (cicatricial closure)　236
　　a.　線状瘢痕拘縮 linear scar contraction　237
　　b.　膜状瘢痕閉鎖 membranous scar closure　237
　　c.　広範囲瘢痕閉鎖 extensive scar closure　237
　　d.　支柱組織欠損による閉鎖 closure due to septal defect　237
❻鼻尖三角部 nasal soft triangle　237
D.　外鼻の全層欠損（穿孔）perforation　237
❶鼻背部の全層欠損（穿孔）　237
　　a.　小欠損 small perforation　237
　　b.　縫縮不可能な欠損（穿孔）big perforation　237
❷鼻翼部の全層欠損 total defect of the ala　238
　　a.　縫縮術 reefing　238
　　b.　外鼻部皮弁 nasal flap　238
　　c.　鼻唇溝部皮弁 nasolabial flap　238
　　d.　額部皮弁 forehead flap　240
　　e.　後耳介側頭皮弁 retroauricular temporal flap　240
　　f.　鼻背皮弁 dorsum flap　240
　　g.　前頭側頭皮弁 frontotemporal flap　242
　　h.　複合移植 composite graft　242
　　i.　遠隔皮弁 distant flap　242
　　j.　遊離吻合皮弁 free flap　242
❸鼻柱欠損 columella defect　243
　　a.　上口唇部皮弁 upper lip flap　243
　　b.　頬部皮弁 malar flap　243
　　c.　上口唇皮弁と頬部皮弁の併用 upper lip flap and malar flap　243
　　d.　鼻腔粘膜軟骨弁 muco-cartilagenous flap　243

x　目　次

　　e．鼻翼皮弁 alar flap　　243
　　f．オトガイ下部皮弁　submental flap　　245
　　g．複合移植 composite graft　　245
　　h．遊離吻合皮弁 free flap　　245
❹鼻翼・鼻尖・鼻柱の同時欠損 total defect of ala, tip and columella　　245
　　a．頭皮茎額部皮弁 scalping forehead flap　　245
　　b．頭皮茎耳介部皮弁 scalping auricular flap　　245
　　c．額部皮弁 forehead flap　　246
　　d．鼻唇溝部皮弁 nasolabial flap　　246
　　e．遠隔皮弁 distant flap　　246
　　f．遊離吻合皮弁 free flap　　246
❺鼻中隔欠損 septal defect　　247

24・3　鼻の腫瘍 tumors of the nose　247

A．**良性腫瘍 benign tumor　　247**
❶発生異常に伴う腫瘍　　247
❷神経原性腫瘍 neurogenic tumor　　247
　　a．神経膠腫 glioma　　247
　　b．脳髄膜瘤 encephalocele　　248
　　c．神経線維腫症 neurofibromatosis　　248
❸外胚葉性腫瘍 ectodermic tumor　　248
　　a．皮様嚢腫 dermoid cyst, 皮膚洞, 正中鼻漏孔 dermal sinus　　248
❹中胚葉性腫瘍 mesodermic tumor　　249
　　a．血管腫 hemangioma, 血管奇形 vascular malformation　　249
❺その他の良性腫瘍および腫瘍様病変　　249
　　a．鼻瘤 rhinophyma, 酒皶鼻 rosacea　　249
　　b．母斑 nevus　　250
　　c．鼻腔内腫瘍 tumors of the nasal cavity　　250
B．**悪性腫瘍 malignant tumor　　252**
❶基底細胞癌 basal cell carcinoma（BCC）　　252
❷有棘細胞癌 squamous cell carcinoma（SCC）　　252
❸その他の皮膚悪性腫瘍　　255
❹鼻腔, 副鼻腔癌 cancers of the nasal cavity　　255

24・4　外鼻の先天異常 congenital anomalies of the nose　256

A．**唇裂外鼻 cleft lip nose　　256**
B．**先天性前鼻孔閉鎖症 anterior nasal atresia　　256**
C．**先天性後鼻孔閉鎖症 congenital choanal atresia　256**
❶発生率　　256
❷他の奇形の合併率　　256
❸症状　　256
❹治療　　256
D．**正中鼻裂症 cleft nose or bifid nose　　256**
E．**複鼻 double nose, nasal duplication　　258**
F．**重層鼻孔（仮称）supernumerary nostril　　258**
G．**正中鼻瘻孔 median nasal fistula　　258**
H．**鼻瞼裂症（仮称）naso-ocular cleft　　258**
I．**ビンダー症候群 Binder's syndrome　　258**
J．**パイル病 Pyle disease　　258**

K．**まれな鼻の先天異常　　259**
❶単眼症 cyclopia　　259
❷篩頭症 ethmocephaly　　259
❸猿頭症 cebocephaly　　259
❹ bilateral proboscis　　259
❺無嗅脳 arhinencephaly を伴った正中唇裂　　259
❻先天性鼻孔狭窄症　　259
❼鼻の片側欠損　　259
L．**外鼻欠損症 arhinia　　259**

24・5　外鼻の美容外科 aesthetic surgery of the nose　262

A．**低鼻 flat nose　　262**
B．**鞍鼻 saddle nose, depressed nose　　262**
❶原因　　262
　　a．先天性鞍鼻　　262
　　b．外傷性鞍鼻　　262
　　c．炎症性鞍鼻　　262
❷分類　　262
　　a．第 1 度鞍鼻　　262
　　b．第 2 度鞍鼻　　263
　　c．第 3 度鞍鼻　　263
❸鞍鼻の修正術　　263
　　a．術前検討事項　　263
　　b．鞍鼻修正術の選択　　263
C．**隆鼻術 augmentation rhinoplasty　　265**
❶隆鼻術用材料　　265
　　a．真皮, 筋膜　　265
　　b．骨　　265
　　c．軟骨　　265
　　d．医療用シリコン　　265
　　e．注入法　　265
　　f．その他の挿入物　　265
❷隆鼻術の実際 augmentation rhinoplasty　　265
　　a．インプラントを用いる隆鼻術の準備　　265
　　b．骨移植による隆鼻術 bone graft　　274
　　c．肋軟骨移植による隆鼻術 costal cartilage graft　274
　　d．再手術としての隆鼻術　　274
　　e．注入による隆鼻術　　274
❸隆鼻術と上顎形成術　　275
　　a．軽度の上顎骨形成不全　　275
　　b．重度の上顎骨形成不全　　275
　　c．著明な癒着, ひどい粘膜破壊, 著明な鼻中隔の形成不全　　275
❹外鼻皮膚欠損と隆鼻術　　275
　　a．採皮部　　275
　　b．手術上の注意　　275
D．**斜鼻 defected or twisted or deviated nose　275**
❶斜鼻とは　　275
❷原因　　275
　　a．先天性斜鼻　　275
　　b．後天性斜鼻　　275
❸症状と治療　　275

a．骨性斜鼻 bony nasal deviation　　275
　　b．軟骨性斜鼻 cartilaginous nasal deviation　　276
　　c．骨性および軟骨性斜鼻　　276
　❹斜鼻矯正術後の合併症　　277

E．鼻中隔彎曲症 septal deviation　　277
　❶症状　　277
　❷治療　　278
　　a．軟骨切除法　　278
　　b．軟骨に割を入れる方法　　278
　　c．軟骨移植法　　278

F．外鼻全体に関する変形　　279
　❶短鼻 short nose　　279
　❷長鼻 long nose　　279
　　a．鼻中隔切除術　　279
　　b．鼻翼軟骨後退術　　279
　　c．隆鼻術　　279
　❸広鼻 wide nose　　279
　❹低鼻 flat nose　　279
　❺鉤鼻 humped nose　　279
　　a．術前検査　　279
　　b．手術術式　　280

G．鼻柱・鼻孔に関する変形　　282
　❶鼻柱下垂 drooping columella　　282
　❷鼻中隔下垂 hanging septum　　282
　❸短鼻柱 short columella　　282

　❹鼻柱偏位 columella deviation　　282
　❺幅広鼻柱 wide columella　　282
　❻広鼻孔底 wide nostril　　282
　❼小鼻孔 small nostril　　282
　❽高鼻孔縁 high alar rim　　283
　❾低鼻孔縁 lower rim　　283
　❿鼻孔縁下垂 hanging rim　　283
　⓫鼻孔縁陥凹 depressed rim　　283
　⓬鼻柱後退症 depressed columella　　283
　　a．鼻尖形成術　　283
　　b．鼻翼下垂矯正術　　283
　　c．鼻柱前突術　　283
　　d．鼻唇角形成術　　283
　⓭肥厚鼻翼 thick ala　　284
　⓮鼻翼陥凹 alar collapse　　284

H．鼻尖に関する変形　　284
　❶鼻尖部の不対称　　284
　❷だんご鼻，団子鼻 bulbous nose　　284
　❸あぐら鼻 snub nose　　285
　❹獅子鼻 pug nose　　285
　❺尖鼻 prominent nose　　285
　❻摘み鼻，つまみ鼻 pinched nose　　287
　❼鼻尖下垂，鼻唇角鋭角化　　287
　❽扁平鼻尖 wide tip nose or square tip nose　　288
　❾鼻ピアス nose piercing　　288

実際編①

21章 頭部形成術 ･･3

22章 額部形成術 ･･107

23章 眼瞼部形成術 ･･････････････････････････････････133

24章 鼻部形成術 ･･････････････････････････････････････223

21章 頭部形成術
cranioplasty

21·1 頭蓋部の解剖学
anatomy of scalp and cranium

A. 頭皮 scalp

いわゆる頭皮は,外方より皮膚,皮下組織,前頭(筋)-後頭筋 epicranius or occipito-frontalis muscle, 帽状腱膜 galeal aponeurosis, 帽状腱膜下組織 subaponeurotic tissue, 骨膜 periosteum に分けられ,前四者は,1層とみなされるほど硬く結合しており容易に切り離せない.いわば頭皮の本体ともいうべきものであるが皮下組織を除くと薄い (図21-1-1).

英語の scalp というのは,skin(皮膚)の S, subcutaneous layer(皮下組織)の C, aponeurosis and muscle(帽状腱膜組織)の A, loose areolar tissue(帽状腱膜下組織)の L, pericranium(骨膜)の P と,各組織名の頭文字からなる人造語である (Tolhurst ら 1991).

Grabb ら (1968) は,頭皮を,皮膚,皮下組織,筋層の3層に分けているが,臨床的には簡便なほうがよい.

❶皮膚 skin

いわゆる頭皮は,極めて厚く,血管,リンパ管,汗腺,脂腺に富んでいる.また,帽状腱膜と粗な線維中隔で結合しており,そのために,囊胞を作っても皮膚に限局して他に拡大せず皮膚とともに動く.しかし,皮膚そのものは,室田ら (1966) によれば極めて薄い (表5-1-3 参照).

❷皮下組織 subcutaneous tissue

皮下組織は,密で,数多くの線維中隔 fibrous septa で小さな脂肪葉 fat lobule を作っているので伸展性がなく,血管が切れると中隔のため十分な収縮ができず,出血しやすい.また,隔壁内の圧が出血,感染などで高まると疼痛が激しい.ここには,重要な動静脈,神経が分布しているからである.

❸動静脈 artery and vein

主な動脈は,側頭動脈 temporal artery, 眼窩上動脈 supraorbital artery, 滑車上動脈 supratrochlear artery, 後耳介動脈 posterior auricular artery, 後頭動脈 occipital artery があり,これとほぼ平行に同名静脈が走っている.さらに,数多くの小血管を分枝し,豊富な血管網を形成している.したがって,茎の幅狭い皮弁でも生着可能であり,また頭皮の創も治癒しやすい.

頭皮の動脈のうち,眼窩上動脈,滑車上動脈は,内頸動脈の枝である眼動脈 opthalmic artery の分枝であるが,他は外頸動脈の枝である (図21-1-2).

❹神経 nerve

頭皮の知覚を支配する神経は,滑車上神経 supra-trochlear nerve, 眼窩上神経 supra-orbital nerve, 耳介側頭神経 auriculo-temporal nerve, 大耳介神経 great auricular nerve, 大後頭神経 great occipital nerve, 小後頭神経 small occipital nerve がある.

運動神経は,顔面神経 facial nerve で,前頭-後頭筋に分布している (図21-1-3).なお眼窩上神経の深枝が側方を走っているので注意が必要である (Tabatabai 2007).

❺リンパ管 lymphatic vessel

頭皮のリンパ管は,耳介前後のリンパ節まで filter がない点で特異であり,リンパ節としては耳下腺リンパ節,側方では耳介前リンパ節,耳介後リンパ節があり,後方では後頭リンパ節があり,リンパはこれらリンパ節を経て浅頸リンパ節,深頸リンパ節に注ぐ (図21-1-4).

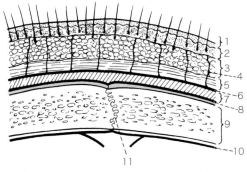

1:表皮 epidermis
2:真皮 dermis
3:皮下脂肪 subcutaneous fat
4:線維中隔 fibrous septa
5:前頭-後頭筋 occipitofrontalis m.
6:帽状腱膜 galea aponeurotica
7:帽状腱膜下組織 loose areolar tissue (subepicranial space)
8:骨膜 pericranium
9:頭蓋骨 skull
10:脳硬膜 dura
11:矢状縫合 sagital suture

図21-1-1 頭皮の断面
(鬼塚卓弥:交通医 21:96, 1967より引用)

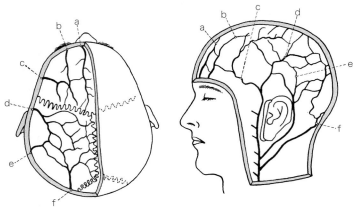

図21-1-2　頭皮の動脈分布

a：滑車上動脈，b：眼窩上動脈，c：浅側頭動脈前頭枝，d：浅側頭動脈頭頂枝，
e：後耳介動脈，f：後頭動脈

(鬼塚卓弥：交通医21, 96, 1967より引用)

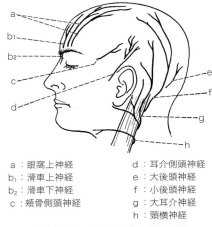

a：眼窩上神経　　　d：耳介側頭神経
b_1：滑車上神経　　e：大後頭神経
b_2：滑車下神経　　f：小後頭神経
c：頬骨側頭神経　　g：大耳介神経
　　　　　　　　　h：頸横神経

図21-1-3　頭皮に分布する神経

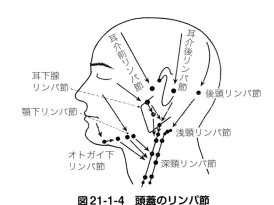

図21-1-4　頭蓋のリンパ節

(上条雍彦：口腔解剖学：3.脈管学, アナトーム社, 1971より引用)

❻筋 muscle, 筋膜 fascia

頭皮に関連の深い筋肉として次のものがある.

a. 前頭-後頭筋および帽状腱膜 occipito-frontalis muscle & galea

前頭筋は，眼窩上縁およびその周辺に付着し，鼻根筋，皺鼻筋，眼輪筋と筋線維が混在している．後頭筋は，後頭骨の外後頭結節と上項線外側2/3および側頭骨乳様突起から起こり，両者が互いに移行している．この移行部が真の帽状腱膜で側方に temporo-parietal fascia として拡がり，下方は，superficial musculo-aponeurotic system (SMAS) と連絡している．前頭筋は眉を上げ，額に皺を作り，後頭筋は帽状腱膜を後方に引く．なお，この組織には耳介筋も関与している (Tolhurst ら 1991)(第22章「額部形成術」の項参照).

帽状腱膜は，scalp のうちで，最も丈夫な組織であり縫合しやすい．頭皮の主な血管は，この上にあり，内方から透視できるので動脈皮弁や島状皮弁作成上の目安になる.

b. 側頭筋 temporalis muscle

側頭筋は，三叉神経支配で頭皮の側頭部を占める．この部分での頭皮の剥離は，容易であり，頭皮に余裕があるため，縫縮術をはじめ皮弁形成術を用いやすい．しかし，術後，側頭筋の動きで瘢痕が拡大しやすい.

この筋は，側頭骨から起こり，頬骨弓をくぐり，下顎骨筋突起に付着しているので，たとえば，頬骨弓骨折のときは，側頭部の皮切より整復子をこの筋膜下に沿って押し進めると，容易に頬骨弓下に達し，整復も簡単である(第28章-4-F「頬骨骨折」の項，Gillies法，参照).

c. 後頭骨下部筋群 capitis muscles

この筋群の主なものは，小後頭直筋(rectus capitis dorsalis minor muscle)，大後頭直筋(rectus capitis dorsalis major muscle)，上頭斜筋(obliquus capitis superior muscle)，下頭斜筋(obliquus capitis inferior muscle)で，後頭骨と頸椎あるいは後者同志を連絡するが，有毛部はこの部位まで及んでおり，しかも頭皮はこれらと密着していて剥離

がしにくい．また，動きの激しいところでもあり，ときに瘢痕
ケロイドを生じる．

❼帽状腱膜下組織 subaponeurotic tissue

この層は，別名，loose areolar layer, sub-aponeurotic
plane, sub-galeal fascia, sub-musculo-aponeurotic fascia,
sub-epicranial fascia などと呼ばれており，前方は眼輪筋上，
側方は頬骨前頭突起から頬骨弓上縁，外耳道上方，乳様突
起上方に達し，上項線で骨膜と癒合している．この層は，
頭蓋骨の上に粗な結合織として形成され，上方が薄く側方
は厚く，独自の血管網と帽状腱膜あるいは骨膜からの穿通
枝で栄養されている．

そのため，この fascia は，遊離植皮とともに ultra-thin
flap として手背の被覆，耳介の被覆，硬膜欠損の被覆など
に用いられる（Tolhurst ら 1991, Carstens ら 1991）．

❽骨膜 periosteum, pericranium

頭蓋骨を覆っている外骨膜のことで，頭蓋縫合 cranial
suture で脳硬膜と結合しているために，骨膜下に感染や血
腫などが起こっても，1つの頭蓋骨に限局し，他に広がる
ことは少ない．

この骨膜は，他の部位の骨膜とは異なり，骨栄養および
骨形成の機能はほとんどなく，剥離されても頭蓋骨の壊死
を起こさない．

なお periosteum に loose connective tissue を加えたも
のを pericranium ともいう（Tolhurst ら 1991）．

B. 頭蓋冠骨 calvarial bone, cranial bone

❶頭蓋冠骨と脳頭蓋

頭蓋骨は，10種15個の骨からなっているが，頭皮と直
接に関係があるのは，前頭骨，頭頂骨，後頭骨，側頭骨の4
種からなる頭蓋冠骨である．これらの骨は，緻密骨からな
る外板ならびに内板と，その間の海綿質の板間層により形
成されている（上条 1996）．

脳頭蓋 cranium cerebrale は，前述4種の骨以外に，蝶
形骨，篩骨，下鼻甲介，涙骨，鼻骨，鋤骨を含み，その下方
を顔面頭蓋という．

頭頂骨の厚さの平均値は，6.80〜7.72 mm であるが，乳幼
児では薄く外板採取年齢は9歳以降とされている（赤松ら
2007）．

❷頭蓋縫合

頭蓋縫合は，各頭蓋骨間の接する部分で次の4つがある．
①冠状縫合 coronal suture（前頭骨と頭頂骨間）
②矢状縫合 sagital suture（両頭頂骨間）

③鱗状縫合 squamous suture（頭頂骨と側頭骨間）
④人字縫合 lambdoid suture（頭頂骨と後頭骨間）

❸泉門 cranial fontanel

新生児で頭頂骨の四隅が骨化せず，外骨膜と脳硬膜から
なるところである．次の括弧のなかは閉鎖時期である．
①大泉門 anterior fontanel：冠状縫合と矢状縫合の交点
（生後2〜3年）
②小泉門 posterior fontanel：矢状縫合と人字縫合の交
点（生後6ヵ月〜1年）
③前側頭泉門 sphenoidal fontanel, anterolateral
fontanel：蝶頭頂縫合部（6ヵ月〜1年）
④後側頭泉門 mastoid fontanel, posterolateral fontanel：
頭頂乳突縫合部（1年〜1年半）

C. 頭毛 scalp hair

❶毛髪一般論

a. 毛の種類

①毳毛（ぜいもう）lanugo：胎生期の毛で髄質やメラニ
ンがない．胎生7〜8ヵ月で脱毛し軟毛となる．
②軟毛 vellus：髄質を欠き，メラニンもまれ．長さは
2.0 cm 以下．
③終毛 terminal hair：長く硬く，髄質があり，メラニン
含有．
④移行毛 intermediate hair：軟毛と終毛の中間．

b. 毛のないところ

(1)手掌，(2)足底，(3)指趾末節背側，(4)赤唇，(5)亀頭，(6)包
皮内面，(7)大陰唇内面，(8)小陰唇

c. 毛の分布

小児と成人と毛包の絶対数は同じ．小児が成長すると毛
の密度は少なくなる．

d. 毛髪の外観

1）毛髪の形（Martin の分類）

①直毛 smooth hair, lissotrich：(1)剛毛，(2)滑毛，(3)緩波
状毛
②波状毛 wavy hair, kymatotrich：(4)長波状毛，(5)短波
状毛，(6)彎曲毛
③毬状毛 kinky hair, ulotrich：(7)縮毛，(8)粗捲毛，(9)密
捲毛，(10)渦状毛，(11)螺旋毛
日本人は約92％が直毛で，残りが波状毛と縮毛である．

2）毛髪の長さ

毛の長短は毛の寿命による．
①頭毛：直毛70〜100 cm，波状毛30〜35 cm，毬状毛8〜
25 cm，人種差がある．
②須毛 mustache（口ひげ）：10〜20 cm，whister（頬ひげ）

第21章 頭部形成術

表21-1-1 毛周期の調節因子

成長期Ⅰ	成長期Ⅱ	成長期Ⅳ	退行期	休止期
成長期の誘導	表皮から毛乳頭へのシグナル	成長期の維持	退行期の誘導	休止期の誘導と維持
Noggin WNT STAT3	FGF7, HGF 表皮の分裂と遊走 SHH	Msx2, IGF1, HGF, GDNF, VEGF	FGF5, TGFβ1/2 NT3, BMP p75NTR, BDNF 退行期のcontrol hairless	TNFα, エストロゲン

(貴志和生ほか:日形会誌 50:157, 2007より引用)

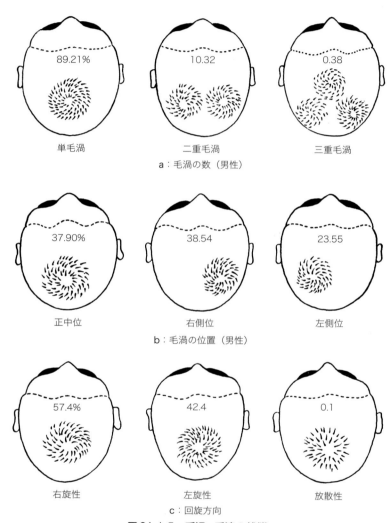

図21-1-5 毛渦, 毛流の状態
図中の数字は, 研究者によって多少変化する.
a, b (小栗良臣ほか:熊本医会誌 33 (補5):1360, 1930より引用)
a, c (末藤 栄ほか:臨床と研究 21:843, 1944より引用)

③陰毛 pubic hair:4.5〜10.5 cm
④腋毛 underarm hair:3.5〜6.0 cm
⑤睫毛 eyelashes:欧州人6〜12 mm, 日本人3〜8 mm

3) 毛の太さ
鬚毛, 陰毛, 頭毛, 腋毛, 眉毛の順.

4) 毛の断面形
断面が扁平なほど巻き毛になり, 短径円形に近いほど直毛になる.

横断面指数は hair index = 短径/長径×100 で決める.

5) 毛髪の色
人種, 性, 年齢によって変わるが, 黒色, 栗色, ブルネッ

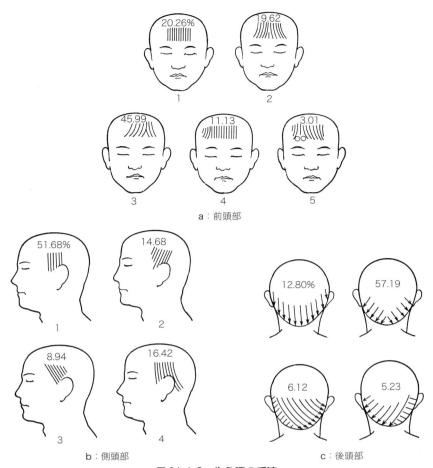

図 21-1-6 生え際の毛流
(鬼塚卓弥ほか：手術 24：143, 1970 より引用)
数字 a, b（諏訪頼雄：生物統計学雑誌 1：95, 1952 より引用）
数字 c（石井チヨ：生物統計学雑誌 2：75, 1954 より引用）

ト, ブロンド, 薄茶, 灰, 白などメラニンの量によっていろいろである.

e. 毛群 hair group, 毛束 hair bundle

毛群 hair group は毛孔が接近して1つの毛の集団をなしているもので, 3本が最も多い.

一方, 毛束 hair bundle は1つの毛孔から2本以上の毛が出ているものをいう. 3本が最も多い.

f. 毛周期 hair cycle

生長期 anagen, 退行期 catagen, 休止期 telogen の周期を繰り返す (表 21-1-1).

成人頭毛は, ①生長期にあるもの85〜95％, 期間は2〜6年, ②退行期1％以下, 期間は数週間, ③休止期4〜14％, 期間は2〜4ヵ月で, 年齢とともに生長期の比率が少なくなる (Pecoraro 1964, 貴志ら 2007).

g. 毛の発育とホルモン

毛とホルモンの関係は次のとおりである.
①ホルモン支配を受けないもの：眉毛, 睫毛, 軟毛
②男女とも性ホルモンの影響がある毛：腋毛, 陰毛
③男性のみにみられる毛：須毛, 胸毛, 耳毛, 四肢硬毛, 臍下毛

頭毛のうち前頭部と頭頂部の毛の発育はアンドロゲンで抑制され, 側頭部頭毛（次いでに眉毛の外1/3, 胎生期の毳毛）は甲状腺ホルモンに支配され, 甲状腺機能亢進で頭毛が脱毛する（吉岡ら 1979）. 頭髪の伸長は1日約0.5mmである (**表 21-1-1**).

❷ 毛渦 hair whorl, 毛流 hair stream

毛流とは, 毛渦を中心に一定方向に頭髪が生えていることで, 毛渦の位置によって毛流も変化する. 毛渦は, 9割の人が1個で, その位置も右側, 正中が多く, 左側は比較的少ない. 流れる方向も右回りが半数以上で, 残りが左回りである (**図 21-1-5**).

毛流は, 頭皮の切開方向, 皮弁の作成位置を決定するのに重要な手がかりとなる (**図 21-1-6**).

また, 毛渦ではどの方向にも毛流が分かれるため, 毛渦部の脱毛症では特別の手術法を要する.

第21章　頭部形成術

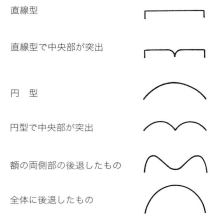

図 21-1-7　1m前よりみた前頭部毛生え際の分類

(畑中信勝:人類遺伝学・体質学論文集 39:15, 1960 より引用)

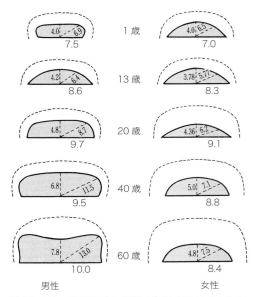

図 21-1-8　前頭部毛生え際の年齢的比較(日本人)

(高槻吉次:解剖誌 11:383, 1938 より引用)

❸生え際 hair line

生え際は，頭髪の境界部で，前頭部や側頭部の形は，形成手術上で重要なもののひとつである．

前頭部の生え際は，男性では70%前後が直線型で最も多く，女性では50%が円型，30%が直線型である．

したがって，生え際を形成するうえで，片側のみのときは正常側と比較すればよいが，両側の場合は，ある程度頻度から形を決めなければならない(**図 21-1-7，図 21-1-8**)．

❹毛向 hair slant

毛向とは，毛の皮膚面に対する傾斜をいう．毛向は顔面，頭頂部，側頭部，後頭部，上腕，下腿の順に小さくなる．頭皮の切開を毛向に平行に入れないと毛根を損傷し，新たな脱毛を起こす．

❺頭毛数

日本人は，約10万本である．密度は，①頭頂部199本/cm^2，②前頭部183本/cm^2，③後頭部172本/cm^2，④側頭部300本/cm^2である(金子1961)．

Tsaiら(2002)によると東洋人は後頭部で158本/cm^2，側頭部103本/cm^2で，白人の70%と考えればよいという．

❻脱毛と外傷

毛髪の外傷に対する影響をみると，毛乳頭 papilla，または，毛球の除去では再生するが，毛囊の下1/3の除去では脱毛はしないが，papillaは再生せず，次世代の発毛はない．

毛の生長のもとは outer root sheath にあるという．

X線では毛の活動期ならば3 Gyで影響を受けるが，他の時期では10 Gyで脱毛するという．しかし，毛の成長に必要な dermal papilla が損傷されると永久脱毛を起こす(大浦1972)．

21·2 頭皮の外傷
scalp trauma

形成外科で対象となる頭部外傷は主として頭皮である．しかし，頭部外傷である以上，脳障害を念頭に入れ，全身的チェック，治療を忘れてはならない(第3章「創傷治療」の項参照)．

A. 頭皮の切挫創
incised, crushed wound of scalp

小範囲の頭皮の切挫創であれば，郭清術 debridement ののち縫縮する．

中等度頭皮欠損であれば，郭清術ののち，いったん分層植皮を行っておき，後述の瘢痕性脱毛症の治療法に準じて二次的に局所皮弁法を用いて修復する．この場合，骨膜が欠損しているときの遊離植皮は生着しないため，一次的に局所皮弁にて骨膜欠損部を被覆し，二次的に採皮部の修復を行う．必要があれば皮弁移植部の修正も行う．

なお，骨膜が欠損した場合でも，頭蓋骨外板をノミにて切除し出血を起こさせると生着する．症例に応じてどの方法を選ぶか決めればよい．著者は局所皮弁を好んで用いている．人工真皮も有用である．

広範囲頭皮欠損は，頭皮剝脱創にみられるような場合で，次項にて詳述する．

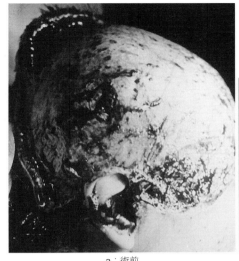
a：術前

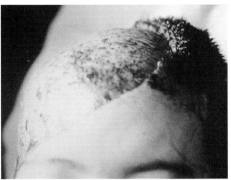
b：術前

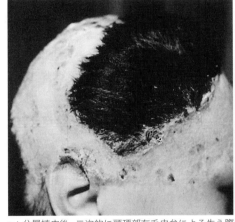
c：分層植皮後，二次的に頭頂部有毛皮弁による生え際の形成

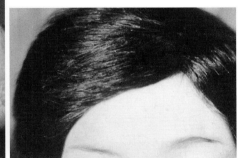
d：義髪装着後

図 21-2-1　頭皮剥脱症

B. 頭皮剥脱創　scalp avulsion injury

❶頭皮剥脱創とは
　頭皮剥脱創とは，頭皮が外力によって牽引され，最も抵抗力の弱い帽状腱膜下で剥離，切離されたものである．なお，弁状に剥離されたものは，剥皮創という．

❷原因
　頭皮剥脱創は，外力により頭髪が急激に牽引された場合，頭皮が骨突出部で切れる場合に起こる．工場などの女子従業員が，その頭髪をベルトやギアなどに巻き込まれて起こすことが多い．
　頭髪が後方に牽引されると，頭皮は眼窩上縁で切れ，前方に牽引されたときは後頭部で切れる．しかし，後頭部では，頭皮と頭蓋骨が密に結合しているため，頭髪のみ抜去されることが多い．また，全頭髪が頭頂部で牽引されると，眉毛部，頬骨部，耳介部，頸部などで剥脱される．

❸治療
a.　全身管理と創傷治療
　一般外傷の場合の全身管理と創傷治療に準ずる．
　全身状態の悪いときは，いったん，創に生食湿布を施し，全身状態の改善に努力する．その後，創の状況に応じて，適切な治療を行う．

1）骨膜が無傷な場合の治療法
①遊離植皮（図 21-2-1）
②剥脱頭皮の再縫合
③剥脱頭皮を薄い皮片にして縫合
④有茎皮弁
⑤遊離吻合皮弁 free flap の使用
　これらのうち，頭皮弁の再利用が最も適しているが，吻

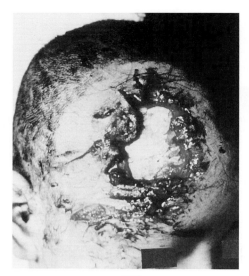

a：術前

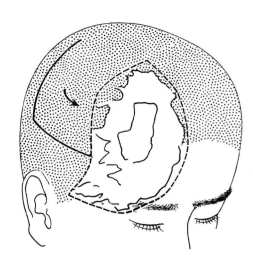

b：手術法

挫滅された組織は健常部分になるまで郭清を行い，側頭部よりのtransposed flapで骨膜欠損部を被覆する．母床に健常な皮下組織の残存している額部下方には分層植皮．

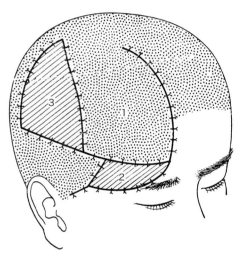

1：皮弁移植部　　2：遊離植皮部
3：採皮部（遊離植皮で閉鎖）
c：術直後

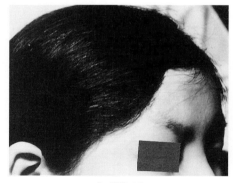

d：術後4年

図21-2-2　交通事故による頭部額部皮膚の欠損創

(鬼塚卓弥：外科 41：1210, 1979より引用)

合できる血管が挫滅しているときは利用できないことも多い．なお，Morrisら（1992）は，静脈吻合でも生着可能なことを報告している．

皮弁の使用が駄目なときは，これらのうち遊離植皮か剝脱頭皮を薄くして移植する方法が適している．

新鮮創の場合は，全身状態が障害されていることもあり，できるだけ早期に創を閉鎖する必要があること，また，血管吻合をしない単なる剝脱頭皮の再縫合は，一時的被覆の意味はあっても早晩壊死するからである．

剝脱頭皮を薄くする方法は，瘢痕皮片を薄くする方法に従えば簡単であり，遊離植皮のように他に傷をつけないで済む利点がある（第7章-3-E-②「瘢痕皮片植皮法」の項参照）．なお，遊離植皮では，分層より全層あるいは厚めの分層がよい．薄い分層植皮ではちょっとした外傷でも頑固な進行性の潰瘍を形成することが多い．

2) 骨膜欠損を伴う場合の治療法

骨皮質が露出したままであると，頭蓋骨は壊死，骨炎を起こすので次の処置を行う．

①新鮮創で全身状態が悪いとき：生食湿布を行って骨の乾燥を防ぎ，全身状態の回復を待つ．

②全身状態がよいとき，あるいは上記の処置で改善されたとき：トレパンで頭蓋骨外板に数多くの孔を開け，

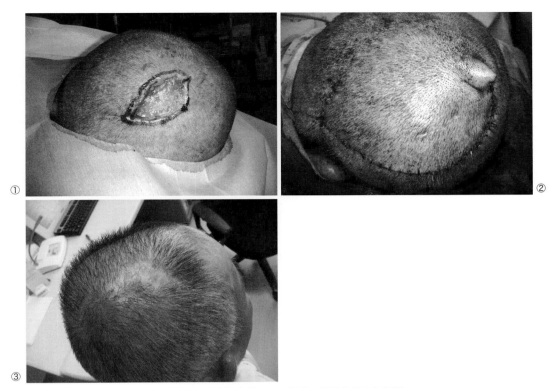

図 21-2-3 交通事故による頭部, 額部皮膚の欠損創
①：術前, ②：回転皮弁にて修復, ③：術後 6 ヵ月

(大塚康二朗氏提供)

あるいは，ノミで外板を削りとって出血を起こさせ肉芽の形成を促す．肉芽ができたら遊離植皮を行う．しかし，孔を開けるよりノミで削るほうが，手術操作が早く，肉芽形成を待たないでも，そのまま遊離植皮が生着する．
③有茎植皮（図21-2-1〜図21-2-3）
④剝脱頭皮を吻合，移植ができればベターである．
⑤人工真皮

b．陳旧創

1) 骨が乾燥しているが，壊死していない場合

感染がなければ，新鮮創の治療のうち，骨膜欠損を伴う場合の治療法に従う．

感染があれば，感染を抑えてから，同様の治療を行う．

2) 頭蓋骨の壊死を起こしている場合

壊死部分を摘出し，残存頭皮を移動して被覆し，採皮部には遊離植皮を行うか，胸部，腹部からの皮弁で修復する．骨摘出後の頭蓋欠損部は，二次的に肋骨移植あるいは頭蓋骨皮弁による一次的再建を行う．

3) 硬膜が欠損している場合

血行のある pericranial flap や fasciopericranial flap を用いる．骨欠損があれば，その上に頭蓋骨皮弁 calvarial bone を用いるなり，遊離骨皮弁を用いて被覆する．

亀井ら (2009) は，遊離肋骨付き広背筋皮弁，人工骨を含む tissue expander，チタンメッシュと大網移植による再建法を報告している．

❹合併症

a．早期合併症

①受傷直後の他の身体部位における損傷や全身的障害
②適切な処置を行わない場合の合併症
　(1)感染，骨髄炎，頭蓋内感染
　(2)骨露出部の乾燥壊死
　(3)破傷風，ガス壊疽

b．晩期合併症

①瘢痕拘縮：上眼瞼部の内・外反症，その他，頭部緊縛感や頭痛などを起こす．治療は，拘縮除去術および植皮を行う．
②外傷：薄い分層植皮や瘢痕そのもので治癒した部分は，ちょっとした外力でも傷を受け，そのあとが治癒しにくく，潰瘍になりやすい．
　治療は，全層植皮，あるいは皮弁形成術を行う．
③悪性変化：潰瘍を繰り返しているうちに，悪性化を起こすことがある．
　治療は，骨を含めた広範囲を切除したのち，皮弁によ

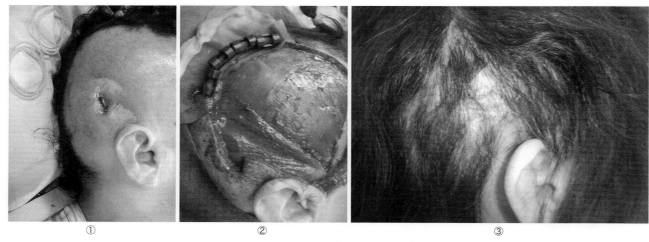

図21-2-4 人工内耳露出創(60歳代女性)
①:術前, ②:側頭筋-筋膜にて露出内耳を被覆, ③:術後1年

(大塚康二朗氏提供)

る修復を図る.

C. 頭部熱傷 cranial burn

頭部における熱傷の原因としては，他の部位におけるものと同じで，いろいろなものがみられる．

❶原因
a. 火焔によるもの

火焔による熱傷では，頭皮全層が損傷されることは少ない．成人では帽子などをかぶるため額部や眉毛部が多い．しかし，幼児では熱傷時の状況によって様々な部位に受傷する．

b. 高熱物体によるもの

これは，高熱物体に直接接触して起こすもので，物体の温度，接触時間などによって受傷の程度が異なる．一般に，頭皮の全層損傷を起こすことが多い．

昔は，いろりに落ちて炭火での熱傷が多かったが，エアコン普及で今日ではほとんどなくなった．

❷治療

頭皮熱傷の治療も，他部位のそれと同様で，局所的には，その深度によって軟膏療法や遊離植皮を行うが，頭皮は，毛囊，汗腺など皮膚付属器に富むため，治癒が早い．したがって遊離植皮するときは，深度を確認してからでないと，術後，皮内に毛髪が生えたり，囊胞を生じたりして不愉快な思いをすることがある．

D. 頭蓋骨骨折 cranial bone fracture

形成外科的には，対象にならないが，primary care から

一般的知識は必要である．意識障害，呼吸障害，脈拍，血圧異常，瞳孔異常などで脳障害を即診断し，脳外科への搬送を行う．場合によっては開放骨折，血腫の疑い，脳症状の増悪をみて全身管理，開頭，除圧，止血，感染予防などを図る．トリアージが必要である．

E. 頭蓋骨欠損 cranial bone defect

頭蓋骨が欠損している場合は，その外表が十分頭皮で覆われていることを確認したのち，骨，軟骨，あるいは，人工形成資材で補塡しなければならない．特に外表としての頭皮の血行には注意する．図21-2-4，図21-2-5のように壊死を起こすと，再修復せざるを得ない．骨移植には頭蓋骨外板や肋骨の半切移植法が用いられる(図21-2-5)(鬼塚1975，Tessier 1982, McCarthy ら 1984，米田ら 1992，山田ら 1997，柴田ら 2001).

なお，Ueda ら (1993) は，遊離吻合前鋸筋肋骨筋弁 free serratus anterior osteomuscular flap として肋骨を鋸筋とともに頭蓋骨再建に用いている．

移植後の運命については，Converse (1977) によると，6ヵ月から18年にわたる追跡調査で，頭蓋への骨移植は若年者では成長がみられ，しかも健側と同様の頭蓋形態を示したが，インプラントを用いたほうは頭蓋が不対称になったという．松井，鬼塚ら (1988)，は Longacre 法で10年後でも移植骨間の骨性連絡はなかったという．一方，矢野ら (1993) は X 線的に骨再生を認めた．伊藤ら (1999) は遊離でなく，有茎頭蓋骨移植の遠隔成績を報告しているが，移植骨は萎縮せず，超生したという．議論が分かれている．インプラントも最近では多く使用されている(図21-2-5).

21・2 頭皮の外傷

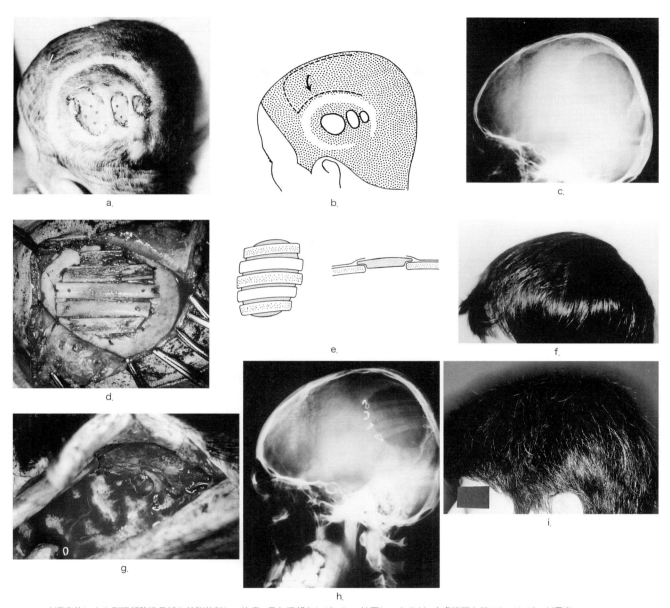

a：交通事故による側頭部陥没骨折を某脳外科にて治療．骨欠損部をレジンにて被覆してあるが，皮膚壊死を起こしてレジンが露出．
b，c：壊死部分の頭皮を周囲組織まで含めて切除．レジン抜去ののち，頭頂部よりの transposed flap を移植．ドナーには大腿部より分層植皮．
d，e：頭皮弁移植後，皮弁の固着を待って二次的に肋骨半切移植を行った．
f：術後1年
g，h：術後11年目．大腿部より植皮部分の縫縮に際し，肋骨半切移植部をチェック．肋骨は一部吸収され，移植肋骨間に骨化現象は認められなかった．
i：術後

図21-2-5 頭蓋骨欠損

(鬼塚卓弥：災害医学 18：825, 1975 より一部割愛して引用)

F. 頭部電撃傷 electrical burn

頭皮の電撃傷は，接地しているとき頭部が高圧線に触れた場合に起こりやすいが (Luce 1974)，症例は少ない．

一般に頭皮，頭蓋骨の全層が損傷されることが多く，ときに脳膜，脳皮質まで破壊されることがある (Stuckey 1963)．

治療は，一般電撃傷における場合と同様であり，特に脳障害には注意すべきである．形成外科的には，分画 demarcation が明瞭になるのを待って，露出骨を剝削して出血を起こさせ，新鮮創にして局所皮弁あるいは遊離吻合皮弁にて被覆する．骨壊死があれば，これを切除し，二次的に肋骨移植，あるいはその他の合成樹脂や金属による補塡を行う（第3章-6「電撃傷」の項参照）．

G. 頭部骨髄炎

頭部骨髄炎は、悪性腫瘍摘出後、特に放射線照射治療を受けた場合に多い.

治療は、創のデブリドマンのあと、前外側大腿皮弁、広背筋、腹直筋皮弁、大網弁などが利用される. しかし、創のデブリドマンのあと、硬膜が露出する場合は注意を要する. 特に髄液瘻があれば閉鎖が必要である. 頭蓋骨の欠損があれば、カスタムメイドチタンメッシュで被覆するが、人工物では感染を誘発しやすく、二期的に利用するほうがよい. その間、脳保護のための保護帽を用いる.

21·3 脱毛症
alopecia

A. 瘢痕性脱毛症 cicatricial alopecia

❶瘢痕性脱毛症とは

瘢痕性脱毛症 cicatricial alopecia とは、頭皮が外傷（機械的損傷、熱傷、電撃傷、放射線傷害）、感染、腫瘍、先天性欠損などのあと瘢痕化して脱毛したものである. 今川（2013）は、瘢痕性脱毛症を詳細に分類している.

なお、頭皮欠損部を遊離植皮や有茎植皮で被覆した場合は、瘢痕ではないが頭髪が生えないので瘢痕性脱毛症に準ずるものである.

註：脱毛症は、禿髪、禿、禿頭あるいは禿髪症ともいわれるが、禿を差別用語と捉える人もあり、また頭以外の部位にも脱毛症、脱毛術があり、医学的にも脱毛症が適切と考えられる.

❷手術方針
a. 手術年齢

頭皮の伸展性は年少者ほど良好で、頭皮の厚さも薄く、相当広範囲の瘢痕でも切除できるし、連続縫縮術も効果的である. したがって、頭蓋骨の発育を考慮して4〜5歳以上、できるだけ若い時期に行うのがよく、また、思春期には心理的な影響を受けやすいので、それ以前に治療を終わるべきである.

b. 治療可能な脱毛範囲

手術的に、治療が可能な脱毛範囲は、有毛部の1/3〜1/4であり、年少者や成人でも頭皮の伸展性のよい人では、相当な範囲の脱毛症でも修復できるのであるが、頭皮の伸展性の少ない人は、修復の範囲が限られ、また手術回数も多くなる. 60%以上では外科的適応はない（Huang 1977）. 現在では、tissue expander による治療法が広く用いられている.

脱毛範囲が、手術不可能なほど広い場合でも、治療の原則は、まず生え際を作り、さらに残りの脱毛部分をできるだけ手術によって小さくし、そのあとに義髪 hair piece, wig を装着する.

c. 脱毛原因による治療の決めかた

熱傷による脱毛症では、瘢痕が比較的表在性で、帽状腱膜およびそれ以下は健在なのが普通であり、頭皮の伸展性にはほとんど影響がない. しかし、外傷や感染などで、帽状腱膜や骨膜が破壊された場合は、瘢痕部が直接頭蓋骨に癒着して頭皮の移動性が悪くなっているので治療可能な範囲も少ない. この癒着を剥がせば、ある程度移動性や伸展性がよくなるから、それに応じた修復が可能になる. しかし、剥離に際して骨露出面からの出血が著明になるので、輸血などの点についても特別な考慮が必要になる.

d. 手術時期
1) 外傷、感染による脱毛症

一般瘢痕と同様に、創治癒後少なくとも6ヵ月以上経過してから手術する.

2) 腫瘍による脱毛症

良性のものは問題がないが、悪性腫瘍の場合は、数年経過して再発の恐れがなければ、はじめて本格的な形成術を行うのが普通である. しかし、頭皮に起こる悪性腫瘍としては、メラノームを除けば頭皮に限局することが多く、一般的には腫瘍摘出後すぐに形成術を始めることが多い.

e. 手術の順序

脱毛部分が生え際にある場合は、一般にその周囲も瘢痕化していることが多く、眉や上眼瞼も瘢痕拘縮によって釣り上がり（図22-2-23）、耳介の変形や拘縮による位置異常を起こしていることが多い. したがって、手術の順序として、まず、脱毛症を手術したあとに周囲の瘢痕を修復する. そうでないと、せっかく拘縮を治療しても、脱毛症手術後に再び拘縮することがある. また、生え際にわたる広範な脱毛症では、まず生え際を有毛皮弁などで作っておいて、二次的に残余の部分を治療する.

❸手術上の注意

瘢痕性脱毛症の手術は、症例によって後述のようないろいろな方法を用いるが、手術法の基本は一般の場合と同じである. 特に頭部の手術では次の原則に留意しなければならない.

a. 全身状態

頭皮の手術では相当な出血が予測されるので、特に貧血患者には注意を要する. 貧血があれば、術前に貧血の治療を行う. 症例によっては輸血の準備も必要である.

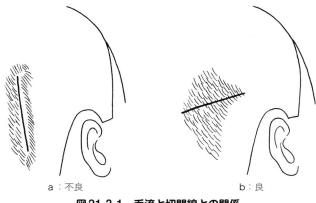

図21-3-1 毛流と切開線との関係

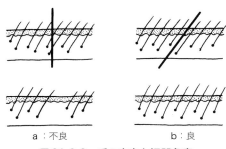

図21-3-2 毛の方向と切開角度

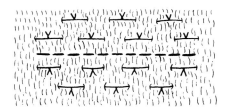

図21-3-3 切開線(点線)周囲の止血用縫合

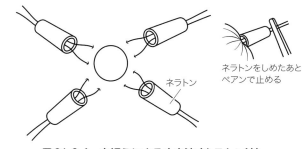

図21-3-4 小坂らによる止血法(ネラトン法)

(小坂和弘ほか：日形会誌 23：133, 2003 より引用)

b. 剃毛

頭髪の剃毛は，毛流が不明瞭になるために行わない．通常は5mm刈りにとどめる．

脱毛症では，全頭髪を刈る必要はなく，手術に支障のない最小限度の範囲にする．周囲に頭髪が残っていても，絆創膏などで固定すれば，消毒にも手術にも差支えない．特に女性の場合，術後頭髪が伸びるまでに数ヵ月を要し，その間の精神的負担が強く，不必要な刈り込みは避けるべきである．

c. 切開

1) 毛流との関係

切開の方向が毛流と一致すると，毛髪の隙間から切開部の瘢痕が目立ちやすいが，毛流と交叉する切開線は目立ちにくい．したがって，切開線が毛流と直角方向にならないまでも，少なくとも斜方向に交叉するように切開の方向を考慮する．皮弁の形などで斜方向にならないときは，二次的にZ形成術などで切開方向の変換が必要になる．男子の生え際は特に大切である(図21-3-1)．

2) 毛向との関係

頭髪は一部を除いて通常皮膚表面に斜めに生えている．したがって，一般の皮膚切開のように皮面に垂直に切開すると，切開線よりの数列の毛根を切ることになり，切開部の瘢痕がたとえ幅狭くても脱毛を起こすと，そこが目立ってみえる．この関係は，小範囲の脱毛症や仕上げの手術などでは特に注意を要する(図21-3-2)．

d. 出血

頭皮は血管網に富み，出血を起こしやすい．しかも，緻密な皮下組織のために止血鉗子でつかみにくい．また無理につかんで結紮や電気凝固を行うと，周囲の毛根部を損傷して脱毛の範囲を大きくする．したがって，頭皮の止血法としては次の方法が利用される．

1) 止血縫合

切開する前に，切開線外側に沿って頭皮全層を2列に縫合する．

この方法は，ある程度止血はできるが頭皮の伸展性が悪くなる．頭皮クリップのないときは使える方法であろう．この縫合糸は，術後に抜去し縫合性脱毛を防ぐ(図21-3-3)．小坂ら(2003)のネラトン法(図21-3-4)もこの部類に属する．

2) 重量法

切開と同時に，帽状腱膜を止血鉗子でつまみ，これを反転して鉗子の重みで止血する．

3) 頭皮クリップ法

創縁を特殊なクリップで挟んで止血するもので，脳外科では盛んに用いられている．これにはReney型，Michel型，Children's hospital，Adson型などいろいろなものがある(図21-3-5)．

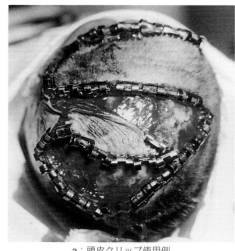
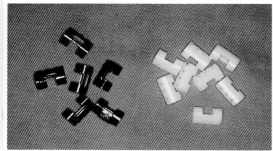

a：頭皮クリップ使用例　　　　b：いろいろな頭皮クリップ

図21-3-5　頭皮クリップ

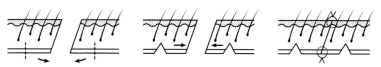

図21-3-6　帽状腱膜に切開を入れ減張を図る方法

4）駆血帯法

頭の周囲に**図22-4-4**のように，ゴムバンドをする方法で，ほとんど出血をみずに手術することができるが，頭皮がゴムバンドで締められるため頭皮の伸展性は悪くなる．また，側頭部のように，ゴムバンドが通る位置の脱毛症は，当然のことながら本法では手術できない．

本法は，適応を選べば効果が大きい．cirsoid angioma でも 50 mL 以下の出血量で手術が可能である．

5）その他

頭を高くする体位，低血圧法，圧迫法，止血剤などの方法を併用する．

e．剝離

頭皮は，帽状腱膜下で剝離を行う．結合組織が粗で，剝離しやすく出血も少ない．もし誤って骨膜下で剝離すると，外板からの出血が多く，止血しにくいうえに，あとで頭皮が頭蓋骨と癒着して伸展性が悪くなる．

前頭部，側頭部は，剝離が容易であるが，頭蓋縫合部，後頭部は難しく，鋏を要する．特に後頭部は剝離が困難で出血も多く，上項線付近では注意して剝離しないと，後頭動脈・神経を損傷しやすい．

f．縫合

頭皮の縫合において注意すべきことは，創縁に緊張をかけないことである．そうでないと創周囲の毛根が阻血性壊死を起こして脱毛する．これを防ぐには，

①無理に縫縮しないで，皮弁のデザインを考慮する．
②縫合に無理があれば遊離植皮する．
③特殊な方法で減張を行う（**図21-3-4**）．
④galea に割を入れると（**図21-3-6**），かなり減張することができるが，血行には注意を要する．
⑤縫合糸の深さに留意する．
⑥また**図21-3-7a, b**，のごとき縫合をすると毛根を損傷し，術後脱毛を起こすので，**図21-3-7c**のようにする．
⑦dog ear のように，頭皮を盛り上げるように縫合すると脱毛が少ない．

g．採皮部の治療

採皮部の欠損部は，次の方法で修復する．
①皮弁：縫縮可能な別の皮弁で被覆する．
②動脈皮弁：皮弁の特殊型である．
③分層植皮：大腿部などより採取する．
④瘢痕皮片植皮：脱毛部の皮膚を薄くして再移植する．

以上のうち，皮弁を適当にデザインして縫縮する方法は手術操作が簡単で手術時間も短くて済むが，実際には不可能なことが多い．このような場合は，瘢痕皮片植皮法が簡単で，他に傷をつけないで済む（**図7-3-10 参照**）．

h．再手術

中等度の範囲以上の脱毛症は，数回の手術を必要とする．次回の手術は，頭皮の伸展の具合にもよるが，原則は次のようなものである．

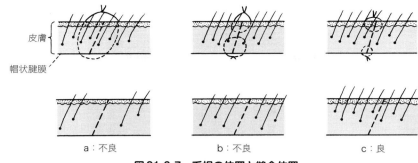

図21-3-7 毛根の位置と縫合位置

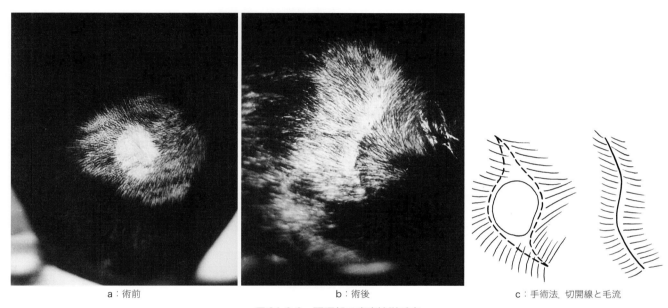

図21-3-8 頭頂部の瘢痕性脱毛症

①皮弁形成術の茎部にできるdog earは，これを3週後に再手術し，もとの位置に戻す．小さいdog earは自然に消失するので放置する．
②連続縫縮術や他の皮弁法を追加する場合は，術後少なくとも6ヵ月以上，できれば1年くらいの期間をおいて再手術したほうがよい．早く手術しても頭皮の伸展性が悪く効果は少ない．
③皮膚伸展法 tissue expansion method（第6章-3「皮膚伸展法」の項参照）

❹ 手術法の選択
a. 小範囲の脱毛症
　小範囲の瘢痕は，その部分がどこにあっても縫縮を行う．理想的な手術であれば，約2mm幅までの瘢痕にすることができる（図21-3-8）．それ以上では，単一毛あるいは皮膚柱植毛を行う（第22章-2-C「眉毛移植」の項参照）．

ただし，毛流と平行な瘢痕は，それが線状であっても目立ちやすいので，毛流と交叉するようにたとえ瘢痕が多くなっても，Z形成術やW形成術，あるいは小皮弁形成術を用いる（図21-3-9）．しかし，単一毛植毛術を行えば，その必要はない．

b. 中等度の範囲の脱毛症
　一次的に縫縮できない程度の脱毛症は，その部位によっていろいろな方法に分けられるが，原則として tissue expander で有毛部を伸展し縫縮する．しかし，小児では頭骨が陥凹することがあるので注意を要する．有毛皮弁を用いるときは皮弁の毛流が移植部の毛流と逆方向にならないような部位から採取しなければならない．

1）生え際
a）前頭部の生え際
①伸展皮弁
②前頭部よりの横転皮弁（図21-3-10）や遊離吻合皮弁

第21章 頭部形成術

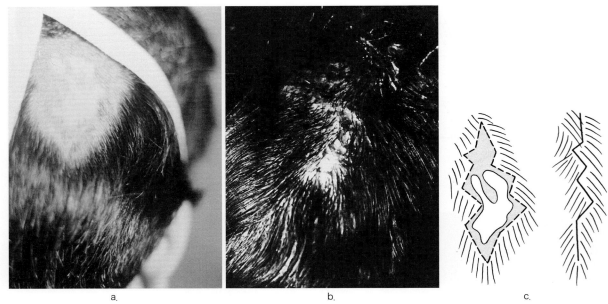

図21-3-9 後頭部瘢痕性脱毛症のW形成術による修復
多少の毛髪割れは仕方ないと思われる．

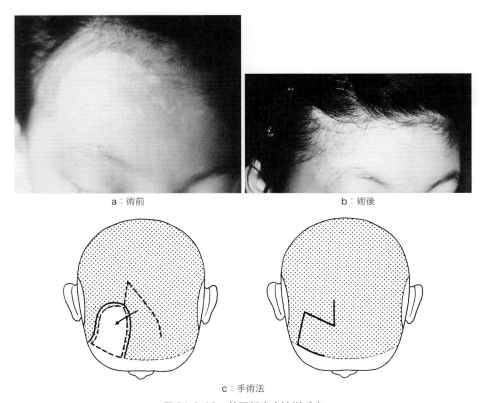

a：術前　　　　　　　b：術後

c：手術法

図21-3-10 前頭部瘢痕性脱毛症

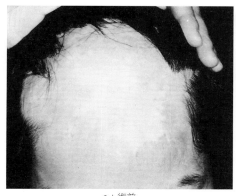
a：術前

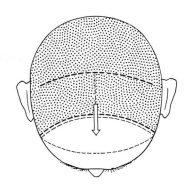
b：手術のデザイン

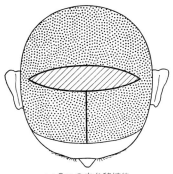
c：2つの皮弁移植後
採皮部に瘢痕皮片移植.

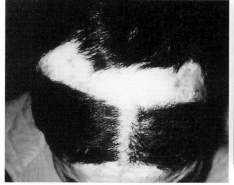
d：第1回術後

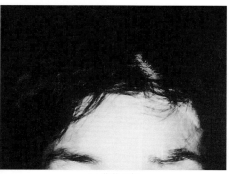
e：術後2年

図21-3-11　前頭部から頭頂部にわたる瘢痕性脱毛症
バケツ柄式皮弁は実際には移動できないことが多い.

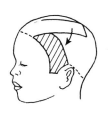
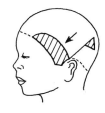
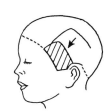
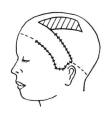
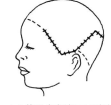
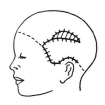

a：毛流がもみあげ部で逆にならないように毛渦の後方まで皮弁を作る（横転皮弁法）.

b：伸展皮弁法では毛流は自然に近い

c：横転皮弁法でも，毛流は自然に近い

図21-3-12　前側頭部の瘢痕性脱毛症を修復できる皮弁

free flap
③両側前頭部にわたる脱毛症の場合は残存有毛皮弁で生え際形成を行う（図21-3-11）.

b) 側頭部の生え際
①茎を後頭部に置く頭頂部の皮弁（図21-3-12〜図21-3-14）

②茎を前頭部に置く後頭部の回転皮弁（頭頂部のみの場合は，もみあげの毛流が逆になるので（図21-3-15），毛渦を過ぎて後頭部にわたる皮弁を利用する）（図21-3-16〜図21-3-20）.

20　第**21**章　頭部形成術

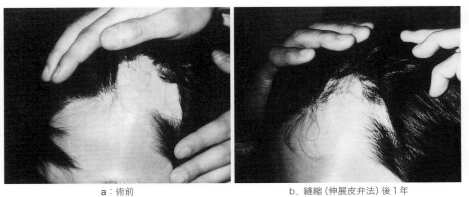

a：術前　　　　　　　　　　b．縫縮（伸展皮弁法）後1年

図 21-3-13　側頭部瘢痕性脱毛症

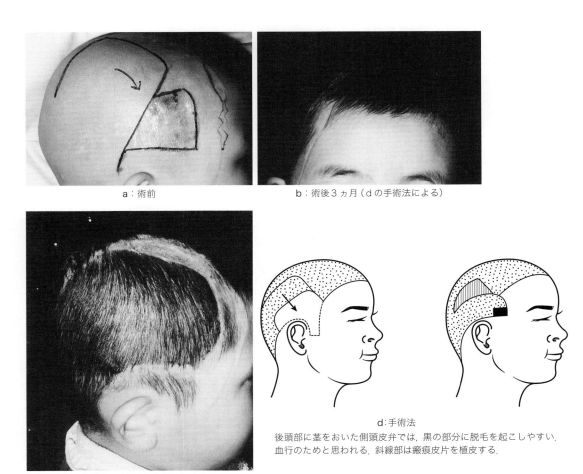

a：術前　　　　　　　　　　b：術後3ヵ月（dの手術法による）

c：術後3ヵ月（dの手術法による）

d：手術法
後頭部に茎をおいた側頭皮弁では，黒の部分に脱毛を起こしやすい．血行のためと思われる．斜線部は瘢痕皮片を植皮する．

図 21-3-14　側頭部瘢痕性脱毛症

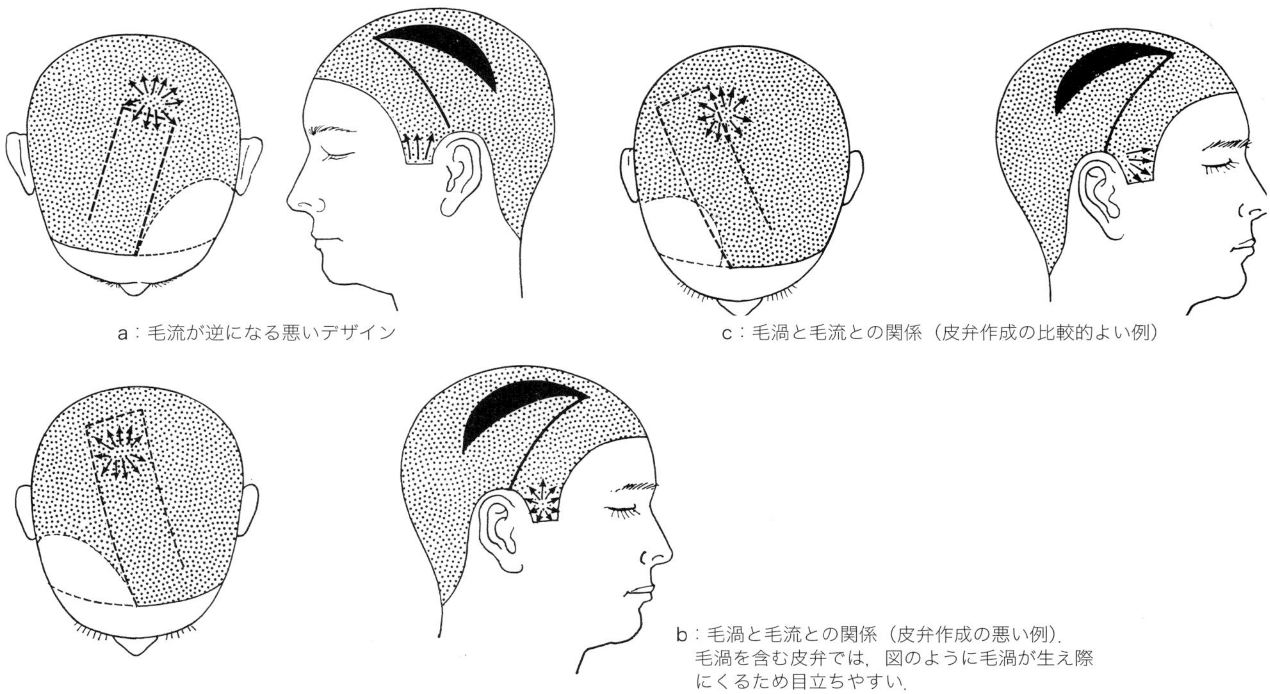

a：毛流が逆になる悪いデザイン

c：毛渦と毛流との関係（皮弁作成の比較的よい例）

b：毛渦と毛流との関係（皮弁作成の悪い例）．毛渦を含む皮弁では，図のように毛渦が生え際にくるため目立ちやすい．

図21-3-15　側頭部に及ぶ瘢痕性脱毛症

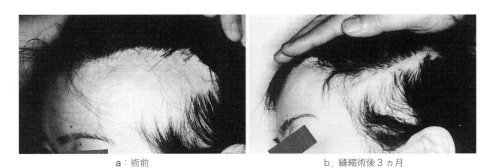

a：術前　　　　　　　b．縫縮術後3ヵ月

図21-3-16　側頭部瘢痕性禿髪症

（鬼塚卓弥：新外科大学系29C，形成外科Ⅲ，中山書店，p54, 1988より引用）

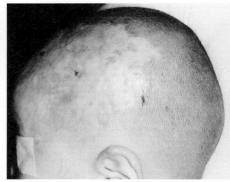
a：術前

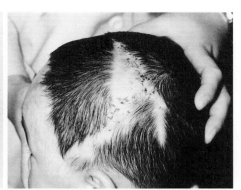
b：前頭茎頭頂部皮弁の移動

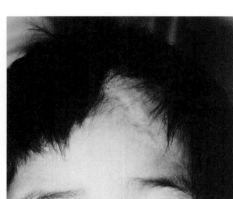
c：術後3年

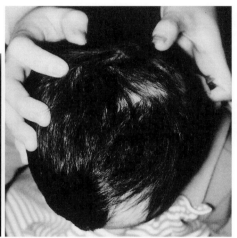
d：術後3年

図21-3-17　前側頭部瘢痕

③頭頂部皮弁（図21-3-21，図21-3-22）
④側頭部よりの横転皮弁
⑤伸展皮弁（図21-3-21）
⑥島状皮弁（図21-3-22）

c) 後頭部の生え際
①伸展皮弁（図21-3-23）
②島状皮弁（図21-3-24）
③横転皮弁（図21-3-25〜図21-3-27）
④回転皮弁

2) 頭頂部
①連続縫縮（図21-3-28），Z形成術（図21-3-29）
②伸展皮弁，V-Y法（Dermisら，2003）
③横転皮弁（図21-3-30，図21-3-31）
④回転皮弁（図21-3-32）
⑤tissue expander法

c. 広範囲の脱毛症

広範囲の脱毛症は，中等度の範囲の脱毛症とは異なり，1つの皮弁のみでは修復できないものである．この場合は，有毛部の広さや有毛部と脱毛部の位置的関係によって，いろいろな方法を組み合わせる．原則は，tissue expanderで有毛部を伸展させるか，有毛皮弁，吻合皮弁を組み合わせる．

1) 生え際（図21-3-33，図21-3-34）

脱毛部が生え際のどこにあっても，大きな回転皮弁，動脈皮弁あるいは双茎皮弁（バケツ柄皮弁法），吻合皮弁で生え際を作る．

2) 生え際以外の部位（図21-3-23，図21-3-25．図21-3-26）

残余の脱毛部は tissue expander法を主にし（図6-3-5），次の3方法を用いて修復する．
①連続縫縮術を行う．
②数多くの小さい回転皮弁で広い脱毛部を小さい脱毛部に分け，分散することによって毛髪で隠れやすいようにして目立たなくする．
③義髪を利用する．

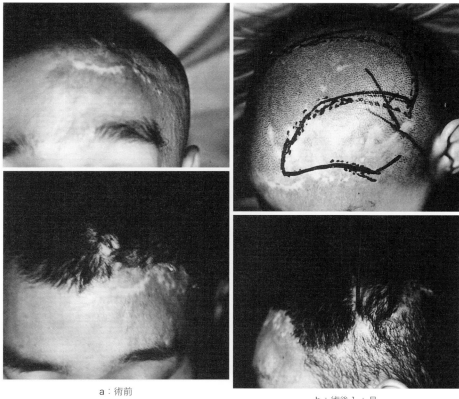

a：術前
完全な瘢痕性脱毛症ではなく，瘢痕部にまだらに毛髪が残っている症例．

b：術後1ヵ月
この方法を用いると毛のまだらの部分も脱毛せず，しかも前頭部の毛髪と重なって脱毛部が目立たなくなる．

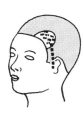 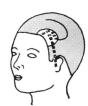 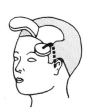 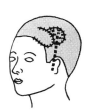

c：術式の手順
まだらに毛髪の生えているところを皮弁にして後方に移し，そのあとへ頭頂部の皮弁を移動する．

図21-3-18 前側頭部の瘢痕性脱毛症

（Onizuka T et al：Plast Reconstr Surg 35：338, 1965より引用）

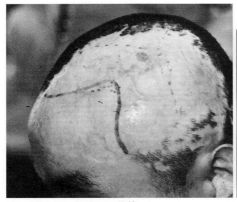 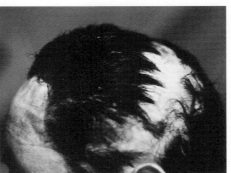

a：術前　　　　　　　　　　　b：術後3ヵ月

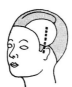 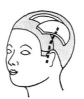 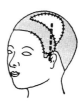

c：術式の手順

瘢痕部は島状皮弁を用いないと皮弁の移植ができない．またこれを遊離にすると，瘢痕皮片をできるだけ薄くしないと生着しない．

図21-3-19　前側頭部の瘢痕性脱毛症

(Onizuka T et al：Plast Reconstr Surg 35：338, 1965；鬼塚卓弥ほか：形成外科7：212, 1964より引用)

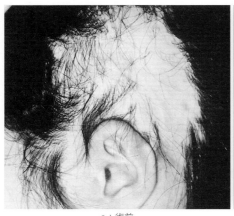 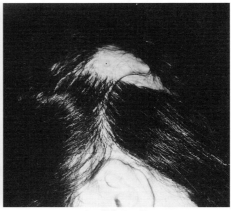

a：術前　　　　　　　　　　　b：術後5ヵ月

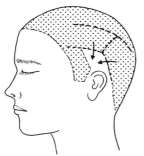

c：手術法

図21-3-20　側頭部瘢痕性脱毛症

前頭部茎皮弁と後頭部茎皮弁による修復．

21・3 脱毛症

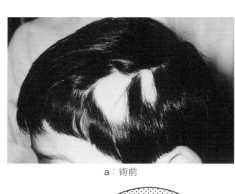
a：術前

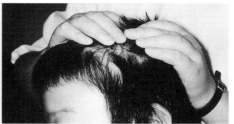
b：回転皮弁による修復後3ヵ月

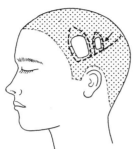
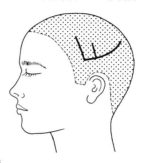
c：手術法

図21-3-21 側頭部瘢痕性脱毛症

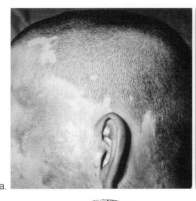
a.
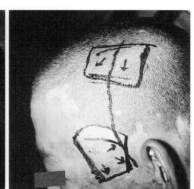
b.

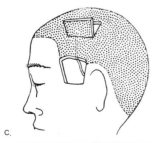
c.
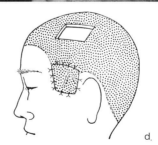
d.

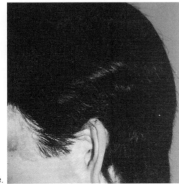
e.

図21-3-22 もみあげ部の瘢痕性脱毛症
a：術前
b：毛流を合わせるため島状皮弁とする．矢印は毛流を示す．
　　実線は浅側頭動脈である．
c：島状皮弁を起こしたところ．
d：皮弁を毛流に合わせて移植したところ．
　　もちろん，吻合皮弁としても移動可能である．
e：術後
（鬼塚卓弥：禿の外科的治療，克誠堂出版，p58, 1971より引用）

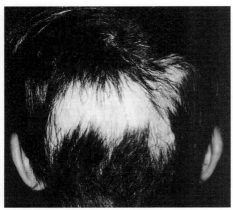
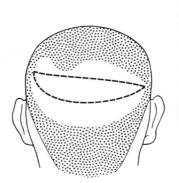
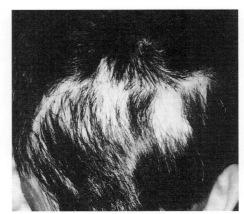

a：術前　　　　　　　　　　　b：手術法　　　　　　　　　　c：術後2年

図21-3-23　後頭部瘢痕性脱毛症，連続縫縮術による修復
現在ではtissue expanderの使用であろう．

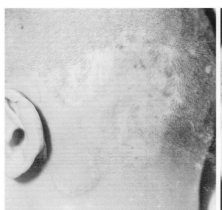
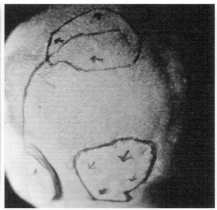
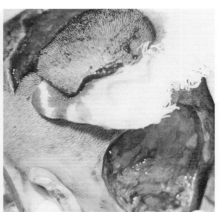

a：後頭部瘢痕性脱毛症　　　　b：浅側頭動脈を茎にした皮弁を頭頂部に作成　　　c：瘢痕を起こし，皮弁を挙上したところ．
　　　　　　　　　　　　　　　　矢印は毛流を示す．

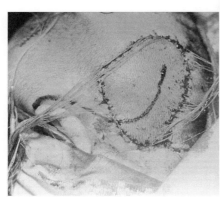
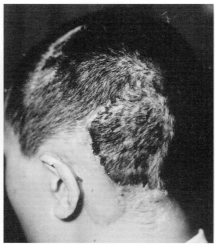
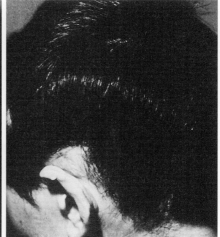

d：術直後　　　　　　　　　　e：術後3ヵ月　　　　　　　　　f：術後6ヵ月
実線は動脈の位置．採皮部と移植部の間をトンネ　　　　　　　　　　　　　　　　　自然に近い毛流でまったく目立たない．
ルにして皮弁をくぐらせて移植部に移動する．

図21-3-24　島状皮弁による後頭部脱毛症の修復例
（Onizuka T et al：Plast Reconstr Surg 35：338, 1965；鬼塚卓弥ほか：形成外科7：212, 1964より引用）

21・3 脱毛症

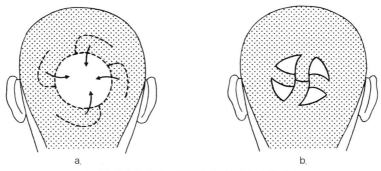

図 21-3-25 頭頂後頭部に及ぶ瘢痕性脱毛症
本例のように広範囲の瘢痕性脱毛では（a），Tillmans法に準じて周囲より数個の皮弁を移動，皮弁間の脱毛部は連続縫縮を行わなければならない（b）．

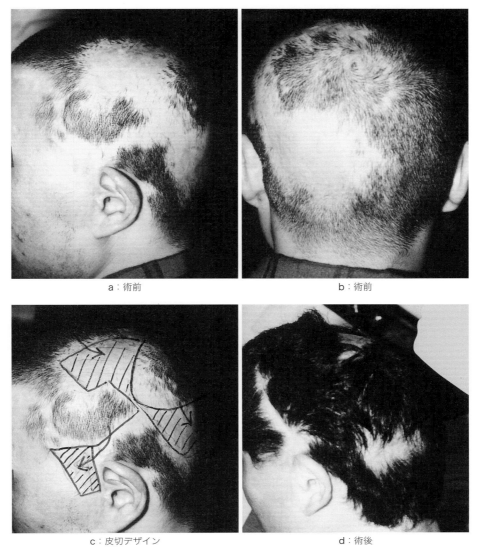

図 21-3-26 側頭部より後頭部にわたる瘢痕性脱毛症

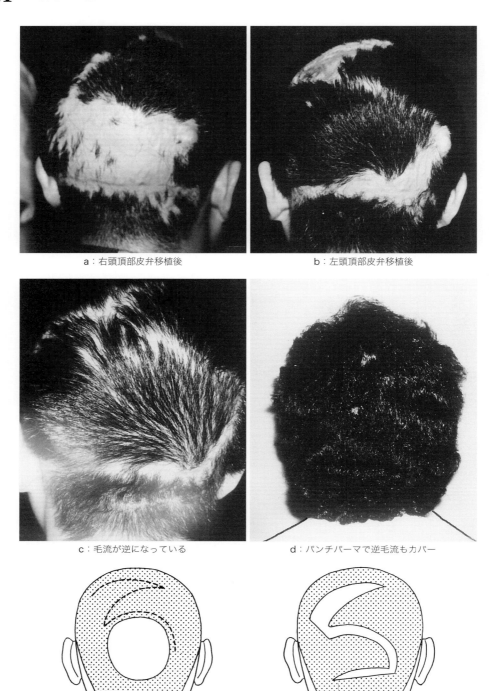

a：右頭頂部皮弁移植後　　　　b：左頭頂部皮弁移植後

c：毛流が逆になっている　　　　d：パンチパーマで逆毛流もカバー

e：手術法

図 21-3-27　後頭部瘢痕性脱毛症

21・3 脱毛症

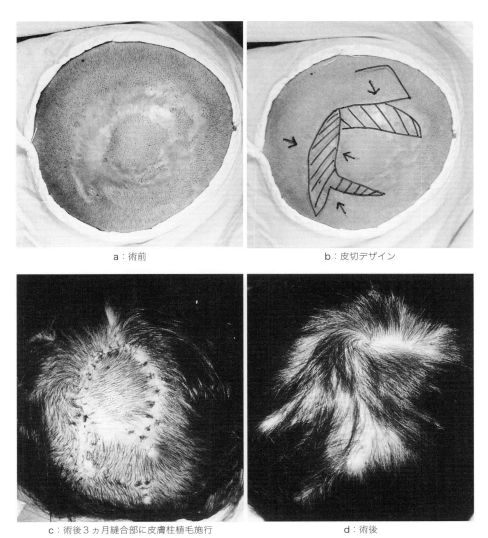

a：術前　　　　　　　　　　　　　　b：皮切デザイン

c：術後3ヵ月縫合部に皮膚柱植毛施行　　　　d：術後

図21-3-28　吸引分娩による円形瘢痕性脱毛症

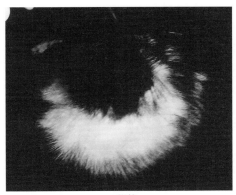
a：術前
吸引分娩による瘢痕.

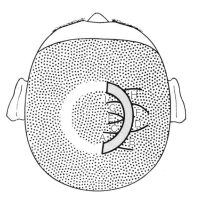
b：毛流を考慮して数個のZ形成術
　を約1/2周に行う．

図21-3-29（1）　円形瘢痕性脱毛症

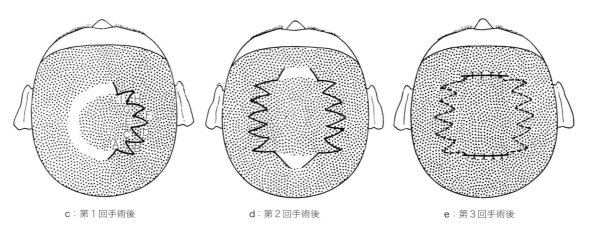

c：第1回手術後　　　d：第2回手術後　　　e：第3回手術後

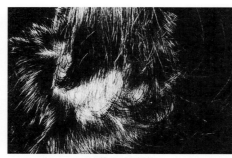

f：第3回手術後

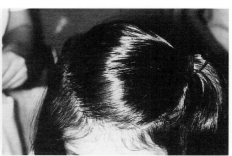

g：第3回手術後

図21-3-29（2）　円形瘢痕性脱毛症

毛流によっては多少瘢痕が目立つときは縫縮を追加するなり，皮膚柱植毛術を行う．

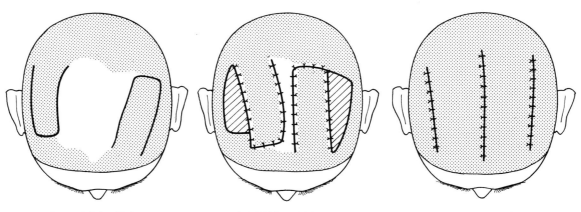

a：2つの皮弁をデザイン　　b：皮弁移植後，採皮部には一時的に瘢痕皮膚片移植を行う．　　c：採皮部縫縮後

図21-3-30　頭頂部瘢痕性脱毛症

21・3 脱毛症

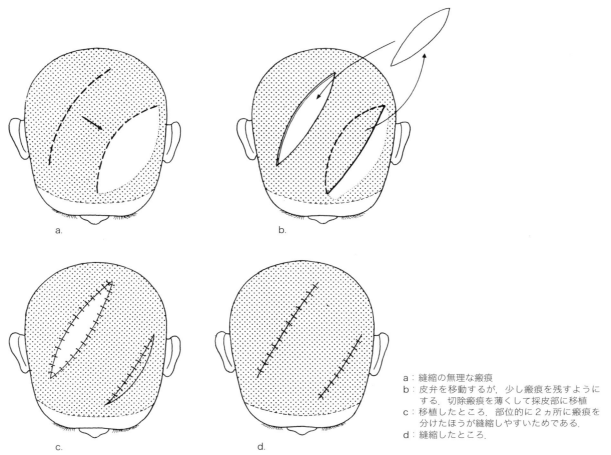

a：縫縮の無理な瘢痕
b：皮弁を移動するが，少し瘢痕を残すようにする．切除瘢痕を薄くして採皮部に移植
c：移植したところ．部位的に2ヵ所に瘢痕を分けたほうが縫縮しやすいためである．
d：縫縮したところ．

図21-3-31　中等度範囲の瘢痕性脱毛症の一修正法

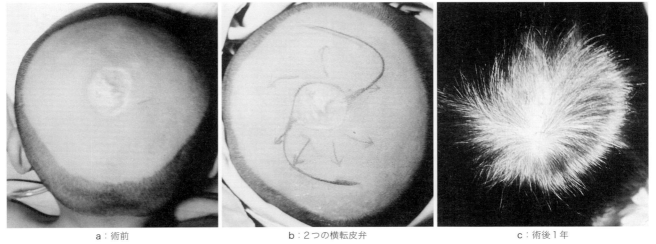

a：術前　　　b：2つの横転皮弁　　　c：術後1年

図21-3-32　毛渦部脱毛症

（鬼塚卓弥ほか：手術 24：143, 1970 より引用）

32　第21章　頭部形成術

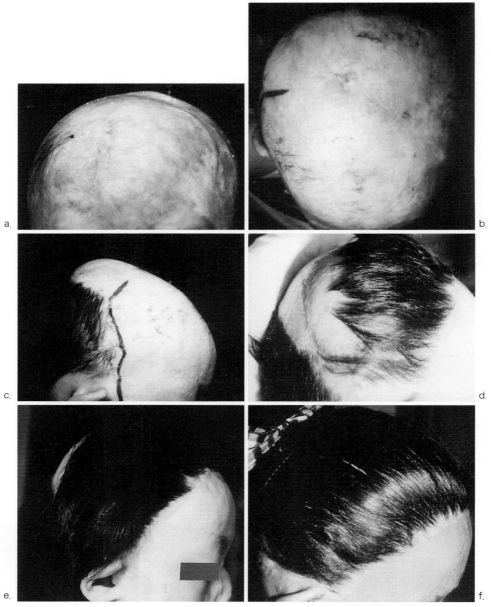

図21-3-33　広範囲脱毛症

a：術前正面
b：術前頭頂部
c：側頭動脈を茎にした有毛皮弁を作成
d：両側より動脈皮弁で前頭部生え際を作成（図21-3-34）
e：毛髪を伸ばすとともに後頭部瘢痕を縫縮
f：術後2年

（鬼塚卓弥ほか：手術 24：143, 1970 より引用）（図21-3-34）

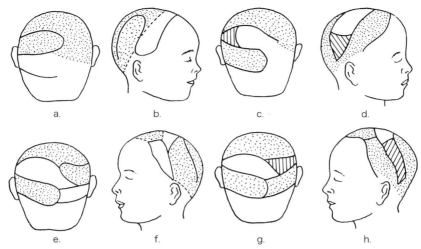

図 21-3-34 前頭部瘢痕性脱毛症
前頭部の脱毛部と側頭部の有髪部との皮弁を（ちょうどZ形成術の皮弁を交換するように）交換する．前頭部に移植された有髪部の毛髪が伸びて頭頂部の脱毛部（採皮部）を被覆する目的である．この方法は一見よさそうにみえるが，採皮部の縫縮のため手術回数が多く，tissue expanderを用いて手術回数を減らすほうがよい．
（Converse JM : Reconstructive Plastic Surgery, Saunders, p595, 1977 より引用）

B. 若年性脱毛症 premature alopecia

❶病態

若年性脱毛症は，アンドロゲン脱毛症であり，男性型脱毛症 androgenic alopecia ともいう．男性ホルモン testosterone が，毛乳頭細胞の5αリダクターゼにより活性型の dihydrotestosterone になり，毛髪の成長をうながすが，これが過剰になると脱毛になるという（平山 2004）．この現象，頭頂，前頭の硬毛の成長期が短縮する結果，軟毛となる毛包のミニチュ化現象という（板見 2008）．毛髪の太さは，毛珠部の大きさに比例するが，血中男性ホルモンの量ではなく，毛乳頭の感受性の差であり，レセプターの数と5αリダクターゼII型の有無によるが（荒瀬 2002），板見（2008）も，毛包では男性ホルモンの標的細胞は上皮系でなく，間葉系細胞の毛乳頭細胞であり，男性型脱毛の発現には男性ホルモンレセプターとII型5αリダクターゼの両方が必要と述べている．日本人では20歳代後半〜30歳代で発症し，その頻度は日本人で約30％という（斉藤 2015）．

優性常染色体遺伝であるが，局所因子にも左右される．欧米での頻度は，75％といわれるが（平山 2004），東洋人はそれほどでない．

女性の脱毛は，男性型類似のHamilton型（側頭方向へ禿げる），前頭正中部の脱毛のOlsen型（正中部がクリスマスツリーのように禿げる），頭頂びまん性型のLudwig型（頭頂部が丸く禿げる）の3種がある（今川 2010）．さらに，Ludwig型はその程度でタイプI，II，IIIに分けられる．

Hamilton（1942）は，冠状溝から3 cm後方まで脱毛が及んだ場合，Norwood（2001）は冠状縫合の前2 cmまで及んだ場合を若年性脱毛症としている（図21-3-35）が，細かい定義は意味がない．

❷診断

視診で診断，脱毛のパターンを決める．次にスカルプダーモスコピー，あるいはトリコスコピーで，頭皮，毛孔，毛幹を確認する．

鑑別診断は，円形脱毛症，頭部白癬，脂腺母斑，aplasia cutis congenital，慢性円板状エリテマトーデス，全身性エリテマトーデス，側頭部三角脱毛症などである（乾 2015）．

❸治療法

若年性脱毛症の治療については，従来，形成外科では行われなかったが，最近ようやく注目されるようになった．

治療原則は，androgenic alopecia は，まず薬物療法をやって，効果がみられなければ外科治療に移る．しかし，採取可能な有髪部に限度があることも話し，移植の限界を納得させる必要がある．

a. 薬物療法

① 1〜5％ミノキシジル（リアップ）外用剤：ミノキシジル minoxidil（Devillez ら，1994）溶液散布は，1998年に米国 FDA により承認されたもので，平山（2004）は2〜5％溶液がよいと報告している．毛包周囲の血管拡張作用と毛母細胞増殖の促進作用がある．日本ではミノキシジル含有ローション（リアップ）があり，ミノキシジルを1％含む．前頭部には無効という（板見 2008）．女性男性型脱毛症では，2％か5％のミノキシ

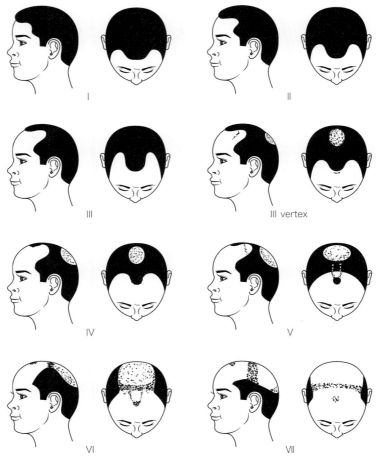

図21-3-35　Norwoodによる男性型脱毛症のクラス分類
(今井賢一郎：形成外科 47：379, 2004より引用)

ジル外用薬が有効という(佐藤2008).
② ステロイド steroid (平山2004) でリンパ浸潤を抑える.
③ フィナステロイド内服薬 finasteride (Dallobら, 1994) は男性に適応がある. この Finasteride (プロペシア®) は5αリダクターゼⅡ型の活性阻害薬として1997年米国で承認された. プロペシアの1年後の有効率が80％で, 適応はNorwood/HamiltonのⅤ型までという, また, 閉経後の女性の男性型脱毛には無効という (板見2008) が, 高アンドロゲン症を示す閉経後は, 1～1.25 mg/dayのフィナステロイドを経口投与する人もあり, 薬効については異論もある(佐藤2008)(**図 21-3-36**).
合併症として, 男性では性欲減退を起こすとされたが, 頻度は非常に少なく問題にならないという(荒瀬2002, 板見2008). しかし, 女性特に妊婦では胎児の性器異常を起こすので禁忌とされている.
④ ジュタステライド内服薬は, 2002年に米国FDAによって承認されたものでフィナステロイドより効果が倍という(平山2004).

⑤ ヘアケア剤：育毛だけでなく, 毛髪は日常的にいろいろな原因, たとえば, ブラッシング, ドライヤー, パーマ, 染色, 戸外での紫外線浴など, 毛髪にダメージを与える因子は数多く, これらの外的障害を防ぐヘアケアも大切であり, 多くのヘアケア剤が市販されている(岩渕2008).
⑥ 併用法：5％ミノキシジル外用とフィナステリド内服に高いエビデンスがある. 1年間使用, 効果がなければ植毛術か義髪. 女性は1％ミノキシジルを1年間使用, 効果がなければ義髪か植毛術(斉藤2015).

b. 遊離植毛術

植毛の名前が論文に出るのは, 1930年, 笹川が最初であるという. 1936年奥田がトレパン式を利用, 1943年, 田村が単一毛移植を報告した歴史がある(江崎2008)(第14章「植毛術・脱毛術」の項参照).

1) 皮膚柱植毛術

通常, 後頭部, 側頭部のように脱毛されにくい部位を採取部に選ぶ. 頭髪は donor dominant であり, 採取部の性質を持ち続けるためである. 最近, 高須(2004)が自身例で

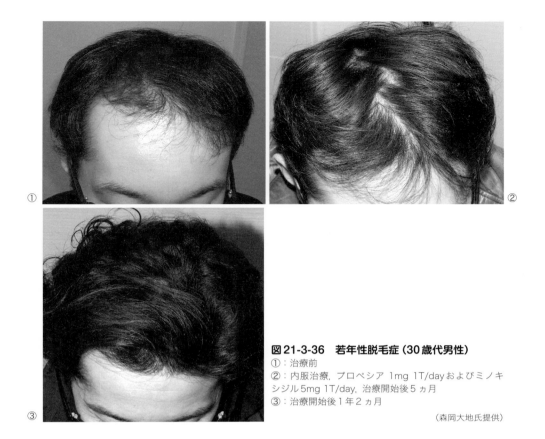

図21-3-36 若年性脱毛症（30歳代男性）
①：治療前
②：内服治療, プロペシア 1mg 1T/day およびミノキシジル 5mg 1T/day, 治療開始後5ヵ月
③：治療開始後1年2ヵ月

（森岡大地氏提供）

確認している.

a) パンチ式植毛術

トレパンを利用して, 頭髪とともに頭皮を採取する方法（図21-3-37a）で, follicular unit extraction 法という. 最近, 主流になりつつある（今川 2015）.

b) 皮膚片植毛術

有毛皮片を採取して, これを細分する方法（図21-3-37b）. 移植皮片の大きさとしては, 4mm がよいとされ, 5mm 以上は血行不全を起こし, 1.5mm 以下は小さ過ぎて実際的でない（Unger 1979）.

移植部は, 間隔をあけ, 数回に分けて並列式に移植する（図21-3-37f）. 1回の移植片数は 500〜600 個とする（図21-3-38）が, 脱毛部の広さによる.

移植後, 移植片が突出したままの変形を起こすことがあるが, 突出部のみを切除するなり, 移植し直す. この状況は, ちょうど鳥肌状にみえるもので, 今川（2008）によれば, Morzola らが tenting と命名したそうで, この反対に移植毛部が陥没しているのを pitting という.

本法は, 一見よさそうにみえるが, 日本人の頭皮は, 頭髪のある部分は青く, ない部分は白くみえるため, そのコントラストが明瞭過ぎて, 白人に比べ目立ちやすい. したがって, よほど密に移植しないと, 透けて目立つことになるが, 密にすると, 逆に, 採皮部のほうが透けてみえるようになるため限度があり, 日本人向きとはいえない.

c) 毛包単位移植 follicular unit transplantation（FUT）

毛髪の1〜3本ごとの束を1株として移植する方法で, 生え際の移植に向いている. 遊離植毛術の第一選択とされている（今川 2010）.

移植後は, そのまま成長する場合もあるが, 約80％は, いったん脱落後, 3〜4ヵ月で再生する（石井 2011）. そのためには, 毛包作成時に損傷を与えないようにルーペや顕微鏡を用いて, 株分け, スリット開け, 植え込みなど, すべての過程で, 丁寧に取り扱う.

柳生（2008）によると, 毛髪移植には, 50〜60％の密度がないと自然にはみえないし, 少ない植毛では毛髪の重なり具合, 髪の太さ, 髪の色, ヘアスタイル, 光線など見かけ上の工夫も必要という.

FUT は, 湿潤状態では, 6時間はもつが, それ以上では 4℃に保存しないと発毛率が落ちるという（緒方 2009）. 後頭部毛包は移植しても男性ホルモンの影響を受けないという（板見 2008）.

Shao ら（2014）は, Folliscope（Hansderma Co. 米国）を用いて瘢痕性脱毛症に植毛した毛髪の脱毛率を計算, 生着率の平均は, 78.96％（64.29〜95.00％）であったと報告して

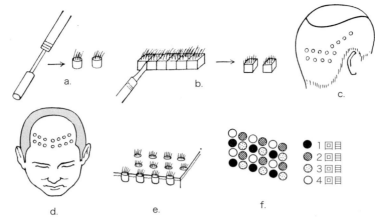

図 21-3-37　若年性脱毛症に対する皮膚柱植毛術
a：トレパンによる皮膚柱採取，b：メスによる皮膚柱採取
c：採取部位は後頭部，側頭部，d：移植部
e：移植法，頭皮断面，f：移植順序

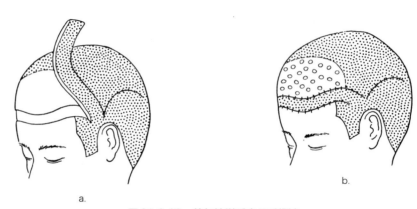

図 21-3-38　若年性脱毛症の手術法
有毛皮弁と皮膚柱植毛の併用法．

いる．

d）単一毛移植

単一毛移植 micro graft，点状植毛 mini graft を好む人も多く，石井（2004）は，Choi 式植毛器（Choi, 1992）を用いて植毛している．石井（2008）は，理由として，
①黒髪は皮膚色との比較で目立ちやすい．
②毛の太さが太いので単一毛として採取しやすい．
③外来で可能である．
④瘢痕が少ない．
⑤生着率が高い．
⑥毛流，毛向が調節しやすい．
⑦眉毛，陰毛，など特殊位置の植毛にもよい．
⑧密度の調節にもよい．
⑨移植孔を開ける仕事と挿入が同時に行える．
など列記している．

前頭部で 2,000～3,000 本，Norwood のⅦ型になると 4,000～4,500 本は必要といわれる．

註：単一の毛が 1 つの毛孔から出るものを単一毛と定義し，毛包内では複数で，毛包を出るところ，つまり，毛孔では 2～3 本がまとまって 1 つとなり，出毛し，出た途端に，また別々に分離して 1 本となるものを束毛 bundle hair という．つまり，毛包内も毛孔でも出毛しても 1 本なのが single hair で，両者とも複数だが毛孔だけはいっしょになったものを束毛 bundle hair としている．したがって，bundle hair は，1 毛に分離して移植することも可能であるが，分離作業の際，毛根を傷つけ，植毛が成功しないことが多い（石井 2008）．

c．有毛皮弁形成術

通常，側頭部の有毛皮弁が用いられる．

有毛皮弁を用いると，皮膚柱植毛術を行う煩雑さを少なくできる（平田 1972，Unger 1979，Juri ら 1979，1981）（**図 21-3-38**）（前項「瘢痕性脱毛症」の項参照）．

d. 遊離吻合有毛皮弁形成術

遊離吻合頭皮弁には，

① temporo-occipital flap

② occipitotemporal flap

③ extended temporo-occipital flap

④ occipital flap

の4つがある.

通常，幅4cm，長さ20cmくらいの皮弁で，浅側頭動静脈を利用する（倉片ら2003）. 局所皮弁と異なり，毛流を揃えやすい.

e. 脱毛部縫縮術

頭皮の伸展性に余裕があれば用いてもよい方法である. しかし，頭皮の縫縮には，緊張が大きくなるが，Raposio (1998) は，帽状腱膜を切除したり，アンカリングが有用としている. 吉村ら (2008) は，頭蓋骨にスクリューを打ち込んで，これをアンカーとして，縫合部にかかる緊張を和らげる工夫をしている.

f. tissue expander の使用

原則的には，脱毛部縫縮術と同じように，tissue expander で頭皮を伸展させ，その余裕をもって脱毛部の切除部分をカバーしようという方法である.

g. 人工毛植毛術

現在，6社の人工毛が使用されているとのことであるが，感染，皮膚陥凹，瘢痕化，高価，反復植毛などの欠点がある（今川2006）.

h. 義髪 hair piece, wig

いわゆるかつらで，人工的に毛髪を布片固定したもので，これを頭皮に接着したり，縫合固定する（浅田1987）. 全頭カツラと部分カツラとがある. 人毛と人工毛とがあるが，現在は後者が多い.

カツラは，心理的な問題から装着されることが多く，いろいろな長所，短所がある. 特に高価であること，劣化が起こること，消耗品であること，購入時トラブルなどに注意が必要であるという（荒瀬2002）.

C. 女性の男性化脱毛症 female androgenic alopecia, female pattern hair loss

これは Sabouraud (1920) が，はじめて報告したもので，近くは Bauhanna (2000)，Norwood (2001) らの報告がある. このタイプは，男性脱毛症と異なり頭頂部から脱毛していく. 欧米人には約30％にみられ，東洋人には少ない. Paik ら (2001) は，韓国人で1.3％，平山 (2004) は0.6％という.

前頭部生え際は，必ず毛髪が残存しているのが特徴である（平山2004）. 昔よくみられた結髪による結髪性脱毛症とは異なる.

Gatherwright ら (2012) は，一卵性双生児の老女を調査し，

脱毛の原因が身体的因子だけでなく，いろいろな環境的因子の影響を受けて生じることを報告している. もちろん男性に対しても推論できよう.

女性男性型脱毛症 female androgenetic alopecia は，Olsen ら (2004)，佐藤 (2008) によると，①高アンドロゲン症を考慮しない場合は，2～5％のミノキシジール外用薬，②閉経後の高アンドロゲン症を示す患者は，1～1.25mg/day のフィナステリド経口投与がよいという.

また，Sawaya ら (1998) は，男性ホルモン受容体の CAG リピート（塩基配列の繰り返し）を測定し，白人男性では19±3で，白人女性は17±3であるが，佐藤 (2008) は日本人男性22.21±2.98で，女性では22.6±2.23平均であり，この数値を女性男性脱毛症の診断基準にできるのではと報告しているが，さらなる研究が待たれる.

D. 萎縮性脱毛症 atrophic baldness

皮膚疾患罹患後，脱毛するもので，真菌性，細菌性，ウイルス性などがある.

E. 円形脱毛症 alopecia areata

単発性と多発性とがある. 通常，無症状であるが，アレルギー疾患を合併していることが多いという（平山峻，2004）. 自然治癒することが多い.

治療は心因性であれば心理療法，さらに末梢血管拡張薬，抗免疫剤，抗アレルギー薬，ステロイド，などを適宜使用する. 局所的にもステロイド，フロジン，DNCB (dinitrochlorbenzene) などいろいろな外用剤が用いられる. PUVA (psoralen ultraviolet A) 療法もある.

F. 広範囲脱毛症 extensive alopecia

広範囲をどの程度とするか難しく，果たしてこの脱毛症を分類できるか不明確である. 最初は疎毛状態で始まり，徐々に進行する.

G. 疾患性脱毛症 syndromic alopecia

甲状腺機能低下性，副腎疾患性，糖尿病性，癌性などの脱毛症がある.

H. その他の脱毛症

その他，潰瘍性大腸炎，貧血症，血中鉄分欠乏症，亜鉛欠乏症，低蛋白血漿なども報告されている（平山2004）. また，ストレス性，薬物性などの脱毛症がある.

21·4 頭部の腫瘍
cranial tumor

　頭部には他の部位と同じく，いろいろな腫瘍がみられる．治療法の一般原則は手術の適応があれば，切除のあと，その欠損部の大きさと状況によって，縫縮，遊離植皮，皮弁形成術を行う（第20章「形成外科に関連のある皮膚疾患」の項参照）．

A. 良性腫瘍 benign tumor

❶母斑細胞母斑（色素性母斑）pigmented nevus

　頭皮の母斑細胞母斑は，額部にわたっていない限り，毛髪に隠れるため治療の対象にはならないことが多い．むしろ，それを切除すれば，瘢痕性脱毛症を起こし，かえって目立つようになる（図21-4-1）．

　母斑細胞母斑は，神経分布に一致する傾向があり，起源が epidermal, mesodermal, neuroblastic のいずれであっても，ともに embryonal cell に由来するもので，生涯進行を続ける潜在力がある．

　intradermal, あるいは blue nevus は，いつでも切除することができるが，junctional nevus は，年少時に切除したほうがよい．ときに悪性変化を起こして悪性黒色腫になるからである．櫛（くし）などによる絶え間ない外傷が，悪性化のきっかけになるので，思春期前に切除しなければならない．

❷血管腫 hemangioma

　portwine stain は，額部や後頭部などにみられることが多いが，通常，頭皮のそれは治療の対象にはならない．

　苺状血管腫 straw berry mark は，通常放置するが，場合によっては早期に切除する（図21-4-2）．

　海綿状血管腫は，全身腫瘍の0.2％，頭腫瘍の10％にみられる．4歳以降，学齢前に切除するが，その大きさによって遊離植皮あるいは皮弁形成術を行う．なお，海綿状血管腫の場合は，頭蓋骨を侵食し，さらに頭蓋内循環と連続している場合があり，あるいは頭皮の血管腫が頭蓋内血管腫のごく一部分のこともある．

　したがって，この場合は骨のX線写真，動脈撮影が必要である．X線写真では，蜂巣状陰影 honey comb appearance, 日輪型陰影 sun burst appearance が特徴であり，fibrous displasia のスリガラス様不鮮明陰影 ground glass appearance とは区別できるという（今野ら 1992）．特に cirsoid aneurysm は，側頭動脈や後頭動脈などに起こり，母床の頭蓋骨を侵食，無数の動静脈瘻のために拍動を触れ，雑

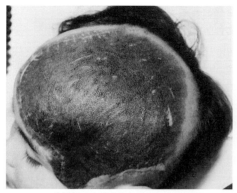

a：毛髪部の大部分を占める色素性母斑

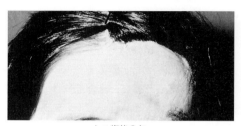

b：術後3年
前額のみに全層植皮．

図21-4-1　色素性母斑

音を聴取，特異な症状を呈する．

　治療は，頭周囲に駆血帯を巻いて駆血したうえで，周囲健常頭皮を含めて，全血管腫の切除を行い，欠損部は，遊離植皮あるいは皮弁形成術で修復する．放射線照射は，頭蓋縫合，脳実質への障害のために利用すべきではない．

　Uemura ら（2013）は良性の孤発性の頭蓋内血管腫を報告，前頭骨，頭頂骨に多く，治療は再発の可能性のあることから，完全切除，人工物被覆か骨移植という．

　なお，頭部の血管腫の特殊なものに，Sturge-Weber 症候群がある．三叉神経支配領域の血管腫（portwine stain あるいは cavernous angioma）と同側の緑内障 glaucoma, 牛眼 buphthalmos, および脳軟膜の血管腫性病変，その周辺の脳実質の諸病変などの症候群を特徴とし，治療としては，それぞれの病変に対する検査，諸処置を行う（第20章-7「血管腫と血管奇形」の項参照）．三浦ら（1990）は，Sturge-Weber の三徴候 trias の揃ったものは少なく，また，表在性皮質静脈が欠損するタイプと，深部脳静脈が欠損するタイプとがあり，表面だけをみて手術法を安易に決めてはならないという．

❸リンパ管腫 lymphangioma

　これは，リンパ管の腫瘍で，血管腫ほどは多くない．しかし，ある種のもの（hamartoma）は，血管腫とリンパ管腫の両方の要素を合併している．

　臨床的には，皮膚，皮下組織，ときには筋，筋膜をおかす

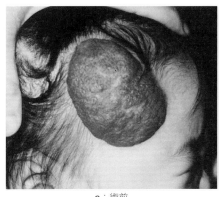 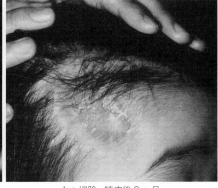 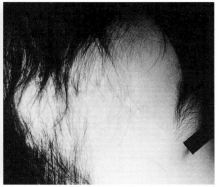

a：術前　　　　　　　　　　　　b：切除，植皮後2ヵ月　　　　　　　c：植皮部分を縫縮術後1年

図21-4-2　頭部額部苺状血管腫

この症例のように巨大なものは，赤い色調が自然消褪後も皮膚の皺襞形成などを起こしやすいため，手術をすることが多い．したがって早めに手術的に綺麗にしたほうが得策である（☞図22-4-3）．

（鬼塚卓弥：小児科 19：1319，1978より引用）

びまん性の腫脹として現れる．

治療は切除，欠損部は縫合できなければ遊離植皮あるいは皮弁形成術を行う．ときに炎症を起こし，結合組織により置換されることもある．

❹外骨腫 osteoma

この腫瘍の成因は不明であるが，徐々に大きくなり，半球状を呈し，ときに下垂することがある．20～30歳に多く，女性に多い．頻度は前頭骨が最も多く（約60％），次に頭頂骨，後頭骨，側頭骨の順で10～14％くらいである．反応性骨増生は骨膜血腫に続発することが多い．

症状は，徐々に発育，突出してくる．骨とは癒着しているが，皮膚との癒着はない．頭蓋内への突出は少ないため自覚症状はほとんどない．

治療は，腫瘍の周辺健康部まで含めて切除するが，前頭洞内に生じたものは，後壁を破壊し，静脈洞 sinus に達したり，脳気腫 pneumoencephalocele を作ることがある．

❺線維性骨異形成症 fibrous (fibro-osseous) dysplasia, Albright症候群

これは，Albrightら（1937）によりはじめて報告されたもので，Lichtenstein（1938）により命名された（Munroら1981）．次のように分類される．

① monostotic：単骨性（単骨に限局するもの）；（70～80％）
② polyostotic：多骨性（離れた数個の骨にわたるもの）；（15～20％）
③ Albright症候群：10歳以下で，皮膚色素沈着と内分泌異常を伴う．

Albright症候群は，骨，皮膚，内分泌の3組織の異常を示すもので，多骨性線維性骨異形成症，カフェ・オ・レ斑 café au lait spots，思春期早発症を3主徴とする（野口ら2005）．

Munroら（1981）は，10歳くらいの女児に多く，顔面骨，四肢骨にもできるが，頭蓋骨をおかすものは前者で10～27％，後者で50％であり，そのうち前頭骨が最も多く56％で，蝶形骨が48％，両者合併36％という．Gergiadeら（1955）は，多い順で上顎骨，下顎骨，篩骨，前頭骨，蝶形骨である．

診断は，Fries（1957），Leedsら（1962）によると，本症をX線所見により3大別している．すなわち，

① Paget様型 Pagetoid type：全体の56％であり，濃淡交互で頭蓋骨の外方拡張，外板の菲薄化や消失がある．
② 硬化型 Sclerotic type：23％あり，内外板が同じ濃さ．
③ 囊胞型 Cystic type：21％あり，円型あるいは卵型の濃い線を有する像を呈す．

杉浦（1985）は，囊腫様骨病変を①骨囊腫，②線維性骨病変（線維性骨異形成症を含む），③関節下軟骨囊腫，④症候性囊腫様骨病変の4型に分類している．

臨床病理的に，小児型 highly active，青少年型 moderately active，成人型 quiescent に分類されている（久徳2011）．

診断は，X線，CTで容易．鑑別診断は，hematopoietic disease, Paget's disease, meningioma である．

本症の発生については，数多くの意見があるが，まとめると dysplasia 派（localized osteitis fibrosa, localized osteodystrophia, fibro-osseous dysplasia）と，neoplastic 派（ossifying fibroma, osteo-fibroma, fibro-osteoma）とに2大別される．

治療は，病変の進行が停止した思春期以降に全切除する．部分切除すると，再発率は50％以上になる（清水ら，1986）．本性の約1％は，肉腫への悪性化があり（田中正ら，1995），全切除が必要な理由である．放射線治療は，効果がないとされる．

第21章 頭部形成術

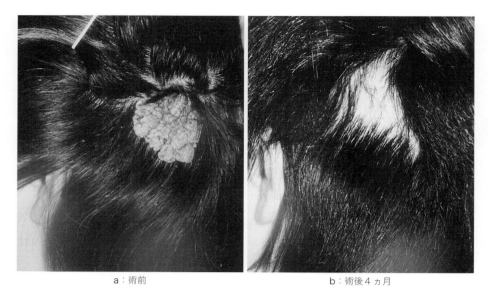

a：術前　　　　　　　　　　b：術後4ヵ月
図21-4-3　頭部の脂腺母斑
単純に縫縮.

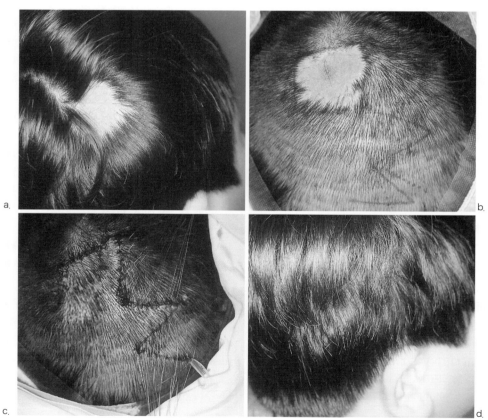

図21-4-4　頭部の脂腺母斑（Bilobd flapで修復）
a：術前, b：作図, c：術直後, d：術後1年

（飯田直成氏提供）

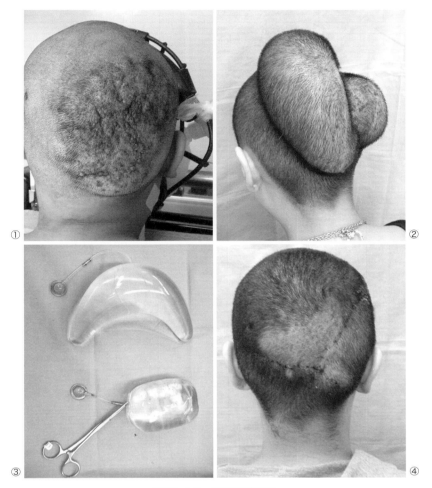

図21-4-5 母斑細胞母斑
①：頭部母斑，10歳代女性，②：エキスパンダー挿入3ヵ月，最終注入量は485cc，250cc，
③：挿入エキスパンダー，④：術後

(黒田正義氏提供)

❻脂腺母斑 sebaceous nevus

脂腺母斑も列序性，円形，楕円形として頭部にしばしばみられる腫瘍(池田ら1981，三原1987)で，皮膚割線に沿ってみられる(橋本1985など)．通常，脱毛症を起こし，また，脂腺だけでなく，汗器官，毛の増殖性変化による腫瘍のため類器官母斑 organoide nevi ともいわれる．

①第1期：生下時より小児期；黄色局面
②第2期：思春期より成人期；小結節の集合による疣贅状局面(図21-4-3，図21-4-4)
③第3期：成人期以降；良性・悪性腫瘍として続発し，合併腫瘍としては，①悪性腫瘍は，基底細胞癌，②良性腫瘍は，乳頭状汗管嚢胞腺腫，脂腺腺腫，脂腺上皮腫，アポクリン腺腫などが多い．

手術時期は，なるべく早く，2mm離して切除．組織学的に基底細胞癌がみられることもある．その年齢も若い．頭皮が全体の約2/3を占める．

❼母斑細胞母斑 pigmented nevus

図21-4-5に示す．

❽神経線維腫症 neurofibromatosis (von Recklinghausen disease)

神経線維腫症は，皮膚の特有の褐色斑 café au lait spotsと，大小様々の腫瘍，神経障害，骨侵食性変化などを現わす症候群で，頭皮もその例外ではなく，また脳神経(特に視神経，聴神経)の腫瘍，あるいは脳の腫瘍を形成する．さらに本症候群から肉腫への悪性変化もみられる(図21-4-6)．

治療は，腫瘍部分の切除にあるが，出血が甚だしいうえに，組織がもろく，止血しにくいので，頭部における本症の手術にあたっては注意が必要である．

❾類上皮嚢腫 epidermoid cyst

20〜50歳に多く，板間層に発生，前頭骨，頭頂骨，後頭骨の順に多い．半球状に触れる．頭蓋内連通の異所性

42　第21章　頭部形成術

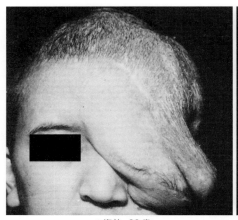
a：術前，29歳

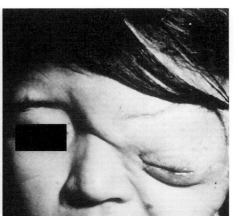
b：第1回手術後3ヵ月

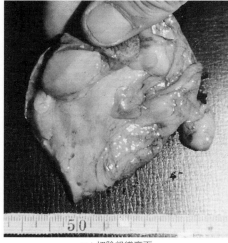
c：切除組織裏面

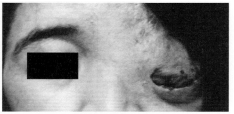
d：第3回手術後1年5ヵ月

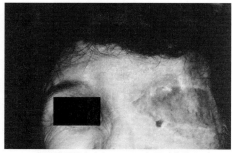
e：左眼球が摘出されている．初回手術後28年

図21-4-6　神経線維腫症

neural nodules がまれにある (Rogers ら 2005)．治療は切除である．

❿化骨性線維腫 ossifying fibroma, osteofibroma
　前頭骨に多く，10～20歳の女性に多い．
　石灰沈着と類骨組織を特徴とする．

⓫髄膜腫 meningioma
　くも膜の arachnoid cell から発生するもので，頭蓋内および脊椎内腫瘍の15～20％を占める (Leestma 1980)．まれに皮膚髄膜腫がある (清水ら 1993) **(図21-4-7)**．

B. 悪性腫瘍　malignant tumor

　頭部にも他と同じような悪性腫瘍がみられ，治療法も，早期発見，早期治療である．病変の範囲を特定し一括切除である．再建は，欠損状況で選択する．
　頭蓋底の再建は，骨欠損，硬膜の欠損をみて，血行のある組織で被覆する．帽状腱膜骨膜弁，側頭筋骨膜弁，遊離

21・4　頭部の腫瘍

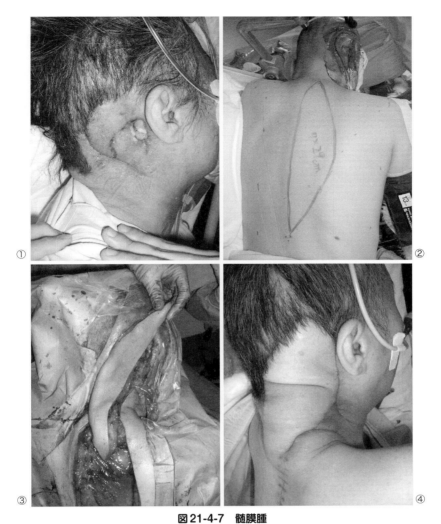

図 21-4-7　髄膜腫
①：髄膜腫摘出後の髄液瘻, 髄膜炎, 60歳代女性, ②：デブリドマン後, 僧帽筋皮弁にて創閉鎖, ④：術後6ヵ月

（田邉毅氏提供）

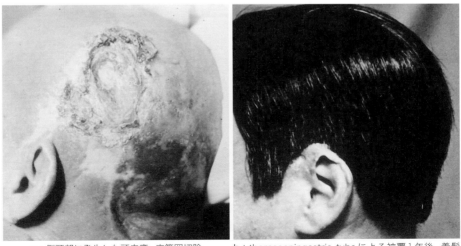

a：側頭部に発生した頭皮癌, 広範囲切除　　b：thoracoepingastric tubeによる被覆1年後, 義髪装着

図 21-4-8　基底細胞癌広範囲切除

44　第21章　頭部形成術

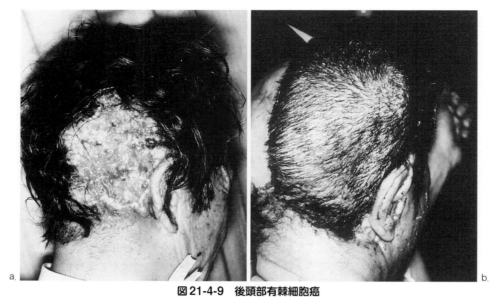

図21-4-9　後頭部有棘細胞癌
頭骨を含め切除のうえ，反対側頭皮弁で被覆．
（鬼塚卓弥：新外科学大系29C，形成外科Ⅲ，中山書店，p50，1988より引用）

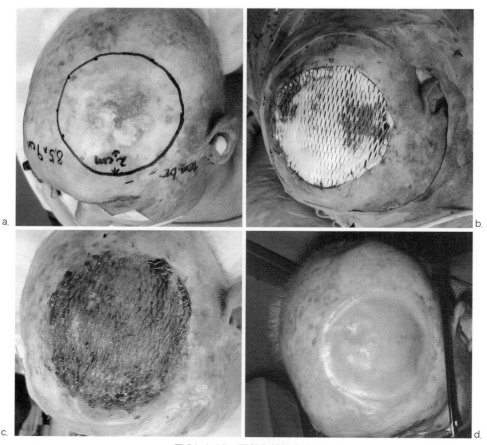

図21-4-10　頭部有棘細胞癌
a：術前，b：頭蓋骨外板を切除，テルダーミスメッシュ貼付，
c：術後2週，テルダーミスのシリコンを除去したところ，d：分層植皮半年後．

（野田弘二郎氏提供）

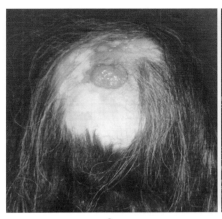
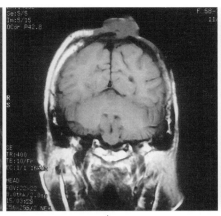
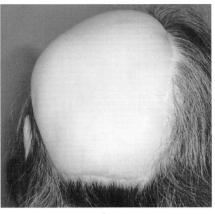
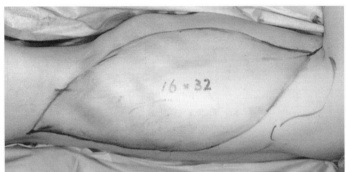

a, b：術前
c：術後2年半
d：広背筋皮弁

図 21-4-11　頭部熱傷瘢痕癌
吻合広背筋皮弁による修復.

（一瀬正治氏提供）

吻合皮弁（腹直筋皮弁，外側広筋-筋膜弁，前外側大腿筋膜皮弁（Mureau2005 など），胸鎖乳突筋皮弁（戎谷ら 2015）が用いられる．副鼻腔と交通があれば，副鼻腔粘膜を切除，筋皮弁を充塡，閉鎖する．硬膜の代わりは筋膜を用いる．

❶基底細胞癌 basal cell carcinoma（BCC）

頭皮に主としてみられる悪性腫瘍で，耳介周辺，こめかみあたりに現れる．通常徐々に増大するが，骨膜に達すると進行も早くなる（第 20 章 -3-D- ②「基底細胞癌」の項参照）．

基底細胞癌全体の約 9％は，頭に発生する（川村ら 1974）．治療は，広範囲切除，欠損部の修復を行うが，切除周辺部を組織学的に検査し，腫瘍組織が全摘されたことを確認しなければならない．ときに再発がある．X 線療法は効果が少ない（図 21-4-8）．

❷有棘細胞癌 squamous cell carcinoma（SCC）

有棘細胞癌全体の 11％は頭に発生する（川村ら 1974）．頭皮表皮に由来し，基底細胞癌ほど多くはない．古い肉芽創で治癒と潰瘍を繰り返しているような症例（Marjolin's ulcer マジョラン潰瘍）に起こりやすい．

治療は，さらに広範に切除しなければならず，骨膜，頭蓋骨外板の切除を必要とすることが多い（図 21-4-9 〜 図 21-4-11）．

❸外毛根鞘癌 trichilemmal carcinoma

SCC に類似する臨床像を示すものに，まれではあるが急激に発育，転移する（松本ら 1991）．また proliferating trichilemmal tumor が悪性化したものもある．

❹腺癌 adenocarcinoma

これは，汗腺，脂腺に由来するもので，進行が早く，リンパ節転移を起こしやすい．治療は，根治的広範囲切除とリンパ節郭清術にある．

❺肉腫 sarcoma

頭皮の肉腫としては，fibrosarcoma, rhabdomyosarcoma, angiosarcoma などがみられる．

❻転移性骨腫瘍 metastatic bone tumor

27％の高率に認められ，乳癌，肺癌，腎癌などからの転移が多い．

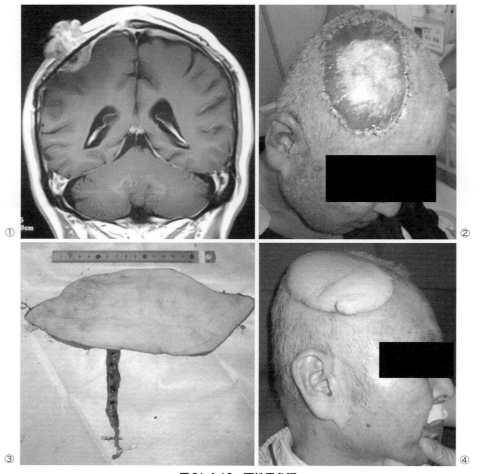

図21-4-12 悪性黒色腫
①：悪性黒色腫，70歳代男性，②：頭蓋骨を含め腫瘍摘出，③：ALT皮弁挙上，④：皮弁移植後26日．
(黒木知明，吉本信也：昭和医会誌 72：453-470，2012より引用)(黒木知明氏提供)

❼悪性黒色腫

図21-4-12に示す．

C. 頭蓋底腫瘍

頭蓋底の再建は，これまで困難ということで，手術が躊躇されていたが，外科的進歩により，形成外科の対象になりつつある．対象は，ほとんどが，腫瘍，外傷である．頭蓋底腫瘍分類には，Irish (1994)の分類がある．

頭蓋底手術の基本は，
①確実な硬膜修復を血行のよい組織で被覆すること．
②頭蓋内と鼻副鼻腔の交通を，血流のよい組織で遮断すること．
③髄液漏の防止．
④頭蓋顔面の整容的修復をすること．
である．

修復法のアプローチは，冠状切開で，
①頭蓋骨膜弁
②側頭筋弁
③遊離吻合腹直筋皮弁
④遊離吻合前大腿皮弁
などで修復する（田中2009，矢野ら2011）．

21·5 頭蓋部の先天異常
congenital anomaly

先天異常 congenital anomaly は，ここでは先天性形態異常 congenital malformation，広義ではすべての異常を指す．

先天異常は，小児科学的には遺伝子病 genopathy（遺伝学的には遺伝性疾患 genetic disease という），配偶子病 gametopathy，胎芽病 embryopathy，胎児病 fetopathy に分けられる．したがって，先天異常も極めて多くの種類がある（第19章「先天異常」の項参照）．

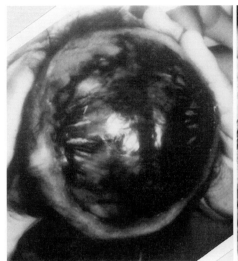
a：生下時

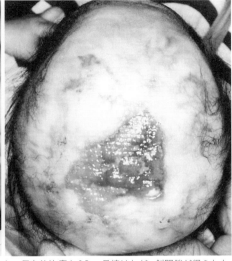
b：保存的治療を10ヵ月続けたが，創閉鎖が得られないため植皮術施行

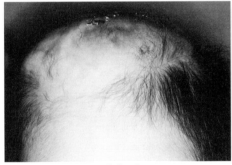
c：術後3年

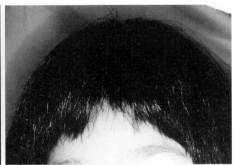
d：義髪装着

図21-5-1　先天性頭皮欠損症

A. 頭皮の先天異常 congenital anomaly of scalp

❶頭皮の先天性欠損 aplasia cutis

皮膚の先天性欠損の報告は，Cordon (1769) が最初で，頭皮については Campbell (1826) がはじめである（岩波 1993）．わが国では，難波 (1931) がはじめであるという（阿部ら 2006）．

発生機序については，内因説（神経管の閉鎖不全，皮膚形成不全，家系内発症など），外因説（羊膜癒着，分娩時外傷など）があるものの，実際には両者が複雑に関与しているものと考えられる．第1子女児にみられることが多い（図21-5-1）．

Frieden (1986) は，本症を9型に分類している（阿部ら 2006）．

頭頂部にくることが86％（Demmel 1975），76％（松岡ら 2002）と多く，その他，体幹，四肢にもみられ，これらが多発型でくることもある（浅見ら 1987）．他の先天異常を伴うことも多い．

部位的には，単発例は矢状縫合線上で小泉門に多い（Fults ら 1985）．多発例は左右対称にくる（Ingalls 1933）．

直径3cm以下の小さいものが多く，生下時，瘢痕化して治癒しているものもあるが，肉芽のままのものは，大部分は1ヵ月以内に自然治癒する．骨も周辺より伸びてくる．

分類については，Perlyn ら (2005) が考察している．

治療は，生後に創があれば，すぐ抗菌薬加生食液で湿潤させ，乾燥を防ぎ治癒を待つ．小範囲であれば，これだけで創は自然閉鎖する．

広範囲にわたるものは，できるだけ早期閉鎖を必要とする．感染を起こすこともあり，硬膜が欠損している場合は要注意である．

❷脳回転状頭皮 cutis verticis gyrata, pachydermoperiostosis

これは，1843年 Robert により報告され，1907年 Unna によって命名された（木下ら 1996）．

頭皮が脳回転のようにみえるためで，先天性のものと後天性のものがある．後天性のものとしては，炎症，腫瘍が原因と

表 21-5-1　頭蓋縫合早期癒合症

	縫合部	別　名
1. simple macrocephaly, i. e. hydrocephalic cranium		
2. simple microcephaly		
a. leptocephaly	冠状縫合下部	
3. simple cranial synostosis		
a. oxycephaly（塔状頭症）	多縫合	sharp skull
b. scaphocephaly (dolichocephaly)（舟状頭症）	矢状縫合	boat skull
c. sphenocephaly（楔状頭）	矢状縫合と泉門部膨隆	
d. clinocephaly（扁平頭）	蝶形頭頂縫合	
e. trigonocephaly（三角頭症）	前額縫合	triangle skull
f. plagiocephaly（斜頭症）	片側冠状縫合	oblique skull
g. brachycephaly（短頭症）	両側冠状縫合	short skull
h. acrocephaly（尖頭症）(turricephaly)	多縫合	topmost, tower skull
4. craniofacial synostosis syndrome		
a. dysostosis craniofacialis（Crouzon's disease）	多縫合	
b. acrocephalosyndactyly（Apert's syndrome）	一〜多縫合	acrocephaly clover leaf skull
c. clover leaf skull anomaly	多縫合	
d. Pfeiffer's syndrome	一〜多縫合	acrocephaly
e. Saethre-Chotzen syndrome	一〜多縫合	
f. Carpenter's syndrome	一〜多縫合	

(Bertelson TI : The Premature Synostosis of the Cranial Sutures, Bogtrykkeriet, p9, 1958 および McCarthy JG: Plastic Surgery, WB Saunders, Philadelphia, 1990を参考に著者作成)

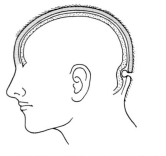 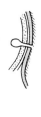

a：extracranial dermal sinus　　b：intracranial dermal sinus

図 21-5-2　先天性皮膚洞

してあげられている（Polanら1953）．Pachdermoperiostosisは，Friesdreich（1868）が他の疾患を合併したものに命名した．本症は，また精神病（特に統合失調症）との因果関係が大きいという．本症を呈した肥大性皮膚骨膜症の報告がある（新妻ら2004）．

　治療は以下のものがある．
　①目立つ部分のみを切除する方法
　②expanderによる方法（Jeanfilsら1993）
　③頭皮の厚いところの帽状腱膜に切開を入れて，頭皮を伸展する方法（宮本ら1976）
　④全切除後，植皮する方法（木下ら1996）

❸皮膚洞 dermal sinus

後頭下部正中線上にあり，瘻孔があったり，血管腫を合併したりする．嚢胞性頭蓋披裂との鑑別を要する（図21-5-2）．

B. 頭蓋骨の先天異常
congenital anomaly of cranial bone

❶頭蓋底陥入症 basilar impression

　これは，大後頭孔縁が後頭蓋窩内にはまり込んだ状態で，短頸，毛髪線低位，頸部 webbing，斜頸，頸部運動障害，大後頭孔症候群（深部知覚異常，四肢麻痺，片麻痺，病的反射亢進など），小脳橋，延髄圧迫症状などがみられる．また，合併異常として扁平頭底 platybasia（蝶形骨と斜台のなす角度が正常の 112〜145°より鈍になったもの），環椎後頭骨癒合症，環軸変位などがみられる（林1990）．

　Turner症候群，Noonan症候群の場合，鑑別上注意しなければならない．

❷頭蓋骨変形 cranial deformities

　頭蓋骨の先天異常には，頭単独でくる場合 non-syndromic と，症候群の1症状としてくる場合 syndromic とがある．

　単発性の場合は，表21-5-1のようにいろいろなものがみ

21・5 頭蓋部の先天異常　49

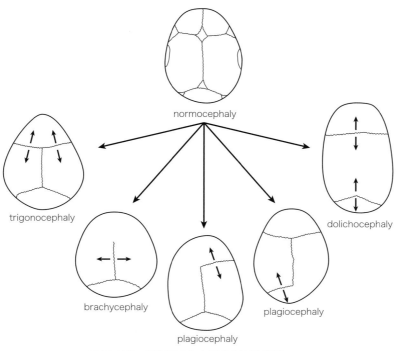

図 21-5-3　早期癒合した縫合と頭蓋変形
(Cohen MM：Craniosynostosis, Cohen MM (ed), Raven Press, p 21, 1986 より引用)

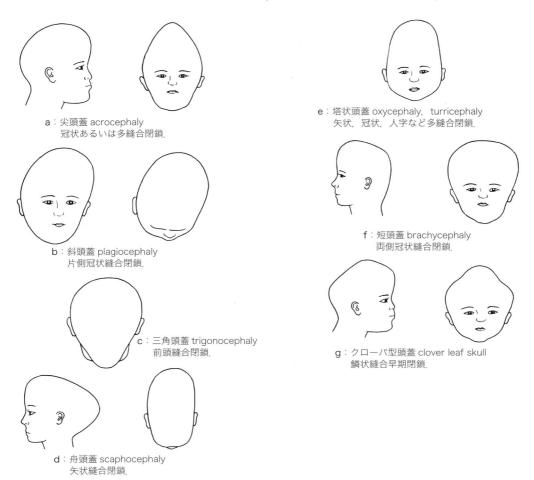

図 21-5-4　いろいろな頭蓋骨奇形

第21章 頭部形成術

表21-5-2 主なcraniosynostosis

	頭蓋顔面の変形	顔面の異常	その他の異常	遺伝性
Crouzon's disease (craniofacial dysostosis)	尖塔状頭蓋, 舟状頭蓋 X線で指圧痕がある	眼球突出 鸚鵡嘴様鼻 上顎劣形成	通常は正常	常染色体優性遺伝
Apert'syndrome (acrocephalosyndactyly) (ACS) ACS type Ⅰ	塔状頭蓋, 高い前頭部 水頭症が多い 広い前頭部 X線で指圧痕がある	眼球突出, 口蓋裂 扁平な顔面 上顎劣形成	重度合指趾症 難聴 知能障害が多い	常染色体優性遺伝
Carpenter's syndrome (acrocephalopolysyndactyly) ACS type Ⅱ Apert-Crouzon's disease	塔状頭蓋, 舟状頭蓋 水頭症がときにあり	眼球突出 眼瞼贅皮 狭い前頭部 眉毛の寄り	合・多・短指趾症 知能障害が多い 肥満, 心異常 性腺機能低下	劣性遺伝
Saethre-Chotzen's syndrome ACS type Ⅲ Sakati-Nyhan's syndrome	前頭から眼窩に限局した 頭蓋変形 斜頭症, 短頭症	眼瞼下垂 生え際の低下 眉毛隔離, 耳介異常 軽度上顎劣成長	短 (合) 指趾症 母指外反症 脳神経症状はまれ	常染色体優性遺伝
Waardenburg's syndrome ACS type Ⅳ	斜頭症	眼窩の非対称	2・3 合指症	
Pfeiffer's syndrome ACS type Ⅴ	頭蓋から下顎まで変形 塔状頭蓋 まれに水頭症	眼球突出 眼窩隔離症 上顎劣成長	合指趾症, 幅広の母指趾症, 母指内反症 症例により知能障害	常染色体優性遺伝

(Gershoni BR : Am J Med Genet 35 : 236,1990 ; 武石明精ほか:形成外科 39 : 1253,1996 ; 岸辺美幸ほか:日形会誌 21:112, 2001 ; McKusick VA : Mendelien Inheritance in Man, 4th Ed, Johns Hopkins Press, 1975 を参考に著者作成)

られる.

頭蓋骨変形の原因としては, 頭蓋縫合の早期癒合説 (premature closure of the cranial sutures) が認められているが, なぜ早期癒合が起こるかということに関しては, いろいろ推測されており, 明らかでない.(本章「成因」の項参照).また, 後述する Apert 症候群(1906)などのように, 頭蓋変形と手指変形が同時にくるものまで, この早期癒合説で説明できるかどうか疑問点が多いが, 頭蓋底に何らかの異常があって変形し, これによる異常な緊張が脳硬膜を通して頭蓋縫合に伝えられて起こるという Moss (1959), 鬼塚ら (1963) の説があるが, 現在では, Cohen (1986) の多病因によって起こったものが別々の病態として発生してくるという説が認められている.

下記に述べる項目も, 頭蓋骨の先天異常であるが, それぞれ別個に述べたい.

C. 頭蓋縫合早期癒合症
premature craniosynostosis

❶頭蓋縫合早期癒合症とは
a. 分類

これは, 頭蓋のみの異常である非症候性頭蓋縫合早期癒合症 non-syndromic (simple, isolated) craniosynostosis (表21-5-1, 図21-5-3 〜図21-5-4) と, 手足の合指症など, 他の疾患を伴った症候性頭蓋縫合早期癒合症 syndromic (complex) craniosynostosis とに分けられる (表21-5-1, 表21-5-2, 図21-5-4).

後者には, 脳圧亢進症例が多く, 頭痛, うっ血乳頭, 嘔吐などの症状, IQ 低下がある.また, 四肢の変形との関連性から表21-5-2 のように分類される.

acrocephalosyndactyly (Apert 症候群) は, 冠状縫合早期癒合時に矢状縫合の早期癒合を合併する.鬼塚 (1964) は, これらの頭蓋奇形には様々な移行型があり, 相関関係がみられるとしている (図21-5-5 〜図21-5-8), Escobar ら (1977) は, これらの頭奇形を 5 型に分類しているが, 唯一の gene defect の違った表現型ではないかという.中嶋ら (2000) は, Montaut ら (1977) の分類を用いている.

なお, 注意が必要なのは, 生下時には正常でも, 後からmultiple-suture craniosynostosis を呈する症例があることで, 早期発見, 早期治療が望まれる (Connolly 2004).

症候性頭蓋縫合早期癒合症は, 早期の手術で再発率が高い (平林ら 2000).

知能については syndromic craniosynostosis は 77％が正常で, non-syndromic craniosynostosis では明らかな知能異常はないという (Da Costa ら 2006).

21・5 頭蓋部の先天異常

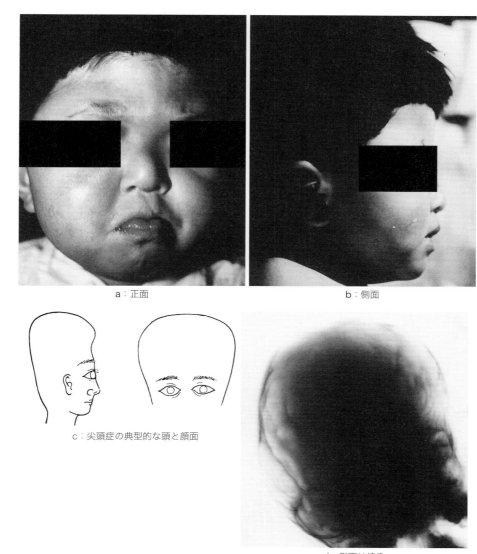

a：正面　　　　　　　　　　　b：側面

c：尖頭症の典型的な頭と顔面

d：側面X線像
指圧痕，頭蓋骨の菲薄化，頭蓋縫合の欠損．

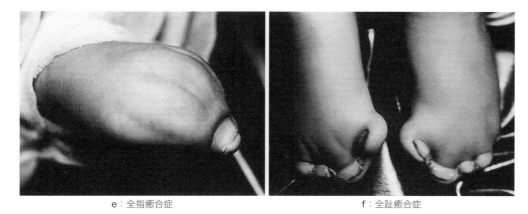

e：全指癒合症　　　　　　　　f：全趾癒合症

図 21-5-5　典型的 acrocephalosyndactyly, Apert 症候群
手指はそれぞれ分離手術．

（鬼塚卓弥：交通医 21：318, 1967 より引用）

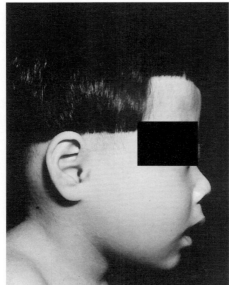

a：側面

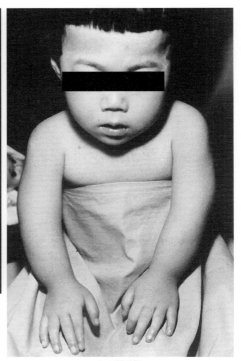

b：両手指

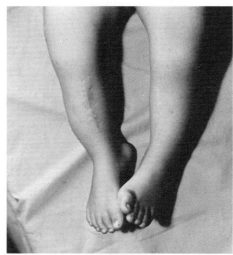

c：両足趾

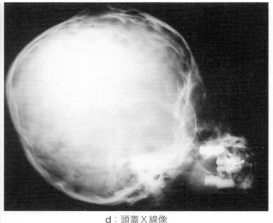

d：頭蓋X線像
頭蓋骨の菲薄化，指圧痕がみられる．

図21-5-6　acrocephalosyndactly，Apert症候群の移行型
典型的塔状頭蓋であるが，指趾は正常である．
（鬼塚卓弥ほか：形成外科 7：131，1964 より引用）

b．頻度

craniosynostosis の頻度は，1,000～2,500 人に 1 人の出生で，18～29 % は coronal synostosis で，その 50 % は unilateral であり，1万人に 1 人の割合で，片側人字癒合症の 10 倍もある（Bruneteau 1992）．

c．成因

Mulliken ら（2004）は，遺伝子異常と家族性異常があり，fibroblast growth factor receptors（FGFR1, FGFR2, FGFR3），TWIST, X-linked mutation などが優位に関与しているといい，特に syndromic craniosynostoses では，それを調べることで，診断，治療に役立つと molecular diagnosis の重要性を指摘している．また，なぜ頭蓋骨の早期癒合が起こるかについては不明としつつも，TGF β1, 2, 3 などの関与が考えられるという（Poisson ら 2004）．

頭蓋冠骨は，膜性骨形成 membranous bone formation を起こすが，縫合線では起こさない．頭蓋縫合での成長は，

21・5 頭蓋部の先天異常　53

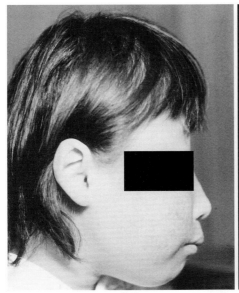
a：側面

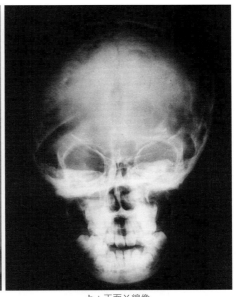
b：正面X線像

典型的塔状頭蓋とそのX線像を示す．

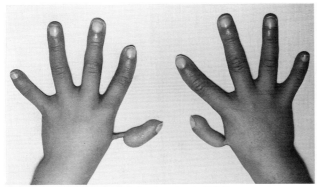
c：手指は floating thumb がある

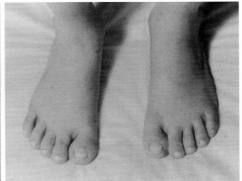
d：足趾は正常

図 21-5-7　Apert 症候群の移行型

脳の成長に応じた二次的の代償作用であって，主に頭蓋底における軟骨成長による．

　McCarthy ら (1978) によると，頭蓋底前半 (sella から foramen cecum の間) は，7 歳までに成長を終わり，その後は，鼻骨の上外方移動および前頭骨の成長になるが，頭蓋底後半 (sella から basion) は，成人になるまで成長し，前脳窩，中脳窩の形は，前頭脳，側頭脳によって決定されるという．このように前脳窩と顔面中央部は緊密な関係にあり，頭蓋底の拡張が障害されると顔面の変形も起こる．したがって，頭蓋縫合癒合症では，外科的に頭蓋底の成長を促す必要があると述べている．

　これらの頭蓋骨や眼窩の変形は，頭蓋内圧亢進による二次的変形で，蝶形骨が圧迫され，中脳窩は前下方に拡張し，眼窩の縮小をきたす．また上顎の発育不全も合併する．

　一般に，頭蓋縫合は，矢状，冠状，人字縫合の順に癒合完成が行われるが，1 つ頭蓋縫合が他より早く障害されると他の方向に代償的に成長し，特異な頭蓋変形を起こす (Lewin 1953, Cohen 1986, 黒住 1994)．したがって，頭蓋縫合が，部分的に，あるいは全部，また 1 箇所だけ，あるいは数箇所にわたって早期癒合すると，生じる頭蓋変形もいろいろ変わった形を呈する (図 21-5-3)．

　oxycephaly では，冠状縫合が癒合，ときに他の縫合も癒合している．これを acrocephaly と呼ぶ人もあり，日本語でも塔状頭蓋，尖頭蓋などと訳されており用語の混乱がある．冠状縫合の片側癒合は，plagiocephaly にみられ，両側癒合は brachycephaly にみられる．scaphocephaly は，矢状縫合の早期癒合，trigonocephaly は，前頭縫合 metopic suture の早期癒合によって起こる．しかし，dysostosis craniofacialis (Crouzon 病) は，大多数，冠状，矢状，人字の各縫合の早期癒合を起こし，Crouzon 病特有の頭蓋変形

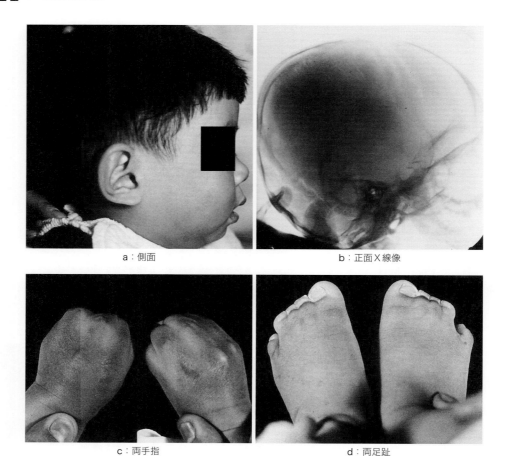

図 21-5-8 Apert 症候群の移行型
頭蓋部は正常であるが，両指趾は重度の合指症で，なお本例には遺伝性が認められる．
（四肢の手術々後については☞図32-12-40）

表 21-5-3 頭型の分類

頭 型	頭長幅示数	
	白人	日本人（藤田 1954）
長 頭	70.0〜74.9	75.9（76.9）
中 頭	75.0〜79.9	76.0〜80.9（77.0〜81.9）
短 頭	80.0〜84.9	81.5〜85.4（82.0〜86.4）
過短頭	85.0〜	85.5（86.5）〜

注：欧州人でも日本人でも次第に短頭型になりつつある（鈴木 1963）．括弧内は女性．

表 21-5-4 頭蓋の発育

年 齢	脳重量	頭蓋長	頭蓋幅
生下時	335 g	11 cm	10 cm
6 ヵ月	660	14	15
1 年	925	15	17
12 年	1,351	17（成人）	約 17.5

(Converse JM：Reconstructive Plastic Surgery, Saunders, p2493, 1977 より引用)

表 21-5-5 塔状頭蓋の診断基準（Guernther 1933）

1. Laengen-Ohrhuehen index $\left(\dfrac{頭部耳高}{最大頭長} \times 100\right) > 77$
2. Koph-index $\left(\dfrac{最大頭幅}{最大頭長} \times 100\right) > 86$
3. index produkt $\left(\dfrac{頭部耳高}{最大頭幅} \times \dfrac{最大頭幅}{最大頭長}\right) > 67$
4. Kalottenhoehen index $\left(\dfrac{頭蓋頂高}{最大頭長} \times 100\right) > 58$
5. Hoehen umfangs index $\left(\dfrac{455 \times 頭部耳高}{頭囲}\right) > 120$
6. Kopfumfang（頭位）＜ 正 常

主として上の計測法が行われていて，この6つの中5つ以上を満足すべきという．

はない.

d. 鑑別診断

①頭蓋縫合早期癒合症（**図21-5-3**, **図21-5-4**, **表21-5-2**）

②頭瘤, 血腫, 産瘤：X線的, 臨床的に鑑別容易

③水頭症：泉門の開大, X線的に早期癒合はない

④寝癖：泉門閉鎖, 早期癒合の所見なし.

e. 頭型

次のように計算する.

$$頭長幅示数 = 頭骨最大幅（Euryon 間距離）/ 頭骨最大長（Glabella-Opisthokranion 間）\times 100$$

（Euryon：側頭骨最外側端, Glabella：眉間の最突出点, Opisthokranion 後方への最突出点）から, 頭型を**表21-5-3**のように分類する.

f. 発育

表21-5-4 を参考に頭蓋変形を診断する.

g. 診断

表21-5-5 のような診断基準もある.

❷頭蓋骨早期癒合症の治療

a. 治療の目的

頭蓋縫合早期癒合症の主な治療は, Lannelongue (1890) の開溝術 linear craniectomy に始まり, Tessier (1967) の前頭骨前方移動法で, 今日の cranial surgery の幕開けとなった.

治療目的は, 頭蓋変形, 脳圧亢進の除圧, 視神経萎縮の予防, 視力低下の予防, 眼球突出, 上顎骨, 鼻骨, 咬合などの変形の治療, および合併異常の治療である. なお, 頭蓋内容量だけでは脳圧亢進の指標とはならない (Gault ら 1992). Kapp-Simon ら (1993) によると, 本症の73%は, 頭蓋内圧が正常であり, 治療の主体は頭蓋, 顔面の変形治療にあるという. しかし, Renier (1993) は, 最近, 逆意見を述べている. Cohen ら (2004) も, 非症候性頭蓋骨早期癒合症であるが, mild mental delay を認め, 手術によって運動能力の改善はあるが知的能力はないといい, Arnaud ら (2002) は, その維持は可能という. 多くの議論があるが今後の研究に期待したい.

b. 治療のチームワーク

頭蓋顔面の根本的形態改善を行うため, 部位的, 機能的にみても, 形成外科医, 麻酔科医, 神経科医, 脳外科医, 眼科医, 矯正歯科医, 耳鼻科医, 小児科医, 放射線科医, ソーシャルワーカー, 言語治療士, その他, 多数の専門家によるチームワークを必要とする.

c. 手術時期

頭蓋骨早期癒合症の手術時期を決定する要素は, 以下のとおりである.

①頭蓋や顔面上部の発育からは早期（**表21-5-4**）

②眼球眼窩の発育は3歳末には完成（Whitaker 1977）す

るので早期

③上下顎のバランスからは成人

④歯牙の面からは, 永久歯期が手術時期としてはよいと考えられるが, 美容的な面より機能的面を捉えるとすれば, 早期手術が望ましい. Santiago ら (2005) は, 臼歯の発生からみると早期手術がよいという. 通常3〜6ヵ月以内といわれる (converse 1977, McCarthy 1978).

⑤Mathews (1979) は, 視力障害, 脳圧亢進, 呼吸障害など急を要することがなければ, 顔面骨が大きくなり, 永久歯期になるまで craniofacial surgery は延ばしたほうがよいという.

⑥Marchac ら (1994), 平林 (2003) は, 遠隔成績からみて, まず短頭症 brachycephaly は生後2〜4ヵ月, 他は6〜12ヵ月に手術し, 顔面の変形は, 二次的に5〜12歳で LeFort Ⅲ 型で行うほうがよいという. 著者は, marchac らの意見と同じである.

⑦Arnaud ら (2002) は, 知能発育上1歳前の手術を推奨している.

⑧最近では, 顔面を早期に手術すると, 発育障害を起こすので, 成長後に骨切り術をするほうがよいとされる.

⑨なお最近, 仮骨延長法 distraction osteogenesis が行われているが, その遠隔成績からみて頭蓋冠骨では従来法で十分であるという. LeFort Ⅲ や Monobloc による頭蓋顔面骨に対しては有用である.

⑩Langford ら (2003) は, craniosynostosis の上顎骨の容積を測定し, 成長障害も起こりうるが, 正常に近づく例もあるという. 今後の問題であろう.

d. 術前検査法

全身的な検査のほか, 局所的精査は, 頭蓋骨のみならず, 上下顎変形の修正にも必要である.

1) 頭蓋顔面のバランス

①視診：術者, 患者や患者家族の希望, センスを概括する.

②モアレ法：左右差, 術前後の状態を知るのに役立つ.

③計測法：頭蓋, 顔面諸形態を客観的に記録する. しかし, 計測点の設定については問題が残されている.

2) 特殊検査

①頭部X線規格撮影法：頭蓋の変形, 縫合線の消失, 篩板の低下, V字型頭蓋底（舟状頭蓋を除く）, 指圧痕などをチェック.

②脊椎X線撮影：platybasia, Klippel-Feil syndrome, atlanto-axial dislocation, spina bifida などのチェック.

③CT, 3DCT：頭蓋, 頭蓋底, 眼窩, 水頭症などチェック

④オルソパントモグラム ortho-pantomogram

3) 三次元実体モデルの作成

術前に, 三次元実体モデルを作成しておくことは, 手術

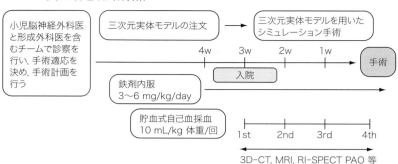

図 21-5-9　頭蓋骨縫合早期癒合症の手術の準備

（上村哲司氏提供）

法の決定，移植骨の選択や部位選び，人工骨の選択，固定用プレートの選択などで，手術時間の短縮，出血の減少，入院時間の短縮，などに有用である（漆 2009，久徳ら 2010）．

e. 手術の準備

頭蓋骨早期癒合症の手術プログラムは，図 21-5-9 のとおりである．

1）確定診断

諸検査を総合的に検討，頭瘤，血腫，産瘤，水頭症，寝癖による変形などと鑑別診断を行い，診断を確定する．

2）関連各科との検討会

①眼科的検査：視力，視野，眼球突出，眼筋機能，両眼視機能
②耳鼻科的検査：聴力機能（外耳道形成状況），副鼻腔の発育，炎症症状
③小児科的検査：全身状態，他の先天性合併異常
④歯科矯正科的検査：歯列，歯，顎骨
⑤麻酔科的検査
⑥輸血部との連携：かなりの出血が予想されるため輸血の準備
⑦精神科医，臨床心理士などとの検討
⑧ケースワーカーとの相談

3）手術法の決定

4）シミュレーション手術

三次元実体モデルを使用して手術を模擬して行う（図 21-5-10）．しかし，コストの問題がある．

5）貯血式自己血採血

総貯血量は，年齢，手術法にもよるが 30～40 mL/kg を目標にする．手術によっては貯血量が不足する場合もあるので，術中に希釈式自己血採血ができるようにしておく．（第 2 章 -3-F-②「自己血輸血法の種類」の項参照）．しかし，成人と異なり，小児では術前採血時の負担が大きく，また術中での希釈式輸血も問題があり，今日使用されていない．

6）手術器具の準備

手術法に従って，手術に必要な器械，器具を術前まで準備しておく．術中にあれが足りない，これが足りないといって緊急消毒などすると，手術時間を長引かせ，術者の心理的問題からもよい結果につながらない．

a）ドリル drill

電動式と窒素ガス圧縮式がある．いろいろなハンドピースがある．Switch には hand switch 型と foot switch 型とがある．術者の好みで使い分ける．

b）骨鋸 bone saw

①sagittal saw：軸方向の振り子運動，振り角度 4°
②reciprocating saw：軸方向の往復運動，ストローク幅 3 mm
③oscilating saw：軸方向直角の振り子運動，振り角度 7°

c）プレート plate，スクリュー screw

いろいろなサイズと大きさがある．主として，チタンと，生体吸収性ポリ-L 乳酸 poly-L-lactide acide（PLLA）（Johnson & Johnson 社製）がある．

チタンは治癒過程中に頭蓋骨内部に移動し，摘出も難しく，現在は PLLA（Johnson 社製），ポリ乳酸アパタイト製材（タキロン社製），L 乳酸グリコール重合体（Biomed 社製）などが使用されている．

PLLA の長所は，
①生体内で吸収されるので抜去術が不要
②金属アレルギーがない
③アーチファクトがない
など
短所は，
①強度が弱い
②タッピングの必要性
③bending に加熱操作を要する
④高価

21・5 頭蓋部の先天異常

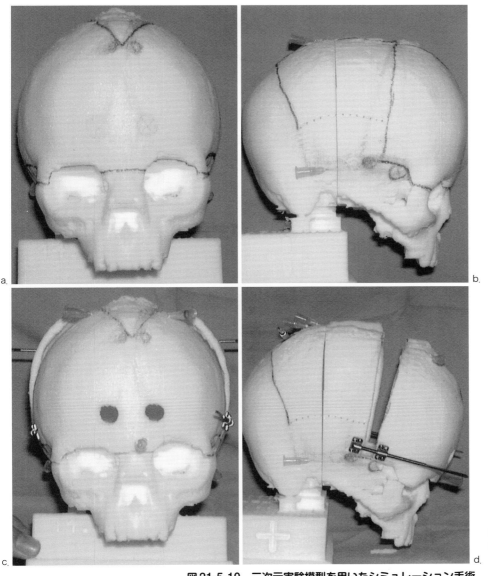

a, b：ウレタン模型に行ったデザイン
c, d：ウレタン模型を実際に切り出し，デバイスを装着し延長を行う

図21-5-10　三次元実験模型を用いたシミュレーション手術

（上村哲司氏提供）

などがあるものの有用な固定材である（小林2004）．
　PLLAとチタン製の固定強度，安全性には問題がない（田中ら2002，二ノ宮ら2004，Eppleyら2004）．
　宮脇ら（2005）は，FIXSOB-M®を用いて頭蓋内側より固定する方法で，プレートの露出などの合併症を予防できると報告しているが，さらなる遠隔成績を待ちたい．

d）その他
　頭皮クリップ，脳ヘラ，顔面骨鉗子，ロー鉗子，ラスパトリューム，エレバトリューム，アーチバー，骨蝋など．

f. 手術法
f-1. 頭蓋骨切り術（従来法）
1）皮膚切開のデザインと術野の準備
①術直前に全頭剃毛のうえ，両耳介から頭頂部を通る冠状切開 coronary incision をデザインする．
　冠状切開にも，頭頂部より両耳介前方に切開を進める場合，耳後部に進めて瘢痕を目立たなくする方法（Posnik 1992），術後の脱毛を目立たなくするため，切開線が毛流と交叉するように後頭部のほうに切開を入れる方法（倉片ら1992），などの工夫が行われている．
②鼻腔内をイソジン生食液で洗浄，眼球全面を生食液洗浄後，抗菌薬加眼軟膏を塗布．
③次に頭部はポビドンヨード（イソジン液®）消毒，顔面は水溶性クロルヘキシジン消毒を行う．
④その後，四角布または特殊布で被覆，患部のみを露出する．布の固定も，ずれないように確実に固定，補助布もずれないようにする．その際，眼窩より頭側の術

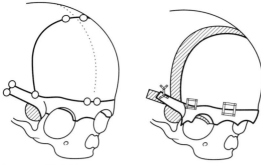

図21-5-11 従来法のfronto-orbital advancementの骨切りデザイン（左）と移動後のミニプレートを用いた固定（右）

（上村哲司氏提供）

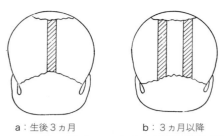

a：生後3ヵ月　　b：3ヵ月以降

図21-5-12 頭蓋縫合早期癒合症の頭蓋骨切開術

(Converse, JM: Reconstructive Plastic Surgery, Saunders, p2495, 1977より引用)

野領域と鼻腔および経口挿管チューブの領域（麻酔科領域）とをサージカルテープを用いて分けておく．
⑤止血のため切開予定線にエピネフリン加1％キシロカイン液を皮下注射する．この注射は本格的消毒の前に行う場合もある．

2) 頭皮の切開と剥離

①帽状腱膜まで頭皮を切開，頭皮クリップをかけ，止血する．小児の頭皮は薄いため濡れガーゼを頭皮といっしょにクリップで挟み，皮膚損傷を避ける．
②次に，頭皮を帽状腱膜下で剥離，バイポーラを用いて止血する．眼窩上縁2cmまで剥離したら，両眼窩外側を確認，骨膜切開線が側頭筋にかからないようにし，出血を予防するとともに，顔面神経側頭枝の損傷を避けるためである．
③眼窩上縁をラスパトリウムで骨膜下剥離し，眼窩上孔を確認する．次に眼窩上神経を損傷しないように，幅5mm程度の薄刃ノミとハンマーで，『ハ』の字型に骨縁を落とすと頭皮が移動しやすくなる．次に眼窩上縁の剥離を鼻根部，眼球内側まで進める．この際，脳ヘラで眼球の保護を忘れてはならない．
④側頭筋を頭蓋骨付着部から骨膜下に剥離し，眼窩外側の前頭頬骨縫合部まで展開し，眼窩外側も骨膜下に剥離する．以上で眼窩を構成する頭蓋顔面骨上方1/2と，側頭部pterionまでが展開されたことになる．

3) 開頭術

a) 骨窓の作成

骨膜切開線上で，keypointに当たる部位にバールホールを開け，そこから剥離子で丁寧に脳硬膜を剥離，矢状静脈洞を越える切開では，その部分だけリュールで削骨，損傷を避ける．バーホールの大きさは，脳ヘラを挿入できる径とする．場合によってはリュールで骨縁をかじって大きくする（図21-5-11）．

b) 骨切り

骨切りは，バールホール同士をcraniotome，あるいは線鋸で切開，眼窩上縁1cmのところから側頭部へ伸ばし，下方は眼窩上縁内1cmのところから眼窩側縁，側頭部に至る．この際，脳ヘラで保護しながら骨鋸で側頭部より正中へ骨切りする．supra-orbital barは，temporal tongue（側頭部に突出している骨弁）とともに切離する．Bar切除は，無理に剥がすと前頭神経孔のところで骨が折れたり，側頭縫合のところで折れたりする．骨片はreshapeする．

前頭骨をsupra-orbital barとともに前方移動するfronto-orbital advancement (FOA)，LeFort Ⅲ型osteotomyといっしょに前方移動させるとfronto-facial monoblock advancementになる．

骨縁の止血は骨蝋，硬膜はバイポーラーで止血，小出血oozingはアビテン綿などをおいて止血する．硬膜を破った場合は，愛護的に縫合，縫合で硬膜が破れそうなときは，アビテン綿を当て，その上から縫合するとよい．脳外科医との協力が望ましい．

c) 骨切り後処置

骨の固定材料としては，チタンプレート（アレルギーに注意），生体吸収性プレートがあるが，後者が利用されるようになってきた．

皮膚縫合後は，ドレーンを挿入後，弾力包帯を巻き手術を終了する．

皮膚閉鎖に際して緊張を生じるが，そのまま縫合する．術前にtissue expanderで皮膚を伸展してする方法もあるが（瀬野ら1999），経験的に問題がある．

また，頭蓋骨延長によって生じた死腔は，組織充填の必要はなく，そのままでよい（吉岡2001）．

d) 骨切り上の考慮

(1) 乳幼児：

早期癒合を起こしている縫合部分の骨を帯状に切除する．Converse (1977)によると，矢状縫合の早期閉鎖では3ヵ月以内であればmidline craniectomyを，3ヵ月以降であれば中央を避けてparasagital strip craniectopmyを行い，sagital sinusへの損傷を避けている（図21-5-12）．

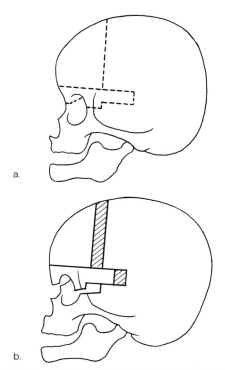

図 25-5-13 冠状縫合早期癒合症の典型的頭蓋骨切り法

　Luhr (1988) は，microplate を骨の固定に利用，Fiala ら (1994) は，MRI を用いた場合の artifact を心配，Marchac ら (1994) は吸収糸を用い，Munro (1993)，久徳ら (1996) は，マイクロプレートはよくないという (脱落，深刺入，変形，皮下突出，感染などの危険) が，反対の意見もある (Posnik 1994)．著者は，骨の固定には，ナイロン 3-0 を頻用しているが，Fearon (2003) も同意見である．

　この骨癒合は，意外と早く，再変形をきたし，再手術を余儀なくされることもある．

　冠状縫合が閉鎖したときは，linear craniectomy を行い，前頭骨を眼窩上縁，眼窩上壁を含めて離断，前方移動する．片側の場合は，片側のみに行う．

　なお，冠状縫合は，前頭蝶形骨縫合，蝶形骨篩骨縫合とともに大きな縫合体を形成しているので，Seeger ら (1971)，Marchac ら (1979) は，冠状縫合のみの帯状切除を行っても，頭蓋拡大，顔面形態の変化は少ない．帯状切除は下内方に伸ばし，蝶形骨を含むようにすべきという (Salyer 1978, Marchac ら 1979) (図 21-5-13)．Panchal ら (1999) によると，extended strip craniectomy より subtotal calvarectomy のほうが術後の成長がよいという．

　(2) 年長者：
　年長者の場合，顔面骨の発育は停止しているため，本格的な頭蓋骨，顔面骨の骨切りによって，眼窩を拡大，顔面中 1/3 の骨格を前方移動させ，同時に，開咬 open bite を矯正する．

　骨切りのアプローチのしかたとして，Converse (1977)，Wolfe (1994) は，LeFort III 型の extracranial および intracranial，あるいは LeFort I 型との組み合せ方法を行い，ときに LeFort II 型を用いるなど，症例に応じて工夫されたいろいろな骨切り術を用いている．もちろん骨移植も必要である．

　最近，頭蓋骨と顔面骨を同時に前方移動させる方法 (monobloc frontofacial advancement) が報告されているが (図 21-5-14)，賛成 (Wolfe ら 1993)，反対 (Fearon ら 1993) と意見が分かれている．

　手術によって拡大された頭蓋骨と脳との間の死腔消失日数は 0.5 × 術直後死腔長 (mm) + 8.9 の関係式で求められるという (小坂ら 1994)．死腔閉鎖に遊離吻合組織移植などによる充填は不要である (吉岡, 2001)．硬膜に欠損を生じたときは縫縮する．縫縮できないときは筋膜などを用いる．多層閉鎖がよい (新井ら 1994)．

　最後に創を閉鎖するが，頭皮の伸展には限度があり，縫合しにくく，後戻りがあると心配されるが，著者の経験では，硬固定でなく軟固定で縫合もでき，後戻りも少ない．

4) 合併症
　①死亡，②出血，③感染，④髄液瘻，⑤神経症状 (痙攣，無嗅覚症 anosomia，顔面神経麻痺など)，⑥眼症状 (眼球運動障害，斜視 strabismus，瞼下垂など)，⑦呼吸障害，⑧不正咬合，言語障害，⑨骨吸収，⑩整容的改善の失敗，⑪術後の enophthalmos (Motoki ら 1993) などが報告されている．⑫その他 (プレートの脱落，深刺入，変形，スクリュー脱落，皮下突出など) もある．

　Jones ら (1992) は，107 例の手術のうち 42 例 (約 40％) に合併症がみられ，著明なものとしては出血，脳浮腫，meningitis で，その他，骨髄炎，水頭症，上咽頭浮腫，髄液漏出，顔面神経麻痺などがみられたという．しかし，LeFort III 型，あるいは眼窩隔離症の眼窩縁骨切りでは，眼窩下神経の障害は少ないという (Lawrence 1992)．

5) 術後評価と再手術
　術後評価には，3DCT が用いられるが，形態の改善，頭蓋内容積の増加が得られる．しかし，秋月ら (1997) のいうように，一度の手術で形態改善が得られるわけではなく，成長段階で，上顎骨の劣成長，眼球突出，反対咬合，鼻閉などが再発するし，頭蓋顔面骨切り術が必要になることもある．

f-2. 仮骨延長術 distraction osteogenesis
1) 仮骨延長術の変遷 (第 28 章 -7-H「顎骨変形形成術」の項参照)

　頭蓋・顔面骨領域での骨延長術は，1992 年 McCarthy らが下顎骨に行ったのが最初であるが，眼窩部を含む骨延長術は Raposo ら (1997) が，はじめて報告している．なお，

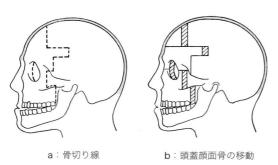

a：骨切り線　　　　b：頭蓋顔面骨の移動

図21-5-14　頭蓋顔面骨切り術（LeFort Ⅳ型骨切り術）

成人における典型的骨切り術．症例に応じて，いろいろ骨切りの部位，方向を変化させる．

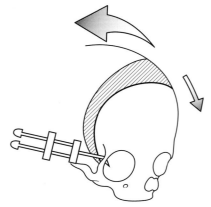

図21-5-15　Raposo do Aramal の骨切りデザインと大型の外固定型のデバイス

（上村哲司氏提供）

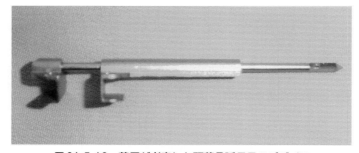

図21-5-16　菅原が考案した頭蓋骨延長用のデバイス

（上村哲司氏提供）

Remmler ら（1992）は，動物実験ではあるが，頭蓋骨に拡張器をつけて頭蓋を拡張させることを試みている．

Raposo ら（1997）は，Crouzon 病に対し，眼窩裂から冠状縫合にわたり骨切りを行い，外固定型装具を用いたが，眼球突出の改善は望めず，かつ装具も大きかった（**図21-5-15**）．

その後，Sugawara ら（1998）は，fronto-orbital osteotomy を行い，独自に考案したL型フックとシャフトを組み合わせた内固定型の器具3本を用い，シャフトを創外に出して延長する方法を報告した（**図21-5-16**）．Hirabayashi ら（1998）は，**図21-5-17** のような骨切りデザインを報告している．1998年には，Lauritzen ら（1998）が，turricephaly に対してスプリングバネの自動張力を利用した独自の方法を開発した．拡大量を予測しにくい問題はあるが，手術侵襲が軽く，使用法によっては有用である．1999年には，Kobayashi らは，斜頭症に対し Hirabayashi の方法に類した方法で骨切りを行い，17 mm 延長した．しかし，骨延長術の欠点として，細かい頭蓋形態の形成が困難であることから，斜頭症が，すべてこの骨切りデザインで良好な眼窩上縁と前頭部の形態が得られるとは限らず，軽度の症例が適応になると考えられる．これに対し Satoh ら（2004）は斜頭症では，ねじれ変形の強い患側眼窩上部を一時的に取り出し，ねじれ変形となっている箇所を矯正したあと，もとに戻し，額部から頭部にかけて骨延長を用いるのが合理的として hybrid 法を報告している．

2003年には，Uemura ら（2003）が，oxycephaly のある Crouzon 病に対し，**図21-5-18** のようなデザインで骨切りを行い，4個の骨延長器を装着，前方22～23 mm，側方20 mm の延長を行った．小室ら（2006）は，仮骨延長法の症例報告を行っているが，本法と従来法についての結論付けはしていない．

最近 Maltese ら（2007）は，metopic hypotelorism に対して strip midline craniectomy 後，spring を装着し，このバネの力で眼窩内壁間を広げる試みを報告しているが，これも distraction の一方法であろう．

その後も，骨延長器具の開発と骨切りデザインの改良で多方向性の自由な頭蓋冠拡大の報告がなされており，いろいろな頭蓋骨変形に頭蓋冠拡大術 cranial expansion として骨延長術が適応されるようになった．

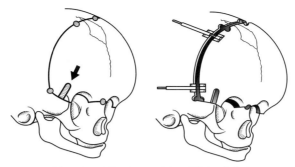

図21-5-17 Hirabayashiの骨切りデザイン
(Hirabayashi S et al : J Neurosurg 89 : 1058, 1998より引用)

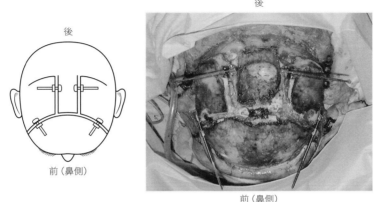

Uemuraのoxycephalyに対する骨切りデザイン.

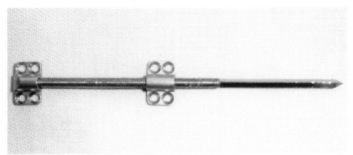

下顎骨延長用に開発されたデバイスだが，前頭眼窩部の骨延長に使用．側頭部の骨延長には菅原のデバイスを使用．

図21-5-18 骨延長の状態と骨延長器

(上村哲司氏提供)

2) 骨延長術の長所，短所

頭蓋骨形成術を一期的に行う従来法に比べて，本法は次のような長所，短所を持つ．

a) 長所
①手術時の剝離，展開が簡便なため出血量が少なく，手術時間を短縮し，手術侵襲を軽減できる．
②術後，徐々に硬膜，頭蓋骨，軟部組織を一塊として延長するため，硬膜外腔に死腔を残さない．
③骨の血流は保たれているので，骨吸収がなく，延長部位に早期に骨新生が起こり，骨移植の必要がなく，後戻りが少ない．
④出血も少なく，腫れも少ない．
⑤ドレーンも吸引式でなく，落下式の硬膜外ドレーンを入れるのみで，抜去も早期に行える．
⑥frontal barの作成も不要である（Hirabayasiら1998）．

b) 短所
①延長器具の除去手術が必要なため，複数回の手術を要する．
②延長器具の脱落や露出および局所創感染が起こりうる
③細かい頭蓋形態の形成が困難である

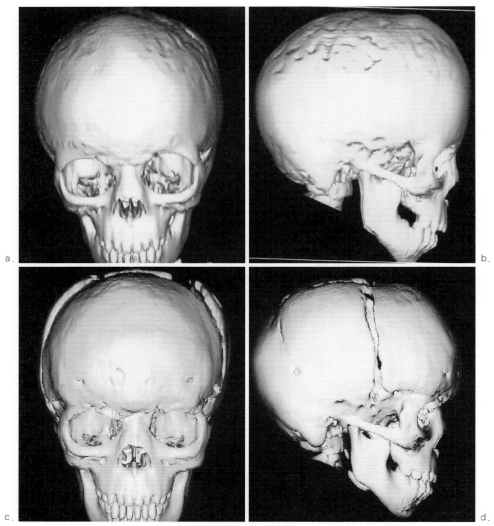

a, b：術前．大泉門突出　　c, d：術後2年3ヵ月
図21-5-19　尖頭症

（上村哲司氏提供）

④治療に長期間を要する．

以上の長所，短所から非症候群性頭蓋骨縫合早期癒合症から症候群性頭蓋骨早期癒合症まで，すべての頭蓋変形に本法を用いるにはまだ議論の多いところである．

3）仮骨延長術と従来法との違い

手術準備から頭骨剥離，露出までは，従来法と同じ手技である．仮骨延長術と従来法の違いは，前者は① supraorbital bar を作成しないこと，②両側 pterion から後方の側頭部骨弁 tongue-in-groove の骨切りも不要で，単純な骨切りで済むことである（図21-5-18, 図21-5-19）．

従来では，①20％の再手術を要し，②再手術についても，骨の吸収，骨棘，硬膜の破切などがあり問題がある．

Fearon（2005）は，症候性頭蓋縫合早期癒合症の症例にLeFort Ⅲ型骨切りと Halo 型の延長器を用いて従来法に比較して良好であったと述べているが，最近では，延長法ではいくつかの利点がある半面，延長器の抜去が必須であり，細かな変形の細工がしにくいという欠点があるために，従来法に比べよいことばかりではない．そのため一般的にはあまり適応されていないのが現状である．むしろ従来法が一般的であり，頭蓋冠の拡大量を大きくする症例への適応が重要視されている（佐藤 2014）．

4）仮骨延長術の手術手技

ここでは，上村法に従いたい（Uemura ら 2003）．すなわち，従来法に従って，頭皮を剥離，前頭骨を露出させる．骨切りは，眼窩上縁を含んだ前頭骨を一塊として，さらに頭頂部では，矢状静脈洞の損傷を避けるために，幅4 cm の sagital bar を残して，その後方を切開，丁度，側頭骨下方に茎をおく骨弁のようにする．

切開は，小型の高速回転のダイヤモンドバーを用いて頭頂部の sagittal bar の両側を骨切りし，さらにその後端で，

下方に骨切りを伸ばし，次ぎに，冠状縫合の後方を骨切りする（図21-5-18，図21-5-19）．そうすると，これだけで骨片は弾けたように2〜3mm浮き上がる．つまり，後方の骨切りを先に行うことで，前頭，眼窩部の硬膜の張りが軽減されることになり，重要な前頭部の骨切りを安全に行えるからである．従来法では，前頭骨をいったん取り出したあとに，前頭蓋底とsphenoid ridgeの骨切りを上方から有視下に行うことができるが，骨延長術ではこの操作が，ブラインドに近い骨切りになり損傷の危険がある．この危険を避けるため，両側眼窩外側縁と額部正中に3〜4箇所のバーホールを開け，その後骨切りするほうがよい．それでも視野が狭いことによる損傷には注意を要する．

骨切りが最も難しいのは，眼窩外側上縁で冠状縫合が癒合しているためsphenoid ridgeが急峻で厚くなっている．

骨切りが終了すると，頭蓋内圧亢進を伴う症例では，前頭骨が前上方へ跳ね上がり，自然と骨間隙（initial gap）ができる．

次に，延長器の装具デバイスを，図21-5-18のように左右の側頭部，頭頂部に装着する．前方向の骨延長には，下顎骨用の器具で問題ない．しかし，側方向への延長器具は，延長につれて頭頂部sagital barが持ち上がってくるので，その方向が変更できるものでないと延長器が脱落することがある．

延長器を装着したら，術中に数mmほど試しに延長してみて，不都合がないことを確かめたあと，創の閉鎖を行う．

側頭筋，帽状腱膜を可及的に縫合し，最後に皮膚を縫合して手術を終了する．

最近，骨断端間隙にbone morphogenetic matrix（BMP），demineralized bone matrix，幹細胞を置き，骨形成能を促進する試みが行われている（今井2007）．

5) 骨延長のプロトコール

延長は，術後5日目から1日1mmの割合（1日2回，0.5mmずつ）で行う．総延長量は，頭蓋の肉眼的形態とセファログラムでの計測上の移動量で決める．小児の頭蓋骨は，やわらかく，撓みを生じるため予想どおりにはいかない場合もある．延長終了の時点で，皮膚から出ているシャフトの部分は鋼線カッターで切断するが，小児では全身麻酔下で行う．

6) 仮骨延長術の合併症

合併症として，Uemuraら（2003），Yoneharaら（2003）は，骨延長器の露出とそれに伴う局所の感染をあげているが，髄膜炎や硬膜外膿瘍などの重篤な合併症はないという．

f-3. 内視鏡下手術 endscopic operation

1996年頃より試みられるようになった手術法（Tutinoら1996,1998，平林ら1998，上田ら2004）で，切開線が短くて済む長所はあるものの，手術法としては技術的に難しい．

❸代表的先天性頭蓋形態異常の分類

a. Crouzon病 Crouzon's disease

Crouzon（1912）の報告になるもので，hereditary craniofacial dysostosisともいう（図21-5-20〜図21-5-23）．頻度は60.000〜70,000人に1人で，10q25-q26に位置するFGFR2（Ig Ⅲ a/c domain, exon 7-9）の遺伝子に関与する常染色体優性遺伝性疾患である（小林2005）．25,000人に1人との報告もある（渡邊ら2011）．

Crouzonn病には，次のような症状がみられる．

1) 頭蓋の変形

Crouzon症候群特有の頭蓋奇形はなく，brachycephaly，scaphocephaly，trigonocephalyなどがあるが，尖頭が多い．X線写真では，頭蓋骨の菲薄化，指圧痕がみられ，その他，頭蓋内圧上昇，水頭症，70%に脳に異常があるという（渡邊ら2011）．

2) 顔面の変形

上顎発育不全，高口蓋，下顎前突，不正咬合，歯の異常，眼窩前後径短縮，眼窩隔離症，眼球突出，斜視，視神経萎縮や浮腫（約80%にみられる）などがある．

なお，この症状は斜頭症，舟状頭，三角頭では少ない．外耳狭窄や中耳異常などがみられる．

その他，blue sclera, glaucoma, microcornea, megalocornea, corectopiaなどが報告されている（Converse 1977）．

また，CTにより水頭症もみられている．その他Apert症候群と違って，上気道狭窄がしばしばみられる（Moore 1993）．

3) 神経症状

視神経異常（前述），頭痛，痙攣など脳圧亢進による症状．

しかし，Marchacら（1982）によると，頭蓋縫合のいくつかが閉鎖した症例では，42%に脳圧亢進があるが，単縫合閉鎖では13%であったという．手術適応の参考になろう．

知能障害の可能性はあるが（10〜20%），metopic synostosisが高頻度にみられるのと異なり，極めて低い．Fischerら（2014）も知的社会的弱点を持つが，能力的にはいろいろ有しているという．

4) 治療

脳頭蓋骨の切開術craniectoyによる除圧手術を行う．渡邊ら（2011）は，従来法より骨延長術は，合併症が少なくてよいという．第一選択という．症例によってLeFort Ⅲ型，Ⅳ型を併用する（Fearon 2005）．

しかし，症例によっては従来法も捨てがたい．著者も同意見である．

骨延長術の術後，頭蓋内容積は，ほぼ正常で，手術後の成長も正常範囲であるが（羽田野ら2012），眼窩内容は拡大していたという（玉井ら2012）．

なお，手術の禁忌として脳異常，視力消失，著明な知能障害，proencephalyなどが報告されている（Converse

64　第21章　頭部形成術

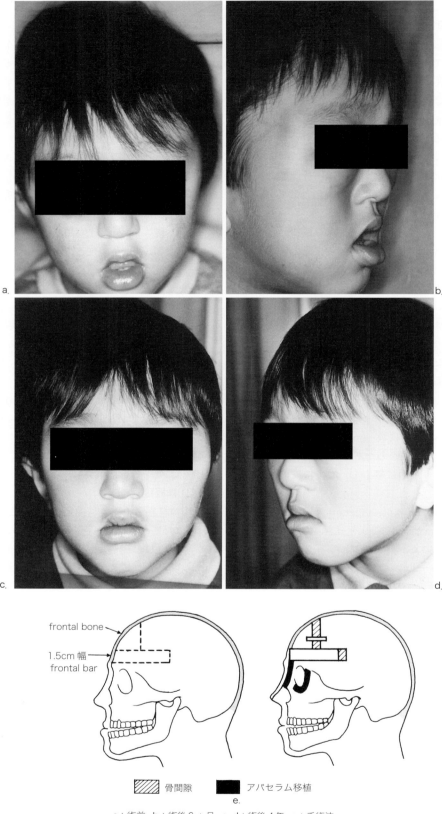

a：術前，b：術後6ヵ月，c, d：術後4年，e：手術法
図21-5-20（1）　Crouzon病（従来法による手術）

21・5 頭蓋部の先天異常

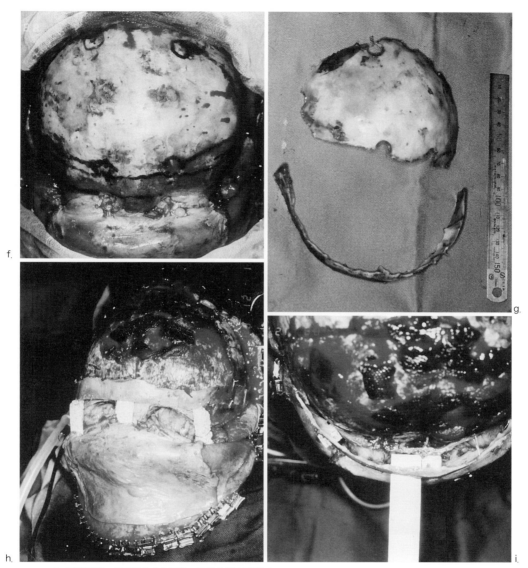

f：冠状切開で前頭部皮膚を反転，骨切り部をデザイン．
g：切除骨片
h, i：前頭部骨フレームを移植，アパセラムにて固定．スケールは前方移動の量を示す．

図21-5-20（2） Crouzon病（従来法による手術）

66　第21章　頭部形成術

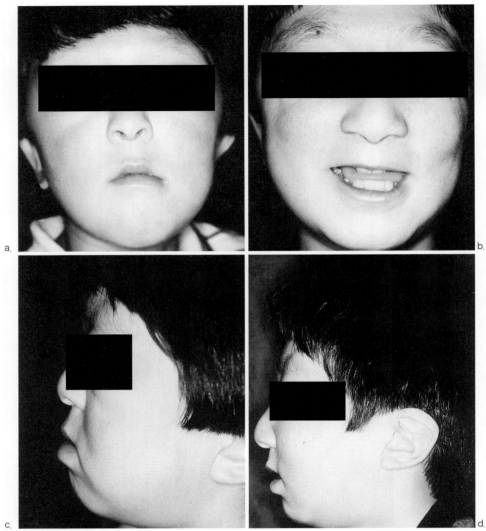

a, c：術前, b, d：術後3年

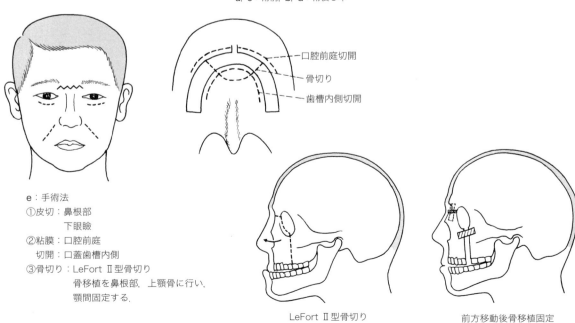

e：手術法
　①皮切：鼻根部
　　　　　下眼瞼
　②粘膜：口腔前庭
　　切開：口蓋歯槽内側
　③骨切り：LeFort Ⅱ型骨切り
　　　　　　骨移植を鼻根部，上顎骨に行い，
　　　　　　顎間固定する．

LeFort Ⅱ型骨切り　　　　前方移動後骨移植固定

図21-5-21　Crouzon病のLeFort Ⅱ型骨切りによる修復

21・5 頭蓋部の先天異常

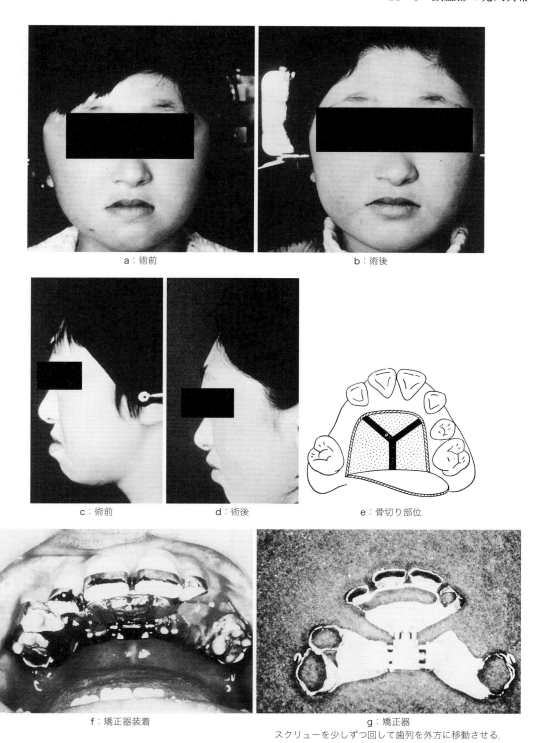

a：術前　　　　　　　　　　b：術後

c：術前　　　　d：術後　　　　e：骨切り部位

f：矯正器装着　　　　　　　　g：矯正器
スクリューを少しずつ回して歯列を外方に移動させる．

図21-5-22　Crouzon病の上顎骨切り術と矯正器による変形修正

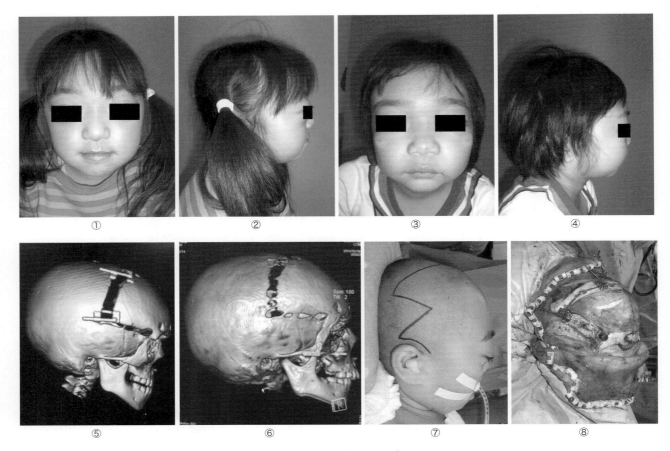

図 21-5-23　Crouzon 病
①②：Crouzon 病, FOA 骨延長, LeFort Ⅲ型骨延長, ③④：LeFort Ⅲ型骨切り後, ⑤：FOA 後, ⑥：LeFort Ⅲ型骨切り後, ⑦⑧：術中

（佐藤兼重氏提供）

1977).

b. Apert 症候群 acrocephalosyndacty (ACS)

1) 頻度

1906 年 Apert によって報告されたもので, 16 万人に 1 人という報告 (Blank 1960, Gorlin ら 1974) がある (図 21-5-24).

2) 成因

本症は, 変異と表現型で, いろいろな名前で呼ばれており, 表 21-5-2 に分類されているが, タイプ I にあたる 99% が, 遺伝子解明で線維芽細胞増殖因子受容体 2 (fibroblast growth factor receptor 2：FGFR-2) 遺伝子の Ser252Trp と Pro253Arg のアミノ酸の変異がみられるという. 更なる解明が必要であろう. また, 遺伝子変異については, わが国と欧米で異なるが, 理由は不明である (松本ら 1998). おそらく将来は FGFR の選択的阻害物質による治療の可能性もあるのではないかと示唆されている (Ibrahimi ら 2005).

岩垂ら (1997) は, Crouzon 病, Jackson-Weiss 症候群, Peiffer 症候群, Apert 症候群, Beare-Atevenson cutis gyrata 症候群は, FGFR-2 遺伝子の異常によるとされ, さらに FGF 1~9 と結合することで, 肢芽 limb bud の発生に大きな影響を持っており, それらの変位によって表現型が異なると考えられるという. Slaney ら (1996) は, P253R の変位があれば, 合指症が強く出ると報告, 岩垂ら (1997) は, S252W の変位では, 口蓋裂を合併するので, 頭蓋奇形の非典型例の鑑別診断に役立つという.

3) 分類

craniofacial syndrome は, 表 21-5-1, 表 21-5-2 のように分類されている (Gershoni1990, 岸辺 2001).

4) 主な類似症候群の特徴

主な症候群の特徴は, 表 21-5-2 のようにまとめられる.

5) 頭蓋変形

Apert 症候群特有の頭蓋変形はないが, Crouzon 病に比べその程度が強く, 塔状頭蓋で, 前後径が短縮 (短頭), 額部上方に頭蓋骨の張り出しによるヒサシと, 眉毛上部に水平方向の皮膚溝がみられるのが特徴である. X 線写真では頭蓋骨の菲薄化, 指圧痕などがみられる. 脳圧亢進は 45% にみられるので, 早期拡大術を要すという (宮脇 2011).

21・5 頭蓋部の先天異常

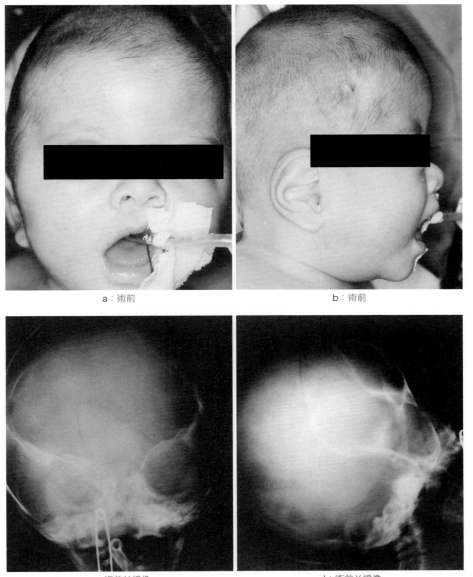

a：術前　　　　　　　　　　b：術前

c：術前X線像　　　　　　　　d：術前X線像

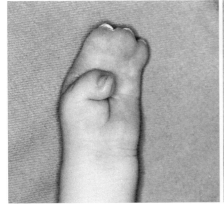
e：両手両足合指症

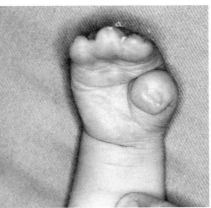
f：両手両足合指症

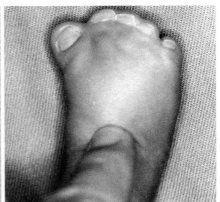
g：両手両足合指症

図21-5-24(1)　Apert症候群

70　第21章　頭部形成術

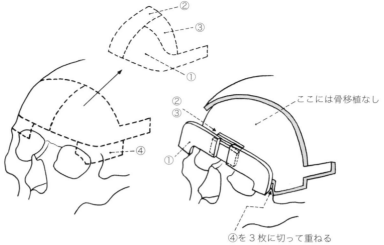

h：手術法

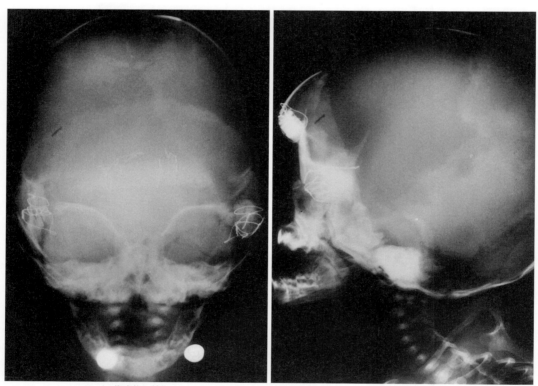

i：術直後X線像　　　　　　　　　j：術直後X線像

図21-5-24（2）　Apert症候群

21・5 頭蓋部の先天異常

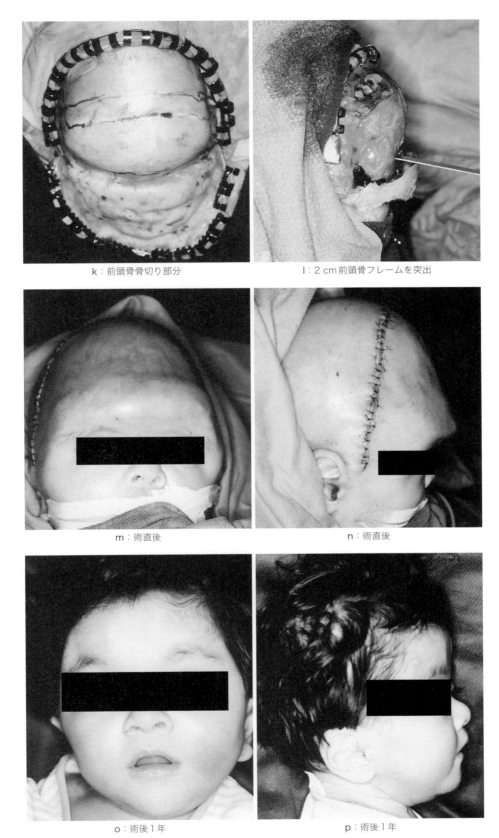

k：前頭骨骨切り部分　　　l：2 cm前頭骨フレームを突出

m：術直後　　　n：術直後

o：術後1年　　　p：術後1年

図21-5-24（3）　Apert症候群

72 第**21**章 頭部形成術

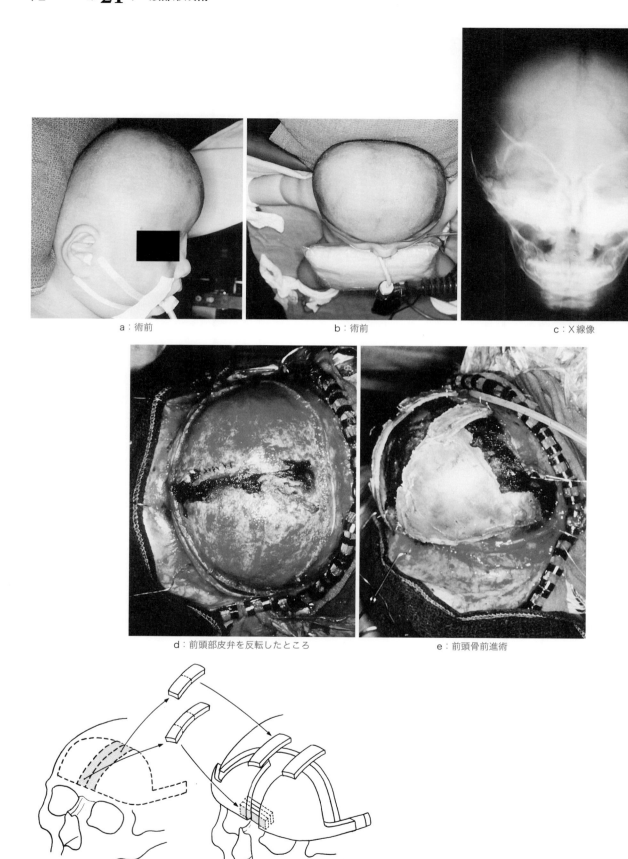

a：術前　　b：術前　　c：X線像

d：前頭部皮弁を反転したところ　　e：前頭骨前進術

f：手術法

図 21-5-25（1）　短頭蓋

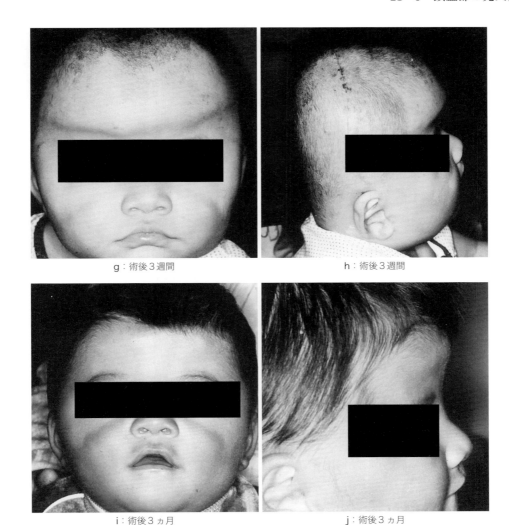

g：術後3週間　　h：術後3週間
i：術後3ヵ月　　j：術後3ヵ月

図21-5-25（2）　短頭蓋

6) 顔面の変形

Crouzon 病に類似しているが，Tessier (1971) は，Apert 症候群の眼球突出は軽度であるが，左右不対称，瞼下垂，動眼神経麻痺などがみられるという．そのほか，眼窩隔離症，瞼裂外下方偏位 antimongoloid obliquity や視神経萎縮などがみられる．高口蓋，外鼻変形も特異的である．

7) 骨格異常

Apert 症候群では，手足の両側性合指症が特徴的で，手では母指以外の全指合指症 mitten deformity，母指を含めた全指合指症 spoon hand deformity がみられ，足では全趾合指症 spatula deformity，母趾や小趾を除いた他の3指合指症などが特徴である．著明なときは指骨癒合も起こる．

その他の手指足趾の異常では，多指症，斜指症，短指症，屈指症などが報告されている．手指足趾以外では肘，肩，股関節，橈骨などの形成不全や，強直がみられることがある．

8) その他

知能障害，心，腸，胆管などの先天性異常も報告されている (Converse 1977)．

9) 治療

a) 頭蓋骨の治療

頭蓋の除圧術，眼窩隔離症の手術が行われる（後述）．図21-5-24 は典型的症例，図21-5-25 は移行型と思われる症例である．Hopper ら (2013) は，顔面変形の手術は，LeFort Ⅲ型 distraction より LeFort Ⅱ型 distraction と頬骨の repositioning が効果的であるという．

b) 合指趾症の治療

通常の合指症に対すると同じように，各指間を zigzag になるように切開し，指間基部にはパンタロン皮弁をおいて瘢痕拘縮による癒着を防ぐ．皮膚の不足部分には遊離植皮を行う．しかし，著者の経験では，合指症の程度が高度なほど，術後にも変形が残る．

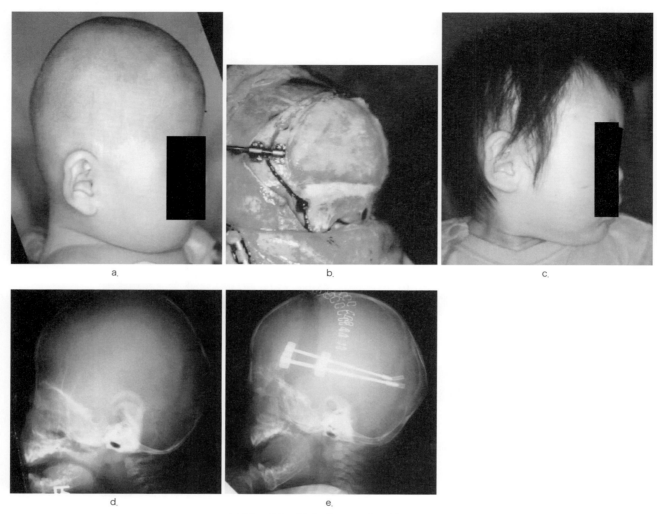

図 21-5-26 骨延長術による短頭蓋手術例
a：術前側面, b：術後側面, c：術前X線側面, d：術後X線側面, e：延長され広がった頭蓋腔

(佐藤兼重氏提供)

c. 短頭症 brachycephaly, 小頭症 oxycephaly

1) 症状
両側の冠状縫合の早期癒合によるもので，冠状縫合の閉鎖，脳室や硬膜下腔の狭小，指圧痕，菲薄化骨が特徴．Rogersら（2005）は，冠状縫合の癒合は前頭頭頂縫合の中央から始まり，上下に進むという興味ある報告を行っている．

2) 診断
症状と3DCT．

3) 治療
頭蓋の前後径を延長させる手術を行うが，Tessier（1967）のfrontal advancement 法，Marchacら（1979）の floating forehead 法，などがある．中嶋（1987）は，側頭部の膨隆変形の修正も必要とし，全頭蓋再建術を行っている（図21-5-25, 26）．

d. 舟状頭症 scaphocephaly

1) 頻度
小室（2011）によると，2,000人に1人で，4対1で，男に多いという．

2) 診断
3DCTで診断．日本人は中頭が，白人は長頭が多いのでcephalic indexを測ると参考になる．眼底検査も必要．知能検査では，障害あり，なし，の両意見がある．

3) 治療
矢状縫合の早期癒合によるもので，linear craniectomyが行われてきた（Marchacら 1982）．
中嶋（1987）は，全頭蓋的に考えて修正すべきとの意見から，頭蓋骨をバラバラにして組み立て直す方法をfan technique と呼び，推奨している（図21-5-27, 図27-5-28）．
Guimaraes-Ferrieraら（2003）は，前頭部から後頭部に

21・5 頭蓋部の先天異常　75

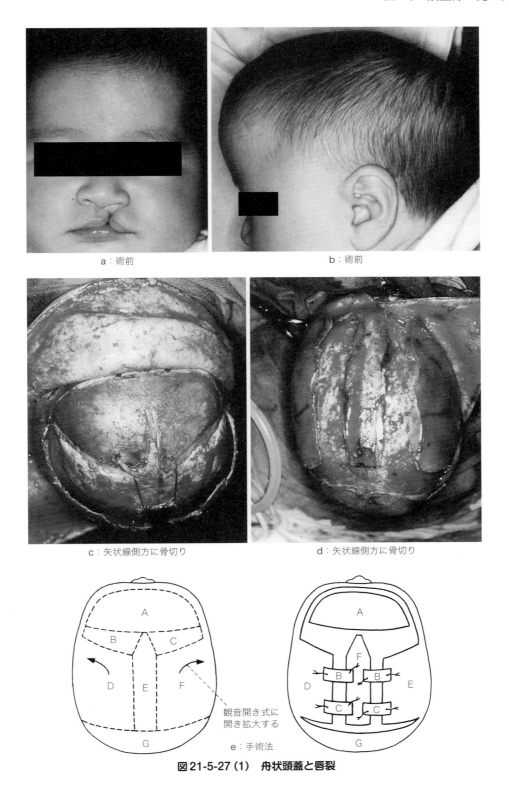

a：術前　　　　　　　　　　b：術前

c：矢状線側方に骨切り　　　d：矢状線側方に骨切り

観音開き式に
開き拡大する

e：手術法

図 21-5-27 (1)　舟状頭蓋と唇裂

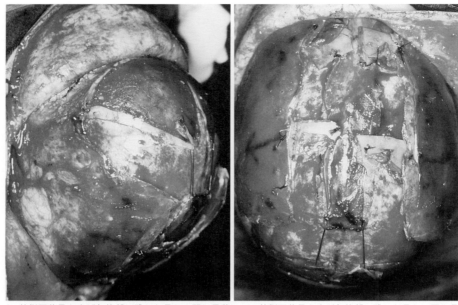

f：外側頭蓋骨を広げ矢状部に残した骨との間に骨移植　　g：外側頭蓋骨を広げ矢状部に残した骨との間に骨移植

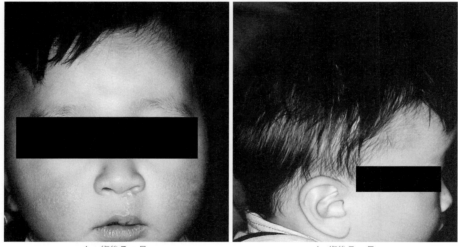

h：術後7ヵ月　　i：術後7ヵ月

図 21-5-27（2）　舟状頭蓋と唇裂

(Satoh K：Eur J Plast Surg 15：151, 1992 より引用)

21・5 頭蓋部の先天異常

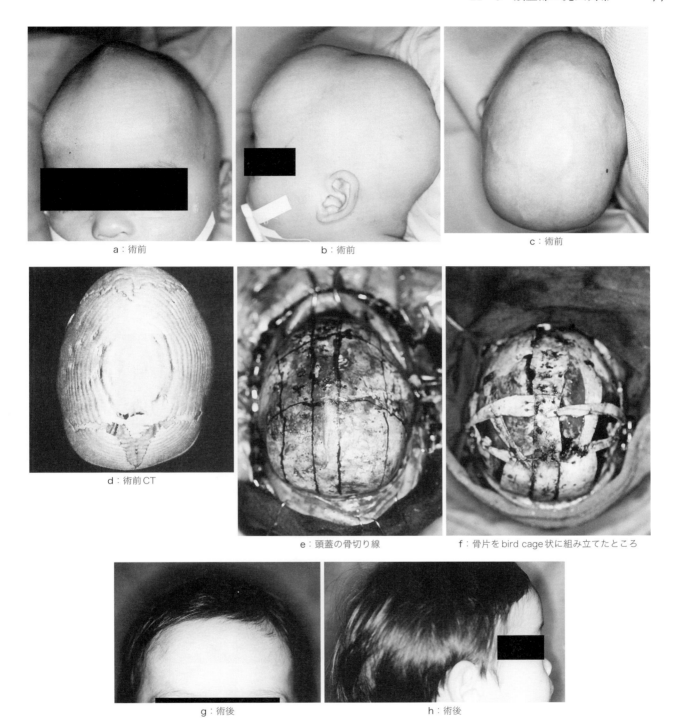

a：術前　　　　　　　　b：術前　　　　　　　　c：術前

d：術前CT　　　　e：頭蓋の骨切り線　　　f：骨片をbird cage状に組み立てたところ

g：術後　　　　　　　　h：術後

図21-5-28　舟状頭蓋

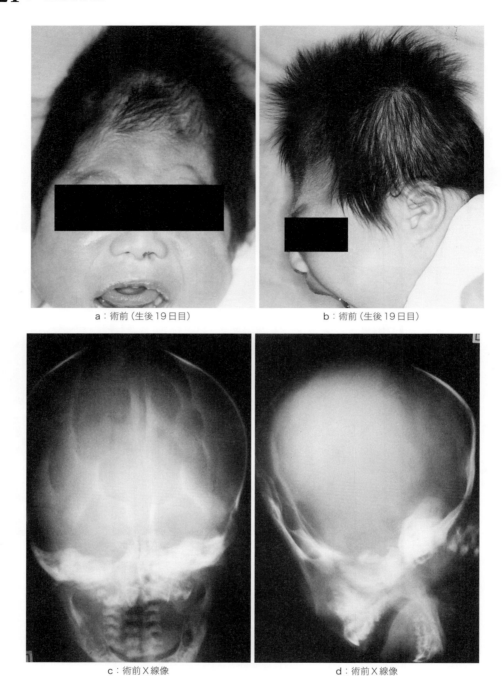

a：術前（生後19日目）　　　b：術前（生後19日目）

c：術前X線像　　　d：術前X線像

図21-5-29（1）　尖頭蓋

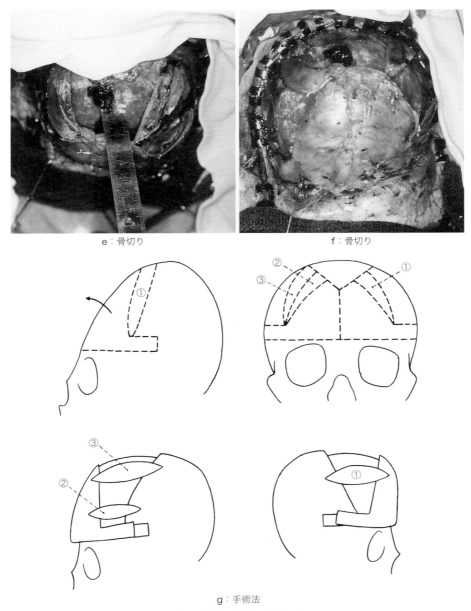

e：骨切り　　f：骨切り

g：手術法
図21-5-29（2）　尖頭蓋

わたり1つ，あるいは2つの5mm幅の割を入れ，骨縁にオメガ状の針金のexpanderをはめて拡大する方法を報告している．

4) 遠隔成績

Fearon（2006）は，手術の遠隔成績を報告しているが，頭蓋の成長は予想されているよりは，長さ，幅，ともに少なく，長さより幅の不足が目立つという．小室（2011）も，長さの短縮，幅の拡大が必要という．

e. 尖頭症 acrocephaly, oxycephaly

頭蓋が異常に高い変形で，単独でみられるより短頭症など他の頭蓋異常を伴うことが多い（**図21-5-29**）．

f. 三角頭症 trigonocephaly

1) 症状

これは，前頭蓋の早期癒合（metopic synostosis）によるものであるが，keel shaped forehead（舟首様変形前額）を呈し，両側pterion間距離の短縮，蝶形骨の内方突出を起こしている．精神発達遅滞（特に単独のmetopic synostosis，Botteroら1998），hypertelorism，内斜視，9p−，13q−などの染色体異常を伴うことがある．前頭縫合はnasionに始まり，上方へ進み，6〜8ヵ月までに癒合する．早期癒合症では，正常でみられるbony spurではなく，オメガ（Ω）マーク様，あるいはW型のendocranial metopic notchが

80　第21章　頭部形成術

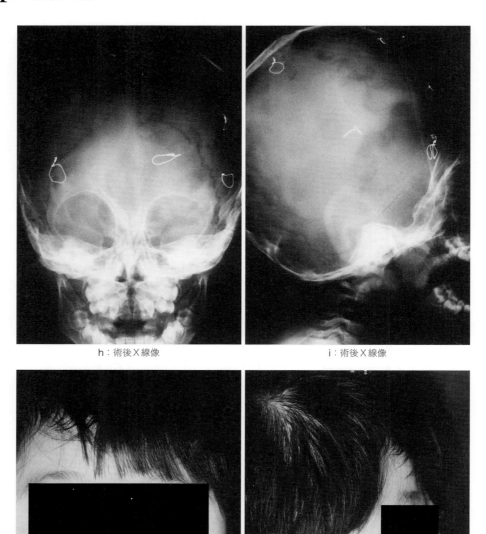

h：術後X線像　　　　　　　　　　　　　　i：術後X線像

j：術後1年　　　　　　　　　　　　　　k：術後1年

図 21-5-29（3）　尖頭蓋

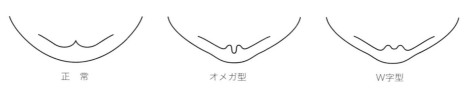

正　常　　　　　　　オメガ型　　　　　　W字型

図 21-5-30（1）　三角頭蓋の endocranial metopic notch
(Weinzweig J et al : Plast Reconstr Surg 112 : 1211, 2003 より引用)

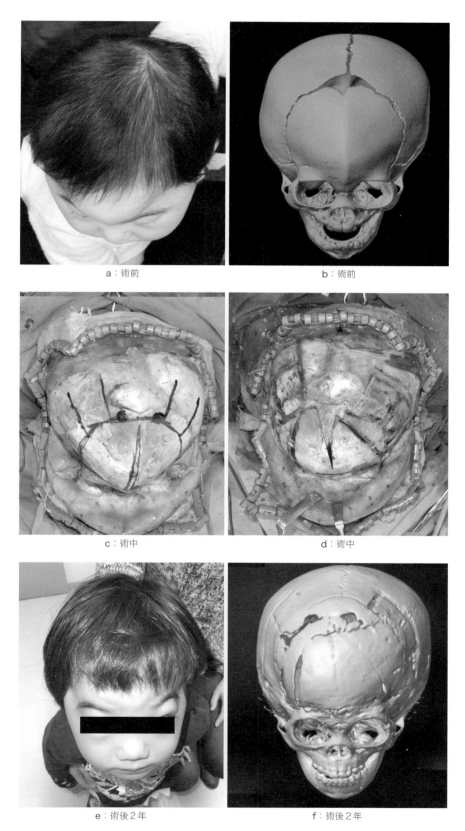

a：術前　　　　　　　　　b：術前

c：術中　　　　　　　　　d：術中

e：術後2年　　　　　　　f：術後2年

図21-5-30（2）　三角頭蓋

（佐藤兼重氏提供）

82　第21章　頭部形成術

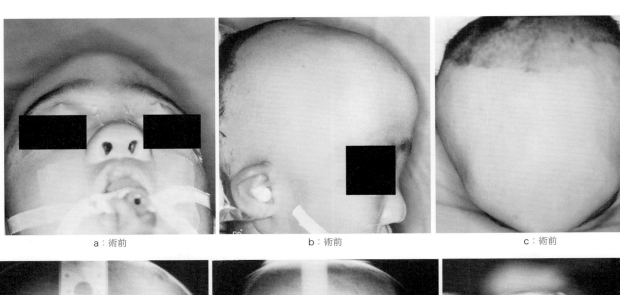

a：術前　　　　　　　　　　b：術前　　　　　　　　　　c：術前

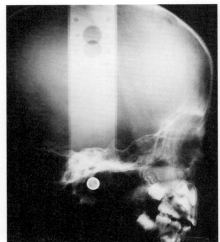

d：術前X線像

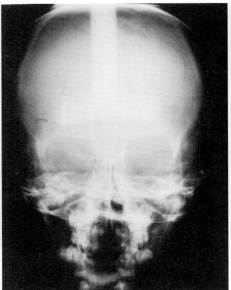

e：術前X線像

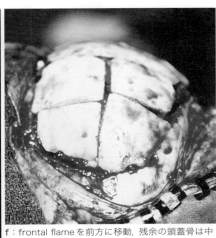

f：frontal flameを前方に移動，残余の頭蓋骨は中央に1個，左右にそれぞれ4個に分け，硬膜の上に置く，特に骨固定は行わない

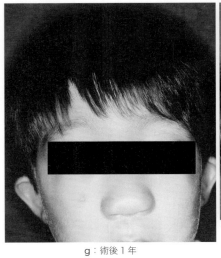

g：術後1年

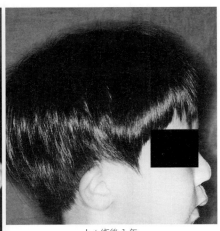

h：術後1年

図21-5-31　三角頭蓋

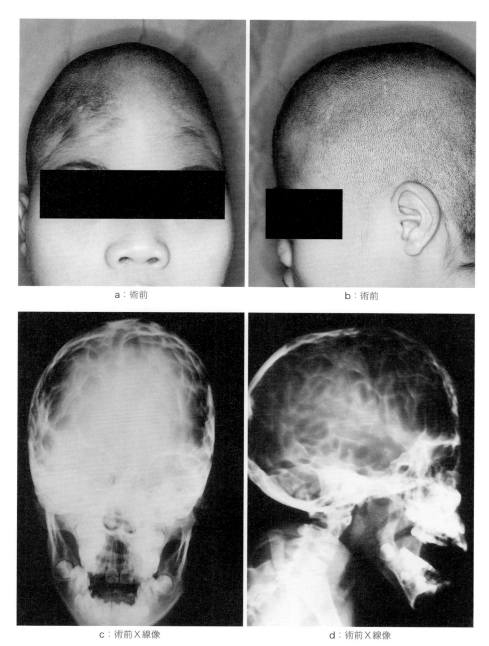

a：術前　　　　　　　　　　b：術前

c：術前X線像　　　　　　d：術前X線像

図 21-5-32（1）　三角頭蓋

93％にみられ，診断的価値が高い（Weinzweig ら 2003）（図 21-5-30）．

2）治療

　前頭部の頭蓋骨をいったん採取し，変形部を修正し，再固定する従来法を用いる（Marchac ら 1982，Albin 1985，Tessier 1986，Dufresne 1989，久徳ら 2011，など）（図 21-5-31 〜図 21-5-32）．

g. 斜頭症 plagiocephaly

1）症状，分類

　斜頭症 Plagiocephaly は，冠状縫合か人字縫合のどちらかが早期癒合するかで，frontal あるいは occipital plagiocephaly に分けられているが（林 1990），Bruneteau ら（1992）は，

① 早期癒合によるものを，癒合性斜頭症 synostotic plagiocephaly

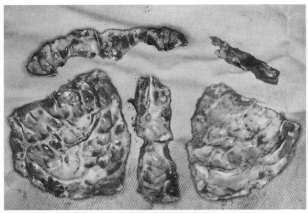
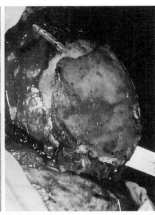

e:冠状切開で前頭骨を露出,骨切りを行う.切除頭蓋骨片を示す　　f:切除頭蓋骨を組み立て,移植,頭蓋の拡大を図る

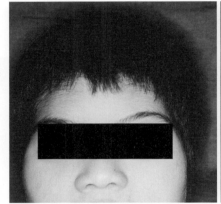
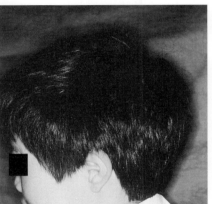

g:術後1年　　　　　　　　　　　　　　h:術後1年

図21-5-32(2)　三角頭蓋

表21-5-6　frontal plagiocephalyの鑑別

	癒合性 synostotic	変形性 deformational
同側		
前額	扁平	扁平
眼窩上縁	上昇	下向
耳介	前上方	後下方
頬骨隆起	前方	後方
瞼裂	円形	細隙状
鼻根部	同側偏位	中央(偏位なし)
オトガイ尖端	反対側偏位	同側偏位
理学療法 手術	効果がない 3〜6ヵ月に行う	効果がある 重度のものでも helmet modeling

(Bruneteau RJ et al : Plast Reconstr Surg 89 : 21, 1992より引用)

21・5 頭蓋部の先天異常

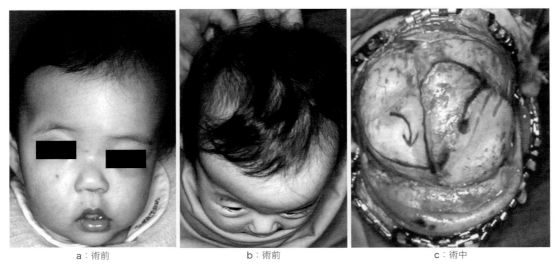
a：術前　　b：術前　　c：術中

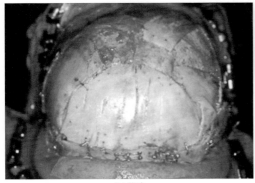
d：術中

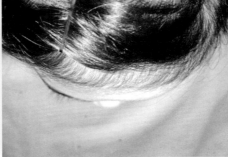
e：術後5年

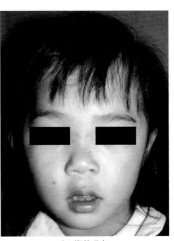
f：術後5年

図21-5-33（1）　斜頭症

（佐藤兼重氏提供）

②早期癒合のないものを，変形性斜頭症 deformational plagiocephaly
と呼び，

③子宮内の，あるいは生後外力が加わって生じる斜頭，人字縫合の早期癒合で，代償性に前頭部の斜頭を起こすものを，代償性斜頭症 compensational plagiocephaly，とに分類して，その違いを表21-5-6のようにまとめている．

なお，患側前頭部の対称側の後頭部が突出することが多い（Delashaw ら 1989）．Tomlinson ら（2007）は，泉門 fontanelle の形で synostotic か，deformal かの鑑別がつくという．最近は，frontosphenoidal, sphenoethmoidal, temporosphenoidal などの頭蓋底の早期融合も考えられている．

2）頻度

片側の前方斜頭症は，1万人に1人の出生率であるが（図21-5-33），変形性斜頭症は，高頻度で，正常新生児の5〜48％を占める．

3）治療

治療は，突出部分を圧迫矯正するヘルメットも開発されている（Miller ら，2000）が，著明な変形には手術療法がとられる．

斜頭症の手術は，眼窩上縁や前額部の変形などを修正する Hoffman ら（1976），Whitaker（1977）などの lateral canthal advancement 法や，額部の左右差をなくすための頭蓋形成術を行う（図21-5-33），さらに全頭蓋的に変形を捉え修正する方法（中嶋 1987, Hansen ら 1997）などが報告されている．Marchac ら（1987）によると，術後には頭蓋のみならず顔面変形も自然矯正されるという．

本症に対しては，仮骨延長法は否定的である（川嶋ら 2000, 三川ら 2011）．

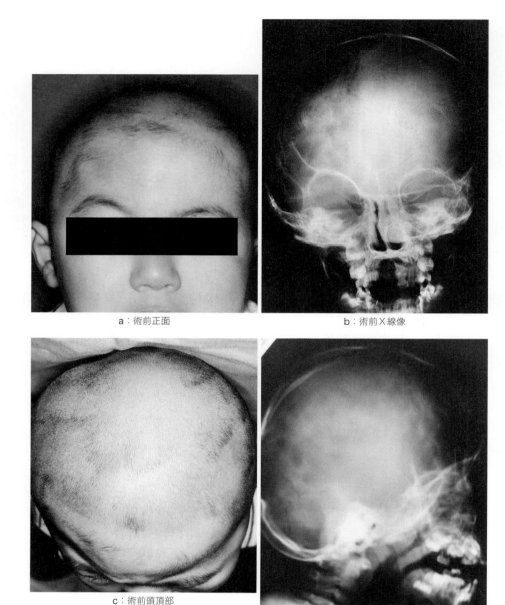

a：術前正面　　b：術前X線像
c：術前頭頂部　　d：術前X線像

図 21-5-33（2）　前頭部斜頭蓋

h. clover leaf skull, クローバー型頭蓋症

1) 症状

四葉型の頭蓋を持つもので，Holtermueler ら（1960）の命名になる．

①クローバー葉状頭蓋と耳介低位
②眼窩・鼻・顎の異常
③短小四肢と脊椎領域の発育停止
④特徴的な頭蓋X線像と水頭症
⑤進行性頭蓋圧亢進症による予後不良

などの特徴を有するとした（図 21-5-34）．

また，McCarthy ら（1990）は，知能障害が高頻度にくるという．

2) 分類

Comings（1965）は，本症を clover leaf skull と英訳，Partington（1971）は，いろいろな症状から3群に分類している（小住ら 1987）．

type Ⅰ 全身性骨格異常と小人症
type Ⅱ 肘，膝など部分的骨格異常
type Ⅲ クローバーリーフ頭蓋のみ

の3群である（藤本ら 2011）．

治療は，頭蓋拡大術と骨延長術が基本であり，変形に応じて追加手術を行う（藤本ら 2011）．

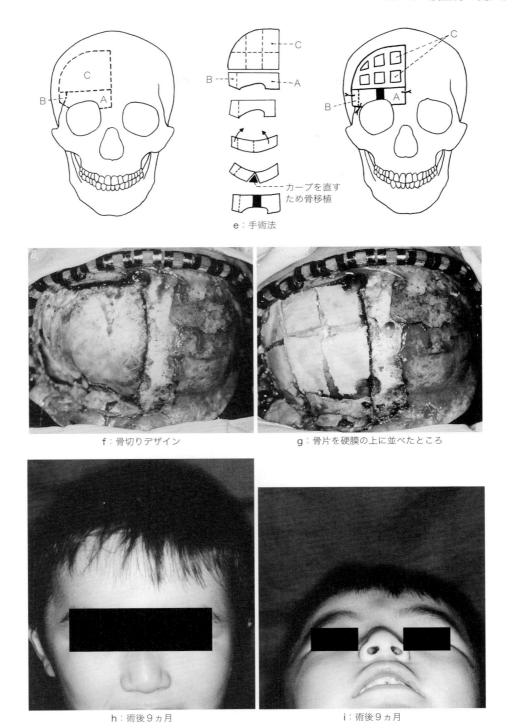

図21-5-33（3） 前頭部斜頭蓋

i. Pfeiffer症候群，lower Apert症候群
1）症状

Pfeifer (1964) によって報告されたもので，頭蓋早期癒合症のほか上気道狭窄（Moore 1993），幅広い母指（趾），合指症（特に2・3指間），autosomal dominant である．Lower Apert症候群ともいう（Tessier 1985），acrocephalo-syndactyly type V である．

最近では遺伝子解析が行われ，Pfeiffer症候群は，8p11.2-p11.1 に位置する線維芽細胞増殖因子受容体1（fibroblast growth factor reveptor 1；FGFR1 の Pro252Arg と 10q25-q26 に位置する FGFR2 の Ig Ⅲ domain (exon 7〜9) の遺伝子に原因があるとされる（小林 2005）．

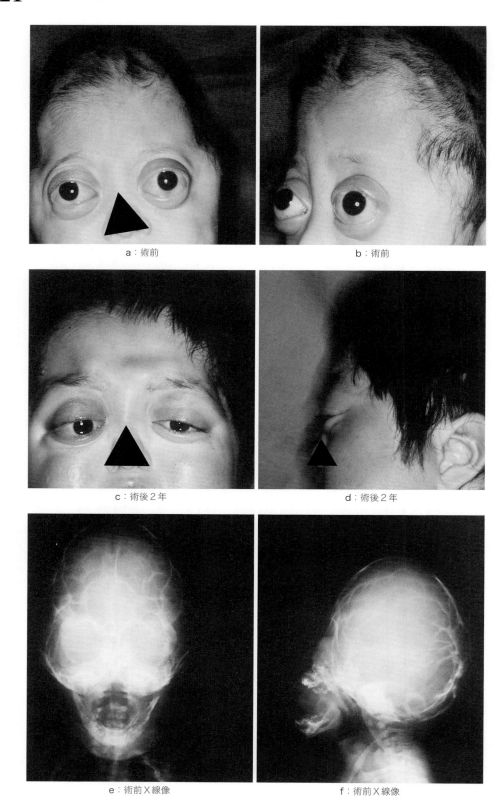

a：術前　　b：術前
c：術後2年　　d：術後2年
e：術前X線像　　f：術前X線像

図21-5-34（1）　クローバー型頭蓋

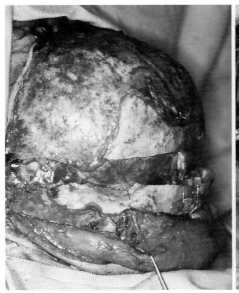

g：前方頭蓋の拡大骨片を移植したところ　　　h：前方頭蓋の拡大骨片を移植したところ

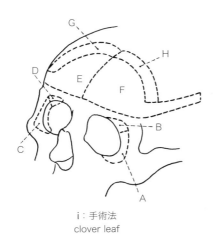

i：手術法
clover leaf

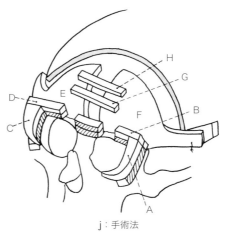

j：手術法
斜線部は，肋骨を重ねたもので，全体で1cmの高さにした．E，F間に5cmのギャップを作り，前頭骨片を左右に広げた．
(小住和徳ほか：形成外科30：248，1987より引用)

図21-5-34(2)　クローバー型頭蓋

j. Saethre-Chotzen症候群，upper Apert症候群

Saethre (1931)，Chotzen (1932) の報告によるもので，頭蓋早期癒合症のほか，顔面非対称，前頭部生え際下向，瞼下垂，鼻中隔偏位，短指症，合指症などがみられる．autosomal dominantで，Nascimentoら (2004) は，家族罹患例を報告している．upper Apert症候群ともいう (Tessier 1985) (図21-5-35)．責任遺伝子はTWISTといわれる (小林 2005)．

k. Carpenter症候群

Carpenter (1901) の報告によるもので，頭蓋早期癒合症のほか，心疾患，精神発達遅滞，性器発育不全，肥満症，耳介低位，眼窩隔離，内眼角贅皮，鼻根部陥凹，外生殖器異常，足の多趾症，短指症，合指症など合併する (Cohenら 1987)．autosomal recessive．しかし，多合指症は，本症の絶対的条件ではなく，Summit & Goodman症候群も含まれるという (Gershoniら 1990)．

l. Greig (cephalosyndactyly)症候群

頭蓋骨早期癒合症を示さない頭蓋顔面奇形と，多合指趾症の合併したものである (Greig 1926，副島ら 1994)．

McKusick (1975) は，acrocephalosyndactylyを5型に分類，そのなかの

①type Iは，典型的Apert syndrome

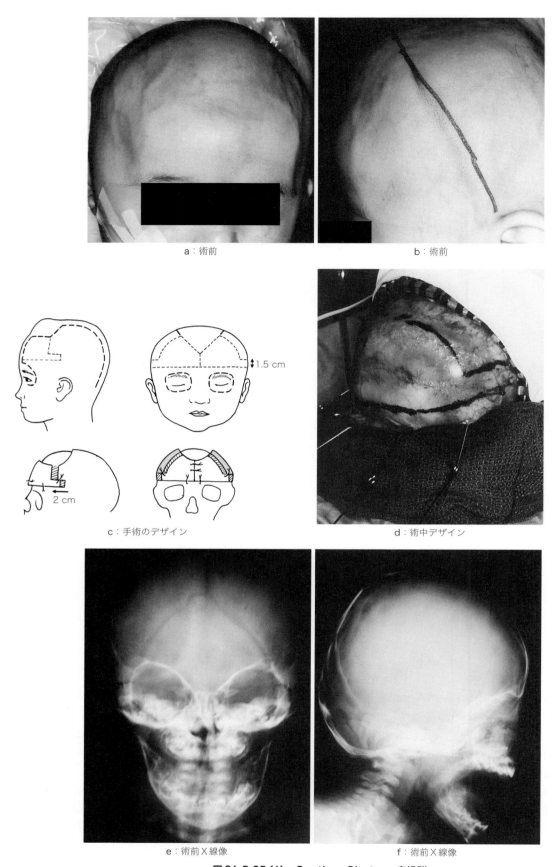

a：術前　　b：術前
c：手術のデザイン　　d：術中デザイン
e：術前X線像　　f：術前X線像

図21-5-35（1）　Saethre-Chotzen症候群

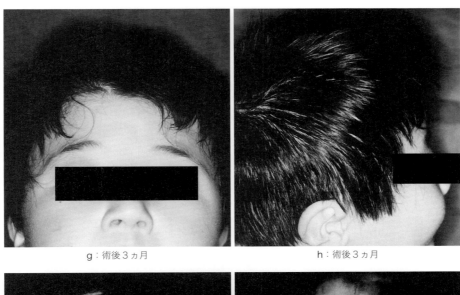

g：術後3ヵ月　　　　　　　　　　　h：術後3ヵ月

i：術後X線像，頭頂部に異常骨化あり，二次的に切除した　　　j：術後X線像，頭頂部に異常骨化あり，二次的に切除した

図21-5-35 (2)　Saethre-Chotzen症候群

② type II は，Crouzon病に似た顔と軽度の合指趾症を有する Vogt症候群
③ type III は，Saethre-Chotzen syndrome,
④ type IV は，斜頭と眼窩の非対称，第2, 3指の合指症を有する Waardenburg症候群,
⑤ type V, は Pfeiffer syndrome となっており，ある程度の移行型的考え方である．

しかし，McKusickの考え方も最近では少し変ってきており，type II とされていた Apert-Crouzon病は，Apert症候群に含まれ，type IV であった Waardenburg症候群は，独立疾患としては認められていない（新橋 1993）**(表21-5-2)**.

m. Antley-Bixter症候群

1975年 Antley らが始めて報告したもので，頭蓋骨早期癒合症のほか，四肢や泌尿生殖器の先天異常を伴ったもので，7q 11.2 に位置する cytochrome P 450 oxidoreductase (POR) の遺伝子が原因とされている（小林 2005）.

D. 頭蓋・骨幹端異形成症 craniometaphyseal dysplasia

❶頭蓋・骨幹端異形成症 craniometaphyseal dysplasia (CMD)

これは，頭蓋骨，顔面骨の肥厚を呈す常染色体優生の遺伝性疾患で，長管骨の骨幹端の幅は拡大，菲薄化する．骨肥厚のため，腔が狭められ鼻閉，難聴，視野狭窄，顔面神経麻痺などのほか，外方への骨肥厚で，前額部突出，眼窩隔

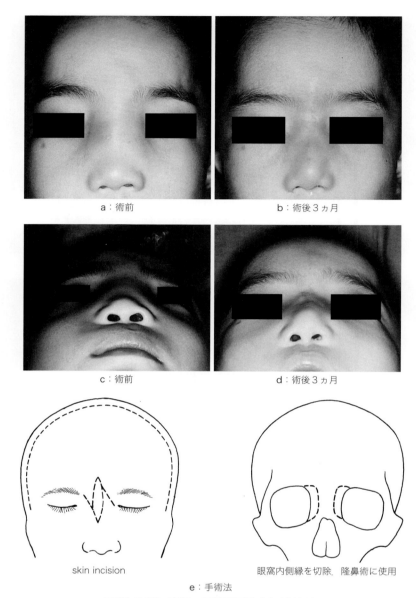

a：術前　　　　　　　b：術後3ヵ月

c：術前　　　　　　　d：術後3ヵ月

skin incision　　　　眼窩内側縁を切除,隆鼻術に使用

e：手術法

図21-5-36　頭蓋・骨幹端異形成症（CMD）

離症,鼻根鼻梁の拡大を起こす（図21-5-36）(Jackson 1954).

Pyle diseaseパイル病（Pyleら1931）と間違われやすいが,このほうは,四肢長管骨のdysplasiaで,頭蓋顔面骨の異常は少ないことで鑑別されている.

❷ osteopathia striata with cranial sclerosis (OSCS)

常染色体優性遺伝で,頭蓋,顔面骨,長管骨が硬化し,CMDに似ているが,口蓋形成異常,心奇形,脊柱変形,四肢奇形などを合併する点で異なる.神経症状は少ないが,精神異常は多いという（野田ら1999）.

E. craniofrontnasal dysplasia

これは,Cohenらが1979年に報告したのがはじめといわれ,わが国では坂本ら（2007）の報告が最初である.

三主徴は,冠状縫合早期癒合,眼窩隔離症,分裂鼻である.

F. その他の頭蓋骨異常

先天性に頭蓋骨が欠損したもので,いろいろな程度がある.症例に応じて経過観察や骨移植まで使い分ける.

代表的なものを記載する.

21・5 頭蓋部の先天異常

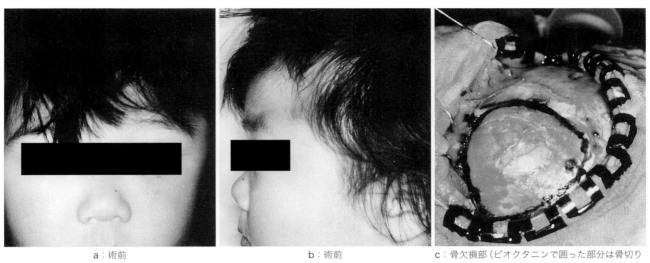

a：術前　　　　　　b：術前　　　　　　c：骨欠損部（ピオクタニンで囲った部分は骨切り部分，その内方が骨欠損部）

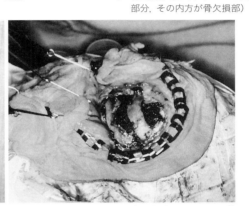

d：切除された骨欠損部周囲骨　　e：切除骨片を二分し，骨欠損部に橋渡しするように移植

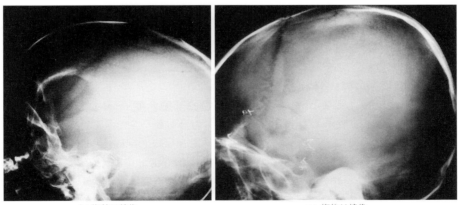

f：術前X線像　　　　　　g：術後X線像

図21-5-37（1）　Recklinghausen病による左側頭蓋骨欠損

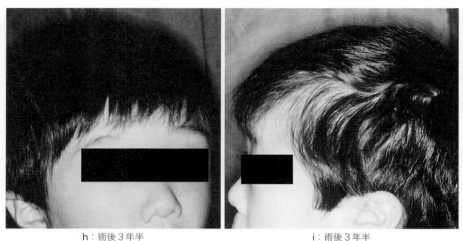

h：術後3年半　　　i：術後3年半
図21-5-37（2）　Recklinghausen病による左側頭蓋骨欠損

❶**鎖骨頭蓋異骨症** cleido-cranial dysostosis
　鎖骨および頭蓋の化骨障害によるもので，常染色体優性遺伝といわれる．

❷**裂孔頭蓋** craniolacunia
　頭蓋骨X線像で透過像を呈す．脳瘤などのdysraphism（脊椎癒合不全症）や水頭症を伴う．予後は悪い．

❸**二分頭蓋** cranium bifidum occultum
　神経管の閉鎖障害で後頭部に多い．囊胞性二分頭蓋と囊胞形成のない潜在性二分頭蓋がある．脳髄膜などの脱出組織の種類で，前者は頭蓋髄膜瘤，脳囊瘤，脳髄膜瘤に，後者は先天性皮膚洞頭蓋内類皮症に分類される．黒木ら（2005）は，先天性頭皮欠損，瘢痕性脱毛症があれば本症の可能性を疑って矢状洞への障害を避ける注意も必要という．
　稀有な疾患にcraniofacial duplicationがある（Kotrikovaら2007）．

❹**頭頂孔** parietal foramina
　頭頂骨の導出静脈孔が大きくなったものである．

❺**Freeman-Scheldon症候群**
　本症候群は，cranio-carpo-tarsal dystrophyと呼ばれ，1938年Freemanらの報告になる，極めてまれな先天奇形である．
　1）症状
　症状として，次の特徴がある（奈良ら1978）．
　①特異な顔貌：眉毛部膨隆症，眼窩隔離症，内眼角贅皮epicantus，瞼裂狭小blephalophymosis，鼻翼の先天性欠損coloboma，人中異常，小口症，高口蓋，小顎症など．

　②頭蓋変形：拡大した頭蓋
　③四肢変形：屈指，内反足など
　④その他の奇形
　2）治療
　治療は，それぞれの変形に対する修復術が行われる．本症候群は，遺伝性が濃厚で優性遺伝であると報告されている．

❻**頭蓋側彎症** cranioscoliosis
　これは，Fearonら（1993）が命名したもので，頭蓋縫合癒合のない変形で，先天性あるいは斜頸（Klippel-Feil syndrome）の二次変形としてみられる．
　治療は，頭蓋骨の拡張である．

❼**頭部癒合症** craniopagus
　身体分離不全の双生児で，胸部癒合症thoracopagus，腹部癒合症omphalopagus，臀部癒合症pyopagus，坐骨部癒合症ischiopagus，頭蓋癒合症craniopafusの一種であり，病態によっては分離不可能なこともある（Jackson 2012）．

❽**その他の頭蓋骨欠損症**
　von Recklinghausen病（図21-5-37，図21-4-6）による頭蓋骨欠損である．

21·6 眼窩異常症
orbital anomaly

A. 眼窩隔離症
orbital hypertelorism, telecanthus

これは，眼窩内側間（前頭上顎縫合間）距離が，正常より大きい変形をいい，内眼角間が幅広くみえ，種々の頭蓋顔面の異常に合併するもので，

①前頭蓋底正中部骨形成異常 cranial dysraphia
②Tessier の No. 0, 1, 2, 3 および 10-14 の顔面裂
③fronto- or naso-ethomoidal encephalocele
④craniostenosis：Crouzon病，Apert症候群
⑤症候群に伴うもの syndromatic hypertelorism
⑥腫瘍に伴うもの：類皮嚢胞，鼻根部 glial tumor
などがあり，
⑦類似症に骨折などの外傷性にくる場合
⑧内眼角贅皮（蒙古皺襞）
などがあり，内眼角間が幅広くみえる．

内眼窩間距離 interorbital distance (IOD) とまぎらわしいものに，内眼角距離 intercanthal distance (ICD) の，いわゆる目頭間の長い眼角隔離症 telecanthus がある（図21-6-1）．

❶分類

Hansman (1996) によると，眼窩内壁間距離 interorbital distance (IOD) は，生下時 16mm，12歳までに 25mm に達し，女性は，成長が止まるが，男性は21歳まで拡大し 28mm になるという．

眼窩離眼症を，眼角隔離症を，その程度によって分類したのは，Tessier (1972)，Gunther (1993) で（表21-6-1），西條 (1994) は，表21-6-2，図21-6-1 のように大別し，眼窩隔離症の診断法を報告している．

❷眼窩隔離症の解剖学的特徴

眼窩隔離症は，解剖学的には，篩骨洞 ethmoid sinus の前方部の拡大低位化が特徴で，そのほか，臭溝 olfactory groove の拡大，鶏冠 crista galli の欠損や二重化，陥没などを生じ，眼窩間が開くために鼻骨や上顎前頭突起の扁平化，鼻中隔や鼻背軟骨の二重化なども起こる．しかし，蝶形骨は正常で視束管も正常のことが多い．

また，眼窩角 orbital angle（正中矢状線と眼窩軸との角）が，正常の25度以上のもの，orbital lateral wall angle（正中矢状線と眼窩外側壁の角）が，45度以上あるものもある（図21-6-2）．

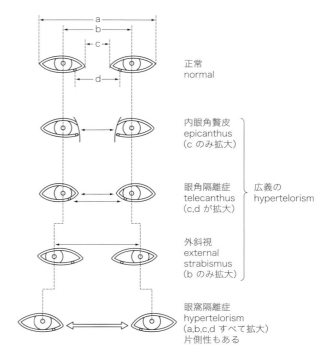

図21-6-1　眼窩隔離症の診断と鑑別（外表測定）
　　a：outer canthal distance (OCD)
　　b：inter pupillary distance (IPD)
　　c：inter canthal distance (ICD)
　　d：inter punctum distance (IPmD)

（西條正城：頭蓋顎顔面外科：最近の進歩，克誠堂出版，p187，1994より引用）

表21-6-1　眼窩隔離症の分類

分類	眼窩内壁間距離
正　常	25（女）～28（男）mm
第1度	30（女）～34（男）mm
第2度	＞34mm　眼窩の正常な方向定位と形態
第3度	＞40mm　篩板低位化と，外眼角と外耳道間距離の減少

(Converse JM：Reconstructive Plastic Sugery, Saunders, p2441, 1977 より引用)

❸治療

a. 軽度眼窩隔離症

眼窩隔離症が軽度な場合，大体第2度くらいまでならば，内眼角形成術で内眼角の延長を行い，隆鼻術によって鼻根部を高くすることで相対的に修正できる（図21-6-3，図21-6-4）．

b. 中等度眼窩隔離症

前述のように，軽度の眼窩隔離症でも内眼角延長には限度があり（涙阜が出るまで），隆鼻術にしても前頭部より鼻根部を高くするわけにはいかない．したがって，このような場合には頭蓋顔面骨の矯正手術を行う．すなわち，眼窩

表21-6-2　眼瞼眼窩の異常と臨床症候

眼球異常を伴わない			
眼窩位置の異常	<	水平方向 (transvers dystopia)	→ hypertelorism, hypotelorism
		垂直方向 (vertical dystopia)	→ occular dystopia
眼窩容積の異常	<	拡大 (enlargement)	→ enophthalmos
		狭小 (atresia)	→ exophthalmos (exorbitism)
		(microrbitism)	→ microphthalmos, anopthalmos
形態の異常	—	欠損, 変形	→ occular dystopia
		眼球形成不全 (microrbitism)	coloboma
		眼球発生異常（無眼球, 小眼球）	lateral canthal dystopia

（西條正城：頭蓋顎顔面外科：最近の進歩, 克誠堂出版, p185, 1994を参考に著者作成）

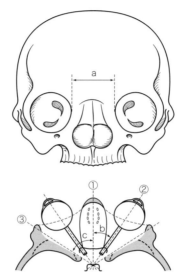

a：眼窩間距離. X線像（頭部規格撮影）上で眼窩内壁 (dacryon) 間距離を測る. 正常30 mm
b：orbital angle. 水平断のX線断層またはCT像上で正中矢状線①と眼窩軸②のなす角度を測る. 正常25°
c：正中矢状線と眼窩外側壁③とのなす角度を基準にすることもある. 正常45°

図21-6-2　眼窩隔離症の診断（X線像）

（西條正城：頭蓋顎顔面外科：最近の進歩, 克誠堂出版, p188, 1994より引用）

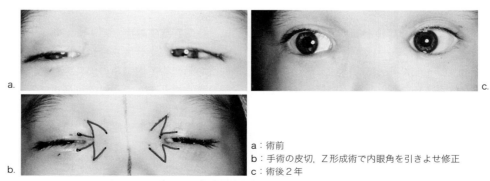

a：術前
b：手術の皮切. Z形成術で内眼角を引きよせ修正
c：術後2年

図21-6-3　眼窩隔離症の内眼角形成術による見かけ上の修復例

21・6 眼窩異常症

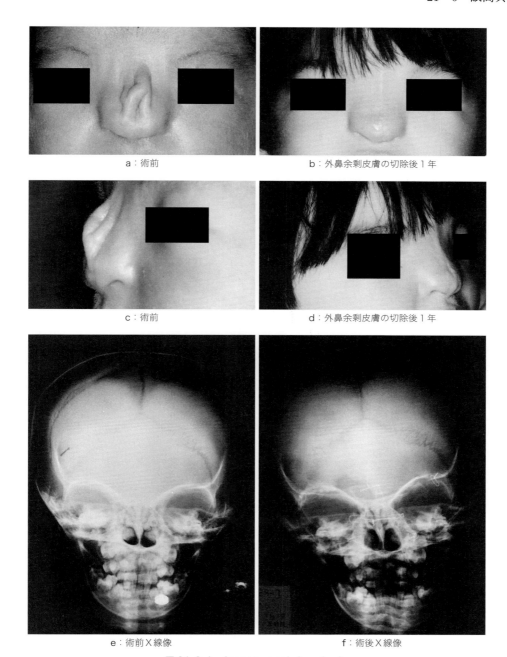

a：術前
b：外鼻余剰皮膚の切除後1年
c：術前
d：外鼻余剰皮膚の切除後1年
e：術前X線像
f：術後X線像

図21-6-4 frontonasal dysplasia

底と両側壁を含むU字型の骨切り術（図21-6-4〜図21-6-6）や，眼窩上壁まで含むO字型の骨切り術を行い，眼窩を左右から中央に寄せる方法が行われる．この方法は，extracranial（subcranial）approachといわれる（図21-6-5）．

c. 重度眼窩隔離症

Tessierら（1967）やConverseら（1970）が報告しているように，頭皮冠状切開coronary incisionより前頭部皮弁を剥がし，前頭骨を骨切りによって除去，脳の前頭葉を挙上する．眼窩の骨切り，および篩骨を有視野のもとに部分切

除し，眼窩を中央に寄せて固定する．これは，monoblock subtotal orbitotomyといわれる．骨切り術を容易にするため眼窩周囲に皮切を追加することもある．

つまり，orbital hypertelorismでは，篩板 cribriform plateが低位置にあるため，篩板とともに眼窩の骨切りを行わないと修正できないからである（図21-6-7，図21-6-8）．

眉間部，鼻部の余剰皮膚は切除する．この方法は，intracranial approachといわれるものである（図21-6-7）．

Gonzalezら（2005）は，眼窩周囲の骨切りだけでなく，

98　第21章　頭部形成術

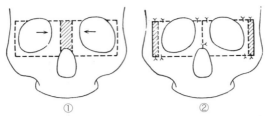

図21-6-5　離眼症のextracranial approachによる眼窩縁骨切りによる修復例
内側壁間を2cm寄せる．斜線部は，①切除骨，②腸骨移植．

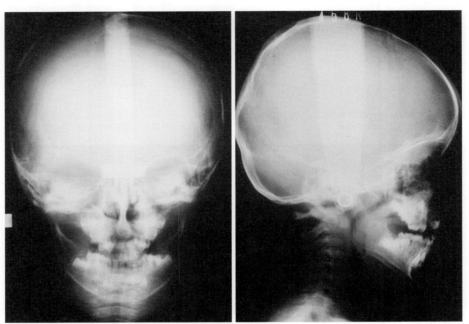

a：頭部X線像　　　　　　　　　　　　　b：頭部X線像

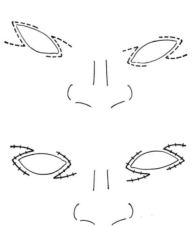

c：瞼裂形成術のデザインと術後
さらに内側眼瞼靭帯を両側ともいったん切離したのち，上方の骨に穴を開け，靭帯同士を縫合短縮する．

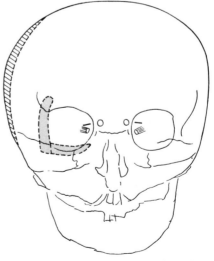

d：内側眼瞼靭帯と新しい骨孔との位置関係
右眼窩外下壁に腸骨移植（点線部），斜線部は頭蓋骨削骨部．削骨の厚さは脳膜露出を考え，約5mmにする．

図21-6-6　Tessier分類でNo.8, 9に属すると考えられる顔面裂および両側唇裂，離眼症
内眼角間距離43mm，眼窩幅40mm，内眼角下方偏位　左8mm，右7mm，頭蓋骨顔面最大幅左75mm，右82mm，頭蓋骨眼窩間距離26mm，左眼窩径，縦33mm，横34mm，右眼窩径縦35mm，両側唇裂．

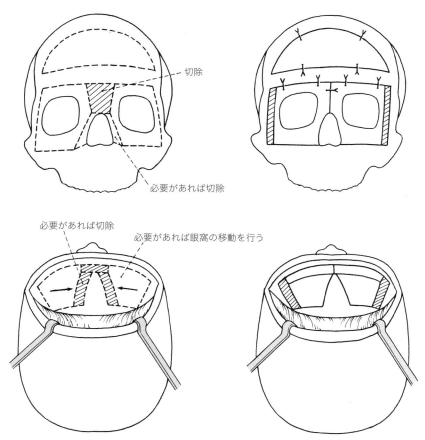

図 21-6-7　intracranial approach による離眼症の再建術
嗅神経は残す．眼球の内側移動障害があれば眼窩内側壁の移動を行う．

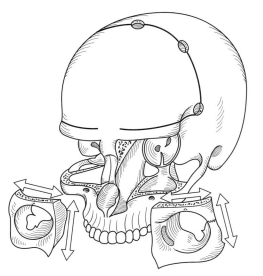

図 21-6-8　functional orbitotomy (monobloc subutotal orbitotomy)
左右，上下，前後いずれの方向にも移動可能であり，さらに回転を加えることもできる．
(Jackson IT et al：Atlas of Craniomaxillofacial Surgery, CV Mosby, p208, 1982 より引用)

鼻骨，歯槽骨まで含めた顔面正中二分骨切り術 facial bipartion technique を報告している．つまり顔面をT字型に骨切りする方法で，侵襲はかなり大きい．

❹成長

手術で適切に修正されれば，成長もよく，成長後も顔面バランスがよいという (Marchac, 2012)．

❺手術の合併症

死亡，感染，髄液漏，出血，神経麻痺，移植骨壊死などがある．また，眼窩の内側移動量は，眼球の内側移動量と一致しない (Panchal ら 1999)．

B. 眼窩間狭小症 orbital hypoterolism

これは，眼窩内壁間距離が，幼児で 15 mm 以下，12 歳で 23 mm 以下，成人男性で，25 mm 以下を orbital hypoterolism といえよう．

本症のみられる先天異常症としては，trigonocephaly，archinencephaly（cebocephaly, ethmocephaly, cyclopia），nasomaxillary hypoplasia，oculo-dento-digital dysplasia，chromosome-18p-syndrome，13-trisomy syndrome，microcephaly，cleft lip and palate，mongolism などがある．

治療法としては，眼窩隔離症の中等度，あるいは重度の治療法に準ずる頭蓋内，または頭蓋外経由の骨切り術を行って眼窩を外側に移動し，その間隙に骨移植する（図21-6-8）．

C. 全前脳症，全前脳胞症 holoprosencephaly

これは，頭蓋，顔面の発生異常で，前脳の分割不全，つまり，終脳が左右半球に分かれず，間脳である視床も癒合し，単脳室で，alobar type といわれ，さらに少し分かれている semilobar type，2つに分離している lobar type などいろいろな程度があり，高 Na 血症を伴うことがある（加藤ら2007）．また，顔面中央の低形成で，眼窩狭小症のほか，外鼻，鼻中隔，中間顎，人中の消失などを合併する．

Tessier は，No.0，N0.14 に分類している．従来は無嗅脳症 arhinencephaly と呼ばれていたものである．約 16,000 に 1 人の発生率である（西本 2005）．

顔面では，cebocephaly（猿頭症），ethmocephaly（篩頭症）などがみられ，正中唇裂に至る先天性異常で，①眼窩間狭小症，②正常位の単鼻孔，③唇裂なし，④小頭症，⑤単脳室などの特徴を有する（鳥飼ら 1981）．

異常の程度により生存不可能から，生存しても下垂体機能低下，低血糖，低 Na 血症，尿崩症など様々な症状を呈する．

Hadlich ら（1880），DeMyer ら（1964）は，holoprosencephaly を 5 型に分類，いずれも眼窩間狭小症を有し，脳奇形と顔面正中形成不全とをからませている．

治療法としては，眼窩狭小症の手術や症例によっては，ホルモン補充療法も必要になる．ethmocephaly（篩頭症）は，象鼻様外鼻 proboscis が偏位，単鼻孔であり，鼻孔閉鎖のため早期の手術を要する（図24-4-9 参照）．

D. 無眼症，矮小眼症 anophthalmos, microphthalmos

片側性にきた場合には手術的治療の適応がある．手術法は頭蓋骨内外の骨切り術を行う．

21・7 その他

A. 囊胞性頭蓋披裂 cystic cranioschisis

これは，神経管の癒合不全によるもので，欧米で 1 万人に 1 人，日本で 1,000 人に 1 人の出生率で，70％が後頭部にみられるという．しかし，著者の経験した脳瘤は，すべて前頭部であった．

脊椎披裂に比べれば，1/5〜1/10 の程度である．

本症には，潜在性頭蓋披裂と囊胞性頭蓋披裂とがあり，後者は，囊胞内の脳組織の有無によって，髄膜瘤と（髄膜）脳瘤とに分けられる．通常，脳外科あるいは形成外科との協同で手術される（図 21-7-1）．

❶前頭部脳瘤 sincipital encephalocele

これには，前頭部にでる前頭弓隆部脳髄膜瘤と頭蓋底にでる前頭蓋底部脳髄膜瘤の 2 つのタイプがある（図 21-7-2，図 21-7-3）．

❷皮様囊腫による頭蓋披裂

まれな疾患である（図 21-7-4）．

B. 頭蓋の先天異常と染色体異常

頭蓋の先天異常に関連した新生児の染色体異常は，欧米では 0.6％に，わが国では 0.5％にみられる（木原ら 1985）．性染色体異常としては，男性の XXY 症候群（Kleinfelter syndrome），女性の X 症候群（Turner 症候群），XXX 症候群（トリプル X 女性）などがある．表 21-7-1 に主な染色体異常の特徴を示した（諏訪ら 2001，木田ら 1986）．また，核型記載法に関する国際規約を表 21-7-2 に記載した（楠ら1987）．形成外科領域でもまれにみる機会があり，今後ますます発展する分野だと思う．

C. 頭蓋部の美容

頭蓋部で美容に関係したものとしては前述の若年性脱毛症がある．しかし，若年でなくても加齢による脱毛症を気にする人もいるので，いろいろな植毛法による検討も必要であろう（第 21 章 -3-B「若年性脱毛症」の項参照）．

21・7 その他

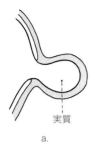 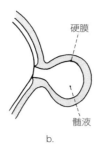 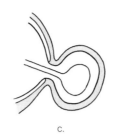

① 囊胞性頭蓋披裂の分類
　a：脳瘤 encephalocele
　　脳髄膜瘤 encephalomeningocele
　b：髄膜瘤 meningocele
　c：脳（髄膜）囊瘤 encephalo (meningo) cystocele
② 囊胞性脊椎披裂の分類
　a：脊髄髄膜瘤 myelomeningocele
　b：髄膜瘤 meningocele
　c：脊髄囊瘤 myelocystocele

図21-7-1　囊胞性頭蓋披裂

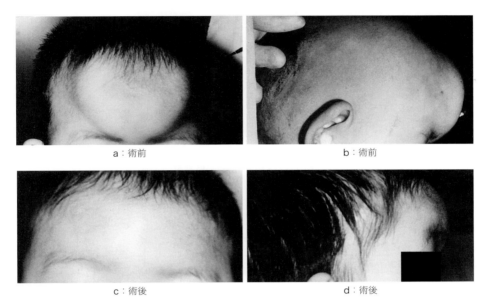

a：術前　　　　　　　　b：術前

c：術後　　　　　　　　d：術後

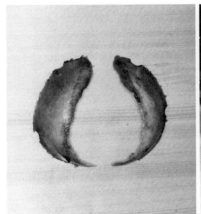 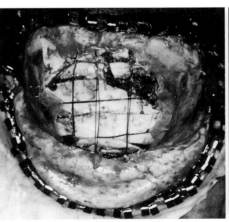 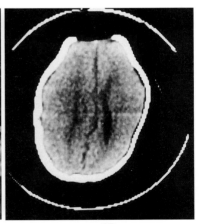

e：突出部の骨を採取．これを細長く細工　　f：元に戻して3-0ナイロンで軽く上より固定　　g：CT

図21-7-2　前頭部髄膜瘤

（西村二郎ほか：形成外科26：52, 1983より引用）

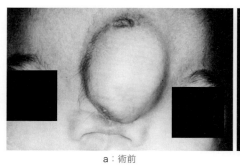
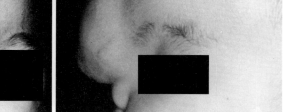
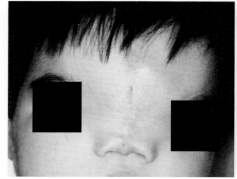
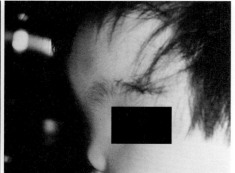

a：術前　　　　　　　　　　　　　　b：術前

c：ヘルニア門閉鎖，前頭部に肋骨移植，術後1年　　d：ヘルニア門閉鎖，前頭部に肋骨移植，術後1年

図 21-7-3（1）　前頭部髄膜瘤

表 21-7-1　主な染色体異常の特徴

部位	13トリソミー	18トリソミー	21トリソミー	4短腕欠損	5短腕欠損	18短腕欠損	18長腕欠損
	Patau症候群	Edwards症候群	Down症候群				
頭部顔面	頭皮欠損 全頭脳症 無嗅脳症	細長頭蓋 小脳の組織異常	短い頭蓋	小頭症	小頭症	全前脳症 無嗅脳症	小頭症
眼	小眼球 虹彩欠損		肉眼角贅皮 虹彩白斑	内眼角贅皮 虹彩欠損	内眼角贅皮 斜視	内眼角贅皮 斜視	
耳	耳介変形	耳介変形	小耳	耳介変形	耳介変形	耳介変形	耳介変形
口	唇裂口蓋裂	小口,小下顎	巨舌	唇裂口蓋裂	小下顎	小下顎,唇裂口蓋裂	
四肢	軸後多指趾 爪細長く彎曲	指屈曲,重なり 短い母趾	V指短縮 関節過伸展		彎曲	V指内彎 短指	
体幹	潜伏睾丸	潜伏睾丸					
皮膚	毛細血管腫		ざらざらの皮膚				
皮膚紋理	橈側蹄状紋	弓状紋優位	腕三叉高位	弓状紋	渦状紋優位		渦状紋優位
内臓	心奇形 多胞性腎嚢腫 双角子宮	心奇形 嚢胞腎	心奇形				心奇形
機能	聾,痙攣				猫泣き声		
発達	発達の遅れ	発達の遅れ	発達の遅れ	発達の遅れ	発達の遅れ	発達の遅れ	発達の遅れ
50%死亡	1ヵ月末	2ヵ月末	10歳以上	2～3歳			
頻度	1/16,000	1/11,000	1/1,000	<1/25,000	1/45,000		1/7,000

（諏訪庸夫編：先天異常症候群辞典，日本臨牀社，2001；木田盈四郎ほか：産婦の実際 35：471, 1986 より引用）

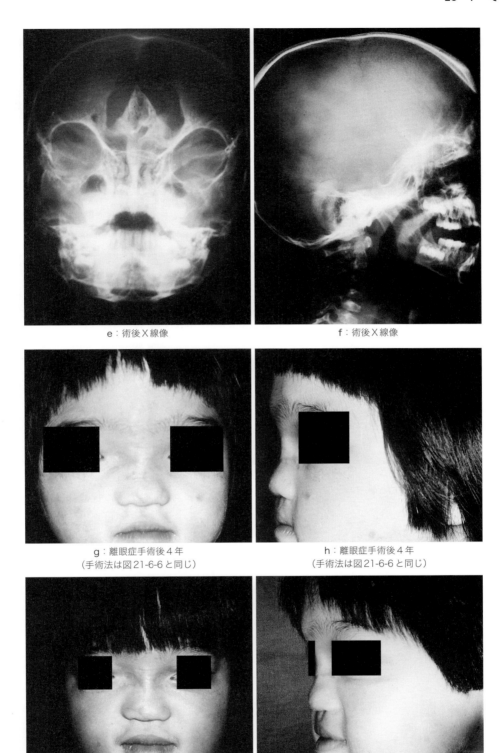

e：術後X線像　　　　　　　　　　f：術後X線像

g：離眼症手術後4年　　　　　　　h：離眼症手術後4年
（手術法は図21-6-6と同じ）　　　　（手術法は図21-6-6と同じ）

i：離眼症手術後7年　　　　　　　j：離眼症手術後7年

図21-7-3（2）　前頭部髄膜瘤
（鬼塚卓弥：新外科学大系29C，形成外科III，中山書店，p50，1988より引用）

104　第**21**章　頭部形成術

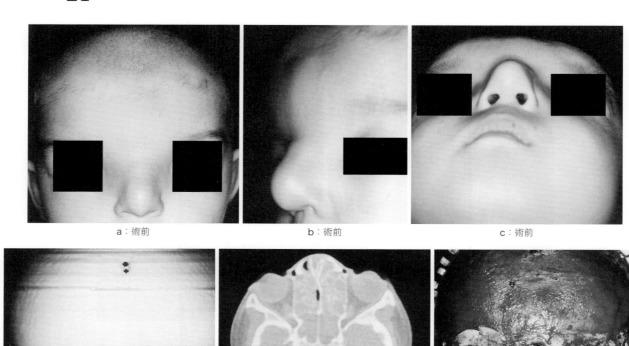
a：術前　　　b：術前　　　c：術前

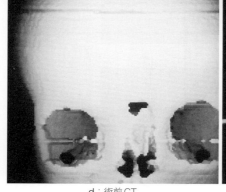
d：術前CT

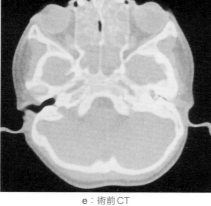
e：術前CT

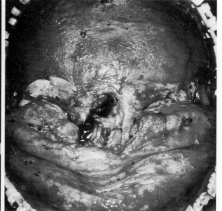
f：第1回手術において皮様囊腫のみ摘出
感染を考えて骨切りは二次手術にする．第2回手術時の骨欠損部分．

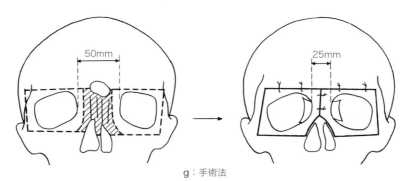
g：手術法

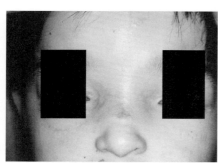
h：術後3年

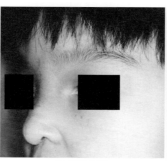
i：術後3年

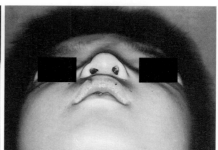
j：術後3年

図21-7-4　前頭部皮様囊腫

表21-7-2 核型記載法（国際規約）

総染色体数, 性染色体構成, 染色体異常の詳細

核　　型	染色体異常の種類	意　　味
47, XY, +21	21トリソミー	トリソミー型Down症候群の男性
47, XX, +18	18トリソミー	Edwards症候群の女性
45, X	Xモノソミー	XO型Turner症候群の女性
47, XXY	過剰X染色体	Klinefelter症候群の男性
mos 45, X/46, XX	XOと正常女性型細胞のモザイク	モザイク型Turener症候群の女性
46, XY, t (2;5) (q21;q31)	2番染色体と5番染色体の均衡型相互転座	2番染色体長腕バンドq21と5番染色体長腕バンドq31で切断し，各自の切断点より末端部までの部分が相手の染色体の切断点に転座した染色体を持つ男性
46, X, i (Xq)	イソX染色体	X染色体長腕のイソ染色体を持つTurner症候群女性, X染色体短腕は欠失している
46, XX, del (5) (p13)	5番染色体端部欠失	5番染色体短腕バンドp13より末端部を失っている猫鳴き症の女性
46, XX, r (21) (p12q22)	環状21番染色体	短腕バンドp12と長腕q22より末端部を欠失して環状に再結合した逆蒙古症女性
46, XY, −14, +t (14q21q)	Robertson型転座に由来する21番染色体過剰	転座型Down症男性
45, XX, −14, −21, +t (14q21q) または 45, XX, t (14q21q)	14番長腕と21番長腕のRobertson型転座	Robertson型転座の保因者．14番, 21番の短腕を失っているが表現型には関係しないので，臨床的には正常

核型のための主な記号（国際規約）

A〜G	染色体の群	s	付随体
1〜22	染色体番号（常染色体）	t	転座
X, Y	性染色体	i	イソ染色体
/	染色体構成の異なる細胞群を区別する（モザイクやキメラ）	inv	逆位
		r	環状染色体
+, −	染色体数の増減がある場合に染色体番号の前に表示する．染色体腕の長さに増減があるときは染色体番号のあとに表示する	del	欠失
		der	転座由来変異染色体
		dup	重複
		:	切断
cen	着糸点	::	切断と再結合
h	二次狭窄部あるいは非染色部	mar	標識染色体
p	染色体短腕	;	2つの染色体由来の断片の結合
q	染色体長腕		

(楠　智一ほか（編）：必修小児科学, 第3版, 南江堂, p200, 1991より引用)

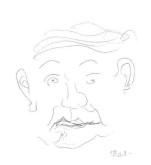

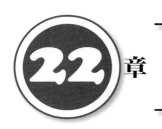

22章 額部形成術
forehead plasty

22.1 額部の解剖学
anatomy of the forehead

A. 額部とは definition of forehead

額部とは，臨床的に，若い人で，髪の生え際と前頭骨縁，眉，鼻根などの間の領域をいう．前頭部で頭髪のないところを額部という人もいるが，脱毛を起こすと頭の上まで額になり，不適切である．下方は眼窩上縁 orbital ridge，側方は側頭縁 temporal crest で明確であるが，上方は曖昧で，前頭縫合か，シワのできる前頭筋部位としたほうが臨床的にはよいと思われる．

註：額部は，前額部ともいうが，ひたいの漢語的表現である（山田忠雄主幹，新明解国語辞典 2006）．

B. 解剖 anatomy of the forehead

❶皮膚，筋，骨，神経

額部の皮膚は，頭髪がなく，他は頭皮と同じである．

前頭筋は，額部では厚くなって，眉部，眉間部で付近の筋肉と交錯し，眉部の皮膚に付着している．前頭筋が麻痺すると額部に皺ができず，眉毛の挙上が不能になり，上眼瞼まで下垂する．また，前頭筋が中央部で二分されていることは，診断上（第28章-3「顔面神経麻痺」などの項参照）や手術操作，あるいは術後の瘢痕の美醜にまで大きな役割を持っている．なお，眼窩上神経の深枝が側方を走っているので注意が必要である（Tabatabai 2007）．

骨は，前頭骨，側頭骨のそれぞれ一部分より形成される（頭部の解剖については，第21章-1「頭蓋部の解剖学」の項参照）．

神経は図22-1-1のように額部に分布している．

❷眉毛 eyebrow

前頭骨眼窩縁に相当する位置にあり，軟部組織の厚さは，いわゆる頭皮よりも薄くなっている（この厚さの差で頭部からの島状皮弁による眉毛形成を行うと，その部分が盛り上がってみえる）．眉毛の理想的位置として，Bakerら（2007）は，鼻翼の外側と目頭，目尻を結んだ線の間にあり，眉頭，眉尻の高さは同じで，眉の最高点は虹彩外側の垂直

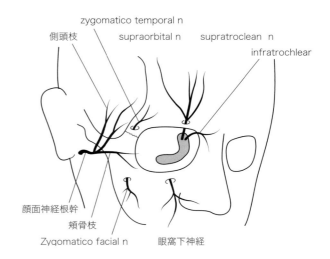

図22-1-1 額部の神経

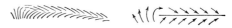

図22-1-2 眉毛の毛流

線上にあるという．

眉毛の分類には，形態分類と毛流分類とがあるが，Rozprym（1932），芝本ら（1993）の文献に詳述されている．

眉毛の毛流は，一部上向性，一部下向性で，中央部で集まるようになっている（図22-1-2）．また，毛向は，皮面に直角なものはなく，ほとんどすべて，皮面と鋭角，あるいは皮面に密着するような方向に走っている．

眉毛の形態は，人により様々で，幅の広狭，長さの長短，三日月型，毛筆状，ゲジゲジ型，眉尻の上がったものと下がったもの，また，眉毛間の離れているものと両眉毛が連絡しているものがある．

眉毛の挙上は，前頭筋の収縮によるが，両側できる人，片側できる人，両側ともできない人がある．

❸額部の自然皺襞 wrinkle line

前頭筋と直角，つまり水平方向に走っている．しかし，眉間部では，皺眉筋の関係で垂直方向である．（第24章「鼻部形成術」の項参照）．

また，輪郭線としては，頭髪，眉毛の生え際があり，いずれも切開線を決める基準線になる．

108　第22章　額部形成術

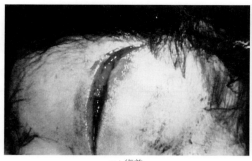
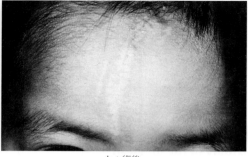

a：術前　　　　　　　　　　　　　　b：術後
図22-2-1　額部切創と縫縮後

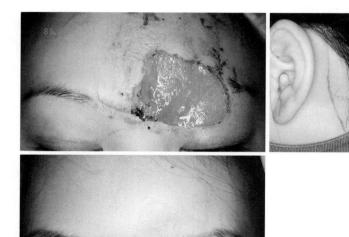

図22-2-2　額部挫滅創の側頭皮膚による修復
術後1年，分層植皮および眉毛部は複合移植．

（小薗喜久夫氏提供）

❹前頭洞 frontal sinus
　2歳以降に発生，X線的には8歳までは認めにくく，12歳以降で成人のようになる．容積は約 $5cm^3$ で前壁は厚く，中核板で2室に分かれ，鼻前頭管で中鼻道に開口する（久徳ら 1994）．

22・2　外傷・瘢痕
trauma and scar of the forehead

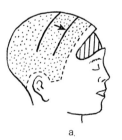
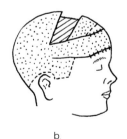

a.　　　　　　　b.
図22-2-3　双茎頭皮弁による額部皮膚欠損の修復法

A. 額の外傷

❶軟部組織損傷
a.　額部軟部組織損傷の特徴
　額部は，母床に硬い骨組織を有するため割創になりやすく（図22-2-1），しかも，皮膚の挫滅を起こしやすい．また，容易に皮膚剥脱を起こす．

b.　治療
　1）小範囲の創，皮膚欠損
　創の郭清ののち，小範囲の創はそのまま，あるいは皮弁を用いて縫縮する．

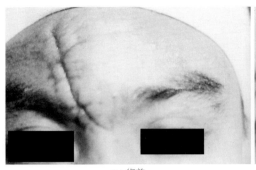
a：術前

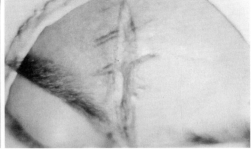
b：Z形成術

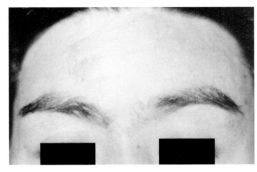
c：術後，Zの横方向の線が皺に一致するようにしてあるが，多少，trap door気味になっている．W形成術のほうがよかった例

図22-2-4　外傷性陥凹瘢痕

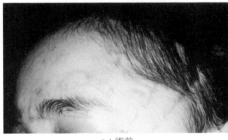
a：術前

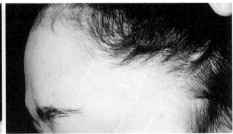
b：術後9ヵ月

図22-2-5　額部瘢痕

額，目瞼の瘢痕は比較的目立たない．側頭部は目立つことがある．植皮の境界部分の瘢痕も同様である．

2) 広範囲の欠損の場合

広範囲の場合は，いったん遊離植皮して，後日再形成術を行う．骨皮質が露出した場合は，頭皮弁を移植して創を閉鎖，採皮部には遊離植皮を行う (**図22-2-2**)．

剝脱症のように，帽状腱膜下で剝離され，骨膜が残っている症例は，骨膜上に厚めの分層植皮を行う．もし骨膜がない場合は，**図22-2-3**のように，皮弁にていったん被覆しておき後日遊離植皮を行うか，遊離吻合皮弁移植を行う．全身状態によっては，生食湿布を施して骨の乾燥を防ぎ，後日，本格的再建術を行う．遊離吻合皮弁が利用できなければ，遠隔皮弁による形成術も考慮する (jump flap, 第7章-6「有茎植皮・皮弁移植」の項参照)．

前頭骨も欠損している場合，遊離吻合皮弁，あるいは，**図22-2-3**のように，頭頂部の皮膚を双茎皮弁として移動，被覆し，二次的に皮弁による被覆を行い，三次的に肋骨，腸骨，金属板，合成樹脂板などで欠損部を補塡する．

創が，頭髪や眉毛の生え際にわたるときは，輪郭線のずれが起こらないように，毛髪の位置をよく確かめてから縫合することが大切である．

なお，下記の前額の瘢痕の修復法を念頭に治療法を考える．

❷骨折

第28章-4「顔面骨骨折」の項参照．

B. 瘢痕 forehead scar

❶小範囲の瘢痕

この範囲の皮膚欠損は，一応何らかの手段で一次縫縮可能なものである．

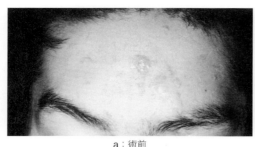
a：術前

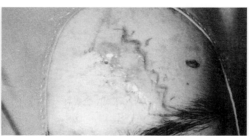
b：術前デザイン

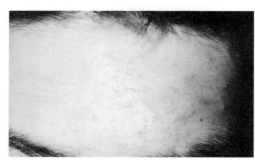
c：術後5ヵ月

図22-2-6　散在性額瘢痕
まとめてW形成術にて縫縮．

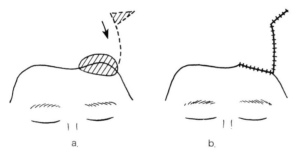

図22-2-7　生え際の額部瘢痕形成術
（鬼塚卓弥：交通医21：401，1968より引用）

a．中央部における小範囲瘢痕

小瘢痕は，直線状に切除縫縮するが，直線状瘢痕でも，2cm以上になるとW形成術を行ったほうが目立たない．しかし，眉毛の変形などがある場合は，Z形成術を用い，あるいは，W形成術と併用する．

手術法の原則は，一般のそれに従うが，剝離は，帽状腱膜下，または，脂肪層中間で行う．眼窩上神経，滑車上神経などの知覚神経を損傷しないように注意が必要である（図22-2-4〜図22-2-9）．

b．弁状瘢痕 trap door scar

①盛り上がりの少ない場合：点状の盛り上がりは，カミソリで水平に切除する．円形瘢痕の短いものは，縫縮，長いものは，Z形成術やW形成術の組み合せで，できるだけ皺方向に一致するような切開を行う．

②盛り上がりの範囲が広い場合：皮下のfibrosisを除去するか，他の皮弁法の適応が必要となる（第4章-1-c-⑨-b「弁状瘢痕」の項参照）．

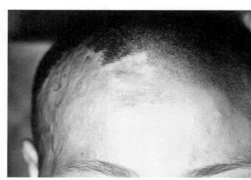
a：術前

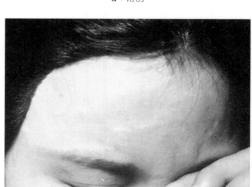
b：術後2年

図22-2-8　生え際にわたる額部瘢痕
生え際は頭頂部よりの横転皮弁法で修復，額部には遊離植皮．このような植皮法では健常部と植皮部の境界が目立つ（☞本章，図22-2-12，図22-2-13）．

（鬼塚卓弥：交通医21：401，1968より引用）

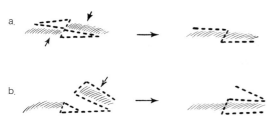

図22-2-9 眉毛生え際のずれ修正法

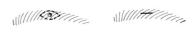

a：小瘢痕

横切開は眉毛の高さを考えて行う．

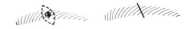

b：小瘢痕

横切開で眉毛欠損を起こすときは，縦切開を行う．

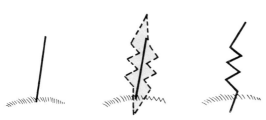

図22-2-10 眉毛から額部にわたる縦方向の瘢痕

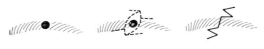

c：大瘢痕

図22-2-11 眉毛内瘢痕

眉毛外に切開が伸びるので，この部分はZ形成術，W形成術を用いる．

(Borges AF et al：Br J Plast Surg 15：242, 1962 より引用)

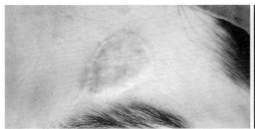
a：術前

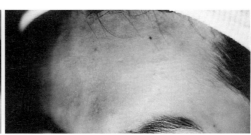
b：縫縮後1年半

図22-2-12 額部植皮後の醜状

c. 生え際にわたる瘢痕

この場合は，いわゆる瘢痕性脱毛症を合併しているわけであるから，まず，線状の瘢痕性脱毛症は，Z形成術で生え際の線を揃えるとともに，この点を基準にして，額部の瘢痕に縫縮術，Z形成術，W形成術を適応させる．線状でない瘢痕性脱毛症の場合には，できるだけ頭皮弁で生え際を形成し，額部の瘢痕部を少なくするように努める（図22-2-6ab，図2-22-7，図2-22-8）．

d. 眉毛にわたる瘢痕

瘢痕が眉毛にわたる場合は，眉毛の幅が狭いことと眉毛生え際のずれは極めて醜いことなどの点から，特殊な考慮を必要とする．

① 眉毛生え際がずれている症例：瘢痕の部位や皮膚の余裕などから，いろいろな切開線のデザインがある（図22-2-9）．

② 生え際がずれない縦方向の瘢痕：図22-2-10のように切開する．

③ 眉毛内部の瘢痕：縦横いずれでもよい（図22-2-11ab）．

④ 切開線が眉毛外部に出るような大きなもの：通常，水平方向の切開は，眉全体を切除してしまう恐れがあるので，縦方向に切開して，額部や上眼瞼部にはみだした部分は，W形成術を行う（図22-2-11c）．なお，眉毛部，こめかみ部で大切なことは，眉毛末尾に近く顔面神経前頭枝が走っていることで，深く切開すると，この神経を切断し前頭筋の麻痺を起こしやすい．

❷比較的広範な瘢痕

これは一次縫縮のできない程度のもので，外傷や腫瘍摘出後では一次的に分層植皮で創閉鎖を行っておき，二次的に植皮部分を修復する（図22-2-12）．

a. 連続縫縮法

前者は，一次的に縫縮できないもの，あるいは縫縮しても眉毛，上眼瞼の上方牽引が著明に起こる場合は，このような変形が起こらない程度に少しずつ縫縮する方法で，通常年1回ずつ切除する．切除の方法も，瘢痕によって横方向に切除，あるいは，W型，T型に切除して，最後に術後

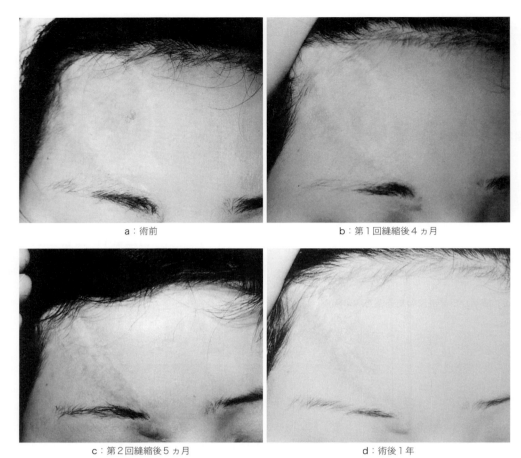

図22-2-13　額部植皮後の醜状を連続縫縮により修復

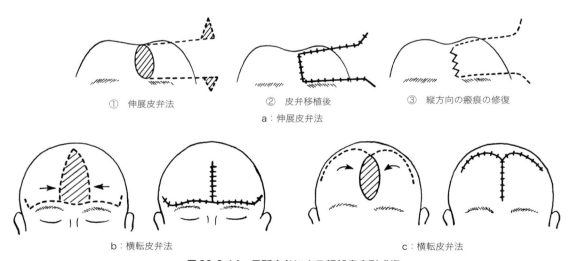

図22-2-14　局所皮弁による額部瘢痕形成術

瘢痕を諸法により修復する．しかし，この場合帽状腱膜上に減張切開（Kazanjian 1959）を入れて周囲皮膚を伸展させるときは皮弁の血行に注意する（図22-2-13，図22-2-14）．

b. expander法

最近は，expander法も用いられる（図22-2-15）．

c. 局所皮弁法

これは，縦方向の幅のある瘢痕に用いられる方法であるが，一時的に縫縮可能とはいえ，術後瘢痕が長くなりやすい欠点がある（図22-2-14）．

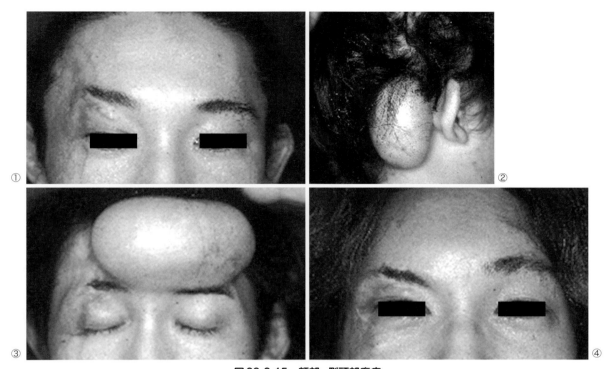

図 22-2-15 額部, 側頭部瘢痕
①:術前, ②③:tissue expander 使用, ④:術後

(飯田直成氏提供)

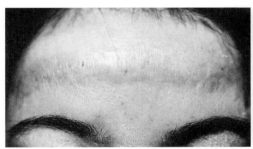
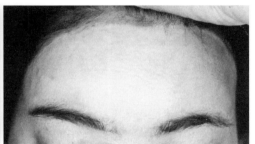

a:額部中央部の帯状の瘢痕. その上下には健常皮膚残存　　b:額部全体にわたって表皮を切除, そのあとに植皮. aesthetic unit の考え方を用いたもの

図 22-2-16 額部瘢痕

(鬼塚卓弥:交通医 21:401, 1968 より引用)

d. 生え際にわたるもの

これは, 前述したように, できるだけ脱毛部を横転皮弁 transposed flap, 回転皮弁 rotation flap, 伸展皮弁 advancement flap などで被覆し, 二次的に残余の瘢痕を修復する. 生え際は左右対称にしないで, ある程度額部に入り込ませる. そうすると一次縫縮が可能なことがある. 額部に植皮をするよりも一次縫縮したほうが目立たないからである (図 22-2-7, 図 22-2-8).

❸広範囲の瘢痕

瘢痕が, 額部全域にわたるときには問題がないが, 額部の半分くらいまでしかないような場合には瘢痕部だけ切除して植皮すると植皮部と健常部との境界が極めて目立つので (図 22-2-8), 縫縮するか, たとえ, 正常部分が犠牲になっても額部全体に植皮するほうが目立たない (図 22-2-16).

C. 眉毛移植 eyebrow graft

眉毛欠損は, 外傷や腫瘍だけでなく, ハンセン病のような疾病によっても起こる. 治療は, 毛髪移植である.

毛髪移植術は, 表 22-2-1 のように分類されるが, 眉毛移植術ついては, 頭髪の遊離移植, 有毛皮弁移植がある (図

第22章　額部形成術

表22-2-1　眉毛植毛術の種類

1. 義髪
2. 毛幹挿入術
3. 生毛移植術
   a. 有茎植毛術
      1) 回転植毛術
      2) 島状皮弁植毛術
      3) 吻合皮弁植毛術
   b. 遊離植毛術
      1) 皮膚片植毛術
      2) 皮膚柱植毛術
      3) 点状植毛術
      4) 単一毛植毛術
   c. 保存植毛術
   d. 同種植毛術

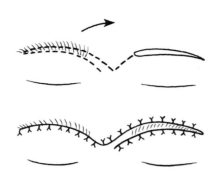

図22-2-17　眉毛の有茎植毛術
この方法は技術的には可能であるが，瘢痕が目立つので，遊離植毛術がよい．

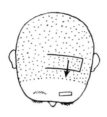 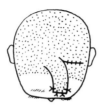 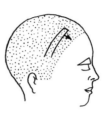 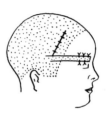

a.　　　　　　　　　　　　　　　　　　　　　　　b.

図22-2-18　頭髪の有茎植毛術

（鬼塚卓弥：交通医21：401，1968より引用）

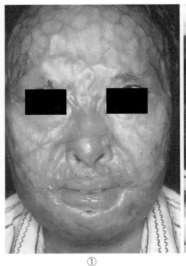 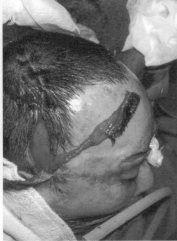 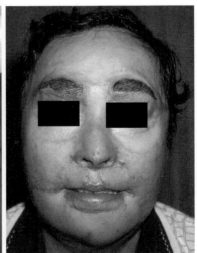

①　　　　　　　　　②　　　　　　　　　③

図22-2-19　顔面熱傷
①：網状植皮後，②：再植皮後，島状皮弁による眉毛再建，③：術後

（加藤至氏提供）

22-2-17, 図22-2-18)．著者は，側頭部生え際からの皮膚片植毛術を第一選択としている．小薗ら（2003）も同様の報告を行っている．

❶有茎植毛術
a. 反対側眉毛を利用する方法
これは，反対側正常眉毛を横に半切し，眉間部を茎にして180°回転して移植する方法であるが，正常側が醜くなること，皮弁の幅と長さの比率から遷延法を要することなどの欠点からほとんど用いられない（図22-2-17）．

b. 前頭部の皮弁を用いる方法
図22-2-18aのように，頭頂部あるいは側頭部を茎にして移植する方法である．現在は用いられない．

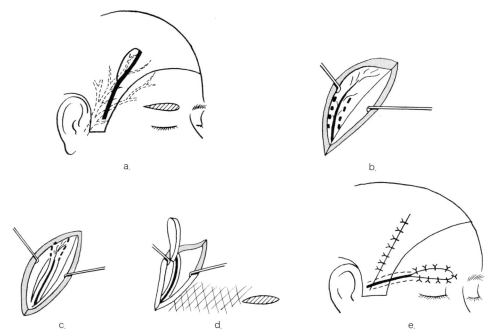

図21-2-20 島状皮弁法による眉毛移植術
a：切開線．側頭動脈の拍動を確かめ，その位置をピオクタニンで印し，その少し外側を切開．
b：頭皮を反転すると帽状腱膜を通して動脈が透けてみえる．
c：動脈を帽状腱膜とともに帯状に剥離．
d：眉型の頭皮を切除．トンネルを作り，これをくぐらせて眉毛部に移植する．
e：術後．

(鬼塚卓弥：交通医21：401, 1968より引用)

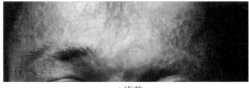
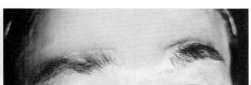

a：術前   b：術後

図22-2-21 島状皮弁による左眉毛移植例

c. 側頭部の皮弁を用いる方法
図22-2-18bのように，側頭動脈を含む細長い皮弁として移植する．しかし，太い眉毛になりやすい．

d. 双茎皮弁を用いる方法
両側眉毛欠損に用いられる方法で，頭頂部からバケツの柄のように細い皮弁を側頭動脈とともに移植する．血行温存のため幅広い茎部を要するため太い，不自然な眉毛になる．

e. 島状皮弁を用いる方法
側頭動脈を利用する方法で，1回の手術で移植の目的を達することができるが，あまり細いと静脈うっ血を起こしやすく脱毛の危険がある．その他，本法の欠点として手術時間が長くかかり，また眉毛部と頭皮の厚さの差から移植部が盛り上がった感じにみえる（図22-2-19～図22-2-21）．

❷遊離植毛術 free hair grafting
遊離植毛術には，皮膚片植毛術，皮膚柱植毛術，点状植毛術，単一毛植毛術などがある．眉毛再建には，皮膚片か単一毛を，睫毛，生え際毛の再建には単一毛植毛術がよい（図22-2-22）．

a. 皮膚片植毛術 hair bearing skin strip grafting
これは，通常4mm以下の幅を有する頭皮片を眉の形に採取し，移植する方法である．4mm以上の幅になると，たとえ皮片は生着しても，中央部が線状に脱毛する，いわゆる中心性脱毛症 central aplopecia を起こしやすい．
移植皮片は，健側眉毛を半切して採取する方法もあるが（図22-2-23a），一般に，耳後部の生え際からいわゆる中間毛（移行毛）を採取する（図22-2-23b）．採取後は，毛根がみえる程度に脂肪組織を切除する．移植部は，筋層の中央

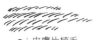

a：皮膚片植毛　　b：皮膚柱植毛　　c：点状植毛　　d：単一毛植毛
（含硬毛皮膚移植）

図22-2-22　種々の遊離植毛術

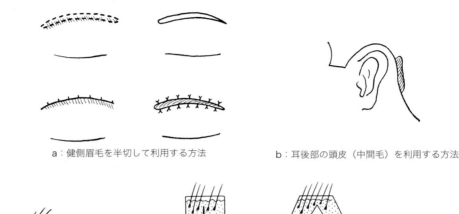

a：健側眉毛を半切して利用する方法　　b：耳後部の頭皮（中間毛）を利用する方法

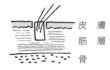 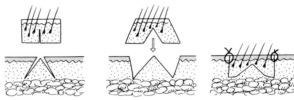

c：移植の深さは筋層中間　　d：接触面積を広げ，血行をよくする方法
（Converse J M：Reconstructive Plastic Surgery, Saunders, p959, 1977 より引用）

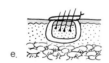 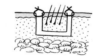 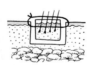 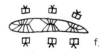

e, f：tie over とマットレス縫合による移植組織の固定

図22-2-23　皮膚片植毛術

まで深く切開し，毛根が筋層内に埋まるように移植する．移植後の縫合は，毛根が阻血性壊死を起こさないように浅く縫合する．また，皮片と周囲組織との密着をよくするために図22-2-23e, f のように，mattress suture と tie over 法を併用する．固定は，通常1週間で十分である（図22-2-23f）．なお，Converse（1977）は，接触面積を広げるため図22-2-23d のように，皮膚片下面中央に割を入れて，ちょうど断面が W 字型になるようにして移植している（図22-2-24〜図22-2-26）．Omranifard ら（2012）は，表皮を剥離したものは，follicular 単独より生着がよいという．

b. 皮膚柱植毛術 skin punch grafting

これは，束毛状移植ともいわれる（図22-2-22b）．

この方法は，硬毛十数本を有する3〜4mm の皮膚柱を移植する方法で，皮膚片植毛術に比べて成功率が高い．一般に後頭部から紡錘形に有毛部を切除し，これを，さらに十数本になるように細かく切離し，眉毛部にトレパン，ま

たはメスで孔を開けて挿入する．この際，出血しやすいが，普通は圧迫のみで止血し，止まらないときは結紮，電気凝固を行う．

本法は，成功率が高いことから，かつては用いられたが，今日では，眉毛に使用することは少ない．

c. 点状植毛術 hair minigrafting（図22-2-22c）

この方法は，皮膚柱植毛術のように，移植部の皮膚をトレパンなどで切除することなく，単に注射針で孔を開けるのみである．移植毛もわずか3〜7本を含む程度の小皮片として挿入する．本法は，毛流や毛向を揃えやすく，また，ほぼ100％生着することが長所であるが，操作が面倒で根気を必要とする点が短所である．なお，眉毛移植のための採取部としては，後頭部を選び，男子では前記の小皮片を約3mm 間隔で，通常片側眉毛に35〜45個の小皮片，生着毛数120〜160本を移植し，女子の場合は，約1割少なくする．英語名については Barrera（2003）による．

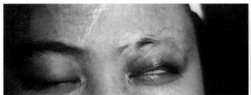
a：術前

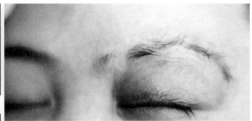
b：第1回遊離眉毛移植後6ヵ月

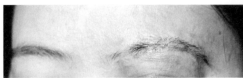
c：第2回遊離眉毛移植後3ヵ月

図22-2-24 眉毛欠損
眉毛移植によって上眼瞼外反症もよくなっている．

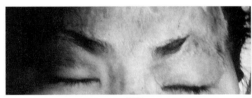
a：術前

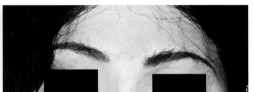
b：額部全層植皮後，眉毛移植は行わず眉墨塗布

図22-2-25 眉毛欠損

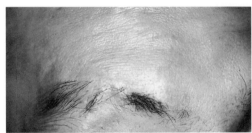

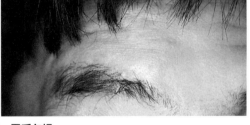

図22-2-26 眉毛欠損
43歳，男性．10歳時の交通事故で眉毛欠損．側頭部より移植術後6ヵ月．
（小薗喜久夫氏提供）

d． 単一毛植毛術 hair micrografting（図22-2-22d）

これは，点状植毛術における皮片をさらに細分し，硬毛1本ずつにして挿入移植する方法であるが，点状植毛術と同じく，毛流，毛向を揃えやすいこと，生着率が98.1％（Wangら2004）であることなどの長所と，操作が面倒で手術時間がかかる短所とがある．

荒川（1965）は，頭皮を細切しないで，皮下組織側から硬毛を抜去，これを生食液で冷やし，毛根を硬くして移植しやすいように工夫しているが，最近，Caputyら（1994）は，特殊な植毛針を報告している．Barrera（2003）の方法では，尖刃で切開を入れ，そのなかに単一毛をわずかな周囲組織をつけてペアンで挟み，挿入する．植毛数は，片側で500～900本から200～300本まで，人により様々であるが，Wangら（2004）は，男性で200～250本，女性で150～200本の植毛が必要という．通常，これを3～4回に分けて植毛する．同じ毛根から2本毛，3本毛として出ても単一毛に分類される．Choi（1992）らは，催式移植毛器という機器を開発している．

❸眉毛移植上の問題点

植毛術には，前述のように数多くの方法があるが，まとめてみると，

①有茎植毛術のうちで健側眉毛を用いる方法は，健側も犠牲になり，手術回数も2回を必要とする．頭皮を用いる場合も，2回の手術が必要なうえに頭部に大きな瘢痕を残し，さらに皮膚の厚さの関係から眉毛部が盛り上がってみえる．

②島状皮弁法は盛り上がりの点では同じであるが，1回

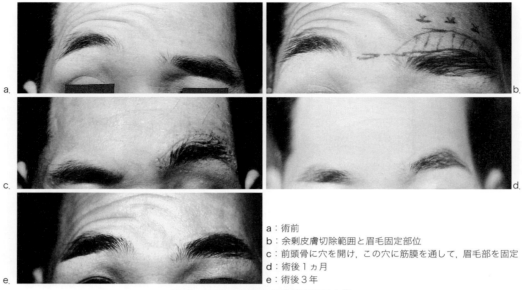

a：術前
b：余剰皮膚切除範囲と眉毛固定部位
c：前頭骨に穴を開け，この穴に筋膜を通して，眉毛部を固定
d：術後1ヵ月
e：術後3年

図22-2-27　前頭筋麻痺の筋膜固定術

（鬼塚卓弥：形成外科13：435，1970より引用）

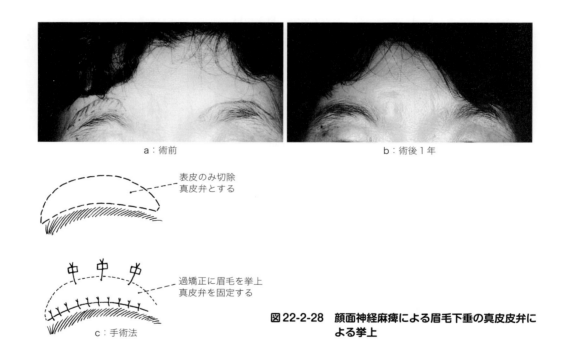

図22-2-28　顔面神経麻痺による眉毛下垂の真皮皮弁による挙上

の手術で済む利点があり，さらに，男子の場合は遊離植毛術よりも男らしい力強い眉にみえて，かえってよい場合もある．
③遊離植毛術のうち，皮膚片植毛術は4mm程度の幅であるが，女子の場合は，これのみで目的を達することが多く，不足分は単一毛植毛術を行えば比較的簡単に眉毛移植を行うことができる．
④次に皮膚柱植毛術，点状植毛術，単一毛植毛術は，この順に手術操作が面倒で根気を要し，しかも，3〜4回の手術を要するが，植毛成功率は高く，毛流や毛向を調整できるので，移植後の眉毛の形態がよい．
⑤以上を単独に用いれば，単一毛植毛術が美容的に優れているとされているが，他の方法でも必ずしも不満足なものではなく，互いに組み合せることによって植毛成績をよくすることができる．

以上の理由により，著者は，側頭部生え際からの皮膚片植毛術を第一選択とし，必要があれば単一毛の追加移植を行っている．

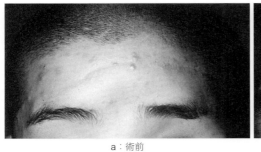
a：術前

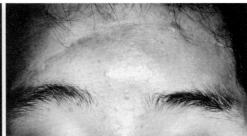
b：腸骨移植後6ヵ月

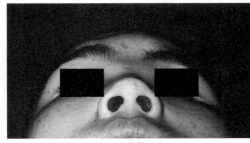
c：術前

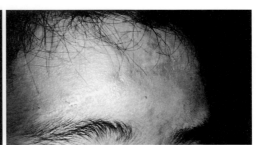
d：腸骨移植後6ヵ月

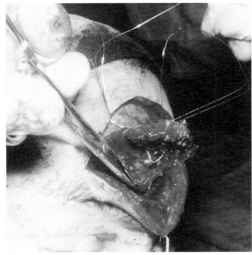
e：手術中（腸骨片のワイヤー固定）

図22-2-29　眉間部外傷性陥凹

D. 前頭筋麻痺　frontal muscle palsy

前頭筋麻痺は，顔面神経前頭枝の損傷によって単独にも起こりうる．

治療は，極めて難しく，通常
①眉毛部上方の皮膚を切除し母床に固定する．
②側頭筋の部分移植が行われる．

Uedaら（1994）によると，3年以上の遠隔成績で65％が良好で，症状としての眼瞼下垂による視野狭窄は，85％が改善されたという（図22-2-27, 図22-2-28）．吉澤ら（2014）は，眉毛上部の皮膚切除だけでなく，骨膜固定や真皮弁法，前頭筋タッキング法など他の方法を併用すれば，再発を遅らせることができるという．

③内視鏡下手術では，頭髪部の皮切から骨膜下を剝離，眉毛上方で骨膜に切開を入れ，これを頭髪部の頭骨にanchorとしてscrew（anchoring device）を打ち込み，骨膜にかけた糸を固定する．本法は，眉毛上部に瘢痕が残らない長所はあるが，手技は面倒である．骨膜切開部の皮下組織は骨と癒着し，眉毛下垂の後戻りを二重に防ぐ．その他，腱，靱帯などを用いた方法など（Fialaら1998，Yamamotoら2001，桑原ら2002，山本ら2003，林2003）が相次いで報告されている．
④場合によっては，健側の神経切断を行い，左右眉毛のバランスを揃えることもある．しかし，要注意である．
⑤Mutaf（2005）は，polypropylene mesh strapで，田中ら（2006）は，SS式ケーブルスーチャーR（Gore-Tex）

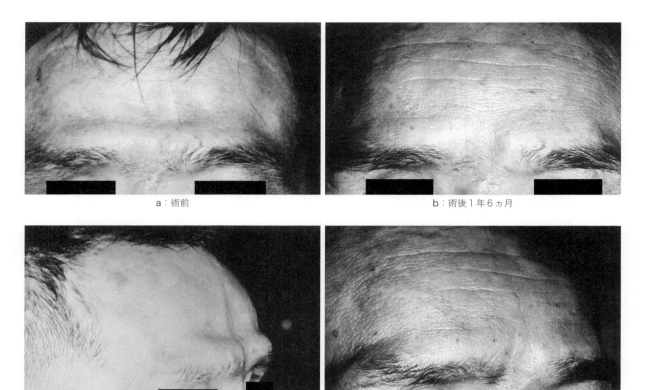

図22-2-30 前頭骨骨折による額部変形
髪の生え際に沿った切開線より，額部の帽状腱膜を剥離，そこへインプラントを挿入することによって修復．

で眉毛を吊り上げる方法の有用性を報告している．

E. 額部陥凹変形
depressed deformity of the forehead

❶外傷性陥凹変形

外傷により前頭骨が陥没骨折を起こした場合とか，皮下組織が挫滅された場合などに起こる．

陥没骨折によるものは，骨折整復，あるいは骨片除去後合成樹脂挿入を行う．脳障害のない陳旧性のものは，そのまま陥没部に軟骨移植や真皮脂肪移植などを行う．皮下組織挫滅による場合は，真皮脂肪移植で十分目的を達する．

❷額部の骨欠損

額部の骨欠損を起こすと，著明な額部の陥凹変形を生じる．

治療方法としては，軟骨移植，骨移植（図22-2-29），インプラント（図22-2-30）であるが，通常は，骨移植が一般に用いられている．

骨移植としては，輪郭の点で頭蓋骨，腸骨がよいが（図22-2-31），大きさに限界がある．

なお，この際，前頭洞の開窓があれば，粘膜除去，前頭鼻腔管の閉鎖を行い，感染を予防しなければならない．Schenck（1975）は，どんな充塡材料でも，感染は不可避というが，著者の経験では，自家組織の充塡であれば感染はなかった．反対に，粘膜は切除しない人もいるが（宮脇ら2005），著者は，粘膜は全摘すべきという意見である．

一方，肋軟骨は，移植後表面が凸凹する欠点があるが，Korloffら（1973）のように，肋軟骨を二重に交叉させて移植する方法，Marchacら（1975）のように，頭蓋骨に，ほぞ通しする方法など，肋軟骨移植の欠点をカバーする方法も報告されている．

プロテーゼについては，Munroら（1981）をはじめ，反対する人が多いが，McCarthy（1990）のように条件付きで認めている人もいる．小林ら（2004）は，リン酸カルシウム骨ペースト例を報告しているが，使用には注意を要する．

22・2 外傷・瘢痕

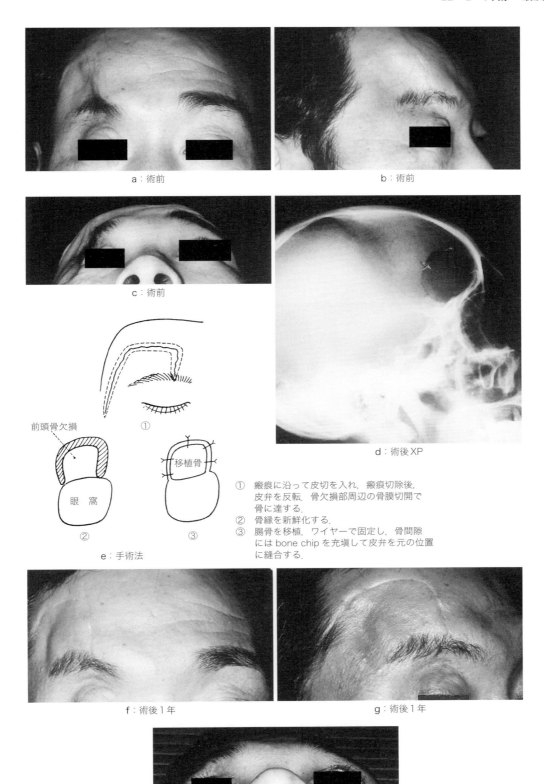

図22-2-31 眼窩上壁から前頭骨にわたる骨折

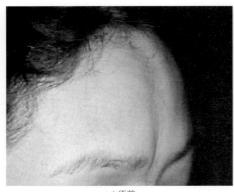
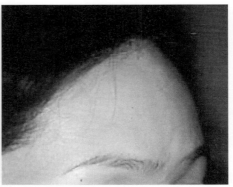

a：術前　　　　　　　　　　　b：縫縮術後3ヵ月

図22-3-1　剣創状瘢痕

(宇佐美泰徳：日美容外会報14：80, 1992)

(宇佐美泰徳氏提供)

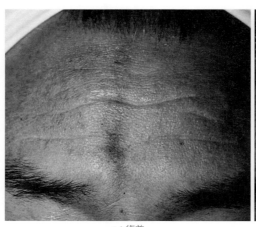
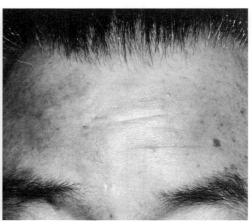

a：術前　　　　　　　　　　　b：W形成術後2年

図22-3-2　剣創状瘢痕

22・3 額部の先天異常，その他の皮膚異常

A. 半側萎縮 hemiatrophy

　局所的にくる額部片側の萎縮および陥凹変形であり，眼瞼部，頰部まで顔面半側が萎縮性変化を示すことがある．

　これは，先天的にくることもあるが，外傷や局所の病的変化（感染，scleroderma など）によっても起こる．

　修復法としては，軟骨移植，真皮脂肪移植，脂肪注入，などがあるが，術前に，萎縮の進行がほぼ停止していることを確認，さらに皮膚の萎縮の程度も調べてから上記の修復法を検討しなければならない（第28章「頰部形成術」の項参照）．

B. 皮膚骨膜肥厚症 pachydermoperiostosis

　本性は，Touriane が1935年はじめて報告したもので，わが国では，これまで121例あるという（高木ら1997）．最近では，佐藤ら（2013）の報告がある．

　病因不明のバチ状指趾，脳回転状頭皮，骨膜性骨肥厚を3主徴とする遺伝性疾患で，男性に多く，思春期に発症し，数十年の進行後，固定する（佐藤ら2013）．その一症状として顔面，額部の深い皺があり，除皺術を目的として来院するが，頻度は少ない．上野（2002）は，皮膚形成異常に分類している．

　治療は，除皺術であるが，皺が深いため加齢性皺に比べ，通常の除皺術のような効果は期待できない．効果のないときは，切除であるが，術後の瘢痕との兼ね合いで，その適応には慎重さが必要である．

C. 剣創状強皮症
localized scleroderma, en coup de sabre

上野（2002）は，本症を膠原病のなかに一応，分類しているが，便宜上ここに収録した．

額部に，線状に現れる局所性の強皮症で，剣で切ったような感じにみえるため剣創状（en coup de sabre）といわれる．

治療としては，ステロイドの外用方法，トリアムシノロンの局所注射療法，ステロイド内服療法，手術的療法などがある．症状が落ち着けば，縫縮，W形成術，ある程度の範囲があれば，骨，軟骨，アパセラムなどの移植も考える．宇佐美ら（1992）は，4例を報告している（図29-4-6，図29-4-7参照）．

D. 前頭洞肥厚症 frontal sinus hypertrophy

これは，前頭洞の異常肥厚によるもので，愁訴は，①男性的突出の修正希望の女性，②きつい印象を和らげたい男性，③性同一性障害の男性である（大場ら 2009）．1986年Whitakerら，1987年Ousterhoutの報告があるという（大場ら 2009）．

22・4 額部の腫瘍 tumor of the forehead

第20章「形成外科に関連のある皮膚疾患」の項参照．

A. 母斑細胞母斑（色素性母斑）
pigmented nevus

小範囲のものでは，レーザー治療が第一選択である．症例によって縫縮術を行う（図22-4-1，図22-4-2）．

B. 単純性血管腫 hemangioma simplex

毛細管奇形 portwine stain が最も多く，時に，Sturge-Weber症候群のように，三叉神経領域の血管腫，先天性緑内障，牛眼，脳膜の血管腫性病変などといっしょにくる母斑症もある（20章「形成外科に関連のある皮膚疾患」の項参照）．

治療は，レーザー治療が第一選択である．

額正中部にみられる teleangiectasis medialis は，salmon patch と呼ばれ，自然消褪することがある．

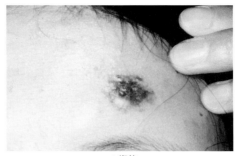

a：術前

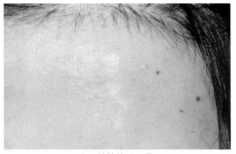

b：縫縮後4ヵ月

図22-4-1　額部母斑細胞母斑

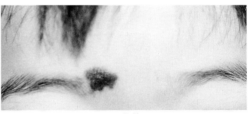

a：術前

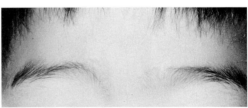

b：縫縮術後1年．多少の眉毛の位置異常がみられる．

図22-4-2　眉頭部母斑細胞母斑

C. 苺状血管腫，海綿状血管腫
strawberry mark, cavernous hemangioma

苺状血管腫 strawberry mark，海綿状血管腫 cavernous hemangioma が，額部にくることもあるが，両者合併してくることもある（図22-4-3）．新分類では，前者を血管腫，後者を静脈奇形という．

治療は，レーザー治療か，切除である．なお動静脈瘻などとの鑑別を要する．通常は，切開線のデザインを考慮す

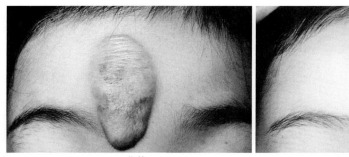

a：術前　　　　　　　　　　　　　　b：術後1年6ヵ月

図22-4-3　額部の苺状血管腫
単純縫縮法によって修復．色は消褪しても皮膚の膨らみや，皺のある感じは消失しないため縫縮の適応となる．

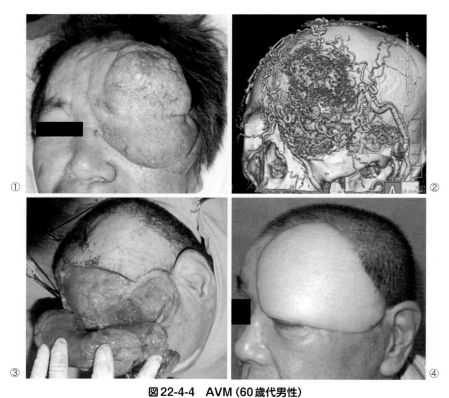

図22-4-4　AVM（60歳代男性）
①：術前，②：3DACT像，③：骨膜下に腫瘍剥離，④：ALTにて被覆

（雑賀厚臣紙提供）

れば十分縫縮が可能である．

D. 動静脈瘻 arteriovenous fistula

額部に打撲などの外傷を受けたあと，後日，次第に腫脹をきたし，拍動を触れ，大きさも大きくなる場合がある．通常，仮性動脈瘤，あるいは動静脈瘻の形が多い．先天性に動脈流入のある動静脈奇形と混同しない（図22-4-4，図22-4-5）．

E. 皮下皮様囊腫 subcutaneous dermoid cyst

これは，皮膚胚芽の異所性発育で，通常，眉毛外側を中心にみられることが多く，皮膚表面に腫脹してくることもあれば，皮膚のほうはそれほどでなくても，骨を圧迫してかなりの陥凹変形を生じている場合もある．類表皮囊胞 dermoid cyst と混同しない．

治療は，顔面神経の前頭枝が眉尻の上，約1.5cmのところを上行するため，これを損傷しないように眉毛生え際に

22・4 額部の腫瘍 125

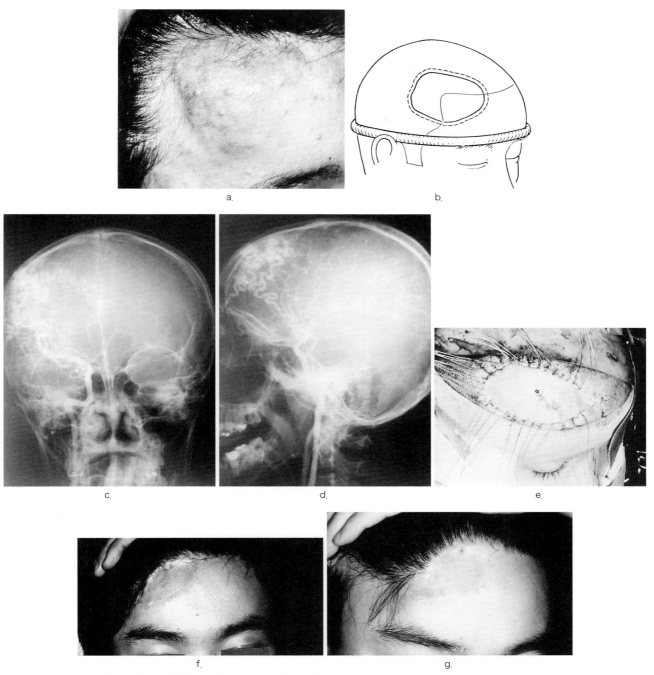

a：右側に腫瘍があり，表面が赤味がかっており，著明な拍動が触れる．
b：頭周囲にゴムバンドを巻くことによって出血量を極減させることができる．頭皮血管分布の特徴から当然のことである．
c, d：血管造影．
e：cirsoid aneurysm の健康部まで含めて切除．皮膚欠損部は遊離植皮で修復．全出血量は 50mL であった．
f：術後．植皮部分に頭頂部よりの有毛皮弁を移植，生え際を形成した．
g：術後 12 年．

図 22-4-5　額部の cirsoid aneurysm

126　第22章　額部形成術

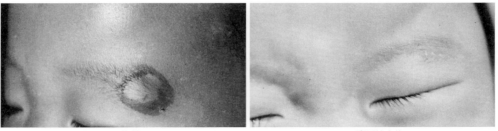

a：術前　　　　　　　　　　　　　　b：嚢腫摘出後

図22-4-6　皮下皮様嚢腫
○印のところに生じやすい．

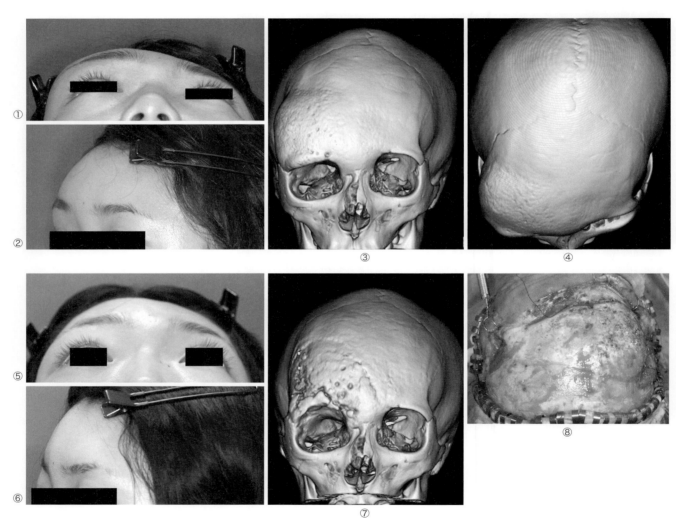

図22-4-7　右前額部線維性骨異形成症，20歳代女性
①②：術前，③④：血液学的検査では内分泌障害なく，McCune Albright症候群なし，増大も緩徐，視力低下や視野異常もなく，成人であることから，病変摘出と視神経減圧術は選択せず，肥大した前頭骨および眼窩内を削骨，掻爬．なお，外した側頭筋はスクリュー固定した．⑤⑥：術後1年，軽度の右眼球突出と眼位の低下，眉毛高の左右差を残している．⑦：術後CT，⑧：術中

（宮田昌幸氏提供）

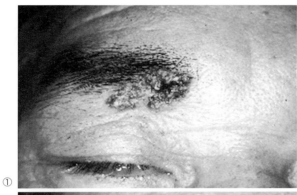
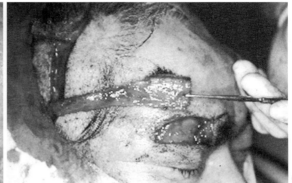
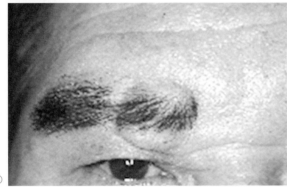

図22-4-8　眉毛部基底細胞癌，60歳代男性
①：術前，②：切除後，島状有毛皮弁による修復，③：術後1年
（飯田直成氏提供）

沿って切開し，嚢胞のまま摘出する．しかし，骨陥凹があれば，術後そこが扁平化を起こすこともある (**図22-4-6**)．

重瞼線の皮切（渡辺 2002），側頭部からの皮切（Hormoziら 2005）から摘出する方法もあるが操作は面倒である．

F. 骨腫 osteoma

額部で最も多いのは，打撲などのあとにみられる反応性骨増殖で，通常，小指頭大から母指頭大くらいである．

治療は，平のみで削骨するだけでよい．まれに巨大なものがある．70％は，副鼻腔原発であるという（横山ら 1998）．

G. 前頭洞気嚢腫（猿額状変形） pneumosinus dilatans frontalis

これは，Benjamin (1918) の命名になるが，他に多くの名称がある．前頭洞が異常に大きくなったもので，眉毛部が前突し，原始人的な異様な顔貌となる．

Urkenら (1987) は，
① hypersinus（無症状，前壁菲薄なし，突出なし）
② pneumosinus dilatans（頭痛，複視があり，前壁菲薄化なし，突出あり）
③ pneumocele（前項より症状が進んだもので，前壁菲薄化，骨破壊あり）
の3段階に分類している．

しかし，梶ら (1994) は，症状が必ずしも以上の分類に合致しないものもあるという．

治療は，
①露出した前頭洞は，粘膜完全切除後，前頭筋の充填や骨移植を行う．
②冠状切開より帽状腱膜下の病変部に達し，突出した前頭骨を削骨する（福田ら 1969，梶ら 1994，朴ら 1994）．
③なお，内視鏡下の手術も報告されている（澤泉ら 1994）．

H. 肥厚性皮膚骨膜症 pachydermoperiostosis

本症は，1935年，Touraineらがはじめて報告した稀有なもので，脳回転状皮膚肥厚，ばち指，骨膜性骨肥厚（額部，顔面など）を3徴とする．プロスタグランジン E_2 の高値を示す．思春期以降に発生し，男性に多く，常染色体劣性遺伝ともいわれる．最近では，李ら (2015) の報告がある．

治療は切除であるが，改善は難しい．

I. 線維性骨異形成症 fibrous dysplasia

(**図22-4-7**)

J. 基底細胞癌

(**図22-4-8**)

22·5 額部の美容外科 aesthetic surgery

A. 額部除皺術 rhytidectomy, forehead lift

❶加齢的皺
額部の除皺術としては，水平方向の皺と眉間部の垂直方向の皺がある．

Lexer (1906) が，生え際を紡錘型に切除したのが始まりで，その後，Claoue (1933) が皮下剥離，Gonzalez-Ulloa (1963) が冠状切開から広範囲剥離する方法を報告した．

❷額部除皺術 forehead lift
額部の除皺術には，次の異常を修正しなければならない（南雲 2000）．額部を挙上することで周囲の皮膚にも影響が及ぶためである．
  ①額部の皺 forehead wrinkles
  ②眉毛の下垂 brow ptosis
  ③上眼瞼のかぶさり lateral hooding
  ④眉間の皺 glabellar frown lines
  ⑤目尻の皺 crow's feet

❸手術法
a. 外科的治療法
除皺術には，次のようなものがある．すなわち
  1) 皮膚切除除皺術
    a) 頭部有毛部切除術
    b) 額部皮膚切除術
  2) 内視鏡下除皺術
などである．

なお，剥離層は皮下で剥離する場合と，骨膜下で剥離する方法とがある．

1) 皮膚切除除皺術
a) 頭部有毛部切除術 posterior forehead lift
額部横皺の除皺術は，一般に，前頭部有毛部を紡錘形に切除し，縫縮する（図 22-5-1）．

切開線は，生え際より 5 cm 以上離して冠状に切開する．そこから帽状腱膜下を剥離，眼窩上部に達する．そこに眼窩上神経の膨らみがみえるが，その内側に皺鼻筋のたかまりがあるから，骨に沿って切開，筋層内の滑車上神経を損傷しないようにする．

剥離層は，galea 下，骨膜下（Ramirez 1997）がある．
短所は，
  ①皮膚切開の際，眼窩上神経，滑車上神経などを切断す

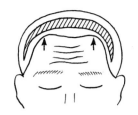
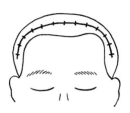

a：水平方向の皺の除去術

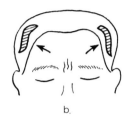
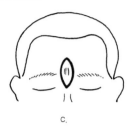

b. c.

図 22-5-1 従来の前額除皺術
眉間部の縦方向の皺の除去術．
(Hunt HL : Plastic Surgery of the Head, Face and Neck, Lea & Febiger, p164, 1926 より引用)

るため，それから末梢にあたる頭頂部の知覚麻痺を起こす．
  ②皮膚を浅く剥離すると除皺効果はあるが，皮膚壊死に注意を要する．
  ③額部が広くなる．
  ④脱毛がある．
  ⑤手術がやりにくい．
  ⑥瘢痕拘縮で締め付けられ疼痛がある（切開線をジグザグにして予防）．

白壁ら (2015) は，直線状の切開の 2 箇所に V 切開を入れて予防している．次項に対して posterior forehead lift といえる．

b) 額部皮膚切除術 anterior forehead lift
Vogel ら (1992) は，
  ①額部皮膚切除法は額部が広くならない．
  ②脱毛がない．
  ③しわを直接とれる．
  ④神経障害が少ない．
  ⑤face lift も同時に行いやすい
などの本法の長所を強調している．

この方法は，anterior forehead lift として評価されつつある (Benito 1993, Wojtanowski 1993)．なお本法にも，皮下剥離術，骨膜下剥離術がある．

2) 内視鏡下除皺術
前頭部に，2 cm の皮切を 3 箇所，こめかみ部生え際内に，1 箇所ずつ皮切を入れ，前頭，頭頂，側頭部を骨膜下に剥離する (Jones ら, 2004)．次に，内視鏡を入れ，眼窩上縁 1 cm 上方で骨膜切開，帽状腱膜を鈍的に剥離，眼窩上神経，滑車上神経を露出する．その間にある眉根部で，皺眉筋，

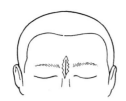

a：眉間縦皺のW形成術

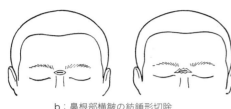

b：鼻根部横皺の紡錘形切除

図22-5-2　眉間部の除皺術
W形成術，Z形成術など．

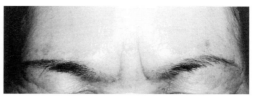

a：術前

b：術後1ヵ月

図22-5-3　W形成術による除皺術

眉毛下制筋を出し，これを鈍的に切除する．次に，前頭頭頂部で皮切縁を挙上したところに，チタン製5mmのmicroscrewを入れ，これに骨膜あるいは皮切にかけた2-0ナイロン糸を固定する．野平ら（2009）の報告がある．

術後は，圧迫包帯をして血腫，浮腫を予防する．皮膚を牽引した部分が陥凹することがあるが，時間とともに平らになる．最も大きな合併症は神経損傷である．

本法の長所は，
①皮切が小さい．
②皮切より末梢の感覚障害がない．
③皺眉筋など直視下で切除可能．
④遠隔成績もよい．
短所は，
①面倒である．
②操作に慣れないといけない．
③期待したほどの効果があがらない．
④皺眉筋などの機能が廃絶するから，額部の皮膚挙上で眉毛内側がアンバランスな挙上にならないようにする．
⑤眼窩上神経，滑車上神経，眼窩外側の穿通静脈，顔面神経側頭枝，頬骨側頭神経を損傷しないように注意する．

Chiuら（2003）は，自験例から内視鏡下除皺術は従来法に勝るとはいえないという．適応を慎重に行うべきであろう．

3）その他の額部除皺術の工夫
①河田ら（1988）は，coronal incisionから前頭筋に水平割線を入れる方法．
②Oritz-Monasterio（1978）は，前頭筋上方を切除する方法．
③McCarthy（1990）は，冠状切開より頭皮を剥離，帽状腱膜とともに前頭筋を切除する方法．
を報告している．

④Ramirez（1995）は，骨膜下剥離後，余剰部分を切除，骨膜とgaleaとを重ね縫合，鼻筋や皺眉筋は筋体切除している．

4）眉間部除皺術
①紡錘状に皮膚および皮下組織，皺眉筋を切除してもよいが，瘢痕が残る欠点がある．しかし，この瘢痕は，W形成術にすればほとんど目立たない．
②額の除皺術の際，額皮下を剥離して皺眉筋を確認，これを切除することもできる．
③眉毛下切開より皺眉筋のみを切除する方法もある．
④浅い皺であれば，chemical peeling，脂肪注入，コラーゲン注入という方法を用いることもある（図22-5-2～図22-5-4）．

5）額部除皺術の合併症
額部除皺術の合併症は，血腫，皮膚壊死，脱毛，顔面神経前頭枝麻痺，眼窩上神経，滑車上神経損傷による感覚麻痺，開瞼症（兎眼），上眼瞼陥凹（皮膚挙上による）などである．

b．ボツリヌス毒素治療
ボツリヌス毒素Aの医療用使用は，眼瞼痙攣の治療がはじめてでありScott（1968），1989年には，米国FDAにより額部の除皺術の使用に（BOTOX-A®）が承認された．

これは，希釈して用いられ，化学的脱神経作用で筋機能を停止させ，皺を除去する．BOTOX-A®以外にも，Dysport®がある．効果持続期間は短い（第5章-11「ボツリヌス毒素療法」の項参照）．

深い皺には，BOTOXだけでは不足で，フィラー法を併用する．

c．フィーラー法 filler method
コラーゲン，ヒアルロン酸など注入する．

d．レーザー法
額部のみの除皺術は少ない．顔面の除皺のなかで考慮される（頬部，除皺術の項参照）

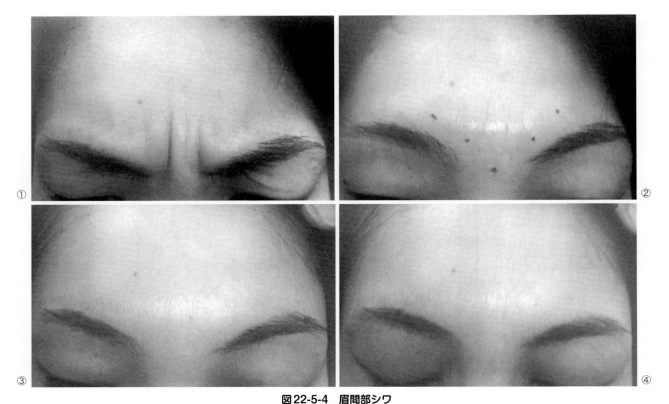

図 22-5-4　眉間部シワ
①：術前，②：ボツリヌストキシン注入部，③：注入後2週間（安静時），④：注入後2週間（シワ寄せ状態）

（大塚康二朗氏提供）

B. 眉毛の下垂 eyebrow drooping

　眉毛は，顔面神経麻痺でなくても，加齢現象で下垂，眼瞼を押し下げるように働くため，眼瞼の美容形成術を行っても，その手術効果がないこともある．眉毛を挙上して固定する browpexy が必要である (Niechajev 2004)．固定法としては，顔面神経麻痺の治療法と同じで，骨膜固定，骨固定，筋挙上術などがある．麻痺がない場合は，重瞼線の切開線からアプローチする (図 22-5-5)．

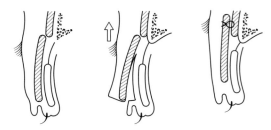

図 22-5-5　眉毛下垂の手術法 (transpalpebral browpexy)
(Niechajev I : Plast Reconstr Surg 113 : 2172, 2004 より引用)

C. 額部の輪郭の変形 contour deformity of the forehead

❶側頭部陥凹変形 depressed, deformity of the temple area

　額部の側頭部（こめかみ）は，やせた人では凹んで貧相にみえるし，さらに顔面神経麻痺の治療の際など，側頭筋を筋体ごと利用した場合は，額部の側方が著しく陥凹する．
　この陥凹の修正法としては，除皺術，シリコンブロックやアパセラムの挿入法と脂肪注入法，真皮脂肪移植法などがある．

a. シリコンブロック挿入法

　この方法は，簡便であるが，異物としての欠点がある．
　陥凹部に合わせて，シリコンブロックを挿入する．側頭有毛部内に，皮膚切開を入れ，側頭筋下，側頭筋膜下などを剥離，あらかじめ作成しておいたシリコンブロックを挿入する．
　合併症として，顔面神経麻痺，知覚麻痺の報告がある（衣笠 2000）．

b. アパセラム挿入法

　側頭筋下に挿入する．かなり効果的である．ブロックでもよいし，粉末をフィブリン糊で固めてもよい．生物製造

物には法的規制がある．

c. 脂肪注入法
50％吸収される欠点があり，数回の手術を要する．瘢痕が残らずやわらかい感じになるのは利点である．

d. 真皮脂肪移植
30〜50％の吸収を考えて，それだけ多くの量を移植する．採皮部，移植部に瘢痕が残る．

e. 側頭筋膜移植
冠状切開より側頭筋膜を出し，これを反転，こめかみ部に移植する方法で，①自家移植であること，②吸収がほとんどないこと，③額部除皺術と同時に行える，などの利点がある（毛山ら 1993）．

❷眉毛部骨突出症
眉毛部の突出症として，先天性のもの，内分泌疾患によるもの，骨折など外傷によるもの，女性らしく丸みを帯びた額をつくる美容的なものなどがある（第22章-4-G「前頭洞気嚢腫」の項参照）．

骨移植，ハイドロキシアパタイト顆粒，シリコンプレートの挿入，骨切り術などがある．シリコンは seroma 形成など問題が多い．

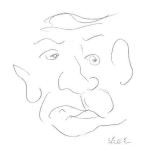

第23章 眼瞼部形成術
blepharoplasty

23・1 眼瞼の解剖学
anatomy of the eyelid

A. 眼瞼の一般解剖学

眼瞼は，外胚葉から皮膚，中胚葉から結合組織と瞼板が形成され，第8週には上下眼瞼はいったん癒着閉鎖し，第26週頃開瞼する．分離母斑は，癒着前に生成されると考えられる（後述）．眼輪筋は，第2鰓弓由来である．

眼瞼は，図23-1-1のような構造を有している．眼瞼を前葉と後葉に分ける人もいる（内田 1967，松岡ら 2004，矢部 2011）．

❶皮膚 skin

眼瞼の皮膚は，極めて薄いうえに（上眼瞼500μ，下眼瞼700μ），皮下脂肪も少なく，下部の眼輪筋と粗に結合している．したがって，容易に浮腫や血腫を作りやすい．最近，勝部ら（2014）がデリケートキャリパーを用いて，生体の眼瞼皮膚厚を計測している（図23-1-2，図23-1-3）．

腫瘍の発生率とその再建法から，Zone I（上瞼），Zone II（下瞼），Zone III（内眼角部），Zone IV（外眼角部），Zone V（以上の周囲）に分けられる（Spinelliら 1993）．

❷睫毛 cilia, eye lash, eye lashes

睫毛筋（Riolan筋）と，瞼板前部眼輪筋とに囲まれた瞼板様組織のなかに発生しているという（鶴切ら 2007）．

長さは，白人で平均8.1 mm，日本人で平均6.8 mm，密度は，白人で平均3.4本/1 mm幅，日本人で平均2.6本/1 mm幅である．

角度は，白人で約102°上向き，日本人で約81°下向きである．

『付けまつげ』の場合，接着が剥がれて落ちる恐れがあり，問題視されることもある．

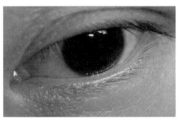
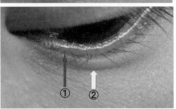

a：若年者の下眼瞼

b：年配者の下眼瞼
図の①はcapsulopalpebral fascia（CPF）で牽引される皺，②は瞼板前部眼輪筋がみつにCPFについているところ

図23-1-2 下眼のふくらみ
（岩波正陽氏提供）（岩波正陽ほか；形成外科；57：993, 2014）

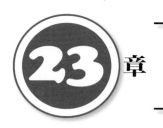

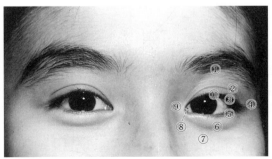

1：前頭眼瞼溝　　6：下眼瞼溝
2：上眼瞼溝　　　7：瞼頬溝
3：上眼瞼縁（前および後）　8：結膜半月皺襞，涙丘
4：外眼瞼交連*　　9：内眼瞼交連*
　（外眼角または外眥*）　　（内眼角または内眥*）
5：下眼瞼縁（前および後）　10：睫毛

図23-1-1 眼瞼各部の名称
＊内外眼瞼交連は上下眼瞼が合するところの内外側端，内外眼角は眼瞼裂の内外側端で，両者は正確には一致しないが，同じ意味に使われている．内外眥は美容，芸術関係で用いられる．

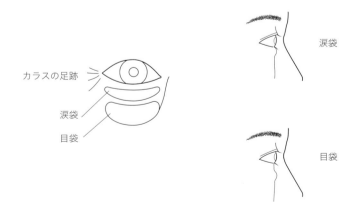

図23-1-3 下眼瞼のしわ，と膨らみ（カラスの足跡，涙袋，目袋）

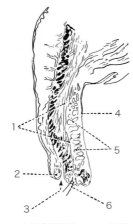

1：上眼瞼挙筋腱　4：結膜
2：被蓋皺襞　　　5：瞼板腺
3：上眼瞼溝　　　6：睫毛

1：眼輪筋　　　　4：瞼板筋
2：被蓋皺襞　　　5：上眼瞼挙筋腱
3：上眼瞼溝

a：日本人の眼瞼　　　　　b：白人の眼瞼

図23-1-4　眼瞼断面

（藤田恒太郎：生体観察，南山堂，p140, 1954より引用）

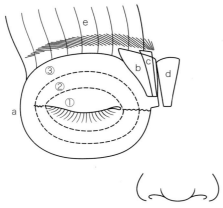

a：眼輪筋　①：瞼板前眼輪筋　②：中隔前眼輪筋
　　　　　③：眼窩部眼輪筋
b：皺眉筋　c：眉毛下制筋　d：鼻根筋　e：前頭筋

図23-1-5　眼周囲筋の分布

眼瞼挙筋は支点の役割をする上横走靱帯の高さで筋線維が少なくなり，挙筋腱膜として上眼瞼の皮膚および瞼板につき，上眼瞼，特に瞼板を上げる作用がある．動眼神経の支配である．

❸筋組織 muscle
（図23-1-4，図23-1-5）

a. 眼輪筋 orbicularis oculi muscle

眼輪筋は，①眼瞼部（瞼板前 pretarsal，中隔前 preseptal があり，眼瞼を軽く閉じる），②眼窩部 orbital（眼瞼を強く閉じる），③涙骨部 lacrimal（涙嚢を広げる）に分かれ，いずれも内眼角骨部および靱帯から起こり，眼瞼部の筋は，外眼角部の皮膚と外側眼瞼靱帯に，眼窩部は眼窩部皮膚に，涙骨部は眼瞼に停止する．

外側眼瞼靱帯は，頬骨前頭縫合の約1cm下方に付着する．筋束は，後上方から前下方に重積（鶴切1992），上方より下

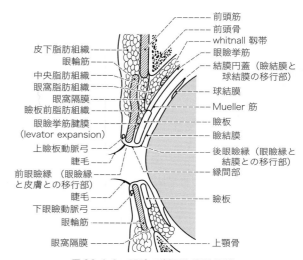

図23-1-6　眼瞼の断面と脂肪組織

方の筋層が厚い．

鶴切（2005），岩波（2014）は，下眼窩隔膜は瞼板から眼窩下縁に連絡していないと，従来の解剖図（図23-1-6）に疑問を投げかけている（図23-1-7）．

b. 眉毛下制筋 depressor supercilii muscle

眼輪筋の内眼角部より分かれ，眉の内端部の皮膚につき，眉の内端を内下方に引く．

c. 鼻根筋 procerus muscle

眉間部に存する筋で，鼻背腱膜より起こり，眉間皮膚に付着し，鼻根部に横の皺を作る．

d. 皺鼻筋 corrugator supercilii muscle

眼輪筋の深層で，鼻根部より起こり，眉の内側部の皮膚に停止する．眉間に縦の皺をつくる．

23・1 眼瞼の解剖学   135

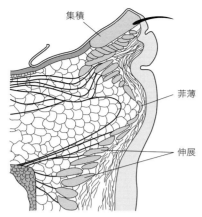

図23-1-7a 下眼瞼部の解剖図
①若年者の下眼瞼断面図，②老齢者の下癌瞼断面図
老齢者では筋の菲薄化，皺，眼窩脂肪の突出がみられる．
（岩波正陽氏提供）

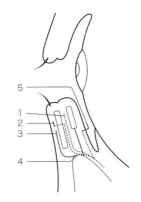

図23-1-7b 下眼窩脂肪へのアプローチ
（岩波正陽氏提供）
（岩波正陽ほか：形成外科 57：993，2014を参考に著者作成）

1. 睫毛下皮膚筋下直状切開
2. 睫毛下皮膚下段状切開
3. 睫毛下皮下切開
4. 眼窩直達切開
5. 経結膜切開

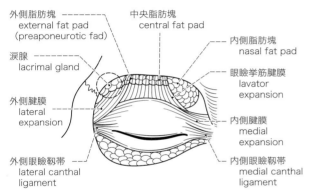

図23-1-8 上眼瞼挙筋腱膜 levator expansion
☞図23-11-49
(Kazanjian VH et al : The Surgical Treatment of Facial Injuries, Williams & Wilkins, p515, 1959 ; Muzaffar AR et al : Plast Reconstr Surg 110 : 873, 2002を参考に著者作成)

e. 瞼板筋 tarsal muscle（Mueller筋）
　これは，平滑筋で，眼瞼挙筋の腱から分かれて瞼板上端に付着し，瞼板をあげる作用を有する．頚部交感神経の支配である．

f. 眼瞼挙筋 superior levator palpebrae muscle
　上斜筋および上直筋の上側で，視束管付近の総腱輪から起こり，眼窩上壁の直下，上直筋上を走行，上横走靱帯Whitenall's ligament（眼瞼挙筋の支点の役割 Andersonら1979）の高さで，筋線維が少なくなり，挙筋腱膜として上眼瞼の皮膚および瞼板につき，上眼瞼，特に瞼板をあげる作用がある．動眼神経の支配である．しかし，眼瞼挙筋の機能には，東洋人と，白人では異なることに留意すべきである (Dae Hwan Park, 2008)．

❹ 靱帯組織
　下眼瞼および外眼角部の靱帯解剖については，Muzaffarら（2002）が詳述している．

❺ 脂肪組織 fat tissue
a. 皮下脂肪 subcutaneous fat tissue（図23-1-6，図23-1-7）
　皮下脂肪は，極めて少なく，欧米人では，ほとんどみられない．

b. 中央脂肪組織 central fat tissue
　これは，眼窩脂肪と類似しているが，異なる点は，
①眼窩脂肪よりやや白くて硬い，
②眼窩脂肪は牽引するとほとんど無抵抗に位置を移動するが中央脂肪組織は移動しにくい，
③眼窩脂肪に比べて上眼瞼のはれぼったさの原因となりやすいことなどである．

c. 眼窩脂肪組織 orbital fat tissue
　これは，黄色で移動性が大きい．上眼瞼のはれぼったい場合は，中央脂肪組織とともに，この眼窩脂肪も切除しなければならない（図23-1-8）．
　眼窩脂肪は，上眼瞼に2個のfat pad，下眼瞼に3個のfat padがあって，これが脱出すると考えている人もいるが，一方，これはfat padではなく，眼球と眼窩ソケットの間に筋肉や索状物などがあって，その間から脂肪が脱出するため，あたかもfat padのようにみえるといわれている（図23-11-49参照）．
　さらに，涙腺脱出もあり，脂肪脱出との鑑別を要する (Beerら1994)．Persichettiら（2004）は，上眼窩脂肪は2個でなく，涙腺の裏側に，preaponeurotic fat由来の脂肪組織があると報告している．Mansteinら（2005）は，内側脂肪の脂肪塊は，上外側脂肪に比べて大きく，後者は血管にとみ脂肪中隔が厚いと脂肪組織に差があることを示唆している．

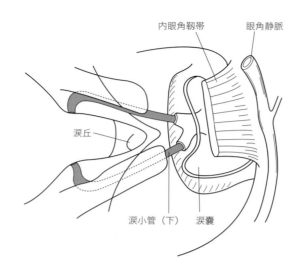

図23-1-9 涙嚢周囲の解剖図
(上田和毅：PEPARS, 23：57, 2008より引用)

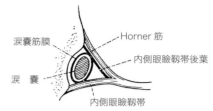

図23-1-10 涙嚢の水平断面
(Kazanjian VH et al：The Surgical Treatment of Facial Injuries, Williams & Wilkins, p515, 1959より引用)

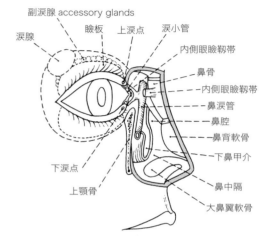

図23-1-11 涙器の構造
(Schultz RC：Facial Injuries, Year Book Medical, p120, 1977より引用)

d. 瞼板前脂肪組織 pretarsal fat tissue

瞼板前にある脂肪組織であるが，実際にはほとんど存在しないとの意見もある（鶴切1992）が，重瞼術の際にこれを切除するとすっきりした二重瞼にすることができる．

❻眼窩隔膜 orbital septum

眼窩縁の骨膜より起こり，瞼板に付着する膜様の組織で眼窩の内外を分けている．なお，眼窩内側では涙嚢後方より起こる．しかし，最近では，特に下眼瞼の眼窩隔膜の解剖は従来の解剖とは相違している（鶴切ら2005，岩波ら2006, Iwanami ら2007）．

❼瞼板 tarsus, tarsal plate

瞼板は，軟骨様硬度で，緻密な結合組織から構成され，内部に30～40列の瞼板腺またはマイボーム腺（tarsal glands）が眼瞼縁に向かって走り，そこで開口する．ここは，眼瞼灰白線（gray line）とも呼ばれる．

瞼板は，上方には眼窩隔膜，内側は内側眼瞼靱帯，外側は外側眼瞼靱帯で，テントを張ったようになっている．このtarsal strapについては，Flowersら（2005）の研究がある．

瞼板の大きさは，水平長は，上下とも29 mmの長さを有するが，高さは上眼瞼が10～11 mm，下眼瞼が5 mmとかなりの差がある．辺縁部には，脂腺の一種Zeis腺，汗腺の一種Moll腺がある（図23-1-8）．

❽涙器 lacrymal apparatus
a. 構造

上下涙点に始まり，ここから眼瞼縁にほぼ直角に2 mmほど進み，急に横走し，内眼角の高さで涙嚢に開口する．涙管ブジーを挿入するとき，また，この付近の手術を行う場合，知っておくべき知識である．

涙嚢は，内側眼瞼靱帯の直下にあり（図23-1-9～図23-1-11），この靱帯を涙嚢切開などの目安にすることができる．涙嚢からは鼻涙管を経て下鼻道に開口する（図23-1-12）．

上涙小管は，平均9.8 mm，下涙小管は，10.6 mmで約40％が水平部である．上下涙小管は，約75％が別々に涙嚢に開口し，約25％が1本に合流して開口する．開口部は，内眼角の高さである（遠藤1972, Welheimら1985, 元村ら1999）（図23-9-6 参照）．

b. 涙の分泌と機能

眼窩上外隅の涙腺窩にある涙腺で分泌された涙液は，結膜，角膜の表面を覆って乾燥を防ぎ，マイボーム腺などからの分泌液を混じて，涙点より涙小管に入り，涙小管周囲の筋肉によるポンプ作用によって涙嚢に達する．涙嚢も周囲筋による逆のポンプ作用で拡大，縮小し，涙液を鼻涙管へ押し出す（図23-1-12）．そのメカニズムは，Jones（1962）によって図23-1-13のように説明されている．

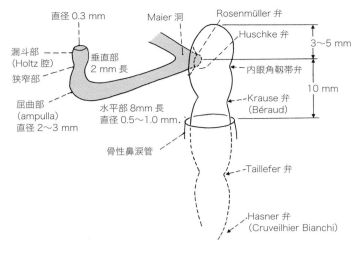

各部の名称（模式図）
図 23-1-12　涙道の解剖
（田嶋定夫：顔面骨骨折の治療，克誠堂出版，p103，1987より引用）

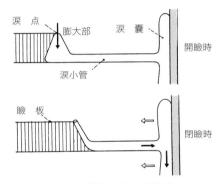

図 23-1-13　導涙のポンプ作用
開瞼時に毛細管現象で涙点膨大部に吸入された涙は，閉瞼時の瞼板前眼輪筋の収縮で涙嚢へ送られるが，瞬目運動で再び開瞼すると，涙道は弾力で元の状態になって陰圧となるため，涙を吸入するという順序を繰り返す．
（Jones LT：Trans Am Acad Ophthalmol Otolaryngol 66：506, 1962より引用）

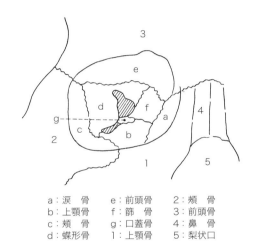

a：涙　骨　　e：前頭骨　　2：頬　骨
b：上顎骨　　f：篩　骨　　3：前頭骨
c：頬　骨　　g：口蓋骨　　4：鼻　骨
d：蝶形骨　　1：上顎骨　　5：梨状口

図 23-1-14　眼窩構成骨

　角膜表面は，角膜直上のムチン層，その上に涙腺からの涙液水，さらに外層にマイボーム腺からの油層の3層に被われている（村上 2004）．

　涙腺は，涙腺神経，副交感神経，交感神経の3重支配を受けている．分泌障害で，眼球乾燥症 dry eye を起こす．

❽眼窩 orbita

　眼窩は，正中線に対し外側下方に向いたほぼ平行四辺形に近い眼窩縁を有し，後方は漏斗状になっている．構成骨（図 23-1-14）としては，上壁に前頭骨，内側壁には眼窩縁から涙骨，篩骨，蝶形骨があり，下壁は上顎骨，頬骨，口蓋骨，外側壁には頬骨，蝶形骨がある．したがって骨の数としては7個から構成されているが，往々にして口蓋骨を忘れやすい．

　眼窩内には，外側壁と上壁の間に上眼窩裂，外側壁と下壁の間に下眼窩裂があり，その奥に視神経管がある．

　眼窩で広いところは，眼窩縁より1.5 cmくらい内方にはいったところである．

　容積は約35 mLである．

　眼窩の発育は，眼球の拡大，成長に関連して，suture growth, epiphyseal growth, subperiosteal growthで大きくなり，出生直後は，成人の55％に，7歳には，成人の95％に達している（黒木 1985）．

❾眼瞼の動脈，神経

　眼瞼付近の動脈は，図 23-1-15，図 23-1-16のように系統づけられる．

　眼瞼，眼窩皮膚の神経支配は，図 23-1-17，図 23-1-18の

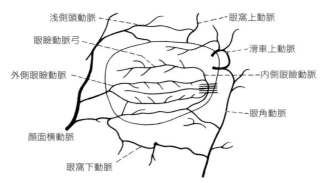

図 23-1-15　眼瞼周囲動脈

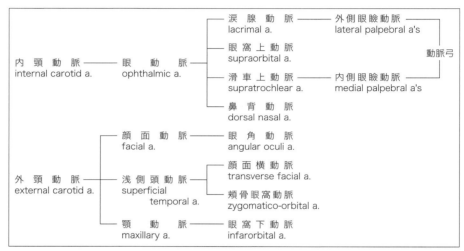

図 23-1-16　眼瞼周囲動脈

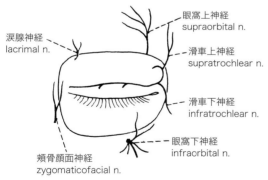

図 23-1-17　眼瞼周囲神経

とおりである．Spinelli ら（1994），Lowe ら（2005）の論文に詳しい．

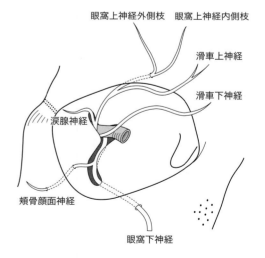

図 23-1-18　眼窩周囲の神経

（上田和毅：PEPARS 23：57, 2008 より引用）

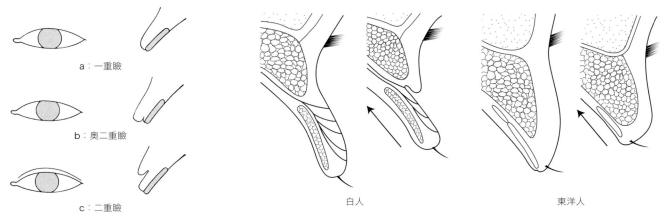

図 23-1-19　上眼瞼溝の種類　　　　　図 23-1-20　東洋人と白人の眼瞼の違い

B. 眼瞼部の美容学的検討

❶眼瞼 eyelids

a. 眼瞼溝 palpebral fold

　上眼瞼溝によって，上眼瞼は一重瞼，二重瞼，奥二重瞼に分けられる．日本人の約60％は，二重であり（奥二重のとりかたで，％が変わる），欧米白人は，ほとんどが二重である．すなわち，白人の場合は，眼瞼挙筋の終末は瞼板に付着するが，その一部は，皮膚にも達しているため，眼瞼挙筋の収縮し瞼板を引き上げると同時に皮膚に侵入している筋線維群 levator expansion も収縮するので，上眼瞼溝，つまり二重瞼ができる．日本人ではこの筋線維群が少ないため皮膚を引っ張ることがなく一重瞼にとどまる．奥二重は二重瞼ではあるが，上眼瞼の皮膚がたるんでいるため見かけ上，一重瞼にみえるものである（**図 23-1-19**）．

　また，眼瞼挙筋の一部が皮膚に伸びてこれで重瞼ができるという Sayoc（1956），Chen ら（2001）の説と伸びていないが重瞼ができるという西山ら（1989），Collin ら（2001）の説があるが，鶴切（2015）は屍体解剖により後者の説を正解とした．

　しかし，この際，注意しないといけないのは，白人が二重瞼といっても眼窩形態から前頭眼瞼溝が深いために上眼瞼溝は一重なのに，二重瞼にみえることである（**図 23-1-20〜図 23-1-22**）．

　また，二重瞼の頻度は，**図 23-1-23** のように加齢的に高くなること，老齢になると皮膚がたるんで一重にみえる（吉井 1957, Onizuka ら 1992, 石川 1995）．

　二重の幅では，内田（1967）によると，瞼裂上下幅の20％を越えないほうがよいと述べているが，この幅があまり広過ぎると，かえっておかしくなる．白人は，どちらかというと広い人が多いが（前述），日本人は，むしろ狭いほ

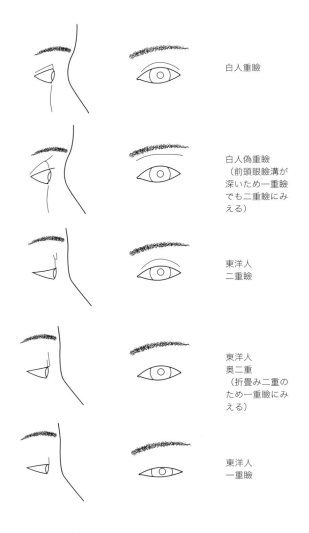

図 23-1-21　二重瞼（白人と日本人との相違）

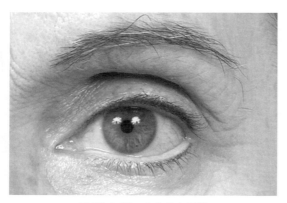

図 23-1-22　白人の上眼瞼
一重瞼なのに二重瞼と錯覚

（加王文祥氏提供）

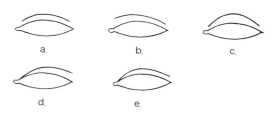

a：平行型　　b，c：日本人には不適とのこと
d：末広型　　a，d，e：日本人によい

図 23-1-24　重瞼線の分類

（武藤靖雄：図説整容外科学，南山堂，p59，1977より引用）

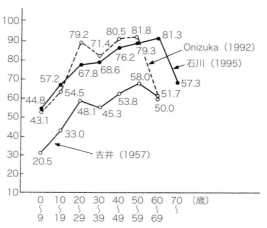

図 23-1-23　二重瞼の年齢頻度

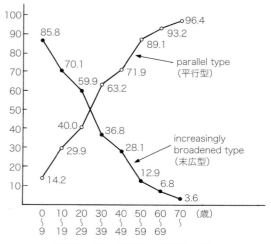

図 23-1-25　重瞼型の年齢的変化

（数字は石川隆夫1995より）

うが多い.

　一方，同じく二重瞼の幅でも，平行型，末広型，三角型などがあるが，内田（1967）によると，美人の二重瞼は（外眼角－二重瞼最高点）対（内眼角－二重瞼最高点）の比が0.7～0.8くらいであるという.

　武藤（1977）は，日本人の二重瞼を，図23-1-24のように分類し，患者の主訴との関連性で，バッチリ，まるく大きく，可愛らしい感じの目にしたい主訴のときは，平行型重瞼が，すっきり，涼しい，目立たない感じの目には末広型がよいと述べている.

　なお，重瞼の型も，加齢的に平行型になる（石川1995）（図23-1-25）.

b.　蒙古襞 mongolian fold，**瞼鼻皺襞** plica palpebronasalis

　これは，内眼角のところに，上眼瞼から下眼瞼にかけて皮膚が下がったようになっているもので，東洋人の特徴ともいわれている．日本人では，約70%に存在し，場合によっては下眼瞼にみられる場合があり，前者を（上）内眼角贅皮 epicanthus，後者を逆（下）内眼角贅皮 epicanthus inversus といい，涙丘の赤い部分を覆っている．白人ではこれがないため，眼頭の赤い涙丘がまるみえであり，東洋人と白人との差のひとつと考えられている．内田（1967）によると，いわゆる明眸といわれる美人の人は，蒙古襞がほとんどみられないという.

c.　眼瞼のはれぼったさ

　日本人の眼瞼，特に若い人では，はれぼったい場合が多い．これは皮下脂肪組織，中央脂肪組織，眼窩脂肪組織，瞼板前脂肪組織などが多いためであるが，特に後二者が大きな影響を持つと考えられている.

　しかし，眼瞼のはれぼったさと眉間の骨突出が少ないために，日本人の眼瞼周囲は，扁平で凹凸が少なく，明るい感じを与える．逆に白人は，眼瞼の脂肪が少なくて眉間の骨突出の著明で，彫の深さはあるが，影ができるため，人によっては暗い感じを与え，また，きびしいとか恐いといった感じをも作り出している.

d.　瞼裂 palpebral fissure
（図23-1-26，図23-1-27）

　瞼裂は，眼瞼の開き具合であり，種々の美容学的要素がある．これを眼裂という人もいるが間違いである．眼に裂

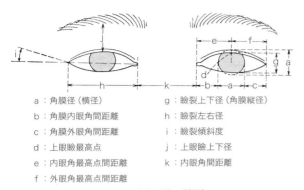

a：角膜径（横径）　　　　g：瞼裂上下径（角膜縦径）
b：角膜内眼角間距離　　　h：瞼裂左右径
c：角膜外眼角間距離　　　i：瞼裂傾斜度
d：上眼瞼最高点　　　　　j：上眼瞼上下径
e：内眼角最高点間距離　　k：内眼角間距離
f：外眼角最高点間距離

図23-1-26　眼の計測

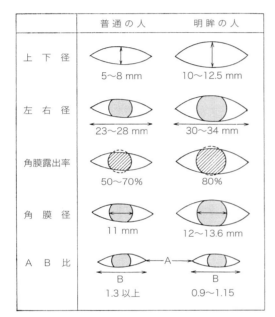

図23-1-27　普通の人と明眸の人の眼の特徴（内田1967）

はない．

1）上下径
通常，この値は5〜8mmであるが，明眸の人は10〜12.5mmくらいあるという（内田1967）．

2）左右径
通常この値は2.3〜2.8cmであるが，明眸の人は3〜3.4cmもあり，切れ長の綺麗な眼になるという（内田1967）．

3）角膜露出率
瞼裂が大きいと，角膜も広く露出するが，度を越すと三白眼，四白眼といわれ，びっくりまなこ，不気味なまなこといわれるようになる．一方，瞼裂が狭いと眠ったような眼，どこをみているのか，何を考えているのかわからない，不気味な眼といわれる．一般には，角膜が眼瞼に覆われている率は50〜70%程度といわれるが，美人では80%前後

の露出率で，しかも二白眼であることが必要である．

4）瞼裂傾斜度
これは，内外眼角を結んだ線が水平線とどういう位置関係にあるかを示すもので，日本人は+10°前後（平均右12.1°，左10.6°）といい，白人は5〜8°で，これが+15°（平均右16.2°，左14.0°，重原1991）を越すと上がり目といわれるようになり，下がり目にみえるのは右目で平均8.1°，左目で6.0°である（重原）．高浜（1995）によると，現在の日本人は下がり眼の傾向にあると報告している．

上がり目の程度が強くなると，怒りの目，不気味な目の感じになるし，下がり目になると，笑いの目，お人好しの目の感じになる．

5）角膜径
一般には，11mmといわれているが，美人では12〜13.6mmもあり，パッチリした眼とあいまって明眸の感じを出すことができる．四白眼や鷹の眼が，不気味で鋭いというのは，角膜が小さいからで，同じ白人でも虹彩の薄い人は瞳孔の黒さのみ強調され，小さくみえて鋭い眼つきにみえやすい．一方，角膜が大きい人は，可愛く魅力的にみえるし，獰猛な動物でも角膜の大きいものは可愛らしくみえる．

e. 顔面と眼のバランス
眼だけ明眸であっても，顔全体のバランスも大切である．

1）上眼瞼上下径
これは，眉毛と上眼瞼縁間の距離で，美人では約1cmという（内田1967）．重瞼術を行うと眼瞼が上がるため，短くなる．したがって重瞼術を行う場合の参考になる．

2）内眼角間距離 intercanthal distance（ICD）
これは，通常3.0〜3.6cmまであるが，これより長くなると内眼角隔離症 telechantus といって，手術の対象になる．これと眼窩内側縁間距離 interorbital distance（IOD）の長い眼窩隔離症 hypertelorism と混同してはいけない（第21章-6-A「眼窩隔離症」の項参照）．

3）瞼裂横径と口裂横径
内田（1967）によると，瞼裂は口裂の1/2以上ないと醜いという．また幼児では，口角部を通る垂直線が内眼角部を通り，大人では，瞳孔部あるいは瞳孔内側を通るが，瞳孔の外側を通ると醜くなる．

4）両内眼角間距離対瞼裂径
内田（1958, 1967）によると，この比は明眸の人で，0.9〜1.15であるが，一般人は，1.3以上であるという．美の要素として大切なもののひとつである（図23-1-27）．

5）両外眼角間距離，外眼角-顔面側縁間距離
両外眼角間距離は，一般人が8〜9cm，標準9〜10cm，外眼角-顔面側縁間距離は，一般人2.6〜3.5cm，標準1.9〜2.4cmなど，統計的な美しさの基準がある（内田1967）．最近，高浜（1995）は明眸の人が数値的にも増加していると

6) 人工睫毛, まつげ

人工睫毛やまつ毛エクステンションは, 人工毛を睫毛全体として瞼縁に, あるいは1本1本を睫毛に接着剤でつけ, まつ毛の毛数を増やし, 長くする方法で, 睫毛の影で黒めがちにし, 彫りの深さを表す美容法である. 一般的には3〜4週間でつけ直すという. 接着剤によってはアレルギー反応を起こし, 場合によっては角膜に障害を与えることもある. エクステンションは剥がれ落ちても気づかぬことが多い. 医療者ではこれが清潔領域に落ちると問題である.

23・2 眼瞼部の外傷・瘢痕 trauma and scar

A. 眼瞼の外傷

眼瞼は, いろいろな外傷によって損傷を受けやすく, また, 眼瞼のみ損傷を受ける場合と, 眼球もともに障害される場合とがある.

❶一般的事項

眼瞼, 眼球受傷の場合, 他部の外傷と同じく, 全身状態のチェック, 改善のうえ, まず,
①眼球表面の洗浄
②視力測定
③疼痛があれば, 0.4％ベノキシルにて点眼麻酔
④眼球の有無を検査
⑤眼球があれば, 創の有無や眼圧をチェックする. 眼球損傷の診断がつけば, 眼科依頼など適切な処置を講ずる.

眼瞼損傷については, 次のように検討し, 速やかに治療を行う.

❷機械的損傷

a. 眼瞼皮膚の創傷治療

眼瞼の創傷治療は, 一般のそれに従うが, 眼瞼で特に大切なことは, 次の諸点である.
①眼瞼の皮膚は, 薄いので丁寧に取り扱う.
②眼瞼の創郭清は, 最小限に行う. 血行が豊富なので, 生着の可能性が大きいからである.
③眼瞼の欠損部は, 実際に比べて大きくみえやすいので, 修復の際, 特に考慮しなければならない. つまり, 欠損していなくても, 皮膚の収縮や浮腫によって欠損しているようにみえるからである.
④創縫合に際して, 眼瞼縁とか眉毛とかの解剖学的目印

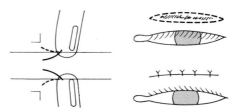

図23-2-1 眼瞼縁の外反症の判定

睫毛の毛向(太実線)が眼瞼縁に直角方向(点線)になるまでは外反症にならない. しかし, 下眼瞼は重力で外反を起こしやすく, 口を開大させると皮膚が引っ張られるので外反を起こしやすい. これら2点を考慮して切除範囲を決める.

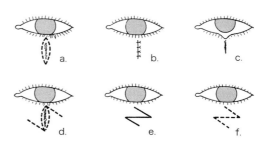

a〜c：瘢痕拘縮による外反を起こしやすい.
d〜f：Z形成術で瘢痕拘縮を防ぐ.

図23-2-2 眼瞼縁に垂直な切創の修復法

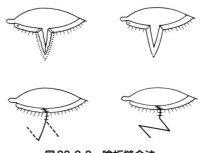

図23-2-3 瞼板縫合法

を利用して位置がずれないようにする.
⑤眼瞼溝を横切るものは, 肥厚性瘢痕になりやすいので, 縫合に気をつける.
⑥創の治癒は早く, 感染の危険も少ない.
⑦眼瞼縁に平行な切創は, 縫縮するが, 郭清によって外反症を起こす場合は, 瘢痕の項で述べたように, 遊離植皮するか, 局所皮弁で修復する. 外反症になるかならないかの判断は, 睫毛の方向が上眼瞼では下方, 下眼瞼では上方に向いているのが, 眼瞼縁に垂直に前方に向くまでは, 外反症を起こさないと考えてよい. それ以上, 正常と逆方向に向くと, 瘢痕化によって外反を呈するようになる (図23-2-1). 下眼瞼のほうが外反症を起こしやすい.
⑧眼瞼縁に垂直方向の切創を縫縮すると, 術後瘢痕拘縮

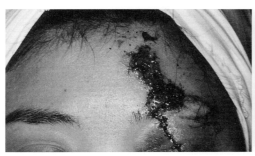
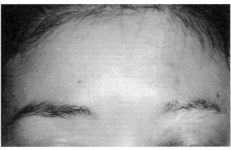

a：術前　　　　　　　　　　　　　　b：術後1年
図23-2-4　左眼瞼を含めた額部，頬部にわたる切挫創

で外反を起こすので，できればZ形成術を行う（図23-2-2）．

⑨皮膚欠損のある場合，小範囲の欠損は，縫縮するが，それ以外では，植皮を行う．後述するように，瞼板まで切除して縫縮したり，外眼角靱帯の切開を行ったり，反転皮弁法などの複雑な方法は，熟練者でない限り新鮮創の治療には用いないほうがよい．

なお，open methodといって内眼角部では約3mm径の欠損は，開放したまま瘢痕治癒が可能である．高齢者は約15mm径までよい（田辺1982, Mosconaら1983）．

b. 眼窩脂肪脱出創 prolapse of orbital fat

眼窩脂肪が脱出した場合は，脂肪を整復して眼窩隔膜を縫合する．

c. 眼瞼切断創 lids injury

眼瞼全層が切れた場合は，創が開離する．角膜が露出すると角膜の損傷を起こし，また創は日時が経つと瘢痕化して形成しにくい．まず，最小限の郭清ののち，瞼板を縫合する（図23-2-3）．瞼板縫合法として，従来はWheelerのhalving technique（1936），Mustardé法（1966）などが用いられていたが，現在では単純な方法ほどよいということで，断端を郭清したのち，そのまま縫合する方法がとられている（Converse 1977）．さらに筋肉，皮膚と縫合する（図23-2-4）．また，眼瞼挙筋が切れた場合，できるだけこれを探し出して縫合しておくと，回復のチャンスも多い．眼瞼損傷が著明な場合は，瘢痕拘縮による眼瞼外反や三角眼（瞼）を生じやすいので，その予防にtarsorrhaphyを行ったほうがよい（図23-3-22, 図23-3-23参照）．

眼瞼離断創の治療として，composite graftをした報告が散見される（津田ら2006）．

d. 眼窩内異物 foreign body in orbita

眼窩外傷の場合は，しばしば異物が眼窩内に留まることがあるので，初診の際，見落とさないように注意する．Shelstaら（2010），奥村ら（2011）は，鉛筆が39％，木片などが35％，その他玩具や箸などが26％であったという．特に幼児の場合，箸や玩具で遊んでいる中に転倒して突き刺すことがある．慎重な問診が必要である．

MRI, CT，超音波などを用いても診断できないことがある．後日，石灰化，眼瞼膿瘍，眼窩蜂窩織炎，失明状態になって発見される（橋本ら1998）．

e. 涙器損傷 lacrimal apparatus injury

1）涙管通過試験

涙管は涙が通るように開いているかどうかをテストする．方法として次のものがある．

a）dyeテスト

メチレンブルーか，2％フルオレセチン液を点眼，または涙小管に注入後，下鼻道に綿棒を入れて，5分以内にこれに付着すれば通過障害なしとする．

b）dye消失テスト

上記dyeを点眼して，これが消失すれば，涙管を通過しているとみなすテストである．

c）涙小管通過テスト

一方の涙点より，生食液を注入して，他の涙点より出れば，少なくとも涙小管総管 common canaliculus までは通過障害のないことを示す．

d）X線検査

造影剤を涙点より注入してX線写真を撮影する．Ewingが1906年に始めたという（小坂ら2004）．

e）CT検査

ベノキシール点眼後，涙囊洗浄，次にオムニパーク®300を涙点より涙道に注入，CT冠状断撮影，涙道閉塞部を探す（藤田ら2015）．

f）涙道ファイバースコープ検査

細いファイバーを，涙道内に挿入して検査する（図23-2-5）．

2）涙小管断裂 lacrimal ductule injury

涙小管が切れた場合は，できるだけ再縫合する（図23-2-6）．そのままにしておくと流涙 epiphoria を起こし，また，二次的再建術が困難となる．断裂した涙小管の涙囊端が，瘢痕のなかに埋まって探し出すのが難しいからである．新鮮創の場合でも，涙小管の壁が薄くみつけにくいことがある．

そのときは上涙点から牛乳，空気，色素，ブジーなどを

144　第23章　眼瞼部形成術

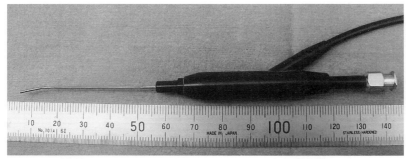

涙道ファイバースコープ（ファイバーテック製）．先端外径0.9 mm

図23-2-5　涙道ファイバースコープ

（嘉島信忠氏提供）

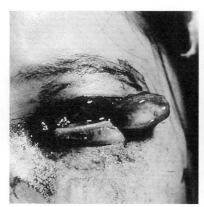
a：術前
交通事故による眼瞼切挫創．眼球破裂．

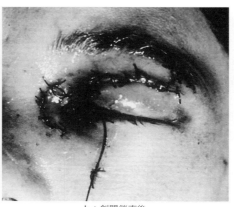
b：創閉鎖直後
涙小管は2号ナイロン糸を通したのち縫合．

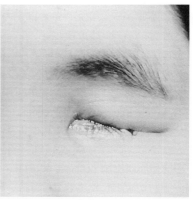
c：術後2ヵ月

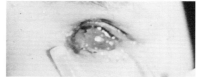
d：義眼台作成後2ヵ月

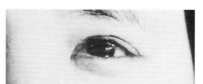
e：術後1年6ヵ月
流涙はみられない．義眼装着．

図23-2-6　眼瞼切挫創

入れて涙嚢端を探す．Worst（1962）のpig-tailブジーは，健側涙点より断端を探すのによいが，ややtraumaticである．小坂ら（2004）が，逆行性鼻涙管チューブを自作して断端発見に利用している．断端が同定できないときは，涙嚢前壁を切開して，涙嚢内の開口部を探す（橋川 2010）．

涙小管の両断端がわかったら，1～2号くらいのナイロン糸を通したまま，その上で端々吻合するが，涙小管そのものではなく，周囲組織をいっしょにして縫合したほうが縫合しやすい．ナイロン糸は，涙点から鼻腔を通し，鼻孔から出して，輪になるように結んで留置して縫合部の癒着を防ぐ．現在はマイクロ技術が用いられる．

縫合時期については，受傷後できるだけ早期がよいが，局所の浮腫，全身状態などで，必ずしも早期にできないこ

とも多い．現在では受傷後早期でなくても3日以内であればよい，少なくとも10日以内であればよいという意見が多い（岡田ら，2008）．

3）涙嚢損傷 lacrimal sac injury

涙嚢損傷は，内側眼瞼靱帯断裂や鼻骨篩骨骨折などにみられるが，よほど適応がないと縫合閉鎖はできない．損傷修復不可能な場合は，涙嚢鼻腔吻合術か，結膜鼻腔吻合術を行う．

なお，特殊な方法として，静脈を涙点と鼻涙管の間に移植することがある（Hannaら 1978）．これは，脊椎麻酔用の針を涙点から鼻涙管のほうに突きさして下鼻道に出し，シリコンチューブをつけて涙点より引き出し，さらに，手背の静脈をチューブにつけたままチューブを引っ張って，

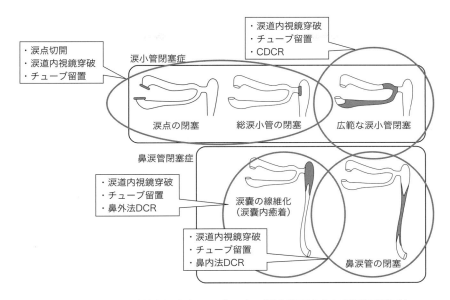

図23-2-7a　涙道閉鎖症の治療アルゴリズム（涙小管閉塞症と鼻涙管閉塞症）
（嘉鳥信忠氏提供）

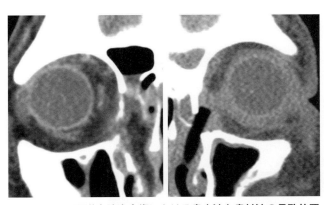

図23-2-7b　涙道鼻腔吻合術における鼻内法と鼻外法の骨孔位置
鼻内法は鼻内操作によるrhinostomyであり，やや背側・下方に作成しやすく，その結果鼻外法と比べ，涙小管との距離が遠くなることで再閉塞をきたしやすい
（嘉鳥信忠氏提供）

涙道のところで静脈を縫合固定する．

4) 陳旧性涙道損傷

嘉鳥（2014）は，涙道閉塞症の治療アルゴニズムとして，図23-2-7a のようなものをあげている．

a) 涙小管閉鎖 atresia of canaliculus

陳旧性の涙小管閉鎖の場合は，涙小管そのものが瘢痕に埋まって断端を探すことが難しい．眼瞼側の断端は，涙点よりブジーを挿入すれば比較的楽にみつけることができるが，鼻側端は，上涙点より逆行性に探すことになるので成功率が低い．

b) 鼻涙管閉鎖 atresia of nasolacrimal canal

(1) 涙嚢鼻腔吻合術 dacryocystorhinostomy の適応：
Jones (1974) によると，次のとおりである．

①総涙小管断裂の初期治療
②急性または慢性の涙嚢炎
③涙嚢か鼻涙管の完全断裂
④顔面神経麻痺における導涙ポンプ作用の麻痺
⑤鼻骨眼窩骨折による鼻涙管閉鎖

近年，内視鏡を用いた涙道鼻腔吻合術（鼻内法）が，広く行われている．皮膚切開をすることなく，外来手術も可能なことから眼科医を中心に第一選択とまでいわれている（嘉鳥2014）．

鼻涙管下部にのみ閉塞があるような症例には好適応であるが，骨折後や，涙嚢内癒着，線維化，および鼻中隔彎曲症などの狭鼻腔などの構造が複雑な症例では，施行しづらく，かつ術後成績も悪い（嘉鳥2014）．

従来法である皮膚切開を用いた涙嚢鼻腔吻合術は鼻外法と呼ばれている（図23-2-7b, c）．

症例を選べば，両法の術後成績は近年，ほぼ同等となっているが，骨折後であったり，複雑な背景の涙道閉塞症には鼻外法でしか対応できない（嘉鳥2014）．

(2) 涙嚢鼻腔吻合術の実際（図23-2-8）

経験的に全麻のほうが手術しやすい．皮切は，内眼角部内側，内側眼瞼靱帯直上に1～2cm入れるが，長い方が操作しやすい．内側眼瞼靱帯が露出したら，これを骨膜下に剥離，離断し，涙嚢を明確にする．次に涙嚢を骨膜下に剥離したのち，位置を合せて，涙骨 lacrimal crest の前下部にドリルかノミで穴を開ける．穴はできるだけ大きいほうが，後の操作がしやすい．次に，涙嚢および鼻腔粘膜をH型に切開，相対する粘膜断端を縫合する．吻合に際して上皮が断端に陥入しないように，ときにマットレス縫合を行い，創の接着を確実にする．次に，内側眼瞼靱帯を，吻合部

146　第23章　眼瞼部形成術

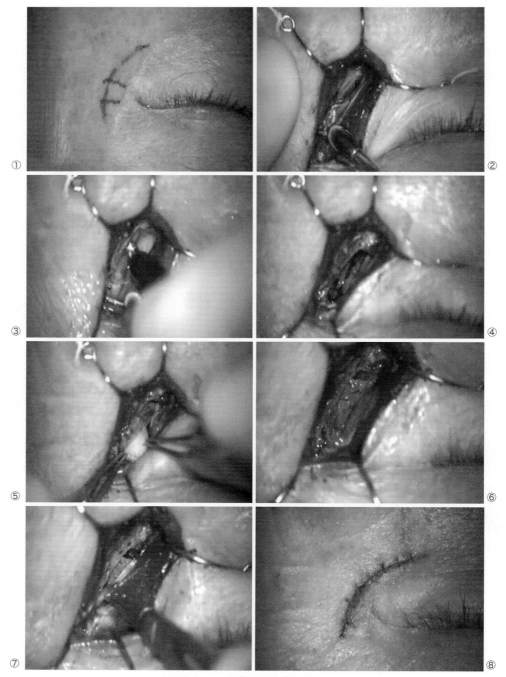

図23-2-7c　涙嚢鼻腔吻合術（鼻外法）

① : 術前デザイン．皮切は約20mmで，内眼角靭帯の上縁まで露出できるようにデザイン．
② : 内眼角靭帯の下縁から眼窩縁に沿って約15mmの骨膜切開を行う．この際，切開はH字型に切開すると展開がしやすい．次に骨膜を剝離．鼻側は無名血管溝まで，涙嚢側は涙嚢窩をすべて露出し，後涙嚢稜まで十分に展開する．
③ : 骨窓作成．内眼角靭帯の下縁から約10mmの長さで，かつ涙嚢窩を同じ深さまでの骨を切除する．骨切除の方法は，ノミを用いる方法，ドリルを用いる方法などがある．写真は超音波骨削器（SONOPET®）で骨削，鼻腔粘膜の裏側が全面露出するようにする．
④ : 2弁法といわれる吻合法．図23-2-8のごとく，涙嚢，鼻腔側粘膜をそれぞれH字型に切開し，涙嚢の深部側の後弁を鼻腔の深部側の後弁と縫合する．写真は両弁が縫合されたところである．
⑤ : 後弁縫合終了後，一時的なステントとしてシリコンスポンジ（長さ30mm直径5mm）を挿入し，内眥靭帯に軽く脱落防止目的で固定を行う．このシリコンスポンジは，術後約1ヵ月で鼻内より引き抜くため，7-0ナイロン糸程度のもので軽く固定する．写真はナイロンスポンジを挿入しているところである．シリコンスポンジ上の鼻腔側に，鼻腔側の前弁がみえる．
⑥ : 前弁縫合直後．鼻腔側の前弁と涙嚢側の前弁同士を縫合したところ．結果，頭側と尾側には粘膜弁はないが，前後は弁で被覆され，2弁法は完成する．
⑦ : 骨膜縫合．始めに展開した骨膜を縫合する．
⑧ : 皮膚を縫合して手術を終了する．

（嘉鳥信忠氏提供）

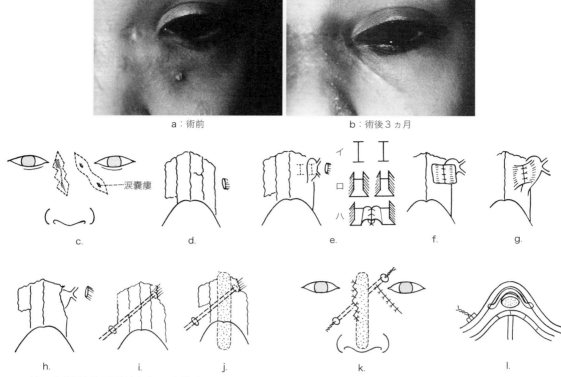

a：術前　　b：術後3ヵ月

c：皮切．鼻背部瘢痕と涙嚢瘻を含めて切除する．
d：鼻骨は5個に粉砕骨折していた．
e：左側鼻骨骨折片を外して鼻粘膜露出，内側眼瞼靱帯を外し，涙嚢も露出．鼻腔および涙嚢にH型切開（イ）を入れ，粘膜弁を持ち上げる（ロ）．
f：それぞれ対応する弁を縫合する（e-ハ）．H切開の方向が紙モデルを使っての実験では合わないが，実際に手術してみるとこのほうが手術しやすい．
g：涙嚢鼻腔吻合術終了．
h：前もって外しておいた鼻骨骨片を元に戻す．
i：内側眼瞼靱帯にワイヤーをかけ，瞼裂が正しい方向になるように引っ張って皮膚面に出し，ボタン固定する．反対側にはpull-out wireを置く．
j：腸骨片による隆鼻術を図る．
k：術後のシェーマ．
l：腸骨片を固定するための皮内縫合．

図 23-2-8　鼻骨篩骨骨折による顔面の変形と化膿性涙嚢瘻

の上に改めて開けた穴を通して，ワイヤーで健側内側眼瞼靱帯上方に通して固定する．

しかし，顔面骨骨折の場合は，粘膜が瘢痕化して縫合に際してボロボロになり縫合できないことがある．この際，できるだけ大きな骨窓を作るなり，次の結膜涙嚢鼻腔吻合術 conjunctivo-dacryocysto-rhinostomy を行う．

c) 涙小管鼻涙管閉鎖 atresia of lacrimal canal

(1) 結膜涙嚢鼻腔吻合術 conjunctivo-dacryocysto-rhinoplasty（図 23-2-7, 図 23-2-9）

①両涙小管閉鎖，②顔面神経麻痺による導涙機能廃絶，③全導涙管の閉鎖，などが適応である．

アプローチとしては，①鼻内法と②鼻外法とがある．両者では骨孔の位置が違い，鼻内法のほうが術操作の都合で，下方になりやすい．著者としては鼻外法を用いている．

(2) tube 挿入法（図 23-2-10, 図 23-2-11）

本法には，Pyrex tube 法（Jones 1962），standard Guiber silicone tube 法（Spinelli ら 2005）などがある．Pyrex tube は，①親水性 hydrophilic でない．②眼脂などで閉塞されにくい．③刺激性がない．という利点がある．これは，結膜の内下方から涙嚢を通して鼻腔まで約8mmの長さのチューブを差し込む方法で，鼻腔内の陰圧を利用して導涙を図るものである．

しかし，①鼻をかんだりすると抜けやすく，②また tube 周囲がゆるんで抜けることがある．③さらに，いったん抜けたあと放置すると再挿入が難しい．

これに対して，silicone tube はやわらかく使用しやすい．Kawamoto（2004）は涙点，涙小管があれば dacryocysto-rhinostomy を行うが，なければ Johnes tube を使用すると

148　第23章　眼瞼部形成術

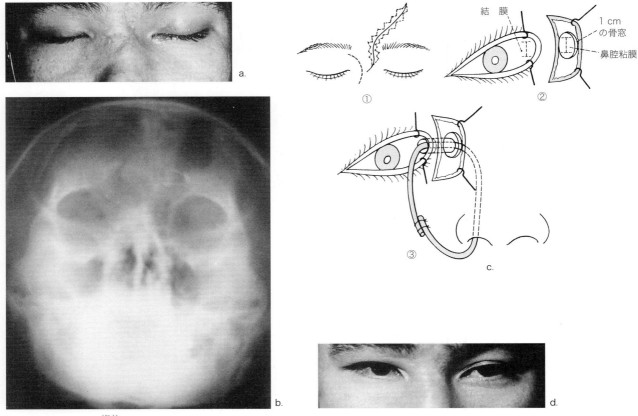

a：術前
b：術前X線像
c：手術法
　①皮　切：額部の瘢痕形成術も同時に行う．
　②結膜にH型切開，涙骨部に骨窓を開け，鼻腔粘膜にH型切開を入れる．内下方にできるだけ大きく開ける．
　③両者を貫通させ，粘膜を吻合させる．
d：術後1年，流涙なし
　術後はビニールチューブを吻合部に通して鼻孔から出し，結合する．2ヵ月以上留置する必要がある．

図23-2-9　陳旧性涙小管涙嚢瘢痕化による導涙障害，結膜鼻腔吻合術

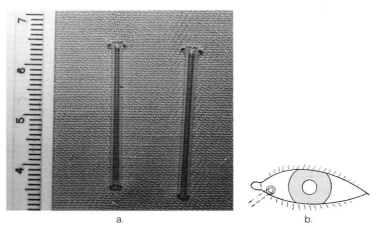

図23-2-10　pyrex tube (Jonesのtube)

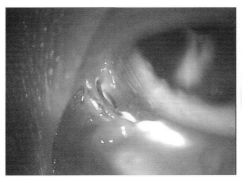
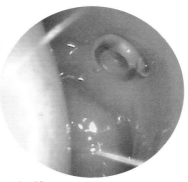

図23-2-11　Jones tube法
①左涙湖から鼻内にガラス管が留置されている．②左鼻腔のJones tubeが鼻腔よりみえる．
（鈴木眼科クリニック，鈴木亨先生より供覧許可を得た嘉鳥信忠氏が提供）

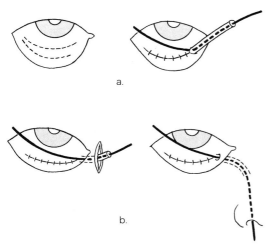

図23-2-12　Huang法
(Huang TT et al : Plast Reconstr Surg 90 : 399, 1992より引用)

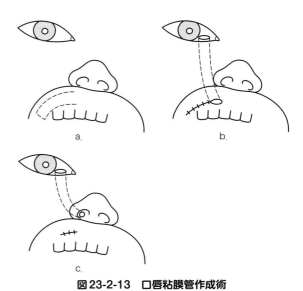

図23-2-13　口唇粘膜管作成術
(丸山百合子ほか：日形会誌 19 : 99, 1999より引用)

いう．
　(3) 結膜鼻腔吻合術 conjunctivo-rhinostomy
　図23-2-9のとおりである．
　(4) 結膜粘膜管作成術
　下眼瞼結膜を粘膜弁としてチューブにして鼻腔粘膜と吻合するHuang法（1992）がある（図23-2-12）．
　(5) 口唇粘膜管作成術
　上口唇粘膜をtubeにして眼瞼に移植する方法である（図23-2-13）．

f.　靱帯切断 ligament injury
　靱帯が切れた場合は，骨に孔を開けて，この孔に靱帯を通してpull-out wire法で固定する．そうでないと内眼角部の変形を起こす（図23-2-14，図23-2-15）．

g.　眼球損傷 eye globe injury
　眼球損傷の場合は，形成外科の領域を離れるが，眼科受診の必要上，損傷の有無は診断しなければならない．
　通常，眼球表面の洗浄後，視力測定，みえるかどうかでよい．次に眼球表面の創の有無，瞳孔の変形などを調べる．余裕があれば，眼圧を測定，低いと眼球破裂であり，高いと出血性緑内障である．

h.　眼瞼リンパ浮腫 lymphedema of lids
　眼瞼のリンパ浮腫は心疾患，腎疾患は別として眼瞼の手術や外傷のあと必ず起こるものであるが，通常，眼瞼縁に平行な瘢痕の場合は，しばらくすると消褪する．しかし，眼瞼縁に直角な瘢痕では，往々にして数年残存する．特に瘢痕が外側にある場合，さらに外側と内側にある場合の順でより長期間残存しやすい．
　また，James（1978）は，不明の原因による慢性眼瞼リンパ浮腫を報告している．
　治療は，原因のいかんにかかわらず，慢性のリンパ浮腫になった場合は，眼瞼皮膚を切除，遊離植皮する．切除皮膚が利用できない場合は，耳介内側（後部）皮膚を用いる．

i.　上眼窩裂症候群 superior orbital fissure syndrome
　眼窩円錐内の圧が，出血や浮腫で上昇し，上眼窩裂を走

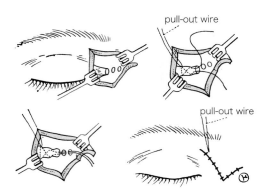

図23-2-14　内側眼瞼靱帯の固定法
(Barsky AJ et al：Principles and Practice of Plastic Surgery, McGraw-Hill, p203, 1964より引用)

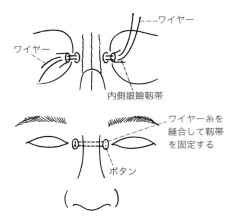

図23-2-15　内側眼瞼靱帯固定法
症例によっては骨に穴を開けて固定したり，ワイヤーだけで骨に固定したりする．

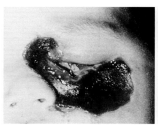
a：上下眼瞼壊死
（患者持参写真）

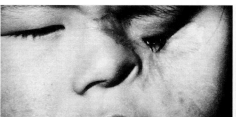
b：来院時術前

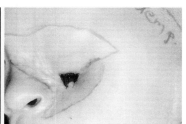
c：額部皮弁による修復

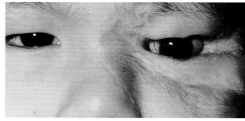
d：術後，義眼装着

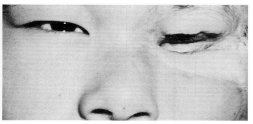
e：術後10年

図23-2-16　広範囲眼瞼薬傷

行する動眼神経，滑車神経，外転神経，三叉神経第1枝が損傷を受けたことによる．

j. 眼窩尖端部症候群 orbital apex syndrome

これは，眼窩先端部分まで障害がおよび，視神経が損傷されたものである．（吉村ら 2004）

❸熱傷 burn

眼瞼の熱傷は，比較的表在性で，眼球まで損傷されることは少ない．後者は意識障害があって，長時間にわたって火や高温物体に接触している場合に起こる（第3章-4「熱傷」の項参照）．
眼瞼熱傷の治療も，一般熱傷の治療と同じであるが，適切な治療を行わないと外反症 ectropion，癒着症 symblepharon，欠損 defect，さらには失明 blind にまで至ることがある．

❹薬傷 chemical burn of lids

顔面に硫酸や硝酸などをかけられた場合とか，事故によってこれらの酸がふりかかった場合に，眼瞼から眼球まで損傷されることがある．
治療法は，その原則に従って行う（図23-2-16，図23-2-17）（第3章-8「化学傷，薬傷」の項参照）．

①アルカリ剤の場合，できるだけ早期に多量の流水で洗浄する．中和剤（硼酸水）などがあれば，初期にはある程度効果があるが，通常は初期治療としては間に合わないことが多い．
　潰瘍の進行と二次的眼内の炎症阻止が重要で，散瞳剤投与と抗菌薬，ステロイドの適宜投与が有効である（林ら 1980）．
　また，浮腫症状，色調の変化などがあれば，早期に

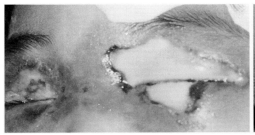
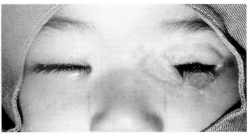

a：上下眼瞼壊死（患者持参写真）　　　　　　　　b：来院時術前

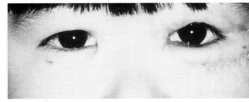
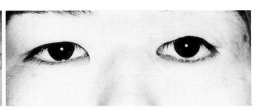

c：上眼瞼に耳後部より全層植皮，下眼瞼に眉毛直上より　　d：術後10年
　　有茎植皮

図 23-2-17　広範囲眼瞼壊死

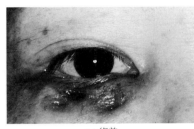
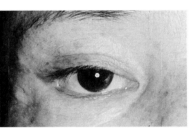

a：術前　　　　　　　　　　　　　　b：術後4年

図 23-2-18　いわゆる肉質注射後の潰瘍
眉毛上部皮弁にて修復．

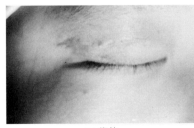
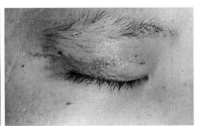

a：術前　　　　　　　　　　　　　b：縫縮術後1ヵ月

図 23-2-19　上眼瞼瘢痕

薬傷部を切除したほうが進行性組織破壊を改善することができる．
　合併症としては，前房出血，緑内障，白内障，眼球癒着など（Brownら 1969）．
②酸性の場合は，重曹水で洗浄するが，とっさの場合は流水による持続洗浄が余程の効果がある．

❺その他
　いわゆる肉質注射後，**図 23-2-18** のような潰瘍がみられることがある

B. 瘢痕　scar

　眼瞼の瘢痕にも，大小，広狭，機能障害を伴うもの，そうでないものなどいろいろある．眼瞼瘢痕の治療法の原則は以下のとおりである．
①横方向（瞼縁に平行な）の幅の狭い瘢痕は縫縮する（**図 23-2-19**）．この場合は，創周囲を剝離してはいけない．異常皺襞を作ることがある．この点，下眼瞼では心配はないが，眼瞼外反を起こしやすい．
②横方向の比較的幅の広い瘢痕は，可能ならば連続縫縮

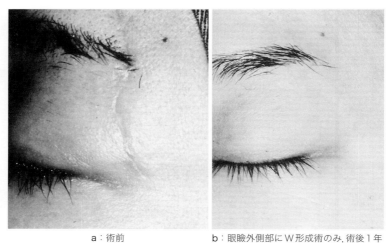

a：術前　　　　　　　　b：眼瞼外側部にW形成術のみ，術後1年

図23-2-20　眼瞼外側部瘢痕拘縮

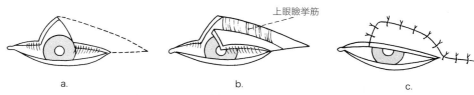

図23-2-21　比較的幅の広い瘢痕の一修復法

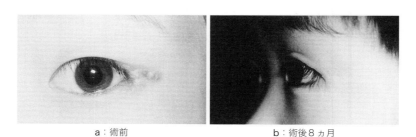

a：術前　　　　　　　　b：術後8ヵ月

図23-2-22　外眼角部の瘢痕

縫縮とZ形成術により修復．

を行う．

③縦方向の幅の狭い瘢痕はそのまま縫縮するか，Z形成術を行う．後者は，特に眼瞼溝や瞼頰溝を横切る瘢痕に適応がある（図23-2-20）．

④縦方向の比較的幅の広い瘢痕は，連続縫縮を行う．場合によっては瞼板をもV字型に切除する（図23-2-21）．

⑤内外眼角部の瘢痕は，その広狭に関係なく，Z形成術をすることが多い（図23-2-22）．

⑥眼瞼全域の1/3以上にわたる瘢痕の場合は，遊離植皮する（眼瞼の遊離植皮については，次項外反症参照）（図23-2-23）．

⑦縫合は，眼瞼縁に平行方向に縫縮しないと眼瞼外反を起こしやすい．

⑧上眼瞼溝を横切る切開は，避けるか，Z形成術で切開方向を転換する．

⑨瞼板や眼瞼挙筋と皮膚とが癒着しないようにする．その恐れのあるときは，眼窩脂肪を引き出して，両者の間に介在させる（図23-2-24）．

瞼板の縫合は，眼瞼縁のnotching（くびれ）を防ぐため，Minskyの8字縫合法，Wheelerの半切法halving methodなど，特殊な縫合法があるが，最近では，単純な縫合法が用いられている．技術的問題であるという（Converse 1977）．

⑩必要があれば，複合（軟骨）移植も考慮する（Marksら1989，Noseら1991）．

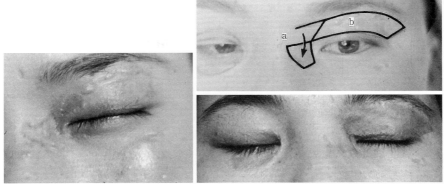

a：術前
b：手術の切開線
　aは健常皮膚でこれを皮弁として矢印のほうに移動して縫合．bは瘢痕で切除後aの採皮部といっしょにaesthetic unitになるようにして耳介後部より遊離植皮
c：術後3ヵ月

図23-2-23　眼瞼周囲瘢痕

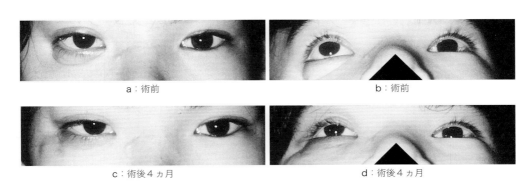

a：術前　　　　　　　　　　　　　b：術前

c：術後4ヵ月　　　　　　　　　　d：術後4ヵ月

図23-2-24　下眼瞼の感染化膿後の癒着
陥凹部を切開，眼窩脂肪を引き出して切開部の下に固定し，再癒着を防止する．

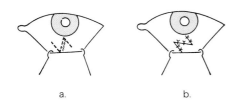

図23-2-25　線状の瘢痕による眼球結膜癒着症
Z形成術による修復法が用いられる．

C. 眼球結膜癒着症 symblepharon

結膜の炎症，外傷（切創，熱傷，薬傷，手術創など）などによって欠損し，拘縮した場合に起こる．
治療は，線状の拘縮があれば，結膜のZ形成術，面状癒着であれば，結膜の局所弁を用いたり，広範囲なら口腔粘膜の遊離移植を行う．眼瞼皮膚や瞼板まで障害された場合は，眼瞼の瘢痕や眼瞼外反症の治療に準ずる．広範囲かつ重度の場合は，眼瞼欠損と同様の治療法を行わねばならない（図23-2-25，図23-2-26）．

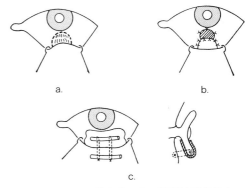

図23-2-26　面状瘢痕による眼球結膜癒着症
粘膜弁と遊離粘膜移植で再建．粘膜は欠損部の広さによって眼球結膜や口腔粘膜が用いられる．相対する眼瞼から有茎粘膜移植として修復する場合もある．口腔粘膜を遊離で眼球結膜，眼瞼結膜にわたって移植するときは，cal-de-sucが消失しないようにビニールチューブでしばらく固定する必要がある．

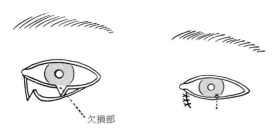

図23-2-27 Kuhnt-Helmbold法
(Barsky AJ et al: Principles and Practice of Plastic Surgery, McGraw-Hill, p192, 1964より引用)

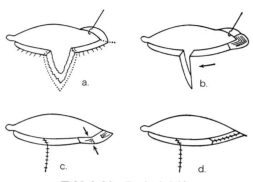

図23-2-28 Ershnich法

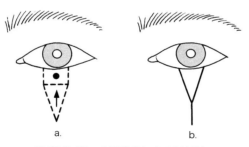

図23-2-29 皮下茎弁によるV-Y法

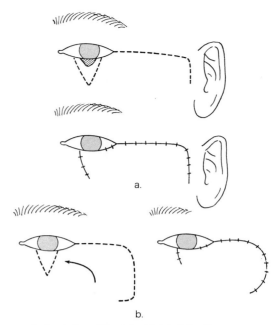

図23-2-30 横転皮弁法(a)と回転皮弁法(b)

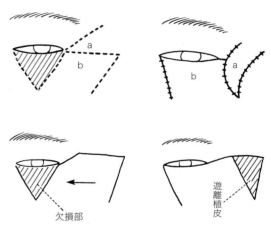

図23-2-31 頬部皮弁による修復法のいろいろ

D. 眼瞼全層欠損（外傷，腫瘍摘出後）
eyelid defect

　眼瞼全層欠損の場合，水平長の25％（7〜8mm）を越えないものは，縫縮が可能であるが，30％（10〜11mm）であれば，外眼角切開 lateral canthotomy が必要になり，それ以上になると特殊な皮弁法が必要である．

　また，視力の有無によって形成術が異なり，視力がある場合は，角膜を損傷しないように，粘膜部の再建が必要である．

　なお，先天性の眼瞼全層欠損（coloboma）については，後述する．

　以下，いくつかの方法がある（Barskyら1964）．

❶下眼瞼の欠損

a) Kuhnt-Helmbold法
小範囲の欠損に効果的な方法である（図23-2-27）．

b) Ershnich-Blascovics法（図23-2-28）

c) V-Y法（図23-2-29）

d) Imre法
大橋法，その他の横転皮弁法，回転皮弁法（図23-2-30〜図23-2-34）．

e) Landolt-Hughes法
伸展皮弁法 advancement flap である．

f) Hughes法
一種の伸展皮弁である（Conway 1956）（図23-2-35）．

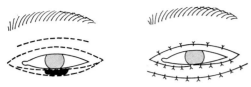

図 23-2-32 辺縁欠損に対する修復法
上眼瞼に余裕がある場合に用いられる．裏打ちは鼻中隔粘膜および軟骨を用いる．

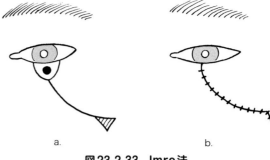

図 23-2-33 Imre 法

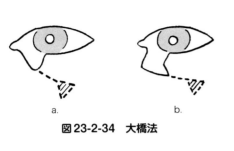

図 23-2-34 大橋法

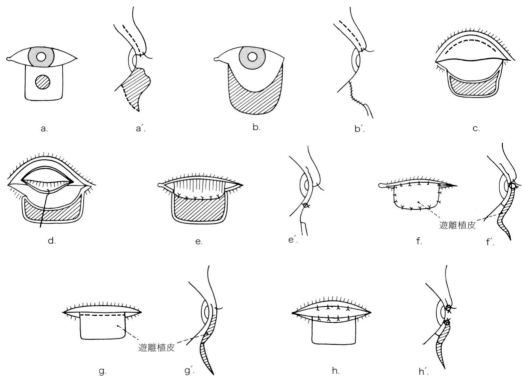

a：下眼瞼に生じた腫瘍の切除範囲．深層まですべて切除する．上眼瞼を点線のように前後2枚に切離する．
b：下眼瞼における腫瘍摘出後．
c：上眼瞼の結膜を引き出して残存している下眼瞼の結膜と縫合する．
d, e：上眼瞼瞼板部を下方に牽引固定する．
f：下眼瞼の皮膚欠損部に全層植皮を施す．
g：植皮片生着後，茎部を切離．
h：瞼裂を開く．

図 23-2-35 Hughes 法
(Conway H：Tumors of the Skin, Thomas, p166, 1956 より一部引用)

g) Switch flap

上下眼瞼に適応があり，その長所は，
① 30～65％の欠損によいこと
②眼瞼挙筋や眼輪筋の作用に障害がないこと
③皮膚のきめ，色調の点がよいこと
④上眼瞼に障害がないこと

などであり，手術術式は，口唇の場合（Abbe 法など）と同じである．この方法は，上眼瞼の機能を犠牲にしないよ

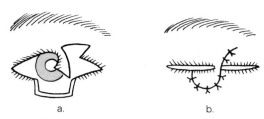

図23-2-36 McCoyのswitch flap法
(McCoy FJ et al: Plast Reconstr Surg 35：633, 1965より引用)

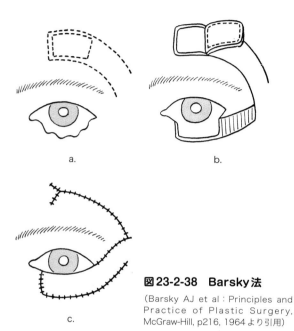

図23-2-38 Barsky法
(Barsky AJ et al: Principles and Practice of Plastic Surgery, McGraw-Hill, p216, 1964より引用)

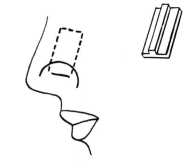

a：鼻中隔軟骨粘膜採取

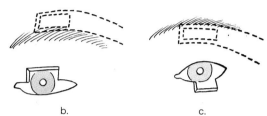

額部ないし眼瞼に軟骨と粘膜を移植，二次的に皮弁に軟骨と粘膜を含めて眼瞼欠損部に移植．さらに眉毛を含ませると睫毛再建にもなる．

図23-2-37 Millard法
(Millard DR Jr：Plast Reconstr Surg 30：267, 1962より引用)

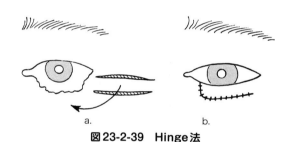

図23-2-39 Hinge法
(Barsky A J et al: Principles and Practice of Plastic Surgery, McGraw-Hill, p216, 1964より引用)

うに，茎部の幅は眼瞼縁の1/4以下にする．茎に眼瞼動脈を入れるために，その幅は眼瞼縁から4～5mmにしたほうが安全である（図23-2-36）．茎切離は2週間後に行う（McCoy 1956）．

h) 逆行性浅側頭動脈耳介枝耳介皮弁（林田ら2007）
i) nasal chondromucosal flap による下眼瞼再建
（増田ら2008）
j) Millard法のchondromucosal法（図23-2-37）
k) Barsky法（図23-2-38）
3段階の手術を行う．
l) Hinge法
外眼角部に，遊離植皮で裏打ちした皮弁を作成し，これを反転する方法である（図23-2-39）．視力のない場合の適応である．
m) Manchester法
腫瘍摘出後に用いてよい簡便な方法で，上眼瞼の変形も少ない（図23-2-40）．

n) Moschella法（図23-2-41）
o) 複合移植法
鼻翼に対する術式と同様に行えばよい．図23-2-42，図23-2-43の方法は，視力のない場合に用いられる．
p) その他
下眼瞼には頬部皮弁のいろいろな型が用いられる．裏打ちとしてはMatsumotoら（1999）は，大腿筋膜と粘膜の同時移植をしている．

❷上眼瞼の欠損
a. 上眼瞼欠損の再建術の原則
上眼瞼の辺縁欠損は，下眼瞼の場合と同様に，皮弁による再建を図るが，通常，下眼瞼の皮膚が用いられる．しかし，下眼瞼の皮膚の余裕は少ないため，外反症を起こさないように注意すべきである．粘膜を必要とする場合は，鼻

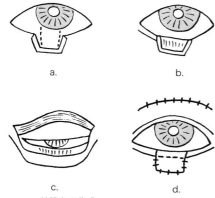

a：結膜弁の作成．
b：結膜弁を欠損部に縫合，裏打ちとする．
c：外表には上眼瞼皮膚を双茎皮弁で移動．
d：修復する．

図23-2-40　Manchester法

(Barsky AJ et al：Principles and Practice of Plastic Surgery, McGraw-Hill, p217, 1964より引用)

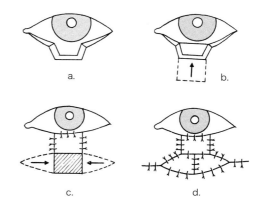

a：下眼瞼欠損．
b：粘膜軟骨移植，これは図23-2-38のように結膜粘膜でもよい．
c：欠損下方の皮膚を皮下茎弁で閉鎖．
d：採皮部は両方からの皮下茎弁でV-Y式に閉鎖．

図23-2-41　Moschella法

(Moschella F et al：Br J Plast Surg 45：55, 1992より引用)

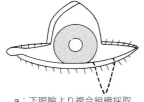 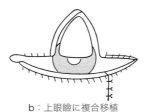 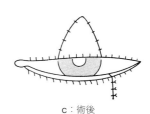

a：下眼瞼より複合組織採取　　b：上眼瞼に複合移植　　c：術後

図23-2-42　複合移植法

粘膜か，口腔粘膜を利用する．
　幅が6～7mmまで（瞼縁の1/4まで）ならば，縫縮が可能であるが，それ以上になると，たとえ縫縮できたとしても開瞼症（兎眼）を起こす（**図23-2-44**）．
　眼瞼縁1/2までの欠損では，下眼瞼からの複合移植か，反転皮弁法，伸展皮弁法などを用いる．それによる下眼瞼欠損は，前述した各方法を用いる．
　全欠損の場合は，いろいろな皮弁，組織移植を組み合せる（Noseら1991）．

b. 上眼瞼欠損の治療法

1) 縫縮術
（図23-2-44）

2) 複合移植法（図23-2-42）
　Scuderiら（2005）により，nasal chondromucosal flapとして，鼻の鼻背動静脈を茎にした鼻の軟骨を，粘膜とともにone stage（island flap）で上眼瞼に移植する方法が報告され，また口蓋粘膜を利用する方法（Lalondeら2005）なども報告されている．

3) Cutler-Beard法
　下眼瞼を利用したbridge flapである（**図23-2-45**）．

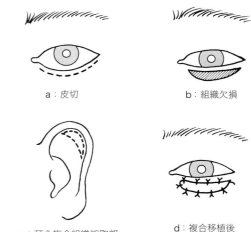

a：皮切　　　　　　　　　　b：組織欠損

c：耳介複合組織採取部　　　d：複合移植後

図23-2-43　複合移植法

(Barsky AJ et al：Principles and Practice of Plastic Surgery, McGraw-Hill, p222, 1964より引用)

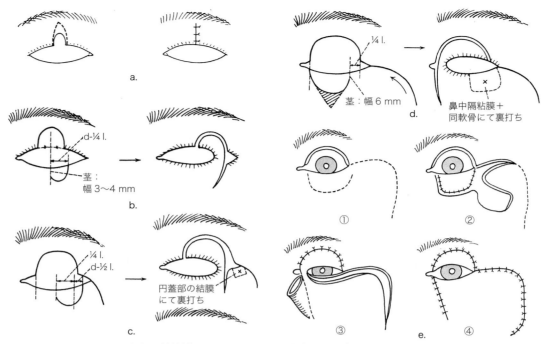

a：d≦¼ l.の場合：直接縫合．b：¼ l.≦d≦½ l.の場合
c：½ l.≦d≦¾ l.の場合．d：d≧¾ l.の場合
e：下眼瞼弁は涙小管を損傷しない程度に採取すれば，ほぼ上眼瞼全欠損の再建が可能である．下眼瞼の欠損は鼻中隔軟骨を用いる．上瞼板と眼瞼挙筋の縫合を行う．

図 23-2-44 上眼瞼縁長(l.)に対する欠損部眼瞼縁長(d)の大小による上眼瞼再建

(Mustardé JC：Br J Plast Surg 21：367, 1968；田嶋定夫：標準形成外科学, 鬼塚卓弥(編), 医学書院, 1975より引用)

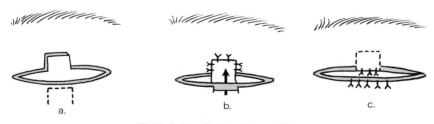

図 23-2-45 Cutler-Beard 法

Smith法もこれに似ている．
(Barsky AJ：Principles and Practice of Plastic Surgery, McGraw-Hill, p217, 1964 より引用)

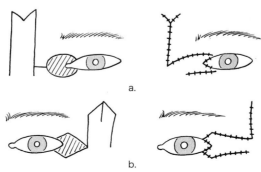

図 23-2-46 Hanser-Blascovics 法

(桐沢長徳：形成外科 5：267, 1962 より引用)

Smith 法もこれに準ずる.

4) 眼瞼交叉弁法 (Mustarde)
McCoy の switch flap (図 23-2-36) の逆方法である.

❸ 外眼角部欠損
Converse (1977) の方法では, 上眼瞼の瞼板を半切したのち, 粘膜とともに下眼瞼へ advance し, 外側靱帯の代わりに骨膜を反転して眼瞼縁に縫合固定する. 皮膚欠損部は, こめかみ部の有茎皮弁にて閉鎖する. 二次的に外眼角部切開を行い, 瞼裂を拡大する (桐沢 1962) (図 23-2-46).

❹ 内眼角部欠損
外眼角部欠損と同様に, 上眼瞼の瞼板を下眼瞼に縫合, この瞼板と残存内側眼瞼靱帯とを固定, その上に遊離植皮を行い, 二次的に瞼裂を切開, 拡大を図る.

❺ 内側眼瞼靱帯断裂
外傷で内側眼瞼靱帯が断裂した場合は, 内眼角部の骨に孔を開け, この孔に靱帯を通して pull out wire 法で固定するか (本項の図 23-2-14, 図 23-2-15), 埋没固定する. 靱帯のあった位置より奥に固定するのがコツである.

23・3 眼瞼外反症 eyelid ectropion

眼瞼外反症は, 眼瞼が閉鎖しないで, 外方に反転し, 眼瞼結膜が露出している状態である.

原因によって, 麻痺性外反, 老人性外反, 瘢痕性外反, 痙攣性外反, 機械的外反, 先天性外反, 術後性外反, などに分けられる.

症状は, いずれも結膜炎を合併しやすく, 発赤, 腫脹, 目やになどによって, 極めて醜く, また瞼裂閉鎖不全により, 流涙, 角膜炎, 角膜潰瘍, 角膜穿孔を起こす恐れがある.

先天性外反症は歌舞伎メイキャップ症候群の一症状としてみられる (26 章「唇裂・口蓋裂形成術」の項参照).

内反症と外反症の比率は, 白人で 2 対 3 であるが, 東洋人では 10 対 1 であるという (野田 2011).

A. 麻痺性外反症 paralytic ectropion
顔面神経麻痺によるもので, 下眼瞼が障害される. 治療法は, 次のとおりである.
①瞼縁縫合 tarsorrhaphy (図 23-3-1)
②側頭筋移植 temporal muscle graft
③筋膜移植 fascia graft
④電気焼灼 galvanopuncture

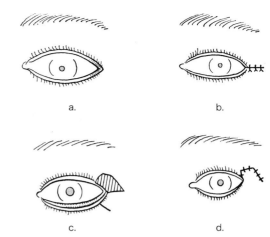

図 23-3-1 麻痺性外反症に対する瞼板縫合術

(Barsky AJ : Principles and Practice of Plastic Surgery, Williams & Wilkins, p129, 1950 より引用)

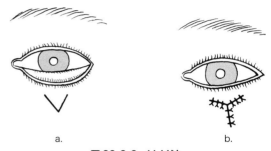

図 23-3-2 V-Y 法

(Barsky AJ : Principles and Practice of Plastic Surgery, Williams & Wilkins, p129, 1950 より引用)

B. 老人性外反症 senile ectropion
眼輪筋の筋張力の減少と, 眼瞼皮膚のたるみにより下眼瞼に起こる. 治療法は次のとおりである.
①電気焼灼法：
軽度のものに用いられ, 瞼板下端の結膜面に沿って, 数箇所を焼灼する. 著明なものには無効で, 次の手術的治療を行う.
②Wharton Jones 法：
下眼瞼で V-Y 法を行う (図 23-3-2).
③Kuhnt-Szymanowski 法：
下眼瞼を外上方に引き上げるとともに, 伸展した部分を V 字型に切除する方法である (図 23-3-3).
註；Kuhnt-Szymanowski は, クーント-シュマノフスキーと発音.
④Lazy T 法 (McCarthy 1990)：この方法は, 結膜側から瞼板のみを水平方向に切除, さらに外側より瞼板と皮膚を垂直方向に切除する方法である (図 23-3-4).
⑤外眼角形成術：外眼角の皮膚や筋, 粘骨膜 (Patel ら

160　第23章　眼瞼部形成術

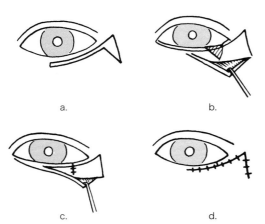

図23-3-3　Kuhnt-Szymanowski法
(Barsky AJ : Principles and Practice of Plastic Surgery, Williams & Wilkins, p131, 1950より引用)

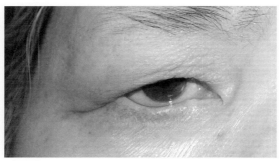

a：術前

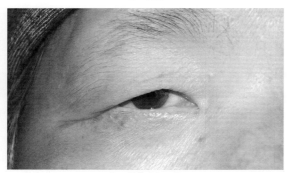

b：術後10ヵ月

図23-3-5　下眼瞼外反症（60歳代女性）
（岡本年弘氏提供）

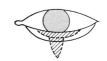 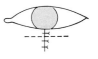

図23-3-4　Lazy T法
(McCarthy JG : Plastic Surgery, Saunders, p1747, 1990, より引用)

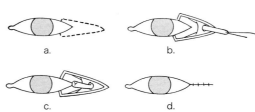

a：皮切を入れ，表皮のみ切除，真皮皮弁とする．
b：外眼角部の骨に3～5mmの穴を開ける．
c：この骨孔に真皮皮弁を通して縫合固定．
d：皮膚縫合．

図23-3-6　外眼角形成術
(Montandon D : Plast Reconstr Surg 61：555, 1978より引用)

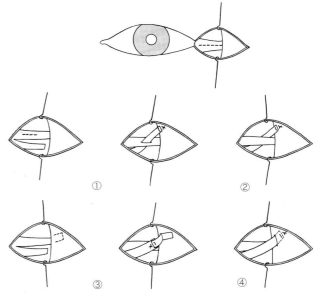

図23-3-7　外眼角靱帯形成術
① Tenzel法 (1969)，　② Anderson法 (1979)，　③ Marsh法 (1979)，
④ Hamako法 (1980)

2005) などを，
　骨膜に固定する方法である（図23-3-5～図23-3-7）．骨膜固定が不安定な場合は，小さいスクリューを頬骨に打ち込みこれに固定する（Jelkら2013）．

C. 瘢痕性外反症　cicatricial ectropion

❶原因
　瘢痕性外反症は，眼瞼およびその周囲皮膚の，
　①熱傷（瘢痕拘縮）
　②切創（縫合のずれ，瘢痕拘縮）
　③外傷や手術後（皮膚欠損）

23・3 眼瞼外反症

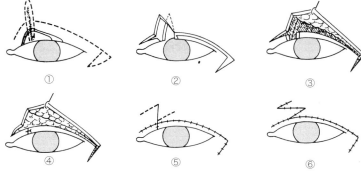

①皮切,②皮切後,③瞼板側縫合,④眼窩脂肪を引き出して瞼板に縫合,異常皺襞を防ぐ,⑤皮膚縫合後,縦方向の切開線にZ形成術を行い,再拘縮を防ぐ,⑥手術終了後

図23-3-8 三角眼形成術のひとつの方法

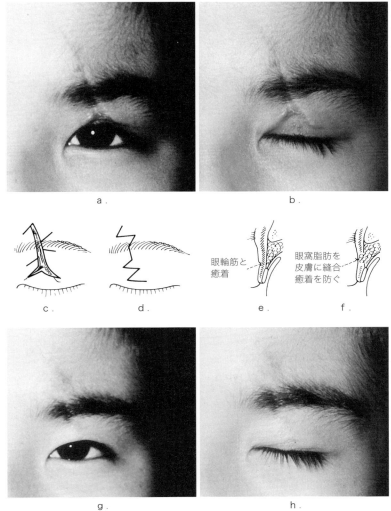

a, b：術前
c：手術のデザイン　2個のZ形成術.
d：術後縫合線
e, f：術前,術後の眼瞼断面　皮膚が眼輪筋に癒着しており,これを防ぐために縫合に先立って眼窩中隔を切り,眼窩脂肪を引き出し,皮膚の縫合の際に脂肪を創縁に固定する.
g, h：術後8ヵ月

図23-3-9 眼窩脂肪移植による再発予防

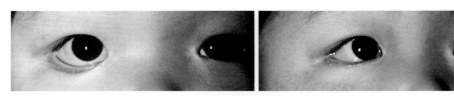

図23-3-10　上顎骨骨髄炎後の下眼瞼外反症
瘢痕性癒着除去，眼窩脂肪を皮下に出して再癒着防止，皮膚の縫縮により修復．

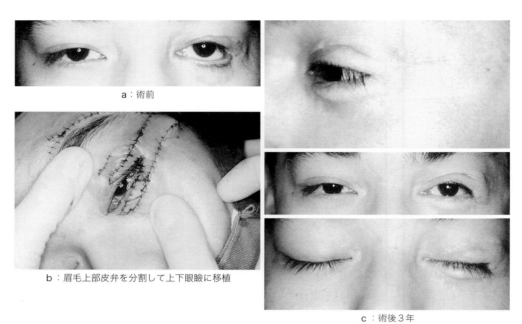

a：術前
b：眉毛上部皮弁を分割して上下眼瞼に移植
c：術後3年

図23-3-11　瘢痕性外反症

などによって起こる．

❷症状

上眼瞼外反では，角膜が露出するので角膜炎や潰瘍を起こしやすく，一方，下眼瞼外反では，これらの障害は少ないが，流涙 epiphora を起こす．特に下眼瞼-瞼板は，小さいため外反しやすい．

D. 眼瞼外反症の治療

❶縫縮術

これは，線状瘢痕による外反症（いわゆる三角眼瞼）や，開瞼（兎眼）症に用いられる方法で，瘢痕に瞼板を含めて切除する．瞼板切除によって，水平方向の緊張度が高まるため，皮膚をそのまま縫縮してもよいが，①できれば，Z形成術を行ったり，②瞼板との縫縮線が一致しないように，③また，眼窩脂肪を皮下に引き出して，皮膚と皮下組織の癒着を防ぐことが大切である（図23-3-8〜図23-3-10）．

❷有茎植皮（皮弁）

有茎植皮は，外反症か，皮下軟部組織のほとんどが欠損している場合に用いられるが，皮弁は，一般に皮膚が厚く，皮下脂肪もあるので，運動性のある上眼瞼に用いるとはれぼったくみえ，また動きが悪くなる．主に下眼瞼に用いられる．しかし，上眼瞼に対する有茎植皮を再評価している人もいる（奈良1981）．必要があれば耳介軟骨移植を行う（小川2005）．

a. 額部皮弁法

上眼瞼外側や，眉毛直上部の皮弁を，下眼瞼に挿入する方法である（図23-3-11，図23-3-12）．

b. 上眼瞼皮弁法

上眼瞼の皮弁を，下眼瞼に移植する方法であるが，皮弁の幅が，十分に採取できず，長さも長くなりやすいので，血行が危惧される．上眼瞼の皮膚に余裕のあるときはよいが，なければ本法よりは遊離植皮のほうがよい（図23-3-13，図23-3-14）．

c. 側頭部皮弁

この方法は，採皮部の瘢痕はめだたないが，移植部まで

23・3 眼瞼外反症　163

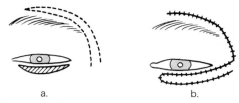

図23-3-12　眉毛上部からの皮弁を利用，下眼瞼外反の修復法
(Barsky AJ : Principles and Practice of Plastic Surgery, McGraw-Hill, p195, 1964より引用)

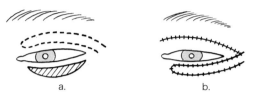

図23-3-13　上眼瞼皮弁による下眼瞼外反症の修復法
(Barsky AJ : Principles and Practice of Plastic Surgery, McGraw-Hill, p195, 1964より引用)

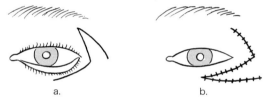

図23-3-14　Z形成術を利用した下眼瞼外反症の修復法 Denonvillier法
(Barsky AJ : Principles and Practice of Plastic Surgery, Williams & Wilkins, p131, 1950より引用)

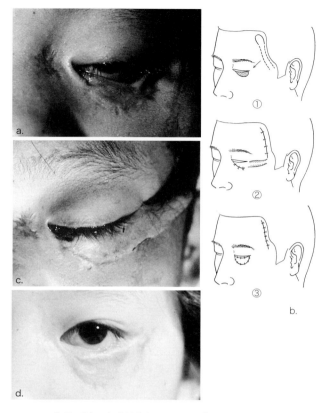

a：術前．瞼板の部分的欠損がみられる①．
b：手術法．頭皮生え際からの有茎皮弁にて修復②．
c：術後皮弁切離前，③は皮弁切離後
d：術後2年

図23-3-15　外傷による下眼瞼外反症
(一瀬正治，鬼塚卓弥ほか：形成外科 17：291, 1974より引用)

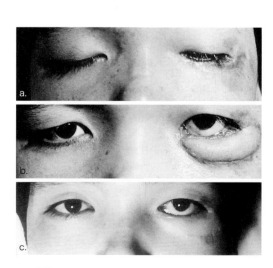

a：術前
b：側頭部生え際の皮弁を移植後3週間
c：除脂術後3年

図23-3-16　左眼瞼瘢痕性外反症
(森　甫夫，鬼塚卓弥ほか：形成外科 17：389, 1974より引用)

の距離が遠いのが難点である（図23-3-15, 16）．

d．皮下茎皮弁
この方法は，軽度の外反症に用いられる（図6-8-1～図6-8-3参照）．

e．（連続）Z形成術
Z形成術の延長率を利用する方法で，下眼瞼全体にわたる外反でなく，線状瘢痕による部分的外反に適応がある（図23-3-17）．

f．筋弁（Mladick 1979）

❸遊離植皮
有茎植皮の適応外の外反症には，遊離植皮を行う．

a．採皮部
遊離植皮の採皮部は，次の順序で決定する．

1）健側眼瞼部
最も理想的な採皮部であるが，5～10mm幅のものしか採取できない（図23-3-18）．

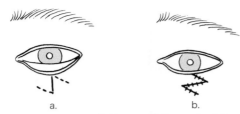

図23-3-17　Z形成術による下眼瞼外反の修復法

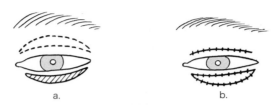

図23-3-18　健側眼瞼部よりの植皮による下眼瞼外反症の修復法

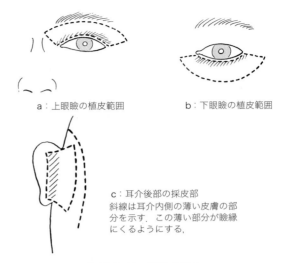

図23-3-19　眼瞼の植皮

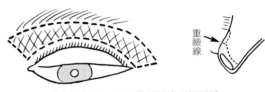

図23-3-20　上眼瞼外反症の切開線

2) 耳介内側（耳介後面）および耳後部

耳介後部の皮膚の厚さは，約800μであり，眼瞼のそれに最も近い．

しかし，耳介後部（側頭部）は比較的厚く，植皮に際しては，耳介後面の皮膚が眼瞼縁近くに，耳後部（側頭部）が眉のほうにくるように位置を定めなければならない（第27章-1「耳介部の解剖学」の項参照）．欠点としては，①術後，植皮片が赤味を帯びることがあり，②また，耳後部に皺襞があれば，この皺が植皮後も目立つことがある．

3) 耳前頬部
約2cm幅までの採皮ならば，採皮部の縫縮が可能である．
4) 上腕内側部
皮膚の厚さは比較的薄いが，術後植皮片が白っぽくなりやすい．
5) オトガイ下部
皮膚の厚さが厚く，また，色調の点で下眼瞼にはよいが，上眼瞼に用いるには少し劣る．

b. 植皮法

眼瞼の植皮法も一般原則に従うが，注意すべき点がいくつかある．

1) 植皮範囲
眼瞼の植皮範囲は，Gonzallez-Ulloa（1956）の，いわゆる美容的単位 regional aesthetic unit にしたがって決定するが，実際には，術後の植皮片の拘縮を考えて扇形にする．また，たとえ，健康皮膚が残存していてもこれを犠牲にして眼瞼全体に植皮する（図23-3-19，図23-3-20，図23-3-24）．

2) 上眼瞼の手術法
図23-3-20のように，重瞼線に相当するところに切開を入れて，これを剝離し，さらに瘢痕を切除して外反を矯正したのち，重瞼術を行って残余の皮膚欠損に，耳介内側（後部）より植皮を行う．あるいは，眼瞼縁に沿って全瘢痕を切除，植皮したあと，前記の予定二重瞼縁に沿って重瞼術を施行する（図23-3-20）．眼瞼が弛緩している場合は，瞼板を楔状に切除することによって短縮する．

3) 眼瞼植皮と二重瞼との関係（図23-30-20，図23-3-21）
二重瞼の人に植皮する場合は，上眼瞼では重瞼術を併用したほうがよい．そうでないと，移植皮片の硬結のために瞼裂が狭小になったり，眼瞼溝にくぼみができて，一見して幅の広い二重瞼にみえることがある．

植皮の場合の二重瞼と，美容的な二重瞼の違いは，閉瞼時と開瞼時の眼瞼溝の幅にある．すなわち，植皮による眼瞼は皮膚のたるみが少ないため，二重瞼の幅が広く，美容的二重瞼では，正常の皮膚のたるみがあるため幅が狭くなる．

したがって，植皮部は健側のみかけの二重瞼の幅に合わせて重瞼術を行う．実際の重瞼術は，予定重瞼線に沿って瞼板と植皮片を縫合するだけで十分である（大浦1964）．

4) 下眼瞼の植皮
下眼瞼の植皮で注意すべきことは，術後，軽度の外反が起こりやすいことで術後の固定を長くしたり，内外眼角部のところまで植皮するように配慮する．

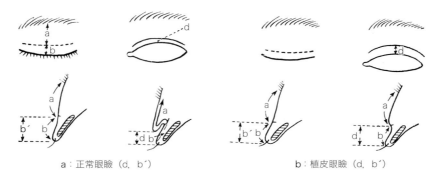

a：正常眼瞼（d, b´） b：植皮眼瞼（d, b´）

図 23-3-21　植皮眼瞼における二重瞼の変形

二重瞼の幅を両側合わせるためには，正常眼瞼dと植皮眼瞼dとを等しくする（☞本文）．

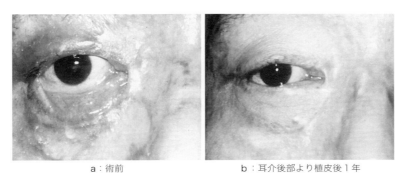

a：術前　　　　　　　b：耳介後部より植皮後1年

図 23-3-22　熱傷による眼瞼外反症

5) 上下眼瞼の植皮
できれば同時植皮は避ける（図 23-3-22）．

c. 術後固定
眼瞼は，左右同時に瞬目動作を行うので，術後の固定は厳重に行わなければならない．すなわち，瞼縁縫合 tarsorrhaphy を行って瞼裂が開かないようにする（図 23-3-23）．

昔は，眼瞼縁を切って眼瞼同士を癒着させる方法が行われていたが，術後，瞼縁の変形を起こしやすいので用いられなくなった（図 23-3-24）．

①上下眼瞼に植皮した場合：単に瞼板を縫合する（図 22-3-23）．方法は簡便ではあるが，縫合不全を起こし，長期の固定には向かない．

②上眼瞼のみに植皮した場合：図 23-3-25のように固定する．

③下眼瞼のみに植皮した場合：図 23-3-26のように，眉毛部に固定する．

④圧迫固定：型のごとく，固定を行うが，弾性包帯をあまり強く巻き過ぎると，眼球を圧迫して疼痛の原因になる．またtie over法を行えば，それほどの圧迫は必要としない．

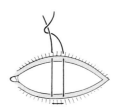

図 23-3-23　瞼板単純縫合固定法 occlusive-lid-suture

簡便な方法であるが，眼瞼縁が開瞼運動で切れやすい．短期間の固定によい．
(Kazanjian VH et al: The Surgical Treatment of Facial Injuries, Williams & Wilkins, p520, 1959より引用)

d. 瞼縁縫合 tarsorrhaphy と弱視

眼瞼を眼瞼縫合によって，1週間以上閉鎖すると，視性刺激遮断弱視（粟屋ら 1972, 1974, 1977），廃用性弱視 amblyopia exanopsia（von Noorden 1968）を起こすことがあるが，3歳以上では弱視になることは少なく，手術時期の目安となる（粟屋 1979）．その critical period は，1歳頃という．しかし，弱視になる原因として，遮光以外にも熱傷，外傷などそのほかのこともあり（野田ら 1979），注意を要する点ではあるが，もし眼瞼縫合を行うとすれば，弱視の危険性があることを念頭に入れておくべきである．

視性刺激遮断弱視予防法として粟屋（1979）は次のよう

166　第23章　眼瞼部形成術

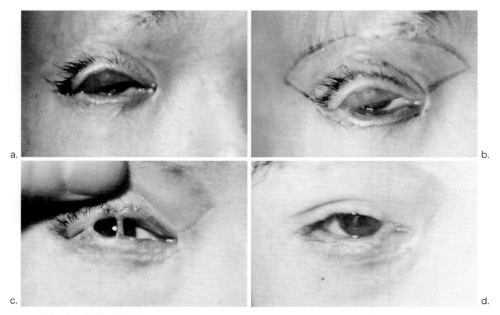

a：術前．b：瘢痕切除範囲．
c：植皮後上下眼瞼の固定．中央部の線状組織は固定用瘢痕がのびたもの．術後4ヵ月．
d：術後2年．瞼縁に固定によるでこぼこの瘢痕がある．今日この方法はほとんど用いられない．

図23-3-24　上眼瞼瘢痕性外反症

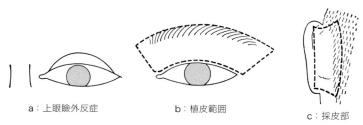

a：上眼瞼外反症　　b：植皮範囲　　c：採皮部

図23-3-25　眉毛と上眼瞼皮膚の同時修復

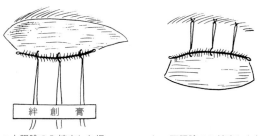

a：上眼瞼のみ植皮した場合の固定法
眼瞼縁にかけた糸を絆創膏で頬部に固定する．

b：下眼瞼のみ植皮した場合の固定法
眼瞼縁にかけた糸を眉毛部に縫合する．

図23-3-26　眼瞼植皮後の固定法

に述べている.

①眼帯を必要とする手術は3歳前後に行う.

②早期手術では両眼眼帯を行う.

③片眼の遮閉をせざるを得ないときは交代遮閉とする.

④眼帯に眼がみえるような穴を開ける.

e. 眉毛移植法

眼瞼の瘢痕が,平滑で外反が著明でない場合,もし眉毛欠損を合併しているならば,眼瞼の瘢痕をそのままにしても,眉毛移植のみを行えば外反症を修復できることもある(図22-2-17参照).

瘢痕が著明で,眉毛も欠損しているときは,側頭部より頭髪を含めた一枚の皮膚を移植する.この部の頭髪は中間毛ともいわれ,眉毛に適している(図23-3-25)(第22章-2-C「眉毛移植」の項参照).

E. その他の眼瞼外反症

a. 痙攣性外反症 spastic ectropion

結膜の腫脹,眼球突出などに伴って起こるといわれ,小児に多いという.手術的治療ではなく,原病の治療が必要である.

b. 機械的外反症 mechanical ectropion

眼球内の腫瘍などで,眼球突出高度のとき,瞼板の腫瘍などでもみられる.それぞれの原因治療である.

c. 術後性外反症 postoperative ectropion

眼瞼の腫瘍摘出術後,除皺術後などにみられる.ときに,外反を起こさない程度に除皺術を行っても,ちょっとした機械的刺激で,一時的外反を起こすこともあり,これに瘢痕拘縮,あるいは重力の影響が加わると容易に外反症を起こしやすい.除皺術の場合は,皮膚に余裕をのこす手術が望ましい.

治療は,瘢痕性外反に準ずる.

d. 先天性外反症 congenital ectropion

極めてまれなもので,先天的に組織が欠損したため起こる.

23·4 眼瞼内反症,睫毛内反症
eyelid entropion, epiblepharon

A. 病態

水平方向,垂直方向の眼瞼弛緩や眼輪筋隔膜前部の瞼板上への捲れ込みである(柿崎2011).

B. 症状

内反症では,睫毛が眼球を刺激して,催涙,疼痛を起こさせるために,眼科で治療されることが多い.眼瞼内反症には,痙攣性内反症,老人性内反症,機械的内反症,瘢痕性内反症,皮膚性内反症,などが区別されている.

眼瞼内反症がなくても,睫毛内反症が起こることがある(三宅ら2005).幼少児に多く,2〜3歳までに自然治癒する.6歳になっても治癒しなければ手術の適応になる.

C. 内反症の種類

❶痙攣性内反症 spastic entropion

眼瞼の老人性変化と眼輪筋痙攣によるといわれ,治療は対症療法である.

❷老人性内反症 senile entropion

眼窩脂肪の減少,皮膚弛緩,瞼板萎縮,筋緊張低下などで起こる.

治療は弛緩皮膚の切除,筋短縮による緊張亢進を図る.

❸機械的内反症 mechanical entropion

眼球陥没,萎縮眼の場合など眼瞼が落ち込んで生じる.

原病の治療のほか,積極的に眼窩内容をふやす方法を講ずる.

❹瘢痕性内反症 cicatricial entropion

結膜,瞼板などの炎症,熱傷,薬傷などで生じる.

瘢痕切除後の欠損に応じて,治療法も切開縫合から片方の眼瞼であれば,他方の眼瞼からの複合移植,場合によっては眼瞼全層欠損の再建法に従う.

❺先天性内反症 congenital entropion

いわゆる先天的に正常瞼板の欠損あるいは眼輪筋の肥大によるものや,眼瞼贅皮,はれぼったいまぶたにみられるもので,別名,皮膚性内反症といわれるものもある.

皮膚性内反症は,

①加齢的に治癒するものであるが,

②角膜損傷などの懸念があるときは,上眼瞼では重瞼術,

③下眼瞼では必要に応じて皮膚や眼輪筋の切除を行う(三宅ら2005).

④重度の場合は軟骨移植も考慮する(三川ら2005).

D. 診断

診断には次のような方法がある(矢部2011, Few ら2013).

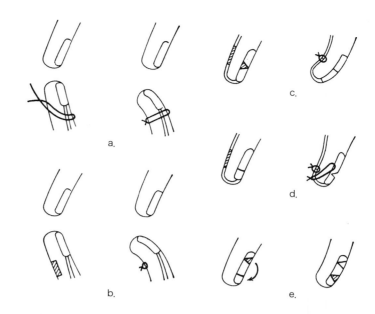

図 23-4-1　眼瞼内反症の治療法

1) **瞬目テスト**（overriding of preseptal orbicularis oris muscle）
眼輪筋の皮膚面が捲れ込むと，弛緩ありとする．

2) **眼瞼つまみ上げテスト** pinch test
これは，下眼瞼後葉の弛緩テストである．下眼瞼をつまんで引っ張ると，眼瞼と眼球との間に隙間ができる．正常で5mm くらい，これが8mm 以上離れると，テスト陽性とし，つまみを離して眼瞼が戻る速さ snap back test が，ゆっくりであれば，snap back lost として異常とみなす．

3) **眼瞼耳側牽引テスト** lateral distraction test
眼瞼を横に引っ張って，その伸びをみるテストである．

4) **結膜嚢深さテスト**
結膜嚢の深さ，浅さで，弛緩の程度をみるテストである．

E. 内反症手術法

❶皮膚固定法
睫毛近くの皮膚を，瞼板に固定し，睫毛を外反させる方法である．Hotz 法がある．1879 年の報告という（鹿嶋 2011）．しかし，Hotz 法は，再発が多く，術後1ヵ月ですでに25％，3ヵ月で60％，2年後80％の再発があったという（矢部 2011）．

❷皮膚縫合法
これに属するものに，河本法，Snellen 法がある（図 23-4-1a）．

❸皮膚切除法
皮膚を切除して眼瞼を外反させようとするもので，Cellsus 法があるが，単純な方法であるが再発しやすい（図 23-4-1b）．

❹瞼板切割法
瞼板に割を入れ，さらに皮膚切除を行い，縫合方向を変えて，眼瞼縁を外反させる方法で，いわば，これまでの併用法ともいえる（図 23-4-1c, d）．

❺眼輪筋短縮術
2年後でも8％の再発という（矢部 2011）．

❻筋弁固定法
Leber 法（1977）などがある．

❼耳介軟骨移植術
伴ら（2016）は下瞼萎縮があるとき適応としている．

❽腱膜逢着法

23·5 開瞼症（兎眼症）
lagophthalmos

開瞼症（兎眼症）は，眼瞼外反症と混同されやすいものであるが，開瞼症（兎眼症）は，眼瞼の外反がなく，眼瞼が開いたままの状態になったものである．眼瞼外反があって，眼瞼が開いている場合は眼瞼外反症である．

開瞼症（兎眼症）には，生理的開瞼（兎眼）といって，普通の人でも睡眠中にみられることがある．通常，症状がなければ放置してかまわない．

治療の対象となるものは機能的障害を起こしたもの，醜状を呈したものであり，形成外科的に治療される．開瞼症（兎眼症）を呈するものに，麻痺性，眼球突出性，先天性，瘢痕性などがある．

註；兎眼は兎唇（唇裂）と同じで人間の異常な状態を動物になぞらえるもので，いかがなものか．症をつけるのは眼瞼が開いた状態では，角膜炎などの症状を起こす恐れがあり，開瞼症という名称を提案したい．眼瞼外反症でも，開瞼であるが，この場合は単なる開瞼でなく，外反という他の変形を伴っているから区別される．

A. 麻痺性開瞼症（兎眼症）

顔面神経麻痺により閉瞼できない状態の場合である（開瞼は，動眼神経支配の眼瞼挙筋の働きによって可能である）．

治療法としては，次のような方法がある．

❶側頭筋利用法（第28章-3「顔面神経麻痺」の項参照）
①Gillies法：側頭筋筋膜を二分して上下眼瞼に移植，内側眼瞼靱帯に固定する．Gillies（1934）の報告したものである．
②Johnson法：側頭筋下顎付着点を切り，側頭筋全体を利用する方法もあるが侵襲が大きい．
③その他

❷スプリング法
開瞼可能であるので，スプリングの力を利用して閉瞼させる方法である．

ステンレス鋼線を用いる法（Morel-Fatioら1974，McCarthy 1990）などがある．

❸重量法
同じく開瞼可能のとき，上眼瞼に重い物を入れて閉瞼させようとする考えかたである．通常は，瞼板前方に固定するが，Rozenら（2013）は，瞼板後方でも効果があり，瞼板前皮膚を通して，インプラントが透けてみえない．
①タンタリウムを用いる法（Scheehan 1950）：露出しやすい．
②金を用いる法（Smellieら1966）：（第28章-3「顔面神経麻痺」の項参照）．

❹筋弁固定法
これは，下瞼の眼輪筋を一部弁状にして，これを外側の骨膜に固定する方法である（Leberら1977）．

❺眼瞼形成術（内田1967）
第28章「顔面神経」の項参照．

❻静的矯正法
①シリコンロッド法（Freeman 1969）：下瞼外反に対し下瞼にシリコンロッドを通し，これを内外眼角の骨膜に固定する方法である．
②シリコン糸法（Lessaら1978）：上下眼瞼ともにシリコン糸を通し，内側眼瞼靱帯と外眼角の骨膜に固定する方法である．

B. 眼球突出性開瞼症（兎眼症）

牛眼 buphthalmos，眼窩腫瘍，Basedow病，Claude Bernard症候群など眼球突出の場合，機械的に閉瞼できない．

治療法は，本章-10-A「眼球突出症」の項参照．

C. 先天性開瞼症（兎眼症）

先天性眼瞼欠損（コロボーマ coloboma oculi）の場合で，治療法は，本章-9-D「先天性眼瞼欠損」の項参照．

D. 瘢痕性開瞼症（兎眼症）

通常，瘢痕性外反症を合併する．特殊な場合に，三角眼（瞼）というのがあるが，線状瘢痕拘縮によって眼瞼縁にくびれを生じ，外反症を起こさないことが多い（本章-3-C「瘢痕性外反症」の項参照）．

治療は，瘢痕性外反症の場合に準ずるが，三角眼（瞼）の場合は瘢痕拘縮部を切除，拘縮除去後，層々縫合を行う．特に皮膚と眼瞼挙筋と癒着しないように，両者間に眼窩脂肪を引き出して介在させることも大切である．

23・6 睫毛欠損
eyelashe defect, cilia defect

睫毛 cilia は，通常上眼瞼に 100～150 本が 2～5 列に，下眼瞼では，50～75 本が 2～3 列をなしているが，上眼瞼の睫毛欠損は，極めて目立ちやすく，再建の対象となる．

A. 遊離植毛術 hair bearing skin grafting

眉毛下部より眉毛を，あるいは鼻前庭より鼻毛（Hata ら 1992）を含む約 1～2mm 幅の細長い皮膚片を採取，眼瞼縁に切開を入れて挿入し移植する（図 23-6-1）．この際，毛髪の方向をできるだけ一定にし，しかも生着するまで眼瞼を固定する．

睫毛とともに，皮膚を要するときは，眉毛周囲の皮膚を同時に採取し，移植する．頭毛を利用する場合は，第 22 章 -2-C「眉毛移植」の項参照．

B. 単一毛植毛術 micrografting

毛髪を 1 本 1 本移植する方法である（第 22 章 -2-C「眉毛移植」の項参照）．

C. 有茎植毛術 pedicled skin hair grafting

この方法は，上眼瞼のみに適応される方法で，上眼瞼を反転して眉毛下部に縫合し，眼瞼縁が治癒したら眉毛部を 1mm 幅に眼瞼縁につけて採取する．茎を切離するまでは粘膜が露出するので，これを保護しなければならない（図 23-6-2）．現在では用いられていない．

なお，眉毛内側に茎をおく幅の狭い眉毛部皮膚を有茎皮弁として移植する方法もある．

D. 人工睫毛（つけまつげ）artificial or false eyelashes

人工毛で作った睫毛を，貼布する方法で，一般に，女性が長い睫毛を欲するときに使用しているものと同じである．

まつげメイクは，1913 年，米国の薬剤師により始められたという．また，日本女性は，まつげが短く，密度が薄く，下向きのため，これにマスカラーを付け，付けまつげで長くし，上向きにカーブさせるという．

今日，一般的に使用されているのは，付けまつげとエクステンションといわれる睫毛を 1 本ずつ，のり付けする方法がある．

目的は，目の回りに影を作り，いわゆる彫りの深さを演

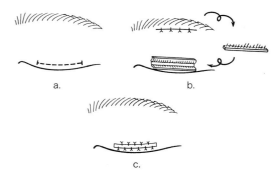

図 23-6-1　遊離植毛術
(Converse JM: Reconstructive Plastic Surgery, Saunders, p640, 1964 より引用)

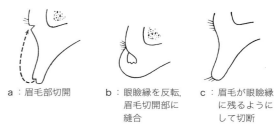

a：眉毛部切開　　b：眼瞼縁を反転，眉毛切開部に縫合　　c：眉毛が眼瞼縁に残るようにして切断

図 23-6-2　有茎睫毛移植術
生着は確実であるが手術が繁雑なため現在は用いられない．
(Barsky AJ et al : Principles and Practice of Plastic Surgery, McGraw-Hill, p223, 1964 より引用)

出することであろう．しかし，一方では，東洋人特有の目の周りの明るさがなくなることになる．

註：付けまつげの現状について，日本経済新聞の記事がある（白人の睫毛は，長さ 8.1mm，仰角 102.2° の上向き，密度 3.4 本 /1mm であるが，日本人の睫毛は，長さ 6.8mm，仰角 80.9° の下向き，密度 2.6 本 /1mm，である．日本経済新聞 2009 年 3 月 30 日，夕刊記事より）．しかし，まつ毛パーマ液や接着剤がマイボーム腺開口部をふさぐことで分泌能に異常をきたし，マイボーム腺機能不全（MGD）となることも多数報告されている（嘉島 2015）．

23・7 眼瞼部の腫瘍
eyelid tumor

眼瞼にも他の身体部位と同じく，いろいろな腫瘍がみられる（第 20 章「形成外科に関連のある皮膚疾患」の項参照）．

多いのは，良性腫瘍として IgG4 関連疾患，多形腺腫，悪性腫瘍として悪性リンパ腫，などであるという（山下ら 2015）．

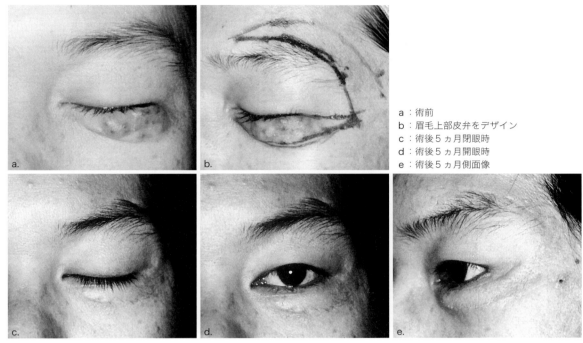

a：術前
b：眉毛上部皮弁をデザイン
c：術後5ヵ月閉眼時
d：術後5ヵ月開眼時
e：術後5ヵ月側面像

図23-7-1　下眼瞼血管腫

A. 良性腫瘍

❶血管腫 hemangioma，血管奇形 vascular malformation

単純性血管腫が最も多く，その特殊なものにSturge-Weber症候群がある．これは，三叉神経第1枝領域の皮膚に，単純性血管腫，さらに眼内，頭蓋内にも血管腫を有するもので，そのために，緑内障，牛眼，脳症状などを呈する．

眼瞼の血管腫は，レーザー治療を行うが，無効の場合は，小さければ縫縮，広範囲であれば耳介後面より全層植皮を行う．

苺状血管腫は，自然消褪するので放置しておいてよい．しかし，瞼裂を閉鎖するほど大きいものでは弱視を起こしやすいので早期にステロイド治療，レーザー治療などが行われる（玉井ら2005）．最近は，自然治癒を待たない傾向にある．

動静脈奇形は，上下眼瞼のいずれにも生じ，深部組織にまで達して拍動を触れ，ときに大出血を起こすことがある．

治療は，正常周囲組織を含め全摘したのち，皮弁にて被覆する．血管腫が眼窩内にまで及んでいる場合は，眼窩内容除去術ののち分層植皮を行う．術後，義眼の装着も行う．なお，ステロイド投与による治療法もある（Williams 1979）（図23-7-1）．

❷リンパ管腫

眼瞼，ならびに眼窩周辺にも，リンパ腫は時にみられる．生下時にみられることが多く，男女差なく，片側にやや多い．眼瞼だけでなく，頭蓋内，頬部，額部をも侵す．多房性，囊胞状．

症状は，病域によっていろいろであるが，出血，腫脹，感染，眼瞼下垂，視力障害などがみられる．

治療は，硬化療法や切除術がある（Greeneら2005）．

❸太田母斑（眼上顎褐青色母斑）nevus fuscoceruleus ophthalmo-maxillaris Ota

上下眼瞼，頬部にわたって青色，褐色などの色を有する母斑細胞母斑で，1939年太田によって報告された．本症は，主として三叉神経第1・2枝支配領域にみられ，眼球メラノーシスを伴うことが多い．

a. 頻度

頻度は，0.1～0.2％で，男女差では，女性に2～4倍多く，遺伝性は少ない．悪性化はないといわれる（鈴木1991）．あらゆる人種にみられるが，黄色人種に最も多い．

b. 臨床病型

①Ⅰ型：軽度型（Ⅰ型，Ⅱ型を含めて約70～80％）
　a型（眼窩型）
　b型（頬骨型）
　c型（前額型）
　d型（鼻翼型）
　e型（側頭型）
②Ⅱ型：中等度型（約50％）
③Ⅲ型：高度型（約10％）

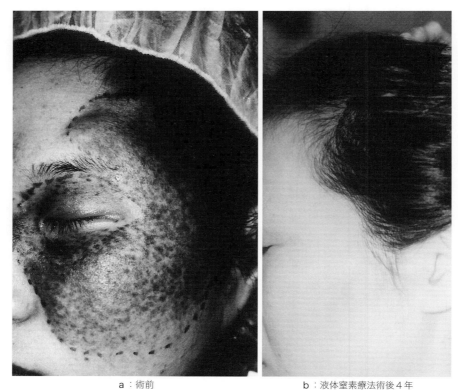

a：術前　　　　　　　　　　　b：液体窒素療法術後4年
図 23-7-2　太田母斑
（保阪善昭ほか：手術 45：916, 1991 より引用）

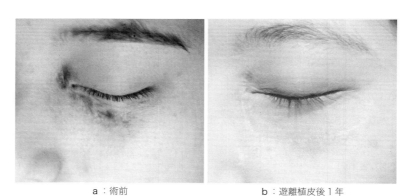

a：術前　　　　　　　　　　　b：遊離植皮後1年
図 23-7-3　下眼瞼太田母斑

④Ⅳ型：両側型（約10％）

a型（対称型）：色素斑は，軽度でバラバラに散在する．口蓋メラノーシスを欠き，眼球メラノーシスは軽度，遅発性で，女性のみに生じ，家族内発生がある．

b型（非対称型）：濃い色素斑が，Ⅲ型のように広く分布（肥田野1982，鈴木1991，安田ら1994）．

c. 発症年齢

早発型と遅発型に分けられ，それぞれ，65％，35％の割合である．

また，発症年齢の若いほうに重症度が増加する傾向がある．

d. 自然経過

発症した太田母斑は，加齢的に色調が増加，範囲も拡大する傾向にある．特に思春期に著明な増強がみられる．

e. 組織像

太田母斑は，組織学的には，メラノサイトの位置によって，表在型，びまん性の2型に分けられ（池田1964），治療上からは，浅在型（真皮浅層），深在型（真皮深層），びまん性型（真皮全層）に分けている人もいる（平山ら1989）．

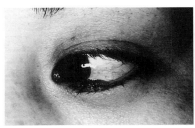 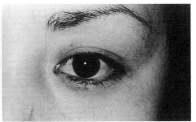

a：術前　　　　　　　　　b：縫縮後6ヵ月

図23-7-4　左下眼瞼母斑

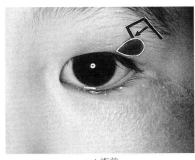 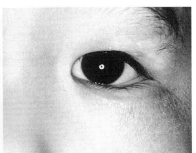

a：術前　　　　　　　　　b：横転皮弁移植後6ヵ月

図23-7-5　左上眼瞼母斑

f. 合併症

①眼球メラノーシス：文献的には，22～89％の報告がみられる．

②粘膜斑：眼球粘膜斑は，70％前後（鈴木1991）にみられ，また，口蓋（肥田野ら1958），頬部粘膜（鈴木1991），鼻粘膜（Hidanoら1967）にみられたなどの報告がある．

③その他：伊藤母斑（肩に生じた褐青色母斑である），血管腫，異所性蒙古斑などとの合併が報告されている．

g. 治療法

①最近では，Qスイッチ・ルビーレーザー法（Anderson 1992），Qスイッチ・アレキサンドライトレーザー法（林ら1994）が高く評価されているが，完全に除去できない場合もある（第5章-7「レーザー光線療法」の項参照）．

②従来の方法として，ドライアイス法と削皮術の併用法もある（野田ら1990，秦1994），3～7秒圧抵，凍結が10～30秒で解除される程度とする（図23-7-2）．本法は，真皮中層までのレベルである．

③深層の色素については，皮膚を切除，全層植皮が行われるが，植皮を行っても，植皮片を通して青い色が透けてみえる場合がある（図23-7-3）．植皮は，最後の手段であろう．

❹母斑細胞母斑（色素細胞母斑）pigmented nevus

母斑細胞母斑の，小さいものの治療は，縫縮，あるいは，くり抜き法であるが，眼瞼外反などを起こさないようにすることが大切である．皮面形成術を適応させる（図23-7-4～図23-7-6）．

❺分離母斑 divided nevus（図23-7-7，図23-7-8）

上下眼瞼にまたがる黒色，ないし褐色の母斑であるが，眼瞼の発生の関連性で特異なものである．すなわち眼瞼は，眼胚の上下の皮膚原基が，胎生8週頃には癒合して瞼裂を有しないが，胎生26週頃に，再び分離して瞼裂を生じる．したがって，瞼裂形成前に生じた母斑は，瞼裂形成によって上下眼瞼に分けられることになり，発生学上の興味が持たれている．

❻黄色腫 xanthoma（図23-7-9）

主として，上眼瞼，特に内側に多くみられ，また，下眼瞼にも生じる黄色で扁平な腫瘍である．

黄色腫には，結節状黄色腫 xanthoma tuberosum と扁平状黄色腫 xanthoma planum とがあるが，眼瞼にみられるのは後者である．

検査は脂質異常症（高コレステリン血症）の際にみられるというが，実際に血清コレステリン量を測定しても，正常のことが多い．

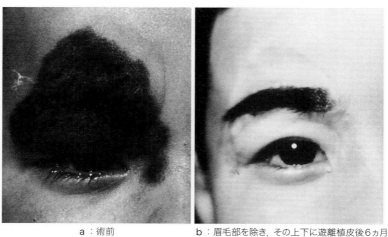

a:術前　　　　　　　　b:眉毛部を除き，その上下に遊離植皮後6ヵ月
図23-7-6　右上眼瞼および額部の母斑

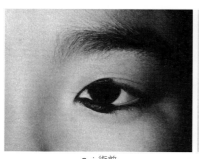
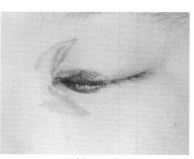

a:術前　　　　　　　　b:手術のデザイン

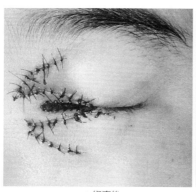
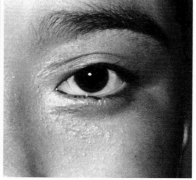

c:術直後　　　　　　　　d:術後1年
図23-7-7　左眼瞼分離母斑

　組織学的に，泡沫細胞，黄色腫細胞，巨細胞などがみられる．まれな例であるが，家族性高脂血症による多発性結節性黄色腫症としてくることもある（清水ら1987）．
　治療は，
①切除であるが，40％は再発する（Rohrichら2002）．多少の眼瞼変形，たとえば重瞼線の乱れとか，瞼縁の異常を起こすことがある．
②しかし，広範囲になれば，耳後部よりの全層植皮を行う．Rohrichら（2002）は，家族性高脂血症，両側上下にあるもの，1回以上再発したものは検討を要するという．
③寺内ら（1998），島倉ら（2010）は，再発予防のため，血清コレステロール低下剤を用いて効果があったという．プロブコールの投与効果を認めている．
④Doiら（1998）は，皮下剥離切除法を報告しているが，著者は否定的である．

❼霰粒腫 chalazion
　瞼板のなかに生じる小球状の慢性肉芽性炎症で，疼痛，発赤などの症状はない．

23・7 眼瞼部の腫瘍　175

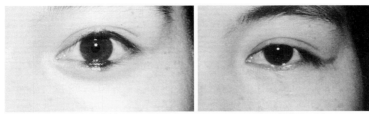
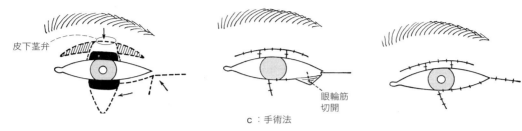

c：手術法

図 23-7-8　左眼瞼分離母斑
上眼瞼は縫縮，下眼瞼はErshnich法により修復，重瞼線をすっきり揃えるため皮下茎弁とした．

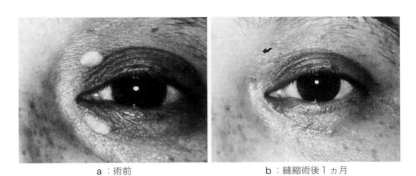

a：術前　　　　　　　　　b：縫縮術後1ヵ月

図 23-7-9　両眼瞼黄色腫

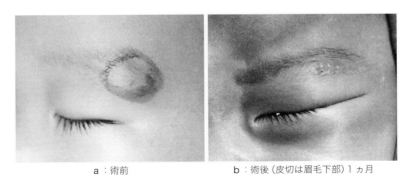

a：術前　　　　　　　　　b：術後（皮切は眉毛下部）1ヵ月

図 23-7-10　皮様嚢腫（丸印のところ）

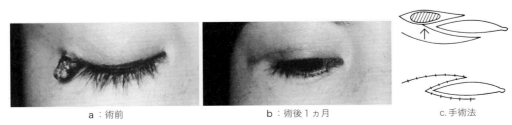

a：術前　　　　　b：術後1ヵ月　　　　c．手術法

図 23-7-11　上眼瞼腫瘍

176 第23章 眼瞼部形成術

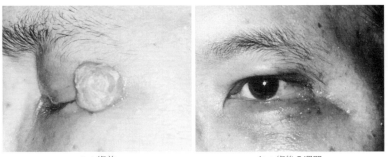

a：術前　　　　　　　　　　　b：術後2週間

図23-7-12　pyogenic granuloma
副鼻腔と交通していた.

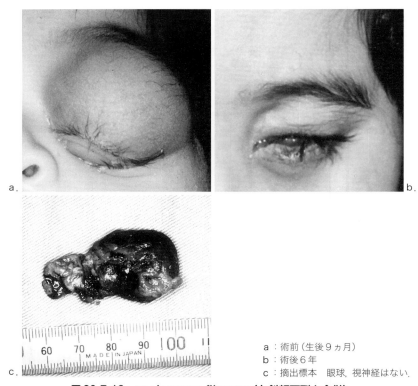

a：術前（生後9ヵ月）
b：術後6年
c：摘出標本　眼球, 視神経はない.

図23-7-13　angioneuro-fibroma（左斜顔面裂を合併）

治療は, 結膜面より切開, 搔爬するか, 切除する.

❽von Recklinghausen病, 神経線維腫症
neurofibromatosis

全身症状のひとつとして, 眼瞼, 眼球, および周囲の骨にも発生する.

幼児期に, 症状の出現をみることが多く, 眼瞼は肥厚, 色素沈着, 眼瞼下垂を起こし, 骨欠損や変形を呈する.

治療は, 切除であるが, 機能的形態的改善はかなり難しい. 改善の程度は, 症状の程度による（第21章-4「頭部の腫瘍」の項参照）.

❾皮下皮様囊腫 subcutaneous dermoid cyst

これは, 眉毛部の外側1/3あたりに多く出現し, brow-front-temporal area 64％, orbital area 11％の頻度で（Bartlettら1993）, 内, 外, 中胚葉性の組織を含み, 約90％は真皮由来の物質を含む. 通常, 球状に近く, 平滑な膜に包まれ, 骨に癒着し, ときに骨陥凹変形を起こすが, 皮膚との癒着はみられない. チーズ様の物質を含み, しばしば, 毛髪を入れる.

治療は, 摘出であるが, 耳珠より眉尻上1横指のところに向かって顔面神経が走っているので, これを損傷しないように注意する. したがって, 切開線は, 眉毛下縁から眼窩縁に沿って入れ, 眼輪筋下に囊腫を露出させ, 被膜に

沿って，ていねいに剝離，摘出する．乱暴に剝離すると，内容物を出して汚染させるし，再発の危険がある（図23-7-10）．渡辺ら（2002）は，眼瞼縁切開からのアプローチを報告している．眉毛上縁，下縁切開でもよい結果を出すことができる（Gur ら 2004）．

❿その他の腫瘍
ケラトアカントーマ keratoacanthoma（**図 23-7-11**），反転性毛包角化症 inverted follicular keratosis，雀卵斑 melanotic freckle，血管拡張性肉芽腫 pyogenic granuloma，（**図 23-7-12**），類表皮嚢腫，毛包上皮腫 trichoepithelioma，汗管腫 syringoma, angioneurofibroma（**図 23-7-13**）などが列記される（Converse 1977）．

B. 眼瞼悪性腫瘍

眼瞼腫瘍における悪性腫瘍の割合は，16～30％で，代表的皮膚悪性腫瘍は，基底細胞癌，有棘細胞癌，悪性黒色腫で，その頻度については**表23-7-1**のような統計がある（大塚 1988）．

岡田ら（2013）は，基底細胞癌と脂腺癌が 36～39％で，有棘細胞癌が 27％であり，欧米では基底細胞癌が 80～90％であるという．

林ら（2013）は，眼瞼部は全基底細胞癌の 13.4～33.3％が発生するという．

❶基底細胞癌 basal cell carcinoma（BCC），basalioma
① 頭頸部に多いが（77.8％），眼瞼にみられる悪性腫瘍のなかでは 95％と極めて多い．下眼瞼内眼角部，鼻部にかけて多い（大塚1988, 森口ら1988）．
② 臨床病型としては，結節潰瘍型 84.1％（小野 1994，大塚 1998）で，ホクロと表現されることが多い．表在型は 14.3％（大塚 1988）で，Bowen 病に類似し，中央はやや萎縮状で，周囲に黒褐色小丘疹の縁取りが特徴である（小野ら 1994）．他に色素を有する色素沈着型（日本人 85％，欧米で 10％の割合），斑状強皮症型，線維上皮腫型がある（小野ら 1994）．
③ 組織病型では，充実型 64.3％，表在型 11.9％であったという（大塚1988）．
④ 悪性度からは，臨床的には比較的良性であるが，診断の正確度は 70％前後であり，まれに悪性度の強いものもあるから，絶えざる観察が必要である（**図23-7-14, 図23-7-15, 図23-7-18**）．しかし，40歳以下では，ほとんど悪性例がなく，あるとすれば，極めて悪性度が高い（Ono ら 1982, Cox 1992, Leffell ら 1992）．
⑤ 再発率は，1～14％（大塚 1980），5年で 1～10％（Rowe ら 1989）で，術後2年くらいが多い．再発例の再々発率は，約 40％とより高い（和田 1986, Rowe ら 1989, 小野ら 1994）．初期治療が大切である．

主な治療法，治療率，再発率は**表23-7-2**（大塚 1988）のとおりであるが，放射線治療は再発率高く，無意味である（和田ら 1980）．手術は，0.5～1cm はなして切除（小野ら 1994），その他 interferon，特に IFNα-26（150万単位）の週3回，3週間の腫瘍内注射（Cornell ら 1990, Stenquist ら 1992），また，フルオロウラシル局所注射療法もよいという（Orenberg ら 1992）．

❷有棘細胞癌（扁平上皮癌）squamous cell carcinoma（SCC）
臨床的には，茸状あるいは乳頭状で，下肢（約30％），顔

表23-7-1 広義の代表的皮膚悪性腫瘍の種類別頻度（愛大例と全国例）

大学病院	愛大	41大学	44大学
期間	1977.10～87.5	1956～60	1971～75
基底細胞癌	117	200	942
扁平上皮癌	104	541	829
悪性黒色腫	24	81	256
乳房外Paget病	23	62	235
日光性角化症	124	48	266
Bowen病	102	44	404
（皮膚）軟部組織肉腫	11	62	78

（大塚　壽：日形会誌 31：785, 1988bより引用）

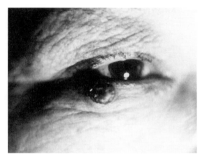

a：術前

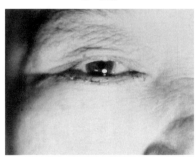

b：切除縫縮術後1年

図23-7-14 下眼瞼基底細胞癌

178　第23章　眼瞼部形成術

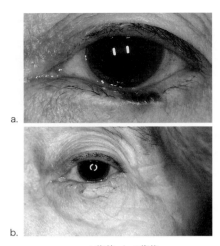

a：術前，b：術後
図23-7-15　左下眼瞼基底細胞癌
下眼瞼中央1/2を切除し，眼輪筋皮弁（眉毛下部より）と口蓋粘膜を移植した．睫毛も再建されている．

（嘉島信忠氏提供）

表23-7-2　基底細胞癌の治療と再発率

treatment	cure rate Crissey, 1971	recurrence rate Olbricht, 1987
surgical excision	95.5%	5〜6%
Mohs chemosurgery	99.1%	<4〜9%
C & E-D	92.6%	6〜10%
cryosurgery	97.0%*	2〜6%
laser therapy	−	−
radiotherapy	94.7%	5〜11%
5-FU therapy	−	20〜50%

C & E-D：curettage and electrodesiccation.
*Zacarian, 1985
主な治療法，治療率，再発率を文献より一覧表に示した．

（大塚　壽：形成外科31：480，1988より引用）

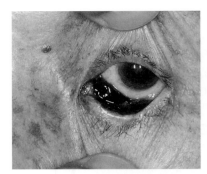

図23-7-16　左下眼瞼結膜の悪性黒色腫

（嘉島信忠氏提供）

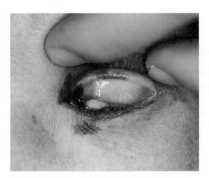

図23-7-17　左下眼瞼部悪性黒色腫

（嘉島信忠氏提供）

面（約23％）（小林1994）の頻度で，上眼瞼より下眼瞼に多い（森口ら1988）．

熱傷瘢痕，日光角化症などの先行疾患がある（小林1994）．

悪性度が強く，しばしば潰瘍を形成する．転移も比較的早く，早期に根治郭清術を要する．したがって，眼瞼から瞼板を含め全層切除，場合によっては頬部の皮膚，骨まで切除することもあり，頸部リンパ節郭清術も必ず行う．また，耳下腺リンパ節転移のあることも忘れないで，できれば両者の郭清が必要である（土田ら1991）．術後，放射線治療も推奨される（Cassiniら1978）．

❸ **マイボーム腺癌** Meibom gland carcinoma（脂腺癌 sebaceous carcinoma）

全眼瞼腫瘍の0.2％で，40〜60歳に多く，左右差はなく，女性に多い．

臨床的には，無痛で，結膜面に隆起，黄白色を呈する．

治療は，切除のうえ，大きさによって縫縮，switch flap, malar flap, bridge flap（Cutler-Beard法1955）を用いる．リンパ節転移が多く，高率に再発する（中西ら1987）．

❹ **悪性黒色腫** malignant melanoma

まれにみられる（図23-7-16，図23-7-17）．

C. 眼窩腫瘍

原発性眼窩腫瘍では，リンパ増殖性疾患が最多である（髙村2016）．

1）種類

眼窩腫瘍としては，視神経グリオーマ optical glioma，髄膜腫 meningioma，血管腫 hemangioma，涙腺腫瘍 lacrymal gland tumor，神経鞘腫 neurilemmoma，種々の肉腫 sarcoma などがある．

2）頻度

涙腺腫瘍の約95％は，混合腫で，40〜50歳代に多いという（桑原1970）．また，横紋筋肉腫も多く，中葉胚性で，10歳以降の男子に多い．

23・7 眼瞼部の腫瘍

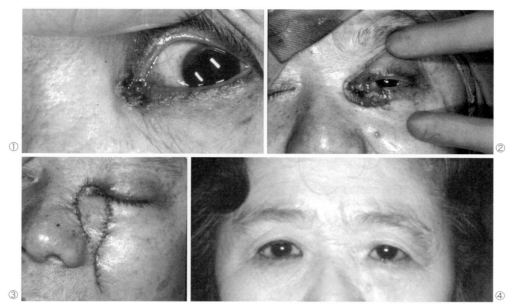

図 23-7-18 下眼瞼基底細胞癌
①：術前，②：全層で摘出，③：耳介軟骨採取，④：術後1年

(黒川正人ほか：形成外科 44：385, 2001 より引用)

(黒川正人氏提供)

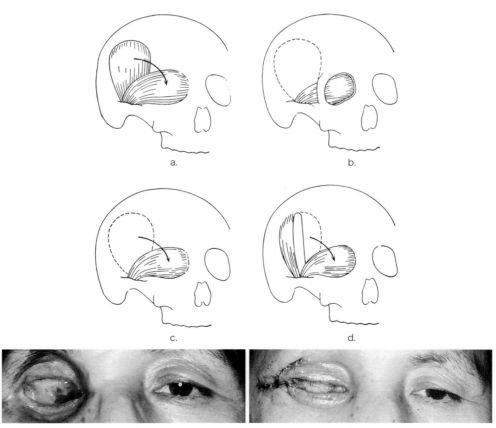

e：術前
右眼球欠損，眼窩内は不良肉芽で覆われている．

f：側頭筋を眼窩内へ移植，その上に STSG

図 23-7-19 義眼床形成術
側頭筋を眼窩側壁の上を越えて眼窩内に充填する場合 (a,c,d) と，側壁に開けた穴を通して充填する場合 (b) とがある．
側頭筋も全部利用する場合 (a)，前半分利用する場合 (d)，外側筋膜のみ利用する場合 (c) などがある．

3）症状

眼窩腫瘍の症状としては，一般に，①眼球突出，②眼球偏位，③眼球運動障害，④視力障害，⑤視野欠損，⑥眼瞼浮腫，⑦結膜充血，⑧視神経のうっ血や萎縮などがみられる．

4）診断

X線撮影，CT，PET/CT，MRI，シンチグラフィー，動脈造影，静脈造影，眼窩撮影など行って，臨床症状との関連で診断する．血液学的検査，生検も有用である（高村 2016）．

5）治療

摘出術，放射線療法（悪性リンパ腫に有用），化学療法など症例に応じて行う．

眼窩内容摘出後で残存するものは，眼窩尖前方の脂肪組織，視神経の一部，総腱輪だけであるので，額部皮弁，D-P皮弁，遊離吻合肩甲皮弁（相原ら 1996），その他の遠隔皮弁による閉鎖を行うが，側頭筋を充填移植のうえ，その上に遊離植皮を行うこともある（Holmes ら 1979）（図23-7-19）．

6）予後

良好で，完全摘出が行われればよい．悪性腫瘍は，不良なものが多い（桑原 1970）．

23・8　眼瞼下垂 blepharoptosis

A. 頻度の高い眼瞼下垂

❶原因

上眼瞼挙筋の機能不全によって起こるのが，眼瞼下垂 blepharoptosis で，原因として，次のようなものが考えられている（表23-8-1）．

皮膚が弛緩して視野障害を起こすのは，dermatochalasis であって，眼瞼下垂とは異なる．

a. 先天性眼瞼下垂 congenital blepharoptosis

先天性に，眼瞼挙筋の発育不全，あるいは麻痺によるもので，眼球運動障害を伴わない単純下垂が全体の90％を占め，そのうち75％は片側性，他は両側性であるが，遺伝傾向が強いという．なお，先天性眼瞼下垂のなかには，眼瞼の先天異常，眼筋の機能異常などの障害を合併している場合もある．眼瞼下垂のメカニズムについては，松尾（2003, 2004）の論文に詳しい．

治療は，後述．

b. 麻痺性眼瞼下垂 paralytic blepharoptosis

これは，外傷などによって眼瞼挙筋の機能不全を起こしたもので，交通事故などの機械的損傷，腫瘍摘出後，とき

表23-8-1　眼瞼下垂の分類

1. 先天性眼瞼下垂	④ 機械的眼瞼下垂
2. 後天性眼瞼下垂	(a) 眼瞼の瘢痕
① 麻痺性下垂	(b) 浮腫性下垂
(a) 動眼神経麻痺	(c) 炎症性下垂
(b) 顔面神経麻痺	(d) 腫瘍によるもの
(c) 交感神経麻痺	(e) blepharochalasis
② 筋性下垂	3. 偽下垂
(a) 眼筋無力症	① 無眼球，小眼球，眼球癆にみられるもの
(b) 筋 dystrophy	② 下斜視に伴うもの抑制麻痺によるもの
(c) myotonic dystrophy	
(d) 老人性眼瞼下垂	③ 眼瞼皮膚弛緩症（dermatochalasis）
③ 外傷性眼瞼下垂	
(a) 眼瞼裂傷によるもの	
(b) 術後性下垂	
(c) 眼瞼異物によるもの	
(d) 眼窩底骨折	

（粟屋　忍：臨眼 31：1231，1977；筒井賢一ほか：形成外科 31：426，1988 を参考に著者作成）

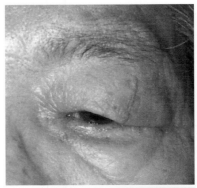
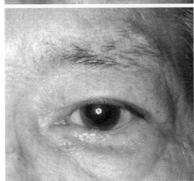

図23-8-1　老人性眼瞼下垂（75歳，男性）

（岩波正陽氏提供）

に重瞼術後などにみられる．久保田（2000）は，機械的眼瞼下垂という．

治療は，側頭筋移植である．

c. ホルネル症候群 Horner's syndrome

Mueller 筋のみの麻痺で，頸部交感神経障害などで起こる．三徴候 trias は瞳孔縮小，瞼裂縮小，眼球陥没である．

治療は，眼瞼挙筋の手術である（久保田 2000）．

d. 老人性下垂 senile blepharoptosis

挙筋腱膜の変性，菲薄化，瞼板上付着部の離開が成因，Mueller 筋は正常．しかし，この筋の疲労が高まる夕方は下垂する．

治療は，皮膚切除と挙筋短縮法である（筒井ら 1988）**（図23-8-1）．**

e. コンタクトレンズ性眼瞼下垂 contact lens blepharoptosis

Zahov（1977）が，はじめて報告，Kersten（1995）は，後天性眼瞼下垂の 47％にも及ぶという．発症年齢は 20 歳代前半に多く，年齢 45 歳以下で，3 年以上コンタクトレンズをつけていると，診断条件のひとつになるという．原因は，眼瞼挙筋腱膜の断裂，非薄化が考えられているが，詳細は不明である（吉ら 1996）．

また，北沢ら（2012）によると，本症はアセチルコリン受容体数の減少によるもので，10 万人あたり 1973 年は 1.3 人，1987 年は 5.1 人，2006 年は 11.8 人と年々増加しているという．

診断は，テンシロンテストを静脈注射，改善度をみるか，冷却で改善するので，ice pack test が有用なことがある．

治療は皮膚，挙筋の切除である．

f. 医原性眼瞼下垂 iatrogenic blepharoptosis

ボツリヌストキシン，ヒアルロン酸，コラーゲン，自家脂肪などの注入によって起こることがある（市川 2006）．それぞれに注意が必要である．開瞼器使用後眼瞼下垂もこの類いであろう（野間 2016）．

g. 重症筋無力症性眼瞼下垂 myasthenia gravis blepharoptosis

頸部交感神経障害などによる筋麻痺（Horner 症候群），あるいは筋麻痺はないが，眼球異常，眼瞼皮膚の異常弛緩，眼瞼腫瘍などによって症候性にくる，いわゆる偽麻痺性眼瞼下垂といったものもある．

❷診断

坐位にて，

①視診：家族問診，家庭での写真，頭位，眉毛挙上，左右差，などのチェック（野口 2010）．

②上眼瞼の下垂，それに基く二次的症状として，視野の狭窄，それを代償するための眉毛の挙上，頭部後屈，開口などがある．

❸検査法

術前検査は，坐位で行う．

①角膜反射，

②上眼瞼距離 margin reflex distance 1（MRD-1）を測定．正常値は 3.5〜4.0 mm．軽度下垂で 1.5 mm，中等度で 0.5 mm，重症例はマイナスになる．

③挙筋機能試験

表23-8-2　眼瞼短縮量の目安：片側性下垂の程度と挙筋短縮量

下垂量	挙筋筋力	挙筋短縮量
軽度 （2 mm 以下）	良（8 mm 以上）	10〜13 mm
	可（5〜7 mm）	14〜17 mm
中程度 （3 mm）	良	14〜17 mm
	可	18〜22 mm
	不可（4 mm 以下）	23 mm 以上
高度 （4 mm 以上）	可	23 mm 以上＋皮膚切除
	不可	⎰27 mm 以上＋皮膚切除 ⎱または吊り上げ術か bilateral approach*

*健側に挙筋の離断を行い，左右に吊り上げ手術を行う．

（Beard C：Ptosis, Mosby, p124, 1969 を参考に著者作成）

眼瞼下垂の場合，眼瞼挙筋の作用を前頭筋で代償しようとするため，前頭筋の筋力を調べるためには，眉毛部を指で押さえて前頭筋の働きをとめなければならない．正常値は 10 mm 以上で，中等度は 7 mm 以上，4 mm 以下は不良である．

しかし，三宅（2002）は，日本人では前頭筋を押さえて挙筋の動きをみるのは難しく，最大開瞼で前方視のとき，瞳孔がみえるものを軽度，半分みえるものを中等度，隠れてみえないものを重度として，手術法の選択に用いている．

④睫毛下垂 lashptosis（LP）

患者に正面視させ，睫毛が水平から 30°上方を grade 0，水平を grade 1，下方 30°を grade 2，下方 45°を grade 3 とする評価法である．

⑤ミュラー筋の機能評価

ミュラー筋の刺激薬のフェニレフリン点眼薬試験やアプラクロニジン点眼薬（1％アイオピシン α2 受容体への刺激薬）で，下垂改善の有無をみる．このテストで，潜在的下垂も明瞭になる（田邉ら 2013）．

⑥バセドー検査，シェーグレン症候群除外検査

TSH，TSH 受容体抗体，抗 SS-A 抗体検査（一瀬ら 2010）．

⑦重症筋無力症除外検査

アイステスト，テンシロンテスト（一瀬ら 2010）．

⑧整容的チェック

❹症状

上眼瞼の下垂，それに基づく二次的症状として，視野の狭窄，それを代償するための眉毛の挙上，頭部後屈，開口などがある．

❺手術法の適応

先天性眼瞼下垂，麻痺性眼瞼下垂，老人性，コンタクト

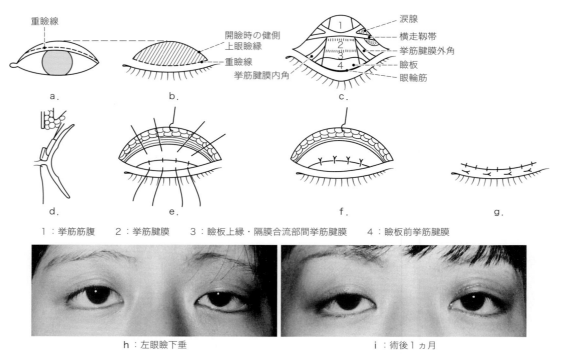

図23-8-2　上眼瞼挙筋短縮法（内田法）
(a〜g) と修復例 (h, i)
c のみ（三宅伊豫子：美容外科手術プラクティス，市田正成ほか（編），文光堂，p62, 2002 より引用）

レンズ性，外傷性，機械的の眼瞼下垂の場合は，手術適応があるが，その他の眼瞼下垂の場合は，下垂そのものに対する手術的適応はない．原因的治療が必要となる．

しかし，前二者の場合も単なる眼瞼下垂のみならず，その合併症の有無をチェックする必要がある．特に上直筋麻痺，Bell 現象の有無，および Marcus Gunn 現象との鑑別は大切である．前者では上直筋が働かないので，睡眠時に眼球上転が起こらないため角膜が露出し，角膜炎，その他の障害を起こしやすい．Marcus Gunn 現象の場合は，眼瞼挙筋と外側翼突筋の異常連合によるため，眼瞼挙筋短縮を行うことはできない．

手術の適応は，野間 (2011)，矢部 (2011) らによると，
① MRD が 2 mm 前後で，点眼反応があれば，ミュラー筋のタッキングの適応．
② MRD が 1 mm 前後，点眼にも反応があれば，挙筋-筋膜の短縮と皮膚切除，タッキング併用．
③ MRD が 1 mm 以下で，点眼反応不良で，ミュラー筋と横走靱帯と縫合，瞼板固定．
④ MRD が 2 mm 以上で，皮膚弛緩が著明であれば，眉毛側皮膚切除である．

高橋ら (2012) は，中等度以上の眼瞼下垂があれば有意に観測視力が悪く，また手術によって改善を見た症例があり，手術は視力改善を齎すという．

註；PEPARS 51 増大号 (2011) の特集が参考になろう．

❻手術法
a. 手術法の選択

手術法を選択するうえで，視力，眼位，眼球運動，複視の有無，角膜知覚，眼球突出度，瞼裂高，眼瞼挙筋の力などを調べる．特に眼瞼挙筋の筋力の有無，程度によって手術法が異なる．

外傷性眼瞼下垂の場合，外傷後眼瞼挙筋の機能がないようでも，数週間で回復してくる場合もあるので，創のチェックが必要である．受傷時に，浮腫やその他で眼瞼挙筋を識別できないときは，再建を少なくとも 6 ヵ月は待ったほうがよい．眼瞼下垂が，はっきりしてきたら手術的療法を行う．

眼瞼挙筋の働きが多少でもあれば，**表 23-8-2** に従って眼瞼挙筋短縮法を行うが，眼瞼挙筋の機能廃絶があれば，筋膜移植による前頭筋利用法を用いる．

b. 手術法の実際
1) 眼瞼挙筋短縮（図 23-8-2）

これは，第一選択と考えられている方法で，皮切は重瞼線に置く．通常，上眼瞼皮膚に余剰があるため，紡錘型に皮膚を切除，瞼板に達したのち，瞼板に沿って上方へ剝離を進めると，薄い膜状の眼窩隔膜があるので，これを破ると眼窩脂肪の下に，挙筋腱膜がある．この膜をさらに眼窩奥にたどっていくと，眼窩縁近くに白い，比較的厚い膜状の横走靱帯がある．この下に眼瞼挙筋が広がっているのを

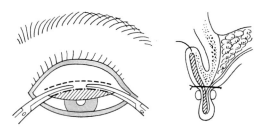

図23-8-3 経粘膜法による眼瞼挙筋切除法, Smithの変法
(Converse JM : Reconstructive Plastic Surgery, Saunders, p926, 1977 より引用)

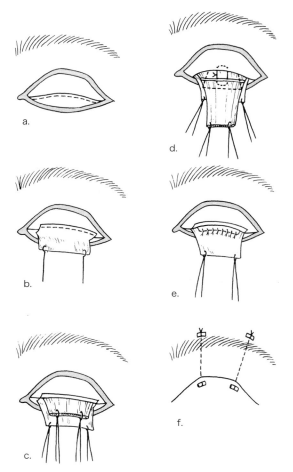

図23-8-4 経結膜挙筋短縮法

a：瞼板に沿って結膜を薄く切開.
b：結膜を削り引き出す.
c：Mueller筋と挙筋を瞼板から切り, 引き出す.
d：挙筋を引っ張り横靱帯を出す. 場合によってはこれも切離する. 挙筋を瞼板に仮り縫いし, 眼瞼の上がり具合をチェックする.
e：必要なだけ挙筋を切除. 瞼板と縫合.
f：結膜を縫合したのち tarsorrhaphy を行い, 開瞼した眼瞼上縁の位置に固定する.

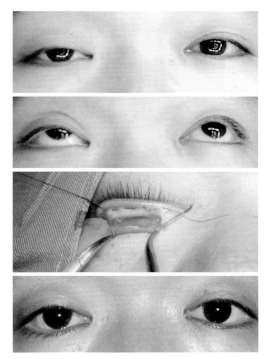

図23-8-5 先天性眼瞼下垂に対するFassanella-Servat法（47歳, 男性）

先天性眼瞼下垂では眼位により下垂の程度が異なるのが特徴である. Fassanella-Servat法は簡便であり, 本症例のように軽度の下垂に対しては経結膜的に行ってもよい結果が得られる.

(西野健一氏提供)

確認したのち, 表23-8-2に従って, 眼瞼挙筋の短縮量を決める. しかし, 実際には, 眼瞼の重量や残存している眼瞼挙筋の組織量などによって, 同じ短縮量でも, 術後の眼瞼挙上量に差が出てくるため, ある程度は経験がものをいうのはしかたがない（岡田ら1991）. 三宅（2002）は, 軽度下垂は横走靱帯より前方で, 中等度は横走靱帯で, 重度では, その奥で短縮するといった大体の目安を決めている.

著者は, 症例毎に短縮量を決め, 4-0ナイロンで瞼板縁と上方の眼瞼挙筋腱膜を2〜3箇所縫縮する. あるいは短縮量だけ挙筋を切除, 5-0バイクリルで眼瞼挙筋端, 瞼板, 睫毛上縁皮膚をマットレス縫合する. Ershnich法も類似している.

広比（2010）, 島倉ら（2010）は, 低矯正, 瞼裂左右差, 重瞼幅左右差など, いろいろな合併症が起こる可能性もあり, 術後も微調整があることをインフォームコンセントしておいたほうがよいという.

2) 眼瞼挙筋切除法

これには, 経皮法と経粘膜法とがある.

Fasanella-Servat法, およびその変法は経粘膜法で, 1.5〜2mmくらいの軽度の眼瞼下垂に用いられるものである.

Smithの変法（1966）は, 図23-8-3のごとくである.

3) 経結膜挙筋短縮（図23-8-4〜図23-8-6）

デマル鈎で上眼瞼を反転. 瞼板上縁で結膜を切開ののち, 結膜とミューラー筋より剥離. ミューラー筋, 挙筋の両側に小切開を入れ, 挙筋下にトンネルを作る. このなかに, バーク挙筋クランプを入れ, 挙筋を瞼板から切り離す. 次

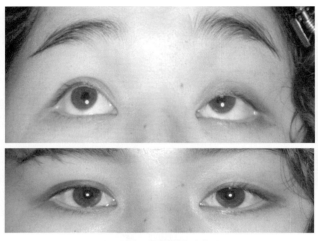
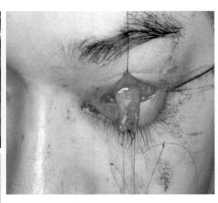

図 23-8-6　経結膜経皮法（Putterman-Urist 法）による上眼瞼挙筋短縮術
局所麻酔を結膜側より結膜下および眼輪筋下に入れ結膜と挙筋を眼輪筋から剥離する．Berke クランプで結膜と挙筋を把持し，瞼板上縁で挙筋を結膜ごと切り離す．
その後挙筋と結膜を剥離し，挙筋のみ皮膚側の切開部より瞼上へ出したところ．挙筋の短縮量は 13 ミリで，瞼板上に再固定．

（阿部浩一郎氏提供）

に挙筋を予定量のところで瞼板に縫合．余分の挙筋は切除する．

切除量の目安は次のとおりである．

下垂量	切除量
2 mm 以下	8〜9 mm
4 mm	10〜11 mm
5.5 mm	12〜13 mm
7 mm 以上	14〜15 mm

4) 筋膜移植法
著者の方法を述べたい（図 23-8-7）．

a) 皮切と剥離
手術法は，まず重瞼線に沿って切開し，瞼板に沿って上方へ剥離，瞼板前脂肪組織を除去，次に眼輪筋下を眉毛部まで剥離したのち，眉毛部中央か上縁に約 2 箇所 1 cm 長さに横切開を加え，眼輪筋下の剥離部分と連絡させる．

b) 筋膜採取
次に，大腿筋膜 fascia lata を採取するが，採取量は長さ 3 cm，幅 1 cm あれば十分である．筋膜採取に際して，大腿を内転位に置くと，筋膜が緊張するので，触れるだけでそれとわかるようになる．横切開で皮膚を切開，一気に筋膜に達する．肥満した人は，皮下脂肪のため切開を長くするか，皮下脂肪を部分的に切除すれば，筋膜を直視下に置くことができる．後者がよい．縦切開をするとケロイドその他の術後異常を起こしやすく，また横切開を 2 箇所入れるほど筋膜を長く採取するわけではないので，横切りの 1 箇所で十分である．なお，幼小児の場合は，ときに筋膜の発育が悪いことがあるから注意を要する．採取した筋膜は縦に切開して，幅 5 mm，長さ 3 cm の 2 本の筋膜片とする（第 10 章 -2「筋膜移植術」の項参照）．

c) 筋膜瞼板固定
次に，採取筋膜片を，4-0 ナイロン糸で瞼板に縫合固定するが，針は，JIS -0 号ないし 1 号弱角針で，針が瞼板結膜面に露出しないよう瞼板組織中央を通るようにする．筋膜片下端 2 箇所を縫合固定する．なお，縫合固定位は，瞼板の外反や，内反の傾向をみながら，その固定位置を決める．さらに 2 本の筋膜片で瞼板を持ち上げるわけであるが，通常は上眼瞼を三等分して，それぞれ 1/3 のところを持ち上げる．しかし，症例によっては，この方法では，眼瞼縁が梯型にみえたり，三角型にみえることがあるから，眼瞼縁が正常のなだらかなカーブを呈するように，固定位置を固定前に決めておく必要がある．

d) 筋膜眉毛固定
筋膜の下方固定が終わると，筋膜上端は眼輪筋下を通して眉毛部切開部から外方に露出させ，4-0 ナイロン糸で眉毛下部の筋組織に固定する．筋膜の固定位置は，筋膜を引っ張って眼瞼を持ち上げ，眼瞼縁が健側眼瞼縁にあうようにする．局所麻酔の場合は，健側眼瞼を術中に開けさせて，その量を測ることができるが，全身麻酔の場合は，術前に健側の瞼裂がどのくらいあるかを調べておく．通常は，瞼裂が，角膜部分の上何％を被覆しているかを調べておくだけで十分である．何 mm 開瞼と測る必要はない．両眼瞼下垂の場合は，正常の美しい眼瞼裂は，三白眼ではなく，二白眼で，しかも角膜の 20％を眼瞼が被覆しているということから，それを基準にする．

万一，上直筋の麻痺を合併している場合は，下垂手術で角膜が露出するためその適応は，ないと考えられているが，

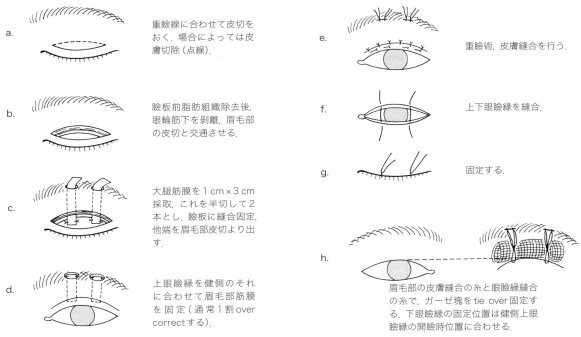

図 23-8-7　眼瞼下垂の筋膜移植による修正法

多少でも眼瞼を吊り上げると，それだけ患者は見やすくなるわけで，手術を拒否する必要はない．ただし，この場合は，上眼瞼を持ち上げて，角膜露出 3 mm までならば，術後開瞼（兎眼）による角膜異常を起こすことはないと経験的に考えている．それだけでも患者は前頭筋で眉毛を無理にあげなくて済むし，また，頭を後屈させる程度も少なくて済むからである．

以上の考えかたで，筋膜を 2 本固定する．この場合も，固定に際してバランスを考えないと梯型や，三角型の上瞼縁になるから縫合固定のときなだらかな眼瞼縁のカーブが得られるように調整しなければならない．大浦（1964）は，筋膜移植法と筋膜固定術の 2 回に分けているが，その必要性はなく 1 回でよい．

e) 縫合
筋膜固定が終わったら，余分の筋膜を切除，眼瞼縁沿いの皮切と眉毛部の皮切を，4-0 ナイロン糸で縫合する．眼瞼縁の皮切縫合糸を短く切るが，眉毛部は後に tie over するため長く残しておく．この際，皮切縁を数箇所瞼板に固定して重瞼術を行う．

f) tie over dressing
次に，上下の眼瞼縁を，3-0 ナイロン糸で縫合して（tarsorrhaphy）閉じてしまう．上眼瞼にガーゼ塊をおいて，眉毛部に残した糸と眼瞼縁縫合の糸とで tie over 固定する．この際，下眼瞼縁を，健側上眼瞼の開瞼位置まで吊り上げて固定する．筋膜固定が開瞼動作でゆるまないようにするためである．

g) 抜糸
術後 1 週間目に tie over を除去，全抜糸を行う．

h) 術後処置
抜糸後は，約 1 週間，創の状態をチェックするが，その後は，普通の生活に戻し，なにも手当を要しない．しかし，術後，約 1 ヵ月は眼瞼浮腫のため瞼裂が術前より狭くなったようになるが，その後，次第に開瞼幅が広がって，健側に近い状態になっていく（**図 23-8-8〜図 23-8-11**）．

i) 術後問題点
①開瞼症（兎眼），眼瞼外反症
　術後，最も問題になるのは，開瞼し過ぎによる開瞼症（兎眼）であるが，睡眠時，角膜露出 3 mm 以内は問題ないが，それ以上の場合は，角膜炎予防のため，眼帯するなり，眼軟膏を使用するか，あるいは再手術を行う．

②眼瞼固定現象 lid lag
　これは，下方視したときに，瞼が下がらない現象で，開瞼症（兎眼）になることもある（塚田 1998）．

③再発
　手術によっても，眼瞼下垂が矯正できない場合がある．この場合は，前述の手術を繰り返すわけであるが，筋膜移植の場合は，眉毛部の切開部を再度切開，筋膜を露出させ，これを短縮するなり，縫合固定をやり直す．戸田ら（1998）は，吊り上げ術の遠隔成績を出しているが，95％以上の成績が得られたという．

④遮光性弱視
　長く閉眼すると光刺激がなくなり，弱視になることが

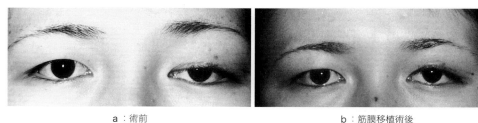

a：術前　　　　　　　　　　　　　　b：筋膜移植術後

図23-8-8　左眼瞼下垂

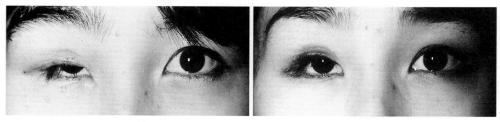

a：術前　　　　　　　　　　　　　　b：術後

図23-8-9　右眼瞼下垂

脳腫瘍手術後の眼瞼下垂で前頭筋の機能はほとんどない．筋膜移植法による修復，どちらかというと静的修復であるが，睡眠時の角膜露出を起こさないようにしたため，瞼裂高に左右差が残った．

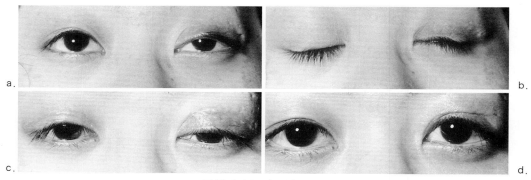

図23-8-10　左眼瞼下垂

某病院で手術をしてあるが，効果がみられないうえ（a），皮膚量が不足して開瞼気味であるので（b），第1回手術として健側上眼瞼皮膚を全層植皮（c），第2回手術で筋膜移植術施行，眼瞼下垂の改善と綺麗な重瞼を作ることができた（d）．

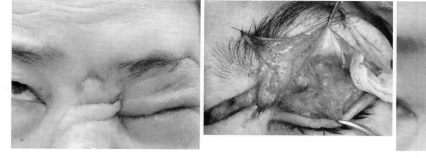
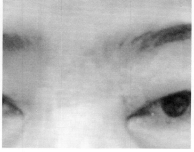

図23-8-11　外傷性眼瞼下垂・顔面瘢痕拘縮・顔面神経麻痺に対する顔面瘢痕拘縮形成術，眼瞼下垂形成術（53歳，女性）

眼瞼下垂の多くは先天性であるが，腫瘍や外傷により後天性に生じることがある．この症例は適切とは言いがたい初期治療により外傷性眼瞼下垂を生じ，受傷後1ヵ月たってから開瞼不能を主訴に来院した．上口唇，鼻部，上眼瞼部の瘢痕拘縮形成術と上眼瞼挙筋短縮術を行った．

（西野健一：京都府立医大誌113：457, 2004より引用）

（西野健一氏提供）

23・8 眼瞼下垂　187

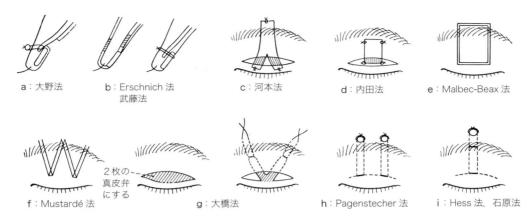

図23-8-12　いろいろな眼瞼下垂修復法
(内田準一：形成美容外科の実際, 金原出版, p82, 1967；大橋孝平：新眼科手術学, 南江堂, p74, 75, 80, 1955より引用)

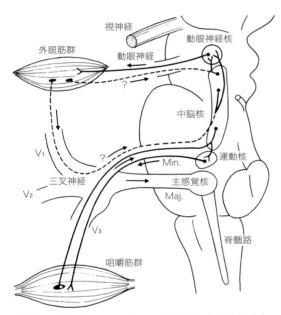

図23-8-13　Marcus Gunn現象の異常な神経連合
(佐野圭司：神経内科20：347, 1984より引用)

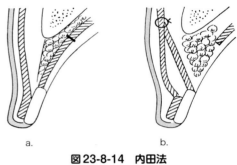

図23-8-14　内田法
(内田準一：形成外科10：30, 1967より引用)

ある(本章-3-D-③-d「瞼縁縫合と弱視」の項参照).
⑤健側眼瞼下垂
　患側眼瞼の手術を行うと, 術後, 神経の脳伝達の問題から(Hering効果)今まで正常であった健側眼瞼が下垂することがある(並木2007). しかし, 頻度としては少ないが, 可能性があること知っておくべきであろう.
⑥その他
　腫脹, 瘢痕の赤み, 皮膚知覚鈍麻, 違和感, きつい目つき, イメージチェンジなどがあげられている(市田2003).

5) その他の眼瞼下垂手術法
眼瞼下垂の手術法としては, 上記のほか, いろいろなものがある(図23-8-12).
①眼瞼挙筋短縮法に属するもの
②前頭筋利用法に属するもの
③縫合糸による吊り上げ法
④前頭筋伸展法：Songら(1982), 申ら(2000)が報告しているが, brow fat padを含まない前頭筋弁のみを剝離し, 瞼板に固定する方法で, 合併症がなかったというが, 過矯正になりやすい.
⑤前頭筋-眼輪筋結合法：Tsai(2000), 宮本ら(2003)は, 前頭筋と眼輪筋との線維性連合を利用し, 一塊として弁状に起こし, 瞼板に結合する方法で, 同時に眼窩隔膜も結合する. 短所は, 後戻り, 開瞼症(兎眼)である.

❼再手術
眼瞼下垂の再手術例は, 4.1%～8.9%で, 低矯正例が多いという(田邊ら2015). 野平ら(2015)によると, 再手術になる例は, ①下垂が直っていないもの, ②左右の開瞼幅が違うもの, ③左右の重瞼幅が違うもの, ④左右の開瞼幅, 重瞼幅とも違うもの, ⑤眼瞼後退を, 落合ら(2015)は①皮膚弛緩, ②矯正の過不足, をあげている. それぞれに対して修正術を行う. 修正術上の注意については権太ら(2015)の論文が参考になろう.

B. Marcus Gunn現象

❶Marcus Gunn現象とは

1983年，Marcus Gunnが発表した先天異常で，先天性下垂の2〜6%に認められ（Prattら1984，小泉ら1987），性差，左右差なく，不規則常染色体優性遺伝という．しかし，Altman（1990）は，ほとんどが単発性で，先天性眼瞼下垂の2〜13%にみられ，遺伝性は少ないという．

これは，動眼神経と三叉神経の異常連合で，眼瞼挙筋と外側翼突筋とが連動するため，口を開くと眼瞼まで開大する現象（jaw-winking現象）である．すなわち，佐野（1984）は，図23-8-13のように，外側翼突筋と眼瞼挙筋が中脳を介して異常連合するためと説明している．

治療法としては以下の方法が報告されている．

❷手術法

1) 下垂が軽度の場合

Marcus Gunn現象が軽度であれば，経過観察
Marcus Gunn現象が著明であれば，挙筋切除，大腿筋膜移植

2) 下垂が著明な場合

Marcus Gunn現象が軽度であれば，挙筋短縮
Marcus Gunn現象が著明であれば，大腿筋膜移植

a) 内田法（図23-8-14）

重瞼溝の皮切より入り，眼瞼挙筋に達し，眼瞼挙筋を切断したのち，その末梢端を眉毛部皮膚に縫合固定し，前頭筋を力源にする方法である．切断した眼瞼挙筋の中枢部と末梢端とが，再癒着しないように眼窩脂肪をその間に充填する（内田1967）．

b) 大腿筋膜移植法（Beard法）

左右の対称性を出すため，両側の挙筋を切除，大腿筋膜を移植（井上ら1987）．

c) その他

井上ら（1987），安田ら（1992），吉方ら（1996），小原ら（2012）の報告がある．

23・9 その他の眼瞼異常

A. 下眼瞼上方偏位 upper deviation of lower lid

これは，瞼裂が狭くなってはいるが，上眼瞼が下垂しているのではなく，下眼瞼が全体として上方に偏位した状態で，内田（1966）により報告されている．

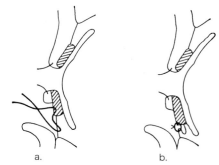

図23-9-1　下眼瞼上方偏位の手術法（内田法）

（内田準一：形成外科9：179, 1967より引用）

治療は，下眼瞼縁下3mmのところに横皮切を加え，眼輪筋下の眼窩中隔に達する．この中隔を，瞼板から骨膜まで露出し，瞼板下縁と眼窩中隔下方とを縫合し，中隔を短縮する手術を行う（図23-9-1）．

B. 上眼瞼後退症 upper eyelid retraction

上眼瞼が，後退して上三白眼の状態になったもので，上眼瞼遊離縁の左右差が，1.5mm以上あるものである（Collinら1990）．真性後退症と仮性後退症に分けられる．眼瞼下垂症がある場合，どちらが仮性眼瞼下垂か，仮性後退症によるためなのか不明な場合があり，患眼を遮蔽して，瞼裂幅が正常に戻る優位眼側を鑑別する必要がある．

原因としては，①先天性，②Basedow病性，③瘢痕性，④麻痺性，⑤その他，などがあげられているが，先天性を除き，それぞれ原因がはっきりしているわけで，開瞼症（兎眼）や外反症として考えるべきであろう．

症状としては，無症状のものから，流涙，角膜乾燥症などを起こすものまである．

手術法は，瞼板上縁5〜6mmで，瞼板筋および眼瞼挙筋を切断，眼窩脂肪を切断端に引っ張り出して固定，切断端の癒着を防ぐ．しかし，症例によっては過矯正あるいは矯正不足になることがあり，筋腱の切腱，後転，組織移植などを行うべきである（田辺ら1985，北吉ら1994）．

C. 下眼瞼後退症 lower lid retraction

下眼瞼が後退して，下三白眼になったもので，先天性，瘢痕性，老化，顔面神経麻痺などによって，下眼瞼の支持に異常をきたしたものである．

治療は，原因によって使い分ける．縫縮や外眼角靱帯形成術で，下眼瞼に緊張を与える方法，腱膜移植，耳介軟骨移植がある（Marksら1989，Jacksonら1989，飯田ら1999）．しかし，義眼使用者では，義眼の出し入れによって眼瞼が引き延ばされ，再発する．

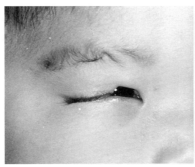
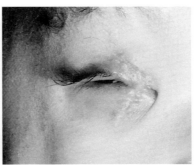
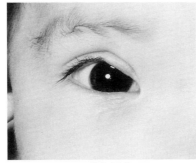

a：術前　　b：switch flap法　　c：術後10年

図23-9-2　colobomaのMustardé法による修復例
(鬼塚卓弥ほか：形成外科 14：310, 1971より引用)

D. 先天性眼瞼欠損　coloboma oculi or palpebrale

眼瞼の先天性欠損により，眼瞼縁に凹凸が生じたもので，角膜の露出を起こす．上眼瞼しかも内側に多く，欠損の幅は，眼瞼縁の1/3～1/4にみられる．重度のものでは，無眼瞼 ablepharon もあるがまれである．

下眼瞼の先天性欠損は，斜顔面裂 oblique facial cleft とか鼻眼瞼裂 naso-ocular cleft などの場合にみられる．

下眼瞼の1/3～1/4までの小さいものは，縫縮するが，それ以上広範なものは外眼角部を切開して縫縮するか，有茎皮弁を用いる（**図23-2-44, 図23-2-45** 参照）．上眼瞼で小さいものは，下眼瞼からの反転皮弁 switch flap，それ以上のものは粘膜と皮弁の複合移植となる（**図23-9-2**）．

最近では，奥村ら（2009）の報告がある．

E. 瞼裂縮小症　blepharophimosis

先天的に，内眼角部皮膚が内眼角部を被覆し，瞼裂が小さく，眼瞼下垂を伴うことが多い．内眼角間距離が長い（眼角隔離症 telecanthus）が，眼窩隔離症 hypertelorism を呈することはほとんどない．両側性にくることが大部分で，知能障害は少ないが，耳介異常や額部異常を合併することがある．眼瞼下垂のため，眉を上げ，さらに頸を後傾して，物をみようとする特異な姿勢をとることが多い．本症は男性に多く，autosomal dominant である．

Callahan（1974）は，本症を以下のように分類している．
① Type Ⅰ：epicanthus inversus, ptosis,
② Type Ⅱ：telecanthus, no epicanthal fold, ptosis, lower lid ectropion,
③ Type Ⅲ：mild hypertelorism, telecanthus, ptosis, slanding palpebral fissure

治療は，症状に応じて，眼瞼下垂に対する手術と内外眼角部の開大術を行う（**図23-9-3, 図23-9-4**）．桑田ら（2016）によると，Mustarde法が61.4％の改善率なのに，内田法は39.1％であるというが，内田法のほうが瘢痕が目立たないという．

Krastinovaら（2003）は，眼窩の狭小を伴うものをorbitoblepharophimosis と命名，常染色体優性遺伝 autosomal dominant 3q21-24 に関連しているという．

F. 瞼裂拡大症　extended palpebral fissure

外傷などの後天性原因や先天性原因で瞼裂の左右径が長くなったものである．

❶外眼角部縫縮術

眼瞼縁を切開，縫合する方法であるが，そのままでは外眼角部の形も悪く，瘢痕拘縮を起こしやすいため，口角縮小術の場合と同じく，小三角皮弁を下眼瞼外眼角部に挿入するとよい．

190　第23章　眼瞼部形成術

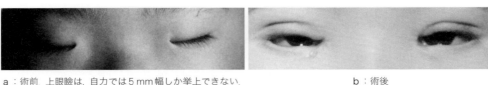
a：術前．上眼瞼は，自力では5mm幅しか挙上できない．
b：術後

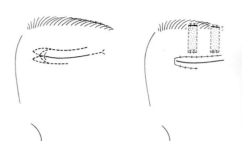

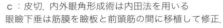

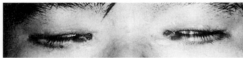
c：皮切．内外眼角形成術は内田法を用いる
眼瞼下垂は筋膜を瞼板と前頭筋の間に移植して修正．
d：術後10年．内眼角部に外反がみられる．

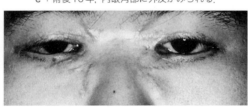
e：術後10年．内眼角部に外反がみられる．

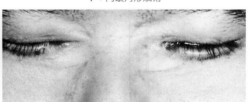
f：内眼角形成術

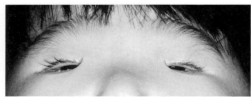
g：術後2年

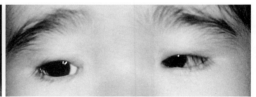
h：術後2年

図 23-9-3　瞼裂縮小症

a：術前
物をみるための特徴的頭位．

b：術後4年
手術法は図23-9-2と同じ．

図 23-9-4　瞼裂縮小症

❷内眼角部縫縮術

　左右眼角間のバランスの問題で，内眼角部を縮小することは少ない．外傷の場合は別である．手術は，涙小管を損傷しないように皮膚切除，縫縮術を行うか，flapを用いてV-Y法を行う．しかし，いずれも蒙古皺襞状になるため好ましくない．

G. 眼角隔離症　telecanthus

　内眼角間の距離 intercanthal distance（ICD）の増大で，蒙古皺襞など皮膚の部分が広がって眼角間が広がったものである．

　治療は，蒙古皺襞と同じような治療法や，隆鼻術を行い，相対的に内眼角間距離を短く見せる方法などがある．

　眼角隔離症と鑑別すべきものに，眼窩隔離症 orbital hypertelorism があるが，これは，皮膚ではなく，骨である眼窩内壁間 interorbital distance（IOD）が離れたものである（第21章 -6-A「眼窩隔離症」の項参照）．

23・9 その他の眼瞼異常   191

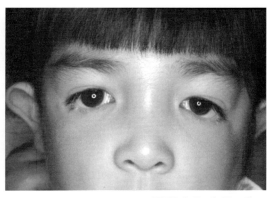
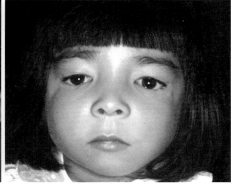

図23-9-5 トリーチャーコリンズ（5歳）
女児上眼瞼より三角皮弁を下眼瞼に移動し，外眼角下方の変位を修正

（保阪善昭氏提供）

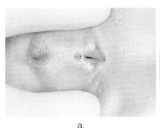
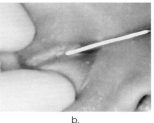
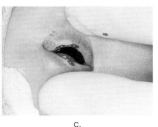
a.　　　　　　　　b.　　　　　　　　c.

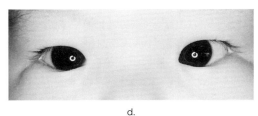
d.

a：術前
b：瞼縁のみの癒着を示す
　　ブジーが挿入してある．
c：癒着切離後
d：術後

図23-9-6 先天性眼瞼癒着症

（大隅　昇，鬼塚卓弥：日形会誌11：949, 1991より引用）

H. 外眼角部偏位症 palpebral ectopia, malposition of lateral canthus

　正常の外眼角部は，内眼角部に比べてわずかに上方，および後方に位置している．これらの正常位から偏位した外眼角部の移所術としては，外側眼瞼靱帯をその付着部の骨膜とともに切離し，眼窩側縁に開けたドリル孔のなかに挿入固定する方法がある（Marshら1979）．本法は，Treacher Collins Syndromeのようにantimongoloid palpebral fissure（下がり目）の矯正，あるいは逆にmongoloid fissure（上がり目）を修正するのにも利用されるし，また，眼瞼弛緩を生じた老人性外反症のような場合にも利用される（図23-9-5）．

I. 先天性眼瞼癒着症 ankyloblepharon filiforme adnatum

　これは，極めてまれな先天性異常で，Rosenmanら

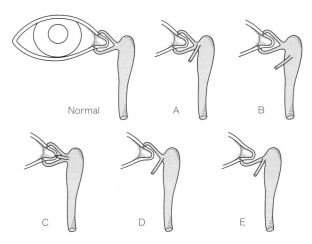

図23-9-7 Welham & Berginの瘻管付着部による分類

（Welham RA et al：Arch Ophthalmol 103：545, 1985；元村尚嗣ほか：日形会誌19：385, 1999より引用）

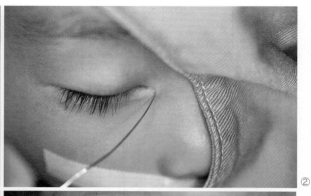
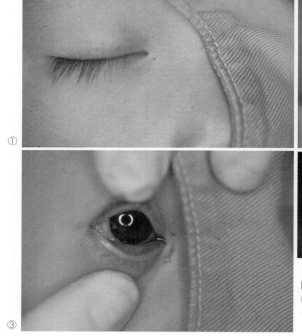
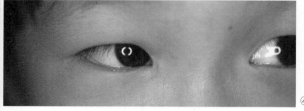

図 23-9-8　右外涙嚢瘻
②：ナイロン糸挿入，③：ピオクタニンで染色し，導管を確認，染色されたところを確認しながら切除

（蓮見俊彰氏提供）

(1980) は，次の 4 型に分類している．
① TypeⅠ：合併症のない眼瞼癒着単独例
② TypeⅡ：心臓異常，中枢神経異常を合併したもの
③ TypeⅢ：ectodermal syndrome の一症状としてみられる場合
④ TypeⅣ：口唇口蓋裂を合併したもの

病因は，不明であるが，Khanna (1957) によれば，胎生期の眼瞼分離異常という．図 23-9-6 は，わが国 3 例目で左唇裂，粘膜下口蓋裂，第 4 中足骨短縮症を合併していた．Rosenman の分類では TypeⅣ に属する．

治療は癒着部分の切離である．

外傷による眼瞼癒着症については（本章 -2-C「眼球結膜癒着症」の項参照）．

J. 先天性外涙嚢瘻 congenital lacrimal fistula

皮膚に開口する外涙嚢瘻と，鼻腔に開口する内涙嚢瘻とがあるが，後者は診断が難しく，症状もないため，診断されることはほとんどなく，先天性涙嚢瘻といえば外瘻を指す（図 23-9-8）．

涙嚢瘻は，涙小管の異常で，Rasor が 1877 年にはじめて報告したという（元村ら 1999）．わが国では，1900 年鶴丸が，はじめて報告した．（佐々木ら 2006）．

頻度は，0.05％にみられ（Francois ら 1969），片側性が多く，左右差はなく，男性にやや多い．

Welham ら (1985)，元村ら (1999) は，瘻管付着部により 5 型に分類，総涙小管からでるものが 68％，涙嚢壁からでるものが 14％で，他はまれである（図 23-9-7）．

合併異常としては，Goldenhar 症候群，Crouzon 症候群，Down 症候群，小眼球症，牛眼，虹彩異常，耳瘻孔，合趾症，短指，側頸瘻，などが報告されている（中野 1998，元村ら 1999，斉藤ら 2004）．また，涙嚢瘻は耳前瘻孔，副耳に合併しやすいことから遺伝的要素が関係しているのではないかという（斉藤ら 2004）．

治療は，流涙など症状があれば切除であるが，著明でなければ放置してもよい．

23・10 眼球の位置異常 malposition of the eye ball

A. 眼球突出症 exophthalmos

❶名称
① 眼窩内容が正常で，眼窩が狭い眼球突出を exorbitism（クルーゾン病，Apert 症候群など），nonsyndromic exorbitism

23・10 眼球の位置異常　193

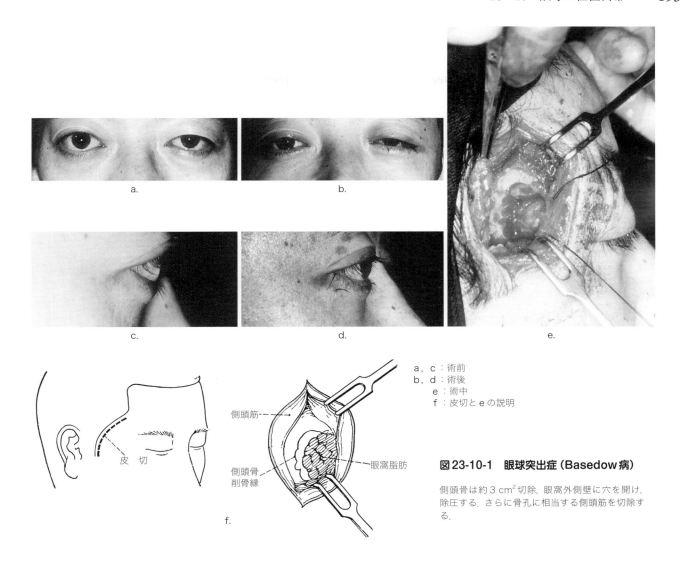

a, c：術前
b, d：術後
e：術中
f：皮切とeの説明

図 23-10-1　眼球突出症（Basedow 病）

側頭骨は約 3 cm² 切除、眼窩外側壁に穴を開け、除圧する．さらに骨孔に相当する側頭筋を切除する．

②眼窩内容が大きく，眼窩が正常な眼球突出をexophthalmos（下記原因にみられる），Graves' ophthalmopathy（Baujat ら 2006，矢野 2010）がある．

❷原因

眼球突出をきたす原因としては，眼窩内の出血，腫瘍，炎症，骨折，頭蓋形態異常，Basedow 病，牛眼，強度近視などがある．

❸眼窩内腫瘍性異常

内頸動脈-海綿静脈洞瘻，静脈瘤，粘液嚢腫，神経線維腫などがある．形成外科的治療というより脳外科的治療を要する．

❹眼窩骨折性異常

眼窩壁が骨折によって，内方転位を起こした場合にも，眼球が突出することがある．治療は骨折の整復である．

❺頭蓋骨形態異常

Crouzon 病をはじめ，一連の頭蓋縫合早期癒合症にみられる頭蓋骨形態異常に伴って，眼窩が狭小化するため眼球が突出する．眼圧上昇，視神経萎縮などを合併する．

治療は，通常，頭蓋骨骨切り術，眼窩拡大術を行う．頭頂部近くの皮切から前頭部の帽状腱膜下を眼窩周囲まで剥離したのち，頭蓋骨骨切り術を行って，眼窩を拡大する．

❻Graves 病

1825 年 Parry の報告が最初で，1835 年 Graves が，trias の揃った症例を報告，1840 年 von Basedow が，甲状腺肥大との関連を詳細に報告した（Olivari 1991）．

眼球突出は，甲状腺機能障害によって起こる症状 Graves' ophthalmopathy（甲状腺肥大，心悸亢進，眼球突出を Basedow 病の三徴候という）のひとつで，日本人は 15mm，欧米人は 19mm 以上を病的突出とする（上石ら 1974）．

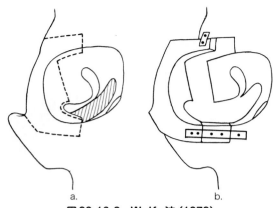

図23-10-2 Wolfe法（1979）
眼球突出の著明な場合に用いる．内側下壁も骨切りする．

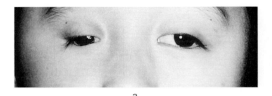
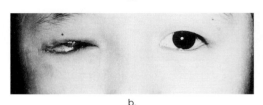
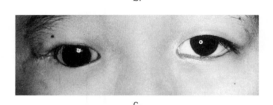

a：瞼裂が小さく，また義眼も小さい．
b：義眼床の拡大術後
c：新しい義眼の装着

図23-10-3 無眼球症に対する義眼台作成

病因については，いろいろな説がある（Olivari 1991）が，自己免疫が関与しているという．

病理学的には，眼筋，脂肪，結合織の浮腫，ムコ多糖類の沈着などがみられる（図23-10-1）．

治療は，内科的，あるいは外科的に甲状腺機能障害をコントロールしたのち，眼球突出が残存している場合は，形成外科的治療を行う．

手術療法の適応は，
①眼球機能の保存であり，たとえば角膜露出による乾燥症，視力障害など
②症状進行による諸症状，たとえば眼筋機能の改善，結膜浮腫 chemosis，眼球浮腫の改善
③美容的改善
である．

Graves病の手術法には，Dollinger (1911) に始まる眼窩の減圧術があるが，その方法として，
①眼窩外側壁を除去する Kroenlein法（1988）
②下壁を除去する Hirsh-Urbanek法（1930）
③内壁を除去する Sewall法（1936）
④上壁を除去する Naffziger法（1931）
⑤3壁除去（内壁，眼窩底，外壁）（Wolfe 1979）（図23-10-2）
⑥4壁除去（Maroonら 1982）および
⑦それらの変法
がある．

今日では，Oguraらや Walchらの方法（1957）が一般的であるが，著者は，眼窩外側壁除去法を行っている．

側頭部皮膚切開から入り，側頭筋を部分的に切除，眼窩側壁を露出させたあと，ノミにて外側壁を削開する．次に眼窩脂肪を露出させ，眼球を陥凹させる．場合によっては，眼窩脂肪を一部切除する（図23-10-1）．この方法の変法に，Berke (1954) の方法があり，眼窩縁の外側縁も切除する．

しかし，Olivari (1991) は，baggy eye に対すると同じ要領で，脂肪除去を行い効果があったという．

B. 眼球陥没症 enophthalmos

眼球陥没は，外傷，神経麻痺，眼球疾患などでみられる．

病因論的には，Mansonら（1986）は，屍体の実験で筋肉，脂肪を切除すると眼球陥没を起こすが，筋外脂肪切除では影響がほとんどないという．

本症の診断には，通常の臨床診断のほか，X線，CT，MRI，などの検査も大切である．

❶外傷性眼球陥没
a. 眼窩壁骨折性陥没

眼窩壁の内側，下壁の骨折などのどれでも起こるが，特に内側骨折では起こりやすい．眼窩内容物が，脱出や眼窩の拡大することが主因となる．（第28章-4「顔面骨骨折」の項参照）．

完全な治療は，難しいが，通常，頬骨の内方への位置移動，眼窩外側壁，内側壁の骨折整復，あるいは，骨移植，肋軟骨やインプラント挿入を行う．

しかし，骨移植は，術後の吸収で眼球陥没の再発を起こすことあり，インプラントは感染の危険がある．

骨移植は，眼球赤道の後方に行われるが，後方は Glassmanら（1990）のいうように，骨吸収が多く，また，Forrestら（1999）は，視力障害，眼球運動障害の合併症を起こす危険があるという．

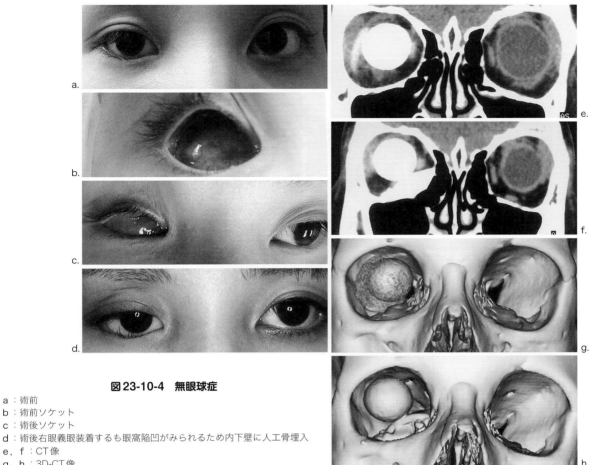

図23-10-4　無眼球症

a：術前
b：術前ソケット
c：術後ソケット
d：術後右眼義眼装着するも眼窩陥凹がみられるため内下壁に人工骨埋入
e，f：CT像
g，h：3D-CT像
義眼台が外上方に挙上されている．内下方のたかまりは人工骨．
（嘉島信忠氏提供）

石田ら（2002）は，結膜切開からのアプローチで，下壁から内側まで展開できるとしているが，平野（2000）は，内眼角切開によるアプローチも，術野の展開に優れているという．また，涙道の後方を通り，切開線を延長できる．また，頭蓋骨外板の移植は，骨吸収が少なく，採骨部が同一部位で手術しやすいという．内側壁は，結膜切開や内眼角切開によりアプローチするが，顔面の瘢痕を嫌う人には，頭皮冠状切開も考慮する．McCarthy（1990）は，頬骨が突出していると，よけいに眼球が陥没してみえることから，この修正の必要性を唱えている．

b．眼窩周囲打撲性陥没

眼球陥没は，眼窩壁に骨折がなくても，眼窩周囲を強打したときなどにみられる．原因については不明である．

❷交感神経麻痺性眼球陥没

これは，いわゆるHorner症候群のときにみられるもので，そのtrias（三徴候）の瞳孔縮小，瞼裂狭小，眼球陥没のひとつである．頸部交感神経の障害のときにみられる．

治療は，原因疾患があれば，その治療を行うとともに真皮脂肪，筋膜の移植など併用されているが，決め手になる方法はない．

❸眼球性眼球陥没

小眼球症などにみられる場合であるが，瞼裂縮小症 blepharophimosis と混同してはならない．なお，遠視の場合にも眼球陥没がみられる．

治療は，視神経を障害しないように，眼球後方に補填物（骨移植，人工物など）を挿入するが，充填量の判定が難しく，挿入しても眼窩容積の変化で再陥没したり，眼球変異を起こす．充填量をexpanderで判定する人もいる（当山ら2004）

❹眼球欠損性眼球陥没

外傷，腫瘍などで眼球が欠損した場合は，義眼台を形成，義眼を装着する．しかし，骨萎縮などで眼窩容積の変化が起こると再陥没を生じ，再手術の適応になりやすい．また義眼の挿入を繰り返しているうちに，眼瞼縁がのびて開瞼症（兎眼）状態を呈することが多い．

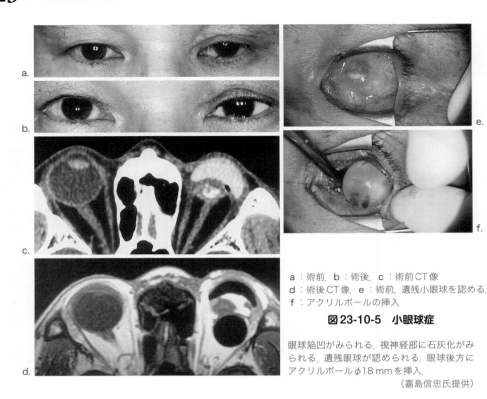

a：術前．b：術後．c：術前CT像
d：術後CT像．e：術前，遺残小眼球を認める．
f：アクリルボールの挿入

図23-10-5 小眼球症

眼球陥凹がみられる．視神経部に石灰化がみられる．遺残眼球が認められる．眼球後方にアクリルボール φ18 mmを挿入．
（嘉島信忠氏提供）

C. 無眼球症，小眼球症
anophthalmos, microphthalmos

❶定義
a. 先天性無眼球症
　馬嶋（1994）は，眼軸長が，男は20.4 mm，女が20.0 mm以下を小眼球症と定義しているが，一般的には，眼球がまったく残存しないものを無眼球症（図23-10-3，図23-10-4），少しでも残存すると小眼球症という．酒井（1998）によると，無眼球症にみえていても顕微鏡でみると眼球の遺残物が残っているという．
　Koenigsteinは，正常眼窩は，入口高10歳前後，奥行きは18歳前後で成人と同じになるといい，無眼球症の眼窩を拡大する機器を報告している（田中1974，荒堀ら2011）
b. 後天性無眼球症
　外傷によって，あるいは腫瘍摘出の際の眼球除去後みられる．

❷成因
　先天性の場合は，眼胚 optic pit，眼胞 optic vesicle の発生異常によるもので，いろいろな遺伝形式で生じ，あるいは唇裂口蓋裂にみられるような，様々な環境因子で生じると考えられている．

❸症状
　無眼球症は，通常，片側性で，極めてまれな奇形であるが，眼瞼は存在しても，瞼裂が小さかったり，上下癒着したりしている．また睫毛，マイボーム腺，涙腺などは残存しているのが普通である．視神経は欠損する．

❹分類
a. Duke-Elder（1964）分類
①pure microphthalmos：瞼裂閉鎖後に発育停止したもの．眼球の構造は揃っている．
②colobomatous microphthalmos：眼球遺残を含む眼窩眼瞼嚢腫にみられる．
③complicated microphthalmos：いろいろな眼組織の形成異常のあるもの．臨床的無眼球症
④microphthalmos as part of a syndrome：全身的症候群の一症状としてみられるもの．中枢神経系の異常に多指，合指などの四肢異常，唇裂，口蓋裂，副耳，難聴，心疾患など伴うもの．13trisomy syndromeなどにみられる．

b. McCarthy（1990）の分類
①primary anophthalmos
②secondary anophthalmos
③degenerative anophthalmos

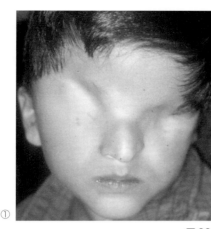
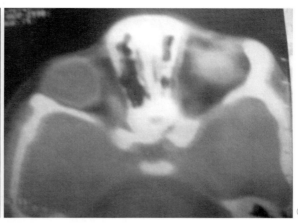

図23-10-6 先天性潜伏眼球症
①：先天性潜伏眼球症，②：CT像

（吉本信也氏提供）

❺合併異常
眼球遺残を含む下眼瞼嚢腫，唇裂，口蓋裂，鼻裂，副耳，多指など．

❻治療
a. 保存的治療
小眼球症の治療は，生後すぐプロテーゼをはめ，成長に応じて2週間ごとに少しずつ大きいプロテーゼに交換し，義眼を装着する．眼窩内容物がないと，眼窩拡大は遅延する（酒井 1998）．荒堀ら（2011）は，無眼球症の眼窩を拡大する機器を報告している．

成長後の無眼球症の場合は，眼窩周囲組織の発育も悪く，瞼裂を開くほか，expander で左右上下に広げ（Gundlach ら 2005），欠損部には口腔粘膜を移植するか，皮弁移植を行う（次項の義眼台形成術）．症例によっては craniofacial surgery を必要とする．

b. 義眼台形成術 eye socket plasty
1) 眼球が残存している場合
眼球の表面を結膜で覆って義眼台とし，その上に適当なサイズの義眼をはめる．瞼板の支持が悪い場合には，筋膜移植，軟骨移植（Zbylski ら 1978），動脈皮弁（東 1979）などで補強する必要がある．

2) 眼球が欠損している場合
成人眼窩の容積は，30 mL，眼球の容積は 7 mL くらい，義眼は 2～3 mL のものが用いられるので，その差だけ眼窩を小さくするが，一般には，拘縮で眼窩も小さくなっており，むしろ拡大するのに苦労する．眼窩の容積が小さいと，眼瞼の陥没，眼瞼の下垂を起こす．

眼球摘出が行われた場合は，特殊な場合を除いて，そのままでは義眼の装着は不可能である．義眼床形成術が必要である．

a) 分層植皮
術後，植皮片の収縮によって，義眼床が浅くなりやすく，また，上下円蓋部が浅く，義眼の装着が難しくなる場合がある．分層植皮後は，できるだけ，プロテーゼなどで，植皮片の瘢痕拘縮を防ぐか，耳介より皮膚と軟骨の複合移植を行って，瘢痕拘縮に拮抗させる．しかし，義眼床はできても，義眼の出し入れによって，特に下眼瞼の変形をきたしやすい．耳介軟骨で眼窩の再建術を行った報告がある（齋藤ら，2006）．

b) 皮弁形成術
通常，眼窩外側部，こめかみの下部から下内側皮下茎弁として挙上，移植するが，長さ 3 cm，幅 2 cm 程度ならドナーの縫縮が可能である（小川 1998）．側頭筋皮弁の移植も行われる．

c) 遊離吻合皮弁 free flap
眼窩周囲の皮膚が，放射線照射などで利用できないときに適応がある．朝戸ら（1998）は，鼠径皮弁を推奨している．

d) 肋軟骨移植
第6～7肋軟骨を採取，重ね縫合して眼窩の容積に合わせて移植する．

e) 脂肪移植
植皮後の瘢痕拘縮を防ぐには，筋膜移植を下眼瞼に行う．眼瞼陥凹があれば植皮部をラスパトリウムで，脂肪 1 cc 注入できる程度に剥離，挙上したトンネル部分に脂肪注入を行う．多過ぎる注入は，皮片の壊死を起こす．3ヵ月様子をみて，必要であれば注入を繰り返す．

f) プロテーゼ埋没
義眼着用の例では，上下眼瞼の陥凹を起こしやすいので，プロテーゼ埋没，真皮移植などによる治療法が行われているが，まだ満足できるものではない．また，義眼着用の場合，涙の分泌と導涙が適度でなければ，眼脂によって義眼

表面がべとついて濁った感じになる（図23-10-3, 図23-10-5）．

❼手術の合併症
眼瞼内反症，睫毛変形，プロテーゼの固着が難しいこと，患者の協力の問題などがある．

D. 潜伏眼球症 cryptophthalmus

稀有なる症例で，眼瞼らしいものはあるが，瞼裂がない．眼球は埋伏，眉毛は極めて痕跡的である．おそらく胎児期にいったん閉鎖された眼瞼が，通常なら開瞼するものが，何らかの理由で，開瞼しないまま出生したものと考えられる（図23-10-6）．

23・11 眼瞼部の美容外科 aesthetic surgery of the eyelid

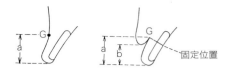

a：上眼瞼溝の幅：上眼瞼溝が固定位置になる
b：重瞼の幅　　G：上眼瞼溝の位置
図23-11-1　二重瞼の幅

A. 重瞼術 double eyelid operation

❶原理
重瞼術は，上眼瞼溝を固定して，その上部の皮膚をたるませることによって重瞼縁を作るもので，眼瞼挙筋の働きが直接皮膚にも伝わるため，瞼裂上下径が大きくなる．

二重瞼の幅を決めるのは，眼瞼縁から固定位置までの距離と皮膚のたるみとの差になる（図23-11-1）．したがって，固定位置が同じでも皮膚がたるみ過ぎていると二重瞼の幅は狭くなる．その極端な例が奥二重である．新富（2000）によると，一重瞼は，軽度の眼瞼下垂とみなし，疾患として取り扱うべきだというが，すべての症例がそうではない．

二重瞼になると，顔面の比率が変わり，魅力的になる（第28章-7「顔面・顎変形」の項参照）．なお，重瞼術では，並行型か，併行型か末広型を含めて術前に患者と定義の違いでもめることがあり，注意を要するという（土井2012）．

❷分類
重瞼術には，従来いろいろなものがあるが，次のように分類している（鹿野1972）．

a. 臨床的適応分類
①二重瞼形成そのものを目的とするもの
　美容的目的をもって行う重瞼術である．
②眼瞼の開大を目的とするもの
　顔面神経麻痺で，一側瞼裂が開大している場合，健側を二重瞼にして瞼裂を開大，左右瞼裂の高さをあわせる．
③治療の目的を主にした他の手術の副産物であるもの
　腫瘍摘出後，瘢痕切除後に行われる．

b. 手術術式の分類
重瞼術には，皮膚に切開を加えない埋没式重瞼術（埋没法）と切開を加える切開式重瞼術（切開法）とがある．軽度の眼瞼下垂を見落とさないように注意．重瞼術で下垂が顕在化することがある．

註：形成外科，50：977, 2007に重瞼術の特集が出ているので参考になろう．

1）埋没式重瞼術（埋没法）の手術法 buried technique
a) 皮膚外面に縫合糸が現れるもの
重瞼予定線と瞼板上部の結膜とを縫合糸で縫合する方法で，抜糸を要する．準埋没法といえるものである．脂肪組織の少ない場合に用いられる．

b) 皮膚外面に縫合糸が現れないもの
縫合糸を完全に組織内に埋没する方法．

2）切開式重瞼術（切開法）の手術法 incision technique
a) 全切開法
わが国では，内田孝蔵（1941），内田準一（1962）などの仕事が最初であろう．

b) 小切開法
埋没法と切開法の中間的方法といわれる．皮膚切開線を短く，あるいは分割しただけで他は同じである．しかし，本法は，除皺を必要とする場合は使用できない．

❸手術法別適応
a. 埋没式重瞼術（埋没法）
1）適応
埋没式は洋服の仮縫いみたいなもので，本縫いは切開式であるという（鶴切1999）．したがって，埋没式の適応者は，以下のような患者である．
①周囲に気づかれずに重瞼にしたい人
②重瞼に異常にこだわりのある人
③醜形恐怖症との境界型患者
④若年者
⑤早期社会復帰を希望する人
⑥開瞼時眉毛をあげる癖の人

要するに，埋没式重瞼術の適応は，いつでも，もとに戻すことを念頭に置いている人といえる．なお注意する点は，重瞼の自然形成率が加齢的に増えることである（**図 23-1-23, 図 23-1-25**）．

2) 埋没式の長所，短所

① 埋没法の長所は，(1)簡便であり，再手術が可能である，(2)脂肪組織の少ない患者に用いる，(3)皮膚に瘢痕がほとんど残らないことである．

② 短所は，(1)埋没糸の化膿，瘢痕による結節形成，(2)一重瞼への戻り，(3)すっきりした二重瞼にはならない，ことである．

3) 埋没式重瞼術後の再手術

石井ら（2014）によれば，重瞼が埋没法で消失した場合，第一選択は切開法というが，8割の患者がまた埋没法希望するという．適応の再検討に注意を要する．

b. 切開式重瞼術（切開法）の適応

① 除皺術の必要な人，30歳が目安か
② 脂肪除去必要者，つまり腫れぼったい眼瞼
③ 皮膚の厚い人
④ コンタクトレンズ常用者
⑤ 埋没法で重瞼の戻った人

❹ 代表的重瞼術

上述のように，重瞼術としてはいろいろな方法があるが，経験的によいと思って著者が用いている方法を述べる．

a. 術前前頭筋トレーニング

一重の人は，みえやすいように，また目を大きく見せようとして，往々にして前頭筋で眉毛をあげる癖のついた人がある．この場合重瞼術後もこの癖が残って変形を生じる場合がある．特に片側の場合に起こりやすい．

これを予防するため，術前に前頭筋のトレーニングで眉毛挙上の癖を除去しておく（鶴切 2003）（**図 23-11-2**）．

b. 埋没式重瞼術（埋没法）

これは，皮膚に本格的切開を入れない，埋没式の方法で，次のように行う（**図 23-11-3, 図 23-11-4**）．

1) 重瞼線の分類

重瞼線の位置，形には **図 23-1-17** のようにいろいろな分類（武藤 1977）がなされているが，これらを考慮のうえ顔面全体のバランスも検討して適切な重瞼線を決めることが大切である．埋没糸が1本（鶴切 2014 ら），2本（著者ら），数本（牧野ら 2014 ほか）と使用数に差があるが，多くは2本である．

2) 重瞼線の決めかた

涙管ブジーなどを用いて，閉瞼した眼瞼にあてて，開瞼させるとブジーの所で皮膚が折れ重なって二重瞼になる．ブジーの位置を眼瞼縁のほうにずらせば狭い重瞼，眉毛のほうにずらせば広い重瞼になるので，患者の希望に合わせ

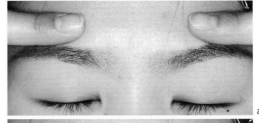
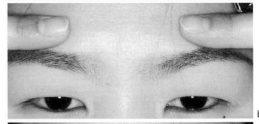
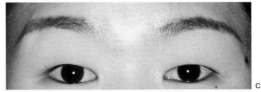
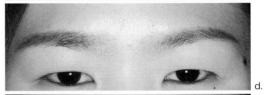
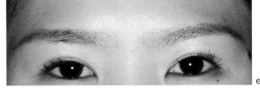

a：眉毛のすぐ上の額にひとさし指を眉毛と平行に軽く置き，ゆっくり開瞼させる．
b：そのとき，前頭筋の力を借りずに挙筋の力のみで開瞼させる．1日10分，約1週間で改善．
c：初診時，開瞼時眉毛の挙上癖が強い．
d：術前の状態．トレーニング後，眉毛の挙上消失．
e：術後3ヵ月目の状態．開瞼時，眉毛の挙上はみられない．

図 23-11-2　前頭筋のトレーニングと埋没式重瞼術

開瞼時の眉毛の挙上癖を術前に取り除き，より正確な重瞼幅を作るためのトレーニング．

（鶴切一三氏提供）

て，重瞼予定線を決める（**図 23-11-5**）．この際，眉毛を上下させないようにしないと位置が崩れやすい（小住 1999）．

しかし，顔面とのバランスもあるので，盲目的に患者の希望を採用してはならない．形態解剖学的諸問題から十分に検討し，患者と納得がいったうえで手術すべきである．

患者の好みを知る参考としては，セロテープなどを細く切って眼瞼に貼布すると重瞼ができるので，自宅でセロテープの幅をいろいろ変えて患者自身に自分の好みと思われる幅にして貼布させておくとよい．診察室でこのくらい

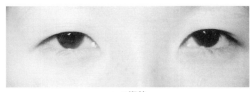

a：術前

b：術後1ヵ月

図 23-11-3　重瞼術
(Onizuka T et al : Aesthetic Plast Surg 8：97, 1984 より引用)

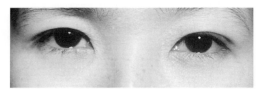

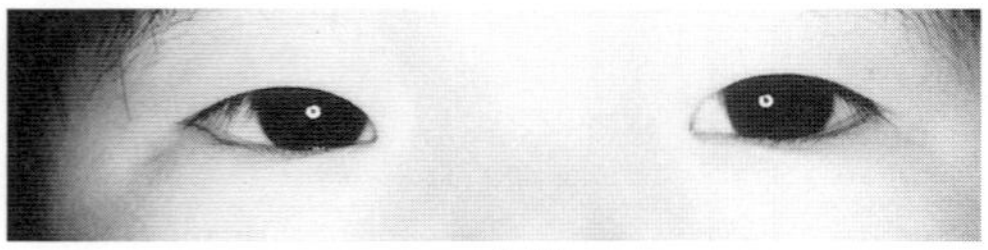

a：術前

b：術後3年

図 23-11-4　重瞼術（睫毛内生の治療のため）

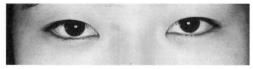

a：デザイン前

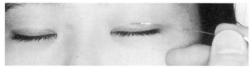

b：ブジーで皮膚を瞼板に押さえる

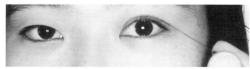

c：開瞼させて重瞼幅の検討

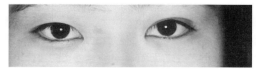

d：適切な重瞼幅を決定

図 23-11-5　涙管ブジーを用いて重瞼予定線を決める

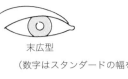

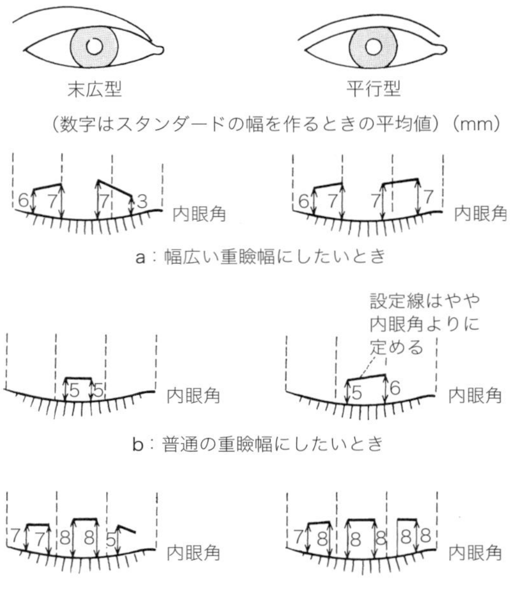

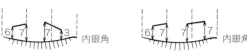

a：幅広い重瞼幅にしたいとき

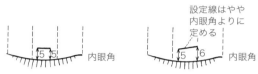

b：普通の重瞼幅にしたいとき

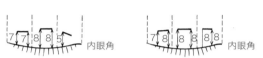

c：皮膚が柔軟または皮下脂肪がやや多めのとき

図 23-11-6　重瞼線の決め方
(武藤靖雄：図説整容外科学, 南山堂, p67, 1977 より引用)

の幅はどうかと早急に決めないほうがよい．重瞼幅を決めるテスト用には，市販の重瞼用の粘着剤やテープを用いてもよい．しかし，長期間使用すると皮膚炎など起こし，皮膚が硬結を起こし，皮膚も伸びているので，手術前に測定しなおすべきである．

武藤（1977）によると，スタンダードの数字として，図23-11-6のように眼瞼を3等分して，糸を通す位置を決めている．

重瞼のデザインに際しては，坐位で，鏡を患者に持たせ，重瞼の位置を確認するが，このとき，眉毛を上下させないようにする（小住1999）．

鶴切（1999）は，特殊な器具を閉瞼の状態で眼瞼中央にあて，開瞼させて重瞼線の形を作り，好みにあったら，器具の先端の皮膚に印をつける．器具には目盛りがついているので，瞼板での刺入点の距離も測る（図23-11-7）．

3）埋没法の手術法

① あらかじめ決めた予定線の5mmくらいの周囲に，エピネフリン入り0.1 mL，30 G針で皮下注射，眼瞼を反転し，0.2 mL局所麻酔，多くとも片側0.5 mL以内にとどめる（図23-11-7）．

② 予定線の端に，尖刃にて引掻き傷をつける．結び目が皮下にもぐり込みやすくするためである．

③ 針は，丸針でも角針でも大差ないが，通常，腸用丸針彎曲針で，糸はナイロン糸で8-0を用い，3箇所を固定しないと後戻りがおきやすい（Khoo-Boo Chai 1994，毛山ら2004）．武藤の原法では，2箇所であるが，

23・11 眼瞼部の美容外科 **201**

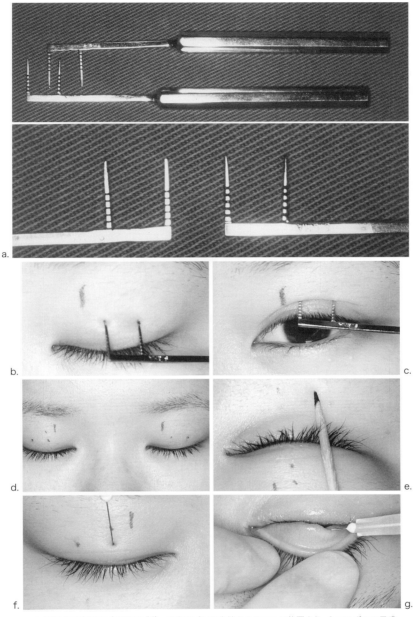

a：埋没点設定器具（SIGMA製）．2本のピンの先端から5 mmの位置より，1 mmずつの目盛がついている．2本のピンの間隔は8 mm．埋没法のみならず，切開法でも使用できる．
b：予定線を決める前に眼瞼の状況をチェック．大体の位置にブジーをあてる．
c：開瞼させて重瞼の状態をみる．また患者にもチェックさせる．
d：患者の希望に沿った位置に印をつける．瞼縁からの距離も測定しておく．
e：瞼板側の埋没点と皮膚側の埋没点との左右のズレを防止するために下眼瞼にマークする．両方開瞼させ，重瞼の状態を確認．
f：30G針で埋没点にエピネフリン加キシロカイン約0.1 mLを局注．
g：眼瞼を反転させ，円蓋部にも0.2 mLほど局注．

図23-11-7（1） 鶴切式重瞼法

（鶴切一三氏提供）

Hamraら（2000）は固定を減らすと重瞼の消失率が増加するという．
小住（2002）は1本のみの固定を行っているが，皮膚側では，真皮を3回すくうなど工夫しているし，平賀（2002）も類似の方法を用いている．著者は内田準一先生に手ほどきを受けたから2本の固定である．
④糸の刺入は，皮膚側から予定線の引っ掻き傷の反対端から行い**図23-11-8**のように眼瞼を反転し，瞼板上縁から約3 mmの結膜からいったん糸を出し，約1 mm離して結膜をすくい，再び結膜外に糸を出し，さらに

202　第23章　眼瞼部形成術

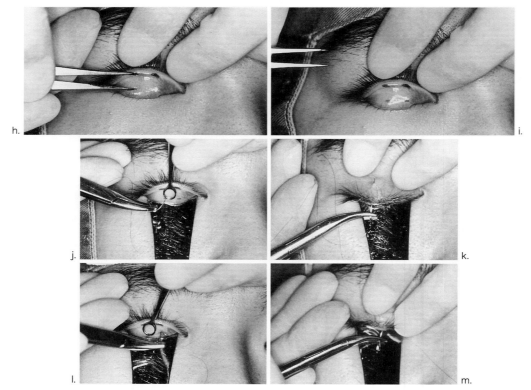

h, i：重瞼予定位置に印をつける．
j：結膜側より刺入する．
k：皮膚側に刺出する（A）．
l：同じ操作を行う．
m：皮膚側に刺出したあと（B）皮下を通してAとBとの糸の断端を結び埋没する．

図23-11-7（2）　鶴切式重瞼法

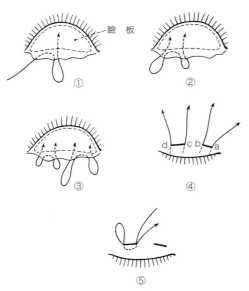

図23-11-8　武藤式重瞼術

（武藤靖雄：図説整容外科学，南山堂，p69，1977より引用）

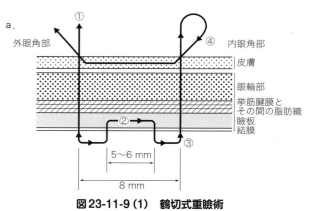

図23-11-9（1）　鶴切式重瞼術

（鶴切一三：形成外科42：1009，1999より引用）

23・11 眼瞼部の美容外科 203

b.

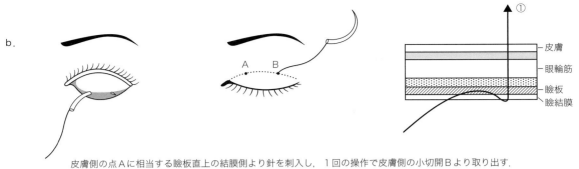

皮膚側の点Aに相当する瞼板直上の結膜側より針を刺入し，1回の操作で皮膚側の小切開Bより取り出す．

c.

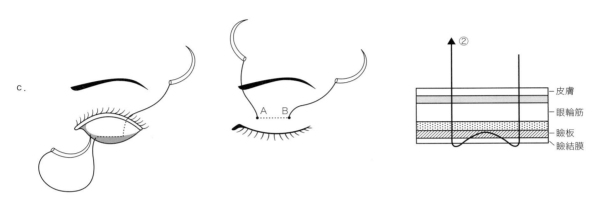

結膜側の最初の刺入点より1mm離して針を刺入し，皮膚側の小切開Aより取り出す．

d.

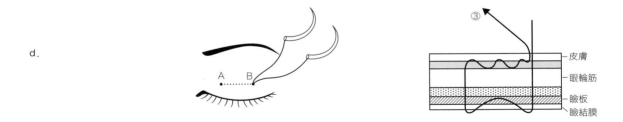

A→Bの皮下に針を穿通する．このとき3ヵ所で真皮を薄くすくうようにする．

e.

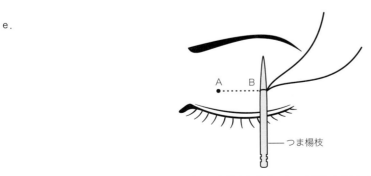

結紮は，糸が軽く皮下に沈み込む程度とする．きつく締めすぎないことがポイントである．ゆるく糸を結ぶには，つま楊枝の上で結ぶのも一方法である．

図23-11-9(2)　小住式重瞼術
術式を可能な限り簡略化して，針の刺入〜刺出の操作を3回とした．

(小住和徳：形成外科42：1019, 1999より引用)

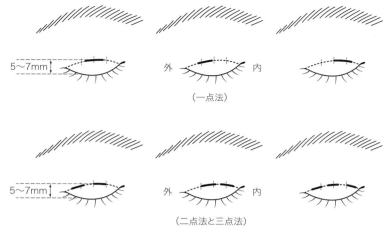

図 23-11-10 新富式重瞼術
（一点法）
（二点法と三点法）
（新富芳尚ほか：形成外科：1034, 1999 より引用）

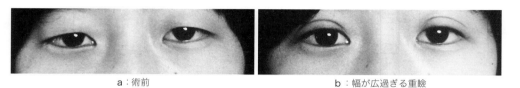

a：術前　　　b：幅が広過ぎる重瞼

図 23-11-11 重瞼術後変形

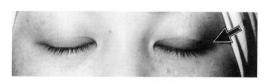

図 23-11-12 重瞼術合併症
糸の結び目に腫瘤（矢印）．

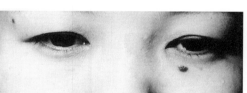

a：術前

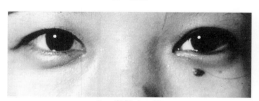

b：術後4ヵ月

図 23-11-14 切開式重瞼術

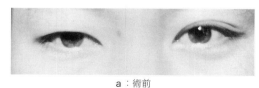

a：術前

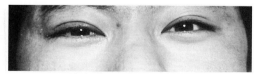

b：瞼裂の高さを左右対称にするため右上眼瞼に重瞼術施行

図 23-11-13 左上眼瞼瘢痕による片側一重瞼の切開式重瞼術による修正

1mm離して結膜を通し，皮膚面の引っ掻き傷のところから刺出する．次に，糸の他端はさきほどの刺入点に入れ，皮下を通して引っ掻き傷のところから刺出する．鶴切法では，結膜側より刺入する（図23-11-9）．著者は皮膚側から刺入し，粘膜をすくい，皮膚に一気に出す術式である．

小住法（1999），平賀法（1999）は，一本の縫合糸で固定している．

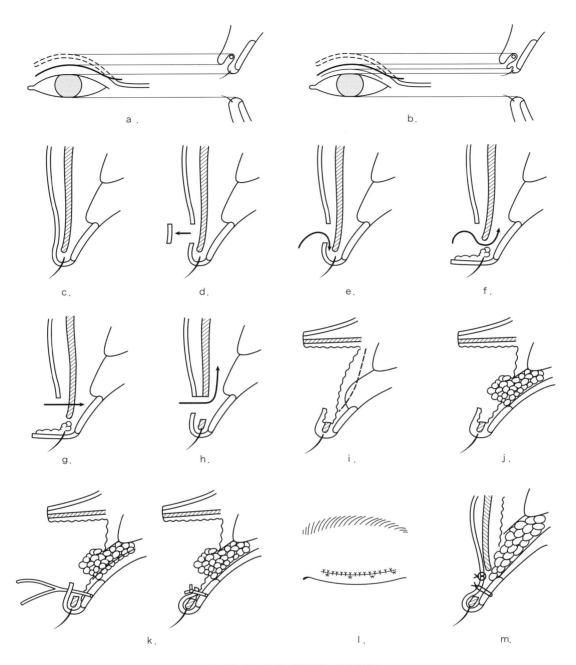

図 23-11-15　内田式重瞼術，鬼塚変法

新富ら（1999）は，3本法や切開法との併用法を行っている（**図 23-11-10**）．
⑤皮膚の表面に出した糸を，埋入させないで，ビーズを通して結ぶ方法をビーズ法というが，抜糸を要する．著者は使用しない．
⑥同様の動作を，他の重瞼予定線にも行う．
⑦すべての糸を通し終わったら，1回ずつ糸を結んでみて，重瞼線の流れ，眼瞼縁からの幅，左右差などをチェックする．もしこれらの状態がおかしければ，糸を抜いてよい位置に入れ直す．

⑧満足のいく状態が得られたら，外科結びで確実に結紮する．糸は埋没法であるから1mm弱くらいを残すくらいに短く切って，皮内に入れる．

4) 術後処置
抗菌薬含有軟膏を塗布するだけでもよいが，腫脹が残るためガーゼを貼る場合もある．さらに冷湿布をする．
しかし，術後2～3日は，洗顔，入浴を禁じたほうが無難であろう．最も大切なことは，術後腫脹が起こることであるが，次第に腫脹がおさまることなども，患者によく納得させておかなければならない．一見眼瞼下垂にみえるこ

ともあるが，これは眼瞼挙筋の麻痺ではなく，腫脹による機械的下垂であるから合併症とはいえない.

5) 術後変形
a) 重瞼の幅の広過ぎ
術後の眼瞼腫脹が落ちついてからも，幅が広くみえる場合は，いったん抜糸したのち，同様の手術法を行い，適切な位置に結紮しなおす（図23-11-11）.
b) 重瞼の幅が狭いとき
抜糸のうえ適切な位置に結紮しなおす.
c) 重瞼消失
術後，眼瞼をこすったりすると結紮した糸が組織を切って重瞼が消失することがある. 武藤（1977）によると，皮膚層の厚い人，脂肪の多い人は，重瞼が戻りやすいという. 鶴切，小住（1999）によると，コンタクトレンズ装用者〔使用者は10％，非使用者は4％：鶴切（1992），0.9％：小住（1999）〕や，平行型重瞼希望者に多く，挙筋固定法で少ないという〔Mutouら（1972）：1.3％，Baekら（1989）：2.9％〕. 後戻りは，眼輪筋下脂肪が多い，眼窩脂肪の下垂，などでもくる（中北ら 2012）.
d) その他
重瞼幅の左右差.
6) 合併症
①感染：眼瞼は血行がよく感染することはほとんどないが，万一感染した場合は抗菌薬投与を行う.
②腫瘤：結び目のまわりに瘢痕ができて腫瘤状に触れたり，みえたりすることがある. しばらく経過をみて，もし消失しなければ抜糸する（図23-11-12）.
③その他：重瞼幅の乱れ，違和感，腫れぼったさ，糸の露出，霰粒腫.

c. 部分切開法，中切開法
新富ら（1999, 2000），林（2012），亀井ら（2012）は，埋没法と切開法の中間的方法を報告している（図23-11-10）.
切開線の決め方は，埋没式と同じで，中央から内側，外側に5mmの皮切を入れるが，もちろん，皮膚皺襞を考慮してカーブをつける.
新富は，5〜7mmの皮膚切開の小切開法（1点固定法），8〜10mmで2〜3点固定する中切開法（2-3点固定法），11mm以上の全切開法に分けている.

d. 全切開法
1) 切開式重瞼術
これには，内田法（1958）（図23-11-13〜図23-11-15），Fernandez法（1960）（図23-11-16），鶴切法（1999）（図23-11-17），市田法（2003）などがあるが，市田（2003）は，原則的に埋没用より切開法を用いている.
著者は，内田先生より直接手ほどきを受けたので内田法を捨てがたく改良して用いている.

2) 内田・鬼塚法
①前述したように，ブジーで重瞼線をデザインし（図23-11-15-a, b）二重瞼予定線に沿って切開し，切除皮膚があれば切除する（図23-11-15c, d）.
②次に，眼瞼縁に向かって皮下剥離する（図23-11-15e）. この際，睫毛毛根を損傷しないようにする.
③次の剥離は，瞼板に沿って上方へ剥離していく（図23-11-15f）. この際，眼瞼挙筋が瞼板上縁付近に付着しているので，これを切らないように注意する.
④剥離された瞼板前脂肪組織を切除する（図23-11-15g, h）. 止血を厳重に行う. この組織を切除するだけでも術後，かなりすっきりした眼にすることができる.
⑤次に，切開線上縁に移り，眼輪筋下つまり眼輪筋の後側に沿って眉毛部まで剥離する（図23-11-15h）. しかし，脂肪組織の少ない人はこの剥離は行わない.
⑥この剥離された部分を，鉤で持ち上げると，その下には中央脂肪組織がみえる（図23-11-15i, j）. 眼瞼の膨らみかげんによって，脂肪組織の切除量を決める. 脂肪過多の場合は，思い切って切除するが，当然，眼窩隔膜を破ることになり，黄色い眼窩脂肪の塊が出る. 中央脂肪組織は白っぽく，眼窩脂肪は鮮やかな黄色で，大きな塊になっているため，すぐ区別がつく. もちろん止血は厳重に行う.
⑦最後に，皮膚縫合を行うが，眼窩脂肪が露出している場合は，その一部を皮膚縫合といっしょに結び込んで固定する（図23-11-15k）. 3箇所も固定すれば十分である. 眼窩脂肪が陥凹して皮膚が癒着し，異常な重瞼とか二重重瞼を防ぐためである.
⑧皮膚縫合は，（図23-11-15 l, m），単一結節縫合法でも連続縫合法でもよい. 慣れた方法がよい.
⑨術後は，軟膏塗布，ナイロンガーゼ，ガーゼの順に重ね，絆創膏で固定する. 術後の眼瞼浮腫を防ぐために冷湿布をする.
⑩抜糸は，術後3〜4日目に全部行う.

e. 切開式重瞼術（切開法）の合併症
1) 外反症 ectropion
皮膚切除量が多過ぎると生じる. 経過を観察するとよい. 場合によっては植皮も考慮するが，植皮するほどならば術者の技術が疑われる.
2) 睫毛外反
上記より程度の軽い場合で，通常次第に軽快する.
3) 皮膚壊死
特に内田式のように瞼板前皮膚を剥離するとき，浅過ぎると起こりやすい. また，出血を電気凝固させる場合にも起こりやすい. 症例に応じて処置する.
4) 血腫 hematoma
止血が十分でないときに起こる. 冷湿布などで経過をみ

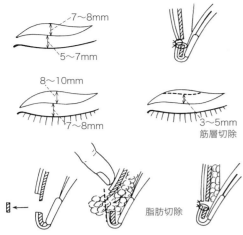

図 23-11-16 Fernandez 法
(Fernandez LR : Plast Reconstr Surg 25 : 257, 1960 より引用)

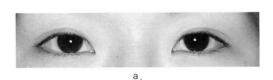

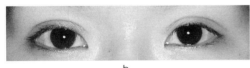

a : 術前
　幅広の平行型重瞼を希望.
　開瞼時, 眉毛の挙上癖あり.
b : 術後 1 ヵ月目
　切開法(皮膚切除)および, 軽い挙筋腱膜の前転を行った.

図 23-11-17　鶴切式重瞼術例
(鶴切一三氏提供)

るが, 思わしくないときは, 再手術を要する. 血腫のあと, fibrosis を起こすと癒着性開瞼症(兎眼)や下垂を起こす.

5) 眼瞼下垂
眼窩脂肪のとり過ぎや, 瞼板前脂肪組織の剥離に際して, 眼瞼挙筋の付着部を損傷したとき, 術後, 眼を開けさせてみるとわかる. 下垂があれば切除脂肪の再移植や眼瞼挙筋の再縫合などを考慮する.

問題は術前に, 軽度の眼瞼下垂を見落とすことである. 術後, 片側性下垂で健側に合わせて手術すると, Hering 効果で健側が縮小し, 左右の瞼裂幅が不対象になる(三宅ら 2002).

6) 眉毛下垂
術前は, 眉毛をあげて視野を確保していた人は, 術後その必要はないので, 眉毛が下がり, 上眼瞼皮膚も下がり, その結果, 重瞼の幅が狭くなる. 鶴切(1999)も, これを防ぐため術前の前頭筋トレーニングを行っている(図 23-11-2).

7) 著明な腫脹
切開線が, 眼瞼縁に寄り過ぎると, リンパ流が障害され, 浮腫が強く, また軽快しにくい. Fernandez (1960) は, 少なくとも切開線を眼瞼縁より 8 mm 離すようにと述べている. しかし, 内田式では, 瞼板前脂肪組織を切除するためか, かなり狭い場合でも, 術直後の浮腫は強いが, 3～4週間もすればすっきりとなる. リンパ流が, 遮断されないようにするのが大切であろう. なお, 皮膚の厚い人は, 浮腫が引いても, 腫れぼったくみえる人がいる. 術前のインフォームド・コンセントが大切である.

8) 肥厚性瘢痕
眼瞼では, 内眼角部のところを除き, 肥厚性瘢痕を生じることは少ない. 経過観察でよい. 内眼角部の手術創には注意を要する.

9) 異常皺襞
皮下剥離の異常による眼輪筋との癒着あるいは, 眼瞼挙筋との癒着によるもので, 眼窩脂肪が露出したときは, その一部を皮膚に固定すると防ぐことができる.

10) 創開離
術後, 眼瞼部が痒くなることあり, うっかり手で擦って, 創が開くことがある.

11) 違和感
術前と術後の状態が, 変化するわけであるから, 程度の差はあっても誰にでもあるわけで, 慣れてもらうしかない. 術前に説明しておく.

f. 重瞼術の選択
以上, 著者の用いている重瞼術であるが, どの方法を用いるかは症例によって決める. 埋没法が多いが, 腫れぼったい眼瞼, 除皺を要する眼瞼では, 切開法である. 切開法では, 内田法のように厳密なる計測はしないで, 多少, 計測をゆるめている. 眼輪筋下剥離も, 症例によって広く, あるいはまったく行わなかったりしているが, 瞼板前組織は切除している.

❺ 重瞼術不満足例の再修正術
重瞼術不満足例の再修正は, 初回手術に比べると, はるかに困難で, 場合によっては, 本格的再建術を併用しないと, 不可能な場合もある.

その意味では, 重瞼術を行うからには, 十分な知識と訓練を受けた術者が行うべきであり, また, 不幸にして失敗した場合も, 再修正術によって治療できる能力を有していなくてはならない.

a. 二重瞼の幅が広過ぎた場合
重瞼線の癒着点を狭くすることが目的である.

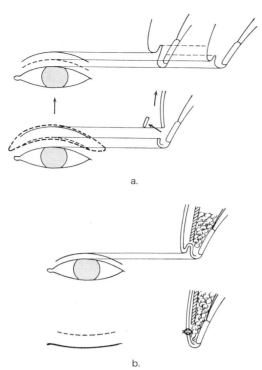

図23-11-18 切開式重瞼修正術

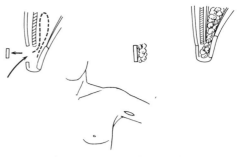

図23-11-19 真皮脂肪移植法

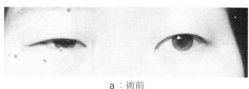

a：術前

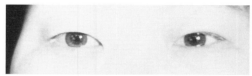

b：健側に重瞼術を施し，瞼裂の高さを等しくした．

図23-11-20 左顔面神経麻痺による瞼裂不整

1) 非切開式重瞼術後のとき

埋没糸のところに，2～3 mm の皮切を加え，糸を探し出して抜糸する．術後数ヵ月以内なら，元に戻すことができる．この方法でだめなら，切開式修正術を行う（図23-11-18）．

2) 切開式重瞼術後のとき

a) 皮膚に余裕がある場合

新しい切開線と古い切開線の間の皮膚切除によって，重瞼線癒着点を下げる．なお，眼窩脂肪を露出させ，癒着点のところに固定する．皮膚や眼窩脂肪に余裕があれば，容易に修正できる方法である（図23-11-18a）．

b) 皮膚に余裕がない場合

瞼板前皮膚の適切なところに，新しい皮切をおき，その上方の皮下を，癒着点を含めて剥離し，縫合に際して眼窩脂肪を引き出して，皮膚縫合部に移植，固定前の癒着点が，再度癒着しないように予防する（図23-11-18b）．

c) 皮膚にも眼窩脂肪にも，余裕がない場合

癒着点を剥がし，眼輪筋下に真皮脂肪移植 dermal fat graft を行う．しかし，この方法は，かなり長期間，硬結と腫脹が残り，場合によっては，三重瞼になることもあるから，術前に，患者の了解を得ることが大切であろう（図23-11-19）．

b. 二重瞼の幅が狭過ぎた場合

この場合は，既重瞼線の上に，あらためて，新しい重瞼線を作ればよいので初回手術と同様に行えばよい．しかし，前回に非切開式重瞼術を行った場合も切開式重瞼術の場合も，修正術は切開式のほうが望ましい．

c. 三重瞼になった場合

軟部組織の取り過ぎによるもので，眼窩脂肪を引き出す方法を第一選択としているが，市田（2003）は，脂肪移植を行っている．

d. びっくりまなこ

開瞼し過ぎである．重瞼の固定位置を剥がし，下げる手術を行う．

❻ 重瞼術の応用例

重瞼術は，美容的目的のほか，図23-11-20のようにいろいろな眼瞼の変形に用いられる．

B. 睫毛形成術
eye lashes plasty

睫毛の長さは，白人で平均 8.1 mm，日本人で平均 6.8 mm，密度は，白人で平均 3.4 本/1 mm 幅，日本人で平均 2.6 本/1 mm 幅である

角度は，白人で約 102° 上向き，日本人で約 81° 下向きである．

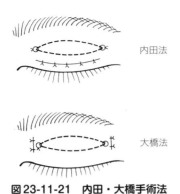

図23-11-21 内田・大橋手術法

最近では，付けまつげやエクステンションで，睫毛を長く，上向きにする化粧法があるが，なかには，角膜を刺激したりして流涙や角膜障害を起こすこともある．またビマトプラスト（ルミガン）という睫毛を伸ばす薬品もある．これは緑内障の治療用の点眼薬である．ラチース latisse にも睫毛延長作用があるという（有川 2014）．著者には経験がない．接着剤などによる副作用もあるので要注意である．

C. 角膜の美容

これは，コンタクトレンズに色付けしたものを貼付する方法で，青い目にしたり，緑の虹彩にすることである．しかし，通常のコンタクトレンズ同様の障害もある．角膜損傷とか眼瞼下垂とか起こす．

D. 眼瞼陥凹症の形成術 sunken eyelid plasty

❶ 眼瞼陥凹症とは

これは，supratarsal depressed deformity, high lid crease とも呼ばれ，痩せた人，あるいは老人などで，眉毛下方の眼瞼部がへこんだ状態になった場合を指す．眼窩脂肪を切除し過ぎても起こる．下眼瞼を圧迫して，陥凹部が膨らめば，脂肪不足ではない．眼窩内に引き込まれているので，引き出す手術になる．なお，脂肪移植によって陥凹部が膨らむと，重瞼の幅が狭くなるので注意が必要である．

❷ 手術法

眼瞼部の炎症，感染，動眼神経麻痺，筋無力症などがあれば適応がない．

a. 脂肪移植

上腕内側の皮下脂肪を，3〜5 mm の紐状にして，重瞼線から切開，挿入する方法をとっている．通常の脂肪移植であれば，吸収されやすい．上眼瞼に挿入したものは，20%の吸収ぐらいで生き残る．術後は，かなり硬結を生じ，

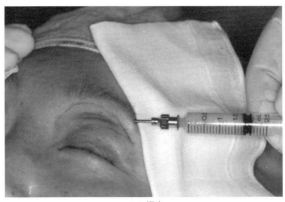

a：術中

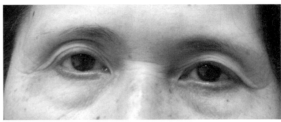

b：術前

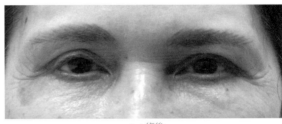

c：術後

図23-11-22 眼瞼陥凹症の脂肪注入による修正

手術法：
①眉毛外側下部に小切開を加え，注入針を骨膜下に挿入し，眼窩外縁に進める．
②注入針の先端が眼窩外縁に達したなら針先を眼窩外縁内側に向け，acrus marginalis を貫き眼窩内に達す
③眼窩脂肪層内を内眼角に向かい注入針を進め，ポケットを作成する
④ポケットの作成が終わったら注入針の内筒を抜きしばらく待ち出血のないことを確認する
⑤内眼角部より注入針を手前に引きながら少量ずつ脂肪を注入する
（阿部浩一郎氏提供）
（阿部浩一郎：上眼瞼凹陥症（sunken eyelid）に対する経骨膜下眼窩内脂肪注入法 日本美容外科会報29（1）84-90，2007 より）

そのため一時的眼瞼下垂を起こすほどであるが，2〜3ヵ月くらいで軟化し，術前の瞼裂の大きさになる（図23-11-21）．注意は，眼窩隔膜を傷つけないことである．隔膜を破ると，癒着を起こし変形が強くなる．

b. 脂肪注入法

最近，行われている方法である．生着率は，30〜50%であり，軽度の陥凹によい．重度症例では，真皮脂肪移植法である（第9章-3「脂肪移植術」の項参照）．

18 G 針で腹部，上腕内側より吸引，茶漉し器でこしたあと，あるいは遠心したあと，眼輪筋下，隔膜前の部位に注

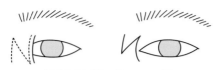

図23-11-23　Rogman法
(Kao YS et al：Plast Reconstr Surg 102：1835, 1998より引用)

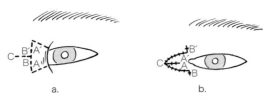

図23-11-24　Blair-Brown法
(Converse JM：Reconstructive Plastic Surgery, Saunders, p623, 1964より引用)

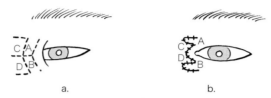

図23-11-25　Mustardé法
(Mustardé JC：Br J Plast Surg 16：346, 1963より引用)

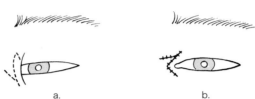

図23-11-26　Converse法
(Converse JM：Reconstructive Plastic Sursery, Saunders p623, 1964より引用)

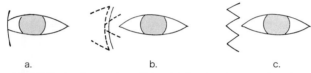

図23-11-27　Converseのdouble opposing Z-plasties
(Converse JM：Reconstructive Plastic Surgery, Saunders, p943, 1977より引用)

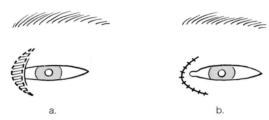

図23-11-28　Arlt法
(内田準一：形成美容外科の実際, 金原出版, p73, 1967より引用)

入する．通常は，1 mL位である．効果が少なければ，日をおいて再度注入する（図23-11-22）．

　最近，阿部（2007）は，経骨膜下眼窩内に脂肪を注入する方法を報告している．

　合併症は，血腫，感染，左右差，違和感，凹凸変形，眼瞼下垂，脂肪吸収がある（与座 2013）．

c.　真皮脂肪移植法

　脂肪の吸収を少なくする効果はあるが，移植部の硬結が長引く．宇都木ら（2003）の報告がある．

d.　シリコンバッグ法

　従来は，シリコンバッグの挿入が行われたが，今日では用いられない．

e.　眼瞼挙筋前転法

　眼瞼下垂があるときに適応．

E.　眼角部形成術 canthoplasty

❶内眼角部の変形

a.　蒙古皺襞 mongolian fold, epicanthus

　先天的に，東洋人に多く，内眼角部に丸みとやわらかさ，明るさをあたえるものである．

　形成術としては，いろいろな方法が報告されているが，適応によっては，かえってバランスをこわすことになる．先天性異常を除き，正常人には勧めたくない手術である．

　不適応は

①ケロイド傾向の人

②小児（成長の問題）

③瘢痕を気にする人

④男性（化粧法が使用できない）

　合併症は，過矯正により目頭が寄り過ぎたり，赤い粘膜（涙湖）が目立つことであり，また眼瞼縁のでこぼこ，肥厚性瘢痕などがある．

1) Rogman法

　Z形成術である（図23-11-23）．

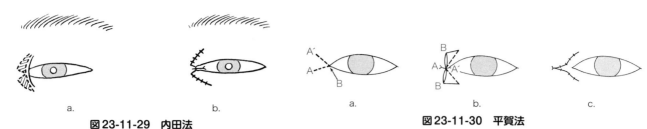

図23-11-29　内田法
(内田準一:形成美容外科の実際,金原出版,p73,1967より引用)

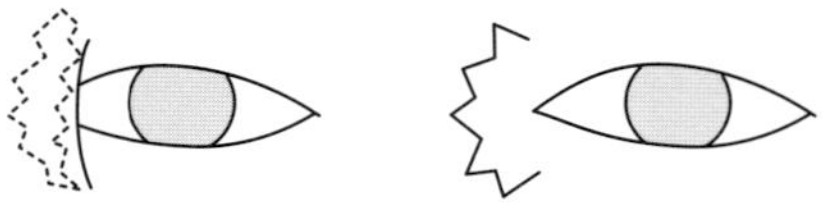

図23-11-30　平賀法
(平賀義雄:形成外科15:513,1972より引用)

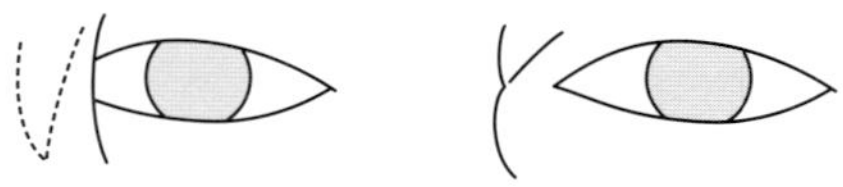

図23-11-31　Mulliken法(1975)

図23-11-32　Bosniak法(1990)

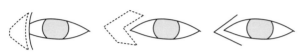

図23-11-33　Kao法(1998)
(Kao YS et al:Plast Reconstr Surg 102:1835,1998より引用)

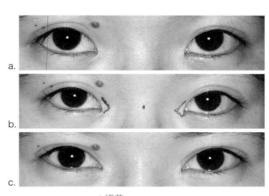

a:術前
b:デザイン(古川法)
c:術後,約10ヵ月目

図23-11-34　内眼角部形成術
(鶴切一三氏提供)

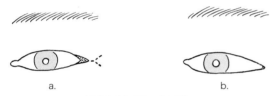

図23-11-35　内田法
(内田準一:形成美容外科の実際,金原出版,p76,1967より引用)

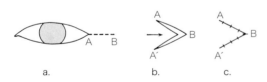

図23-11-36　Ammon法
(武藤靖雄:図説整容外科学,南山堂,p97,1977より引用)

2) Blair-Brown (1932)
複雑な皮切である (図23-11-24).

3) Mustard法 (four flap法) (1963)
有名ではあるが,複雑な皮切である (図23-11-25).これを簡略化したのがYoon法 (1993).

4) Converse法 (1977)
Z形成術を用いるもので,Stalland法,Imre法も類似している (図23-11-26).また,2つのZ形成術を用いる方法もある (図23-11-27).

5) Arlt法
単純縫縮法で,大橋法,村上法,Kiewicz法などもこの類似法であり,術後肥厚性瘢痕を起こしやすい (内田1967) (図23-11-28).

6) 内田法 (1967)
立体的W形成術で,かなりよい方法ではあるが,ときに肥厚性瘢痕を生じる (図23-11-29).内田法変法もある (岡田ら2016).

7) 平賀法 (1972)
単純切除であればArlt法に近く,三角弁を作って眼瞼縁に入れると内田法に近い.しかし,本法は内田法に比べ,瘢痕が内側に隠れ,またよりきれ長の眼になる (図23-11-30).

8) 過修正の修正法
蒙古襞の過修正により,涙丘が目立ち,白人的にみえるとクレームをつける人がいる.
修正する場合は,古川法 (古川, 2000) が有用である.この方法は,内眼角部に横V字型の皮膚弁を作成し,内眼角部の結膜側に反転させ,裏打ちをしたうえで内眼角部を縫縮する方法である.

9) その他
Mulliken法 (1975) (図23-11-31),Bosnicak法 (1990) (図23-11-32),Kao法 (1998) (図23-11-33) などがある.

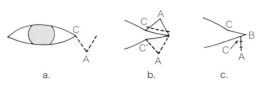

図23-11-37　Blaskovics法
(武藤靖雄：図説整容外科学，南山堂，p97, 1977より引用)

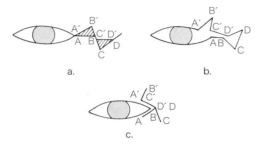

図23-11-38　Imre法
(内田準一：形成美容外科の実際，金原出版，p76, 1967より引用)

以上，いろいろな方法があるが，一長一短がある．慣れた方法がよい．症例によっては，内側眼瞼靱帯を縫縮することもある(図23-11-34)．

Kaoら(1988)は，いろいろな方法を文献的考察している．

b. 逆(下)内眼角贅皮 epicanthus inversus

蒙古皺襞が延長して，下眼瞼まで及んでいるものを，逆(下)内眼角贅皮 epicanthus inversus という．Down症候群にもみられる．

治療法は，蒙古皺襞に準ずる．

❷外眼角部の変形
a. 瞼裂の短い人に用いる場合

下記の方法のどれを用いるにしても，2〜3mmが限度である．それ以上延長すると，結膜の赤い粘膜が露出して醜くなる．

1) 内田法

Y-V法を用いて，口角延長法と同じアイデアで，外眼角部を切開し，さらに，その外側に三角弁を作り，これを切開部に挿入する(内田1967)．単に切開して，切開線を縫合した場合に比べて癒着の危険が少ない(図23-11-35)．しかし延長するにも限度があり，度をこすと結膜部分が外反して醜い．美容外科目的の，目を切れ長にして欲しいという人には，著者としては，この手術は勧められない．

2) Ammon法

単純切開縫合法なので創縁の癒着を起こしたり，瘢痕拘縮を起こしたりする(図23-11-36)．Agnew法も同じである(武藤1977)．

3) Blaskovics法

外眼角部を切開，下眼瞼を縦切して外側に伸展させて，瞼裂を広げる方法で，下眼瞼の緊張が強ければそれだけ効果が少ない(武藤1977)(図23-11-37)．

4) Imre法

一種のZ形成術であるが手術法は複雑である(内田1967)(図23-11-38)．

b. 眼瞼形成術に用いる場合

眼瞼の切除後，欠損部を縫合する際に，外側皮膚を寄せるため外側眼瞼靱帯を切開する場合である(図23-2-26参照)．

F. 眼瞼除皺術
eyelid rhytidectomy, rhytidoplasty

眼瞼除皺術は，眼瞼だけでなく，顔面全体から検討して，他の部分，特に頬部の除皺術と関連させて考えるべきである(第28章-9「頬部の美容外科」の項参照)．

❶眼瞼の老人性変化

人間，誰でも老齢になってくると，若いときのみずみずしさを失って，皮膚の張りもとれ，皺が生じ，目尻では，俗に鳥の足跡 crow's feet といわれる"皺"ができるし，皮膚の色調なども変化する．また，malar fat padの下方移動及び，眼輪筋の外下方への拡張，偏位により，下眼瞼縁より瞼頬溝(malar cressent, naso-jugal groove)までの距離が延長する(Hamra, 1992)．Yangら(2013)は，眼窩靱帯がtear throughに重要な役割を持ち，malar fatの萎縮，下垂を支持できないで生じることを，屍体解剖で解明している．

老人性眼瞼変化のうち，手術の対象となるのは，上眼瞼陥凹 sunken eye，上下眼瞼の皺，下眼瞼の脂肪突出(俗に目袋といわれる)であるが，Castanares(1951, 1977)は，美容的眼瞼形成術を要するものとして，次のような変形を列記しているが，皺を完全に除去することは不可能であり，術前の説明と同意が大切である．

また，宇津木ら(2003)は，老人の眼瞼は皺ができることによって，温和な印象を与えることもあり，手術によって若返っても表情に｛きつさ｝が出て，マイナスになることもあると述べている．嫗，翁の目元にみられる優しい感じも大切である．

手術年齢的にも，40歳代中頃より希望する人が増えるが，男性では，50歳代以降まで待たないと，手術による改善度より，瘢痕の目立ちを気にするようになる．

a. 老人性変化の分類
1) 分類
a) Hesterの分類

Hesterら(2000)は下眼瞼を若年者眼瞼と老齢者眼瞼と

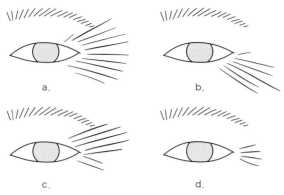

a：上下眼瞼に扇状に広がるもの
b：下眼瞼に広がるもの
c：上眼瞼に広がるもの
d：外眼角部周囲に広がるもの

図23-11-39　眼瞼の皺のKane（2003）の分類

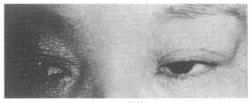

a：術前

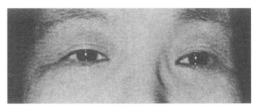

b：除皺術後1ヵ月

図23-11-40　眼瞼弛緩症

で比較し，下眼瞼老齢化を4型に分類，グループ別に手術法を検討している．

　1型：老化が下眼瞼に留まるもの
　2型：軽度の瞼頬溝の下方偏位，頬骨隆起感
　3型：瞼頬溝の下方偏位，頬骨隆起，眼窩縁の顕在化，鼻唇溝の軽度の深さ
　4型：3型以上に進行したもの．瞼頬溝の重度の下方偏位，顕在化，眼窩脂肪組織の著明な膨隆，鼻唇溝の重度の深さ

b) Kane の分類

眼瞼外側部にできる皺を，Kane（2003）は，次のように分類している（図23-11-39）．

　1型：上下眼瞼に扇状に広がるもの（47%）
　2型：下眼瞼に広がるもの（25%）
　3型：上眼瞼に広がるもの（18%）
　4型：外眼角部周囲のみに広がるもの（10%）

それぞれは加齢によって別のタイプにはならない，またボツリヌストキシン療法，手術療法の使い分けを示唆している．しかし，これは白人を対象にしたものであり，東洋人には，検討の余地がある．

c) 形成術の対象別分類

①眼瞼弛緩症 blepharochalasis：眼瞼部の，反復性あるいは慢性の浮腫の後に，上眼瞼組織の萎縮と，弛緩を起こすもので，皮膚や筋の緊張が不足し，皺がよってたれ下がり，ものがみえにくい．しばしば遺伝的素因がみられる．重瞼線を下限にした上眼瞼の皮膚を切除する．眉毛下垂，眼瞼挙筋の弛緩がありうることも忘れてはならない．合併していれば修正する（図23-11-40〜図23-11-42）．

②皮膚弛緩症 dermachalasis：皮膚の皺が増え，皮膚表面の菲薄化と弾力性の消失，毛囊の減少などがあり，しかも眼輪筋との結合が悪く，睫毛の上に乗っかったもので，Beard（1989）は病理組織学的には真皮結合組織の減少であるという．皮膚切除術である（猪俣ら1992）．

③眼窩脂肪脱出症 orbital fat protrusion：baggy eyelid ともいわれ，眼窩脂肪が，眼窩中隔の眼輪筋のゆるみに応じて突出してきたものであるが，Castanares（1967, 1977）のいう herniated orbital fat に相当するものである．しかし，実際には hernia ではない．malar pouch といって，頬部のへこみによる場合と鑑別する必要がある．また，瞼頬溝の下方偏位があることも理解すべきである．脂肪切除，Hamra法による瞼頬溝の修正，眼輪筋の挙上などを行う（本章-11-E「眼窩脂肪脱出症」の項参照）．

④眉毛下垂よる上眼瞼の hooding：老化現象のひとつとして眉毛が下がってきたもので，上眼瞼に手をつけても治らない．眉毛挙上術を要する．岩垂ら（2005）は，眼瞼内に老化の主因子があるものを intrinsic，眉毛など眼瞼外に主因子があるものを extrinsic として，extrinsic aging の重要性を指摘している．眉毛と眼窩上縁との位置関係で診断している．

⑤眼輪筋の肥大：やぶにらみの人に起こる傾向がある．下瞼睫毛のすぐ下を，水平に走る筋の膨らみ．

⑥眼輪筋下脂肪組織 retro-orbicularis oculus fat：これは涙腺の前方にある脂肪組織であるが，与座（2015）によれば加齢でこれが下垂，上眼瞼外側の膨隆，たるみとして現れるという．症例によって切除する．

⑦上記変形の組み合わせ：眼瞼下垂があれば，挙筋前転法を，眉毛下垂があれば，額部除皺術を併用する．脂肪異常があれば，脂肪形成術を行う．

⑧除皺術の点数評価法：Goldbergら（2000）は，tear

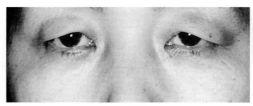 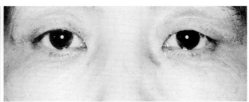

a：術前　　　　　　　　　　　　　　b：縫縮後1ヵ月

図23-11-41　皮膚弛緩症

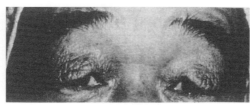 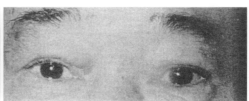

a：術前　　　　　　　　　　　　　　b：術後1ヵ月

図23-11-42　皮膚弛緩症

trough depression, orbital fat prolapse, loss of skin elasticity, eyelid fluid, orbicularis prominence, triangular malar moundについて点数化し，手術法も，同じ方法でなく，症例に応じて選択し，最小の手術侵襲で目的を達するようにしている．

d）鑑別

手術に際しては，他の原因による眼瞼下垂との鑑別が大切である．

❷上下眼瞼の除皺術上の注意

除皺術の対象は，中高年者であり，いろいろな潜在的，顕在的疾患を有することが多く，術前チェックが必要で，それなりの対策を要する．たとえば，高血圧患者，抗凝固薬使用者では出血傾向がある（平賀 2004）．

①術前処置

②視力のチェック：手術で視力が落ちたとのクレームも防げる．

③眼球異常：眼球突出，眼球運動，角膜などのチェック．Bell現象の有無．

④涙器の異常：流涙，涙腺や涙小管，涙点などの異常，角膜乾燥などのチェック．特に涙腺の下垂．

⑤眼輪筋，眼瞼挙筋の異常：強さ，肥大の有無，またたきblinkingの有無．

⑥眉毛の異常：下垂の有無．下垂があれば，除皺術だけではよくならない．

⑦眼瞼皮膚：皮膚の過剰度，皮膚の性状，皮膚病変の有無，左右形状の差，瘢痕の有無．重瞼術の併用も考える（平賀 2003）．宇津木ら（2003）は，正面視で角膜上方が3mm以上眼瞼で覆われているものを下垂として，手術の適応にしている．

⑧眼瞼脂肪：脂肪の量，突出度，突出部の検討．

⑨ドライアイ dry eye：最近close upされている問題で，術前にチェックしてトラブルを避ける必要がある．（本章-12-B「眼球乾燥症，涙腺分泌障害」の項参照）．

⑩その他：リンパ管腫，血管腫，神経線維腫症や重症筋無力症，涙腺のherniation，特に甲状腺異常による諸症状に注意する．

❸上眼瞼除皺術

a．ボツリヌス毒素除皺術

皮膚に余剰があればボツリヌス毒素療法のみでは効果がないが，皮膚切除といっしょに，眼輪筋に直接ボツリヌス毒素を注射すると，効果発現も早く（24時間），持続時間も長く（10～12ヵ月），合併症もないと報告されている（Guerrissi, 2003）が要注意である（第5章-11「ボツリヌス毒素療法」の項参照）．

b．レーザー照射

V-beamをはじめ，いろいろなレーザー法が使用されている（図23-11-43）．機器としては，ポラリス，ロングパルスNd:YAGレーザー（波長1,320nm），アラミス（波長1,540nm）．

しかし，上眼瞼のたるみや，baggy eyelidには適応がない（第5章-7「レーザー光線療法」の項参照）．

c．単純縫縮（図23-11-44）

1）手術法上の注意

①閉瞼させ，重瞼線に沿って，皮膚のたるみを紡錘形に切除する．

②切除範囲は，鑷子でつまんで，睫毛が多少上向く程度

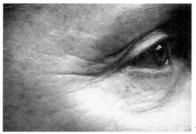
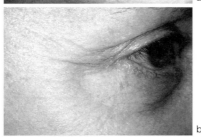

a：治療前
b：2回照射後（パラメーター：パルス幅 10 ms，出力 4 J/cm², DCD30/20 msec）

図 23-11-43　V-beam による治療例

（小住和徳氏提供）

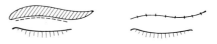
a：単純縫縮

b：Sayoc 法
(Sayoc BT：Am J Ophthalmol 38：556, 1954 より引用)

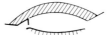
c：Millard 法
(Millard DR Jr：Am J Ophthalmol 57：646, 1964 より引用)

d：Lewis 法
(Lewis JR Jr：Plast Reconstr Surg 44：331, 1969 より引用)

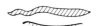
e：Flowers 法
(Flowers RS：Plast Reconstr Surg 47：557, 1971 より引用)

図 23-11-44　上眼瞼除皺術のいろいろ

である．鑷子の先端をたどれば，その範囲を決めることができる．

③白人では，眼窩脂肪を切除する人もいるが，日本人では切除しないほうがよい．取り過ぎに注意する．

④上眼瞼が陥凹すると，白人と異なり，老人的にみえるからである．

⑤縫縮に際して皮下剝離は行わない．異常皺襞が生じるのを防ぐためである

⑥瞼板前皮膚のたるみがある場合は，皮膚とともに，眼輪筋も一部切除する

⑦眼輪筋を切除する際，皮膚切除幅より狭くすることが重要である．

⑧また，切開線より上方を取り過ぎると，術後に，癒着性 sunken eye を生じやすいので注意を要する．

⑨なお，切開線は眼角線（瞼裂線）を越えてはならない．この線を越すと瘢痕拘縮を起こしやすいし，リンパ流も悪くなり，浮腫がとれにくくなる．

⑩術式は新しい重瞼線に相当するところをデザインする．その線に沿って鑷子で余剰皮膚を摘みながら上方の切開線をデザインする．

⑪dog ear ができないように紡錘型とする．眼輪筋も皮膚とともに切除する．

⑫縫合に際しては，重瞼線を作るため，2〜3箇所を皮膚と眼輪筋とを固定しておく．

⑬たるみは，切除して欲しいが，重瞼線や全体の感じを変えたくない人が多いので，皮膚切除，重瞼線の決定は控えめがよい（図23-11-40〜図23-11-42）．

❹代表的手術法

1) Sayoc 法（1954）

皮膚とともに眼輪筋も 1〜2 mm 幅を切除，皮膚切開線の下縁を瞼板に固定する（図23-11-44）．Sheen 法もこの類似法である．

2) Millard 法（1964）

皮膚切除後，内眼角部でZ形成術を行う（図23-11-44）．

3) Lewis 法（1969）

外眼角部の皮膚のたるみの多いときに用いられる．下眼瞼にも切開を入れる．しかし瘢痕拘縮を起こすため，現在用いる人はない（図23-11-44）．

4) Flowers 法（1971）

紡錘型切除に，さらに zigzag 状に皮膚切除を加えたものである（図23-11-44）．

5) Lassus 法（1979）

上眼窩縁が突出した症例ではその切除も行い，眼瞼の形態改善を行う．

6) 宇津木法（2003）

上眼瞼の皺は，腱膜性眼瞼下垂を併発していることが多く，まず，挙筋腱膜前転術を行い，皮膚切除を最小限にする．皮膚切除を最小にすることにより，縫合線の上下の皮膚の厚みの差を少なくでき，仕上がりも自然になる．

また，軽度の上眼瞼陥凹に対しては眼窩脂肪を下方へ移動させ，眼窩隔膜遠位端を皮膚縫合部にいっしょに縫い付

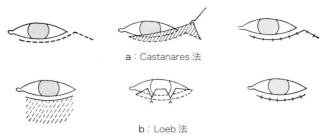

a：Castanares法

b：Loeb法

図 23-11-45　下眼瞼除皺術
(武藤靖雄：図説整容外科学，南山堂，p135，1977より引用)

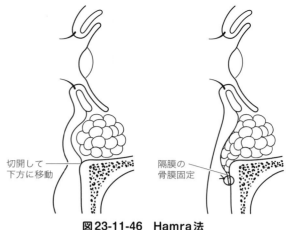

切開して下方に移動　　隔膜の骨膜固定

図 23-11-46　Hamra法
(Hamra ST：Plast Reconstr Surg 102：1646，1998より引用)

け改善させる．

　以上，いろいろな方法が報告されているが，日本人の場合は，単純縫縮が無難であるし，特に内眼角部に皮切が近づくほど，肥厚性瘢痕の危険が増大する．

7）眉毛下皮膚切除術
8）挙筋腱膜固定術
9）注入法
　脂肪，ヒアルロン酸などの充塡材fillerを注入する方法である．
10）ボツリヌス毒素注射
　目尻の皺にはよいが，深い皺にはフィラー法を併用する（第18章「プロテーゼ形成術」の項参照）．

❺下眼瞼除皺術
　下眼瞼の加齢による変化は，①皮膚の皺，②表情皺（カラスの足跡craw's feet），③涙袋，④目袋baggy eyelid），⑤たるみ（脂肪脱出）がある（緒方2015）．

a．下眼瞼除皺術の診断
　①下眼瞼の緊張度：引っ張りテストsnap back test（あかんベーテスト）（lid tractionで眼瞼がすぐ戻るかどうかのテスト）
　②下眼瞼の形状，皮膚の性状，眼窩脂肪の量，眼球突出の有無，上顎の形状
　③外眼角下垂の有無，眼輪筋の状態（以上，半田ら2003）
　④瞼頰溝の状況．下眼瞼の膨らみがとれても瞼頰溝の凹みがあれば相対的に術後効果が少ない（福田ら2003）．Hamra法が推奨される所以である（後述）．
　註；Festoonは，瞼頰溝上部の膨らみで皮膚，眼輪筋がたるんで内眼角から外眼角にかけてハンモック状になったもの．

b．下眼瞼除皺術の適応と治療
　①小じわ（皮膚のたるみorbicularis hypertrophy）：外用薬として，レチノール，FGF1，Q10含有剤，保湿剤，などの化粧品．レーザー，光療法として，IPL，non-ablative laser theapy，abrative fractional resurfacing．いわゆる縮緬じわは，角層から真皮乳頭層までの変化

である（岩城2013）．
　②たるみ（皮膚，筋肉のたるみfestoon）：コラーゲンやヒアルロン酸の注射，脂肪注入，切除術（図23-11-45）．樺山ら（2015）は，たるみを主訴とした甲状腺眼症の一例を報告，要注意という．
　③大じわ（眼窩脂肪の膨隆fat herniation）：切除術．しかし，脂肪注入術のため除皺術は少なくなったというが，頰部の皮膚も弛み，瞼頰溝も目立っているので，両者の手術が必要である．
　④眼瞼のくすみ（くま）：皮膚乾燥，弾力線維の変性，コラーゲン線維の変性，下眼瞼のびまん性の色素沈着や血行不良，などから来る（岩城2013）．くすみの治療は，レチノール，ハイドロキノン外用剤や外用美白剤，光療法やレーザー療法，

c．非手術的治療
1）レーザーおよび高周波治療
　細かい皺にはレーザー，chemical peeling，flash lampを用いた光治療法も考慮する．単極型や双極型の高周波治療器がある（島倉ら2008）．

2）フィラー法
a）脂肪注入法
　市田（2003）は，脂肪注入を第一選択法としている．下眼瞼陥凹，脂肪の取り過ぎの修復にも利用される．
　脂肪は，ロック付きシリンジで採取，シリンジを立てておくと，生食液，血液や油滴は下方にたまるので，これを除去，この操作を繰り返し，洗浄する．洗浄後，残った脂肪組織を少しずつ注入する（阿部2013）．
　注入部位は，隔膜前脂肪組織か眼窩内脂肪組織．
　脂肪の生着率は，30〜50%であるから，目的量より多めに注入するか，注入回数を増やす．注入は，動静脈，神経を避けるように眼窩外上方より眼輪筋下に18G鈍針を進め，

隔膜前脂肪組織に達する．

採取が他のフィーラーに比べ，面倒．注入量では皮膚たるみを起こす．

b) コラーゲン注入法

Zyderm I（Allergan 社），CosmoDerm（Allergan 社）や Atelocollagen（日本高研社製）などが用いられる（岩垂ら 2008）．Zyderm II，Zyplast，3% Atelocollagen，ヒアルロン酸製剤は，皮膚の薄い眼瞼周囲に用いると凹凸を生じやすい．使用に際しては，術前の皮内テストなどが必要である（征矢野 2003）．

合併症は，アレルギー，腫脹，凹凸，出血，など．

c) ヒアルロン酸

Hylaform fineline（INAMED 社），Juvederm refine, Juvederm 18（ALLERGAN 社），Restylane touch（Q-MED 社），Preveile（MENTOR 社）などがある．

d. ボツリヌス毒素治療

これは，ボツリヌス菌の毒素 BOTOX で，表情筋が，収縮できないようにして，除皺を図るもので，米国の FDA が 2002 年，承認して以来，一般的になった．美容外科領域では Carruthers ら（1992）が最初といわれるが，筋の収縮ができなくて皺が伸びる訳であるから，皮膚のたるみがあれば，よけいたるんでくるので禁忌である．

適応は，小じわであり，大じわは，脂肪注入かフィーラーの出番である．

合併症としては，しびれ，眼瞼下垂，複視，眼瞼閉鎖不全などがある（土井，2008）．

e. 手術的治療

下眼瞼除皺術には，いろいろな方法があるが，いずれの除皺術を用いるにしても眼瞼皮膚の状態，年齢，患者の期待度などに左右されるので，術前の慎重な検討が必要である（Castro 2004）．再手術の際は，前回より 5 年以上間隔をあけたほうがよい（平賀 2004）．

1) 皮膚切除法

代表的な方法は Castanares 法（図 23-11-45）で，眼瞼縁より 1〜3mm 下方に皮切を入れ，外側の皮切は皺の方向に，下方に"へ"の字に屈曲させる．

皮下剝離をしたあと，皮膚を引き寄せて余分の皮膚を切除するが，予備縫合をまず行って，睫毛が下方に向かないよう，眼瞼縁の粘膜側がみえなくなる程度に皮膚切除を行う．局所麻酔薬のため腫脹を起こしているからで，腫脹がとれるとちょうどよい状態になる．

しかし，閉口時に眼瞼外反が起こらなくても，開口し，上方視力すると頬部皮膚，下眼瞼皮膚が引っ張られて，眼瞼外反を起こすことを忘れてはならない．

眼窩脂肪は，軽く圧迫して，膨隆しない程度とする．脂肪をペアン鉗子でつまみ，切除後，電気凝固する．外眼角部上方の web といわれる膨らみは切除する．

図 23-11-47　上下両眼瞼の同時除皺術

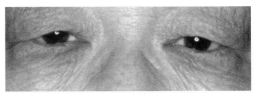

a：術前

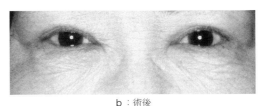

b：術後

図 23-11-48　上下眼瞼除皺術（78 歳，女性）

（岩波正陽氏提供）

2) 脂肪移所術，Hamra 法（1995）

Hamra が 1995 年に報告した方法である．下眼瞼縁切開より眼輪筋下を剝離，隔膜を切開，眼窩脂肪を下眼窩縁下方の骨膜に固定する．sunken eye にもならず，ふっくらした感じを作ることができる（小室 2003）（図 23-11-46）．

Core（2013）は，下眼瞼の目尻側方の皺に小切開を入れて，そこから Hamra 法のように脂肪組織を移動する方法を報告しているが，面倒ではあるが，下眼瞼皮膚に瘢痕を残さない利点もある．

3) 筋弁固定法

下眼瞼の除皺の場合，眼輪筋のたるみもあり，外反症を起こしやすい．これを防ぐため眼輪筋を縫縮するとともに外眼角部の骨膜に固定する方法で，本法と Castanares 法（1977），Adamson 法（1979），Hamra 法（1995）などと合併させるとよい．特に baggy eyelid が強い場合には眼輪筋皮弁の上外方への牽引固定が有効である．

❻ 上下眼瞼同時除皺術

上下眼瞼を，同時に手術することが多いが，通常は，上眼瞼には単純縫縮術，下眼瞼には Castanares 法を用いる．この場合，外眼角部の外側で，上下の皮切が接触しないように注意すべきである．そうしないと，瘢痕拘縮を起こしたり，リンパ流を障害して浮腫を起こす（図 23-11-47，図 23-11-48）．

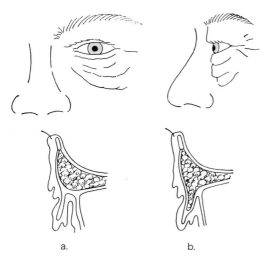

図23-11-49　baggy eyelidの解剖
(Furnas DW：Plast Reconstr Surg 61：540, 1978より引用)

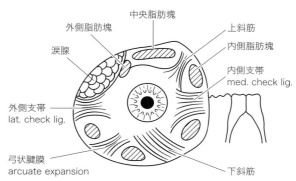

図23-11-50　眼窩前方の5裂孔
(Wolff E：Anatomy of the Eye and Orbit, Lewis, 1968を参考に著者作成)

❼眼瞼除皺術の合併症

a. 外反症 ectropion

最も多い合併症で，特に下眼瞼に多い．皮膚の切除し過ぎが原因であるが，ときに眼窩脂肪脱出でも起こる．

治療は，軽症であれば，圧迫，マッサージを6ヵ月行い，効果がなければ，耳後部よりの遊離植皮か，上眼瞼からの遊離植皮や有茎植皮であるが，可能ならば有茎植皮がよい．眼窩脂肪脱出があれば，適量を切除したのち眼輪筋を縫合，再発を防ぐ．

b. 血腫 hematoma

止血を十分に行わなかったためで，少量の血腫でも癒着や瘢痕の原因になる．一刻も早く除去する．

c. 球後出血 retrobulbar hematoma

眼球突出，眼球硬度化，疼痛，視力障害が急速に起こる．これらの症状が疑われるときは，直ちに抜糸して眼窩中隔を開き，出血点を確認，止血する．ときに外眼角部切開による除圧を必要とし，全身的にはマンニトール投与など細胞外液量を減らすが，疑いが有れば速やかに眼科医の協力を受ける．

d. 左右非対称

ときにみられるが，必要があれば再手術する．術前のチェック，たとえば，眼瞼下垂，近視myopia，甲状腺機能障害などの見過ごしが問題になることがある．

岩垂ら(2003)は，挙筋前転量の過不足による左右差で再手術例が28.6%という．

e. 下眼瞼陥凹

脂肪の取り過ぎによる．治療は，脂肪注入である．

f. web

外眼角上方の膨らみのことで，治療は，切除である．

g. しこり

血腫のあと，起こりやすい．埋没法の糸をしこりと感じることもある．ステロイドの局注法もあるが，切除がよい．

h. ふけ顔

脂肪の取り過ぎ，あるいは適応の間違い，たとえば瞼頬溝の脂肪移植の適応だったものに脂肪除去したときなど．治療は，脂肪注入である．

i. 不満

岩垂ら(2005)は，手術眼瞼数の15.5%に再手術を行い，その46.4%は重瞼修正術であったという．

j. その他

inclusion cyst，肥厚性瘢痕，dry eye syndrome（流涙，機能障害のとき，起こりやすい）．視力障害，流涙，角膜損傷，出血斑，腫張，色素沈着，脱毛など（原口ら 2003）．

G. 眼窩脂肪脱出症 baggy eyelid

❶眼窩脂肪の脱出症とは（図23-11-49, 図23-11-50）

これは，眼窩脂肪が弛緩した皮膚を押し出してくるもので（Camirand 1997），白人，日本人ともに美容的関心の高いものである．

眼窩脂肪は上眼瞼に2個のfat pad，下眼瞼に3個のfat padがあって，これが脱出すると考えている人もいるが，一方，これはfat padではなく，眼球と眼窩ソケットの間に筋肉や索状物などがあって，その間から脂肪が脱出するため，あたかもfat padのようにみえるともいわれている（図23-11-50）．

涙腺脱出もあり，脂肪脱出との鑑別を要する（Beerら 1994）．最近，Persichettiら(2004)が，上眼窩外側で涙腺の裏側にもう1個の脂肪塊があって，これを切除しないと外側1/3がすっきりしないと報告している．

しかし，最近では，baggy eyelidだけを治療しても，若

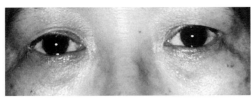
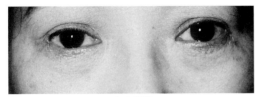

a：術前

b：術後

図 23-11-51　baggy eyelid 修復例

返り rejuvenation ができるわけでなく，場合によっては眼瞼陥凹を起こし，却って老けてみえたりする．Hamra (2004) は，瞼頬溝や頬の膨らみまで含めた eyelid-cheek complex なるバランスが大切で，この complex を，5 型に分類しているが，基本は瞼頬溝の除去である．それに頬部除皺術，眼輪筋挙上術などを追加する．挙上ベクトル方向が異なるからである．

なお，baggy eyelid は，組織のゆるみによるものであり，眼窩脂肪の余剰ではないので，脂肪を眼窩内に戻すほうがよいとの意見がある（平賀 2004）．

❷治療法
a. 脂肪切除法（baggy eyelid 形成術）

baggy eyelid の治療法として市田（2003）は脂肪注入を第一選択としているが，阿部（2014）は，皮膚弛緩の少ない症例で適応となるという．著者は主に下眼瞼に対して Hamra 法を含めた脂肪形成手術を行い，上眼瞼には日本人の場合は行わない．下眼瞼では除皺術の皮切で入り，眼輪筋を分けると眼窩脂肪が露出するから，露出しただけ切除する．引きずり出して切除はしない．なお，血腫を防ぐため，脂肪組織からの出血も電気凝固で止めておく．眼輪筋は縫合しない人もいるが，脱出予防をかねて数箇所縫合したほうがよい（図 23-11-51）．

baggy eyelid の手術で大切なことは，
①皮膚を切除し過ぎて眼瞼外反症を作らないこと
②脂肪の除去はひかえ目にすること（sunken eye を起こす）
③止血を厳重にすること
④左右差を作らないこと
⑤三白眼 scleral show を作らないこと
である．

特に眼窩脂肪切除の際の止血は厳重に行わないと，術後出血により眼窩内圧の亢進，眼球内圧の上昇から視神経の阻血状態を起こし，盲目になることがある．術後，その徴候があれば，直ちに処置を行うと，視神経障害を防ぐことができる（Heinze ら 1978）．

Bourguet (1928) が，経結膜のアプローチを報告，美容外科での使用は，Tomlinson ら（1975）が最初であるという（Chalin ら 1994）．これは，皮膚に瘢痕が残らない利点があるが，除皺術を行う場合はこのアプローチは使えない．また眼科医によると，経結膜法は下眼瞼の capusulopalpebral fascia や inferior tarsal muscle の機能を破壊するのでよくないという（平賀 2004）．

b. Hamra 法（脂肪移所術 fat repositioning）

Hamra 法（1996）は，眼窩脂肪を切除しないで，筋層の下，骨膜上を，瞼頬溝を越えて剥離，脂肪を骨膜に固定し，瞼頬溝を膨らませる方法である（図 23-11-46）．また，この方法は除皺術の必要のない若年者にも使用可能であるが，軽度の baggy eyelid は，改善度が少なく，瞼頬溝が下方に移動して下眼瞼が伸びたようにみえる上に，眼輪筋の牽引術 orbicularis suspension を併用しないと効果が少なく不満がでるという（福田ら 2004, 福田ら 2006）．

本法の考え方は，眼窩脂肪，眼輪筋の加齢による位置異常をもとに戻すこと repositioning である．つまり，従来の除脂術は，突出した脂肪除去なのに対して，本法は，突出脂肪を利用して瞼頬溝を膨らます考え方である．頬骨を突出させ軟部組織を伸展させることで，除脂，除皺の効果を狙うのは，逆効果であるという（Hamra 1995, 1996, 1998）．もちろん除皺の必要があれば，筋層を骨膜に固定するし，余剰皮膚の切除を行う．

Kawamoto (2003) は，tear trough deformity（Flowers の命名）あるいは nasojugal groove（jugalis はくびきを意味する）を修正するのに，眼窩脂肪を，眼窩隔膜を通して筋層下に groove を越えて皮膚に固定する方法を報告しているが，同じような考え方による．合併症は，結膜浮腫と外反である．

H. 瞼裂，眉毛の装飾刺青

眉毛や睫毛，あるいは瞼裂の形を整え，目立たせるため，いわゆる，アートメイクなるものが流行したが，今日ではこれを除去したいとの希望者もいる．

除去治療は，レーザー治療が，第一選択である．黒色系には Q スイッチレーザーが，赤色系には，色素レーザーが

有用である．これらのレーザー治療で，他の色素が目立ってくることもあり，複数回の治療を必要とすることがある（小林 2013）．

I. 眼瞼痙攣

眼瞼痙攣は，閉瞼筋の不随意運動で，他の神経学的，眼科学的異常を示さないものという．高年の女性に多く，目の違和感，乾燥感，痙攣，開瞼困難を伴う（田中ら 2010）．
治療は，ボツリヌス毒素療法が第一選択である．

23・12 涙腺疾患 lacrimal disease

A. 涙腺下垂症 prolapsed lacrimal gland

❶特徴
Golovine（1896）が最初に報告，思春期より目立ち blepharochalasis を伴う．色の黒い人に多く，女性に多い．遺伝傾向があり．同部位の重瞼線が喪失する．疼痛なく分泌障害もない（西村ら 1988）．

❷成因
外傷．腫瘍などによる眼窩内圧上昇によるといわれているが，特発性である．

❸診断
上眼瞼を反転し，涙腺葉 palpebral lobe の下垂の有無をしらべ，下方視させて指で触知する．涙腺窩に整復可能で，涙腺は硬く，また白色で小腺葉に分かれ，眼窩脂肪はやわらかく，黄色を呈する．

❹鑑別診断
①涙腺炎：圧痛，結膜充血，整復不能
②涙腺腫脹疾患：結核，サルコイドーシス，悪性リンパ腫，Mikulicz 症候群
③悪性腫瘍：片側性が多い，急速増大，疼痛，流涙．

B. 眼球乾燥症，涙腺分泌障害 xerophthalmia

乾性角膜炎，ドライアイ dry eye ともいわれる．ドライ

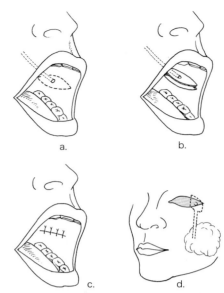

図 23-12-1　耳下腺管移行術（Pierce 変法）

アイとは，自覚症状，涙液異常，角膜上皮の異常を三徴候 trias とする疾患である．

❶原因
いろいろな原因でみられる．涙液の分泌異常によるもので，瞬目異常，分泌異常，涙腺損傷などで生じる．角膜面には，涙液ムチン層，涙液水層，涙液油層があり，加齢で分泌が低下して起こる．
①眼類天疱瘡，Stevens-Johnson 症候群，などで角膜表層の涙液ムチン層の欠乏が起こり，
②涙腺機能障害，Sjoegren 症候群，聴神経腫瘍術後，などで涙液水層の欠乏
③マイボーム腺機能障害，分泌異常で，涙液油層の欠乏が起こる（村上ら 2004）．
④長時間のパソコン使用，運転では瞬目運動が少なくなりこれらの液の分泌，流動が障害され dry eye になりやすいという．

❷検査法
①シルマーテストで正常値は，10 mm であるが，5 mm 以下では異常とする．
②BUT test（fluorescein break time）では，正常値が 10 秒以上で，異常値は 5 秒以下．
③角膜異常は，リサミングリーン生体染色で，細隙灯顕微鏡下で観察，涙液分泌減少型か，涙液蒸発亢進型を見る．後者である（吉野 2011）．

❸治療

治療の目的は，角膜乾燥を予防することである．
①原因疾患の治療のほか，
②保存的治療としての，点眼薬，夜間は眼軟膏やメパッチ，
③涙点プラグ挿入などと，
④外科的治療として耳下腺移植（Pierce ら 1960，山下ら 1969），顎下腺移植（Murube-del-Castillo1986，村上ら 2004）などがある（図23-12-1）．

耳下腺管移植術には，口内法（山下ら 1969）と経皮法（新津1962，佐藤ら 1984）が報告されているが，一長一短である．本法の欠点は，耳下腺の分泌過多で特に食事中流涙を起こすことである（猪俣ら 1992）．舌下腺，顎下腺の移植報告もある（Murube-del-Castillo1986，村上ら 2004）．

C. 涙腺部脂肪脱 fat hernia

まれな疾患であるが，涙腺との鑑別が必要である（図23-12-2）．

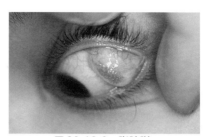

図 23-12-2　脂肪脱
（嘉島信忠氏提供）

D. 味覚・流涙症 gusto-lacrimation

これは，別名，crocodile tear syndrome ともいい，食事に際して流涙を起こす現象である．原因は，gustatory fiber の再生が，唾液腺のほうに向かわないで涙腺への分泌線維になるためで，顔面骨骨折や Bell 麻痺のときにみられ，まれなものである．

治療は，涙腺の subtotal excision である（McCoy 1979）．

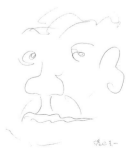

24章 鼻部形成術
rhinoplasty

24・1 鼻部の解剖学
anatomy of the nose

A. 鼻部の一般解剖学

❶皮膚解剖 skin anatomy

a. 皮膚 skin

外鼻の皮膚は鼻根部から鼻骨下縁までは薄く，ある程度自由に，伸展移動が可能であるが，その下方の鼻尖鼻翼部までは，皮膚も厚く移動性はほとんどない．したがって，縫縮にも制限があって，局所皮弁も作りにくい．一方，この部分は，汗腺，脂腺などの皮膚付属器が多いために，表皮の再生が早く，治癒しやすいが，感染の危険も大きい（図24-1-1～図24-1-4）．

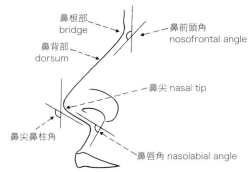

図24-1-2 外鼻外表の名称（2）

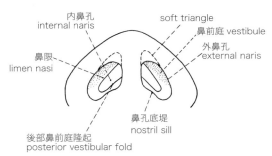

図24-1-3 外鼻外表の名称（3）

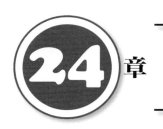

1：鼻根 root of nose
2：鼻背（鼻梁）dorsum
3：鼻尖 tip
4：鼻翼溝 alar groove
5：鼻柱 columella
6：鼻柱基部 columella bese
7：鼻孔縁 nostril rim
8：鼻孔底 nostril floor
9：鼻翼基部 alar base
10：鼻翼 ala
11：鼻唇溝 nasolabial groove
12：眉間線
13：鼻根線
14：鼻骨下線
15：鼻翼基線
16：鼻柱上線
17：鼻柱基線

図24-1-1 外鼻外表の名称（1）

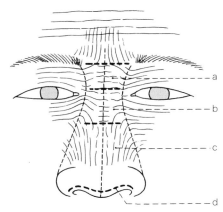

a：鼻根部皮膚（額部皮膚に類似）
b：鼻骨部皮膚（菲薄部皮膚，薄くて移動性に富む）
c：皮脂腺部皮膚（皮膚が厚く移動性が少ない）
d：鼻縁部皮膚（皮脂腺が少ない）

図24-1-4 外鼻の皺線および皮膚厚

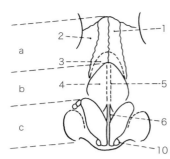
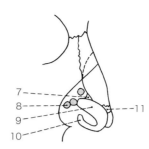
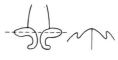
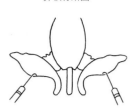

鼻軟骨断面

鼻軟骨展開図

1：鼻　骨 nasal bone
2：上顎骨 maxilla
3：鼻骨の下に付着している鼻背軟骨の部分
4：鼻背軟骨 upper lateral cartilage
5：鼻中隔軟骨 septal cartilage
6：鼻中隔軟骨の露出部分（Converse 1977 はこの隙間を weak triangle という）
7：介在軟骨（高橋ら 1962）
8：種子軟骨 sesamoid cartilage
9：大鼻翼軟骨外側脚 external crus of lower lateral cartilage
10：大鼻翼軟骨内側脚 internal crus（その尖端を隆起部という）
11：鼻中隔円蓋 septal vault
a：骨性部 bony vault（鼻骨および上顎骨前頭突起部）
b：上軟骨部 upper cartilaginous vault（鼻背軟骨部）
c：下軟骨部 lower cartilaginous vault（大鼻翼軟骨，鼻翼，鼻柱，鼻中隔などの部分）

図 24-1-5　鼻骨および鼻軟骨

b．鼻翼溝
　鼻筋と鼻翼軟骨の相互作用でなく，鼻筋と線維脂肪組織との関係で生じるという（Ali-Salaam ら 2002）．鼻翼軟骨の縁が鼻溝にはならない．外鼻の手術に際し考慮する必要がある．

c．鼻孔 nostril, naris，鼻限 limen nasi，鼻前庭 vestibule，鼻毛 vibrissae
　鼻孔の内部には，鼻孔縁から大鼻翼軟骨外側脚前縁 limen nasi（鼻限）までを鼻前庭 vestibule といい，鼻毛 vibrissae や脂腺を含む皮膚の部分である．鼻限からが固有鼻腔である．
　また鼻前庭の前縁を external naris，後縁を internal naris ともいう．この部分は，空調のための器官であり，吸気を温め，濾過し，湿度を valve 状に調節している．Converse（1977）は，この nasal valve を保存することは，外鼻の機能上極めて大切であり，外鼻形成術のとき，その損傷には注意すべきであると強調している．Lee ら（2013）も，airway occlusion，特に鼻の再手術のとき，注意が必要であるという．
　鼻孔底 nostril floor の盛り上がっている部分を鼻孔底隆起 nostril sill という（森ら 1989）．
　註；naris は，nostril と同義語で，複数は nares である．

❷骨，軟骨
　外鼻は，図 24-1-5 のような支持組織に囲まれ，
　①鼻骨
　②外側鼻軟骨 upper lateral cartilage
　③大鼻翼軟骨 alar cartilage, lower lateral cartilage
　④鼻中隔軟骨 septal cartilage
　⑤種子軟骨（副鼻軟骨）sesamoid cartilage
などの軟骨群よりなる．
　なお，Daniel（1992），Patel（2013）は，大鼻翼軟骨の詳細な形態的分析を行っているが，あまり細か過ぎても，皮膚の厚い日本人には意味がない．

❸神経 nerve
　外鼻に分布する神経は，以下のとおりである．

a．皮膚側
　①三叉神経第 2 枝の眼窩下神経 infra-orbital nerve
　②鼻毛様体神経の末梢枝である滑車下神経 infra-trochlear nerve
　③および前篩骨神経外鼻枝 external nasal branch of anterior ethmoidal nerve
　これは，1 本のみ，1 本で枝分かれするもの，2 本として分布する 3 型がある（Seung-Kyu Han ら 2004）．

b．粘膜側
　①前篩骨神経の内鼻枝 internal branch
　②鼻口蓋神経 nasopalatine nerve
がある（図 24-1-6，図 24-1-7）（第 2 章 -2「形成外科で行う麻酔法」の項参照）．

❹動脈 artery
　外鼻に分布する動脈は，図 24-1-8～図 24-1-10 のように，
　①顔面動脈 facial artery の鼻翼枝，および，その上唇動

24・1 鼻部の解剖学　225

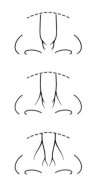

図24-1-6　前篩骨神経外鼻枝の分布の違い
(Seung-Kyu Han et al：Plast Reconstr Surg 114：1055, 2004 より引用)

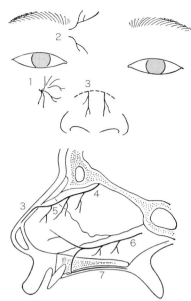

1：眼窩下神経 infraorbital n.
2：滑車下（上）神経 infra (supra) trochlear n.
3：前篩骨神経外鼻枝 external nasal branch of anterior ethmoidal n.
4：前篩骨神経 anterior ethmoidal n.
5：前篩骨神経内鼻枝 internal nasal branch of anterior ethmoidal n.
6：鼻口蓋神経 nasopalatine n.
7：大口蓋神経 greater palatine n.

図24-1-7　鼻の神経

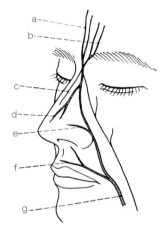

a：滑車上動脈 supratrochlear a.
b：眼窩上動脈 supraorbital a.
c：眼角動脈 angular a.
d：鼻背動脈 dorsalis nasi a.
e：鼻翼枝 alar branch of facial a.
f：上唇動脈 superior labial a.
g：顔面動脈 facial a.

図24-1-8　外鼻の動静脈

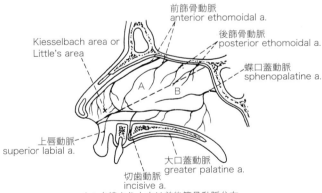

A：点線より上方は前後篩骨動脈分布
B：点線より下方は蝶口蓋動脈分布

図24-1-9　鼻腔の動脈

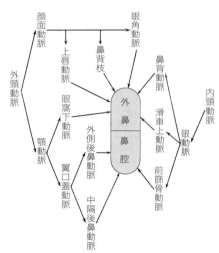

図24-1-10　鼻への動脈分布

脈 superior labial artery の分枝
②眼角動脈 angular artery の鼻背枝 dorsalis nasi artery，
③前篩骨動脈 anterior ethmoidal artery の分枝
などが豊富な血管網を形成している．
しかも皮下組織内にあるため，骨軟骨組織直上で剥離す

ると，動静脈の損傷を少なくすることができる．

❺リンパ lymph
　顔面静脈とほぼ平行し，顎下リンパ節に流入，鼻根部の
リンパは耳下腺リンパ節に集められる．鼻腔のリンパは，
咽頭後リンパ節，深頸リンパ節に流入する．

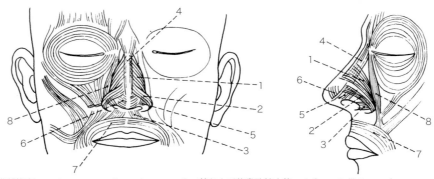

1：鼻筋横部筋束 pars transversa of nasal m.
2：鼻筋翼部筋束 pars alaris
3：鼻中隔下制筋 depressor septi nasi m.
4：鼻根筋 procerus m.
5：前および後鼻孔拡大筋 ant. & post.dilator naris m.
6：小鼻孔圧制筋 compressor narium minor m. (McCarthy 1990)
7：口輪筋 orbicularis oris m.
8：上唇挙筋 levator labii superioris

図24-1-11 外鼻の筋肉

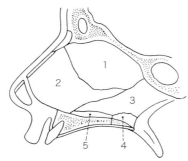

1：篩骨垂直板 perpendicular plate of ethmoid
2：鼻中隔軟骨 septal cartilage
3：鋤骨 vomer
4：口蓋稜 palatine crest
5：上顎稜 maxillary crest

図24-1-12 鼻中隔解剖

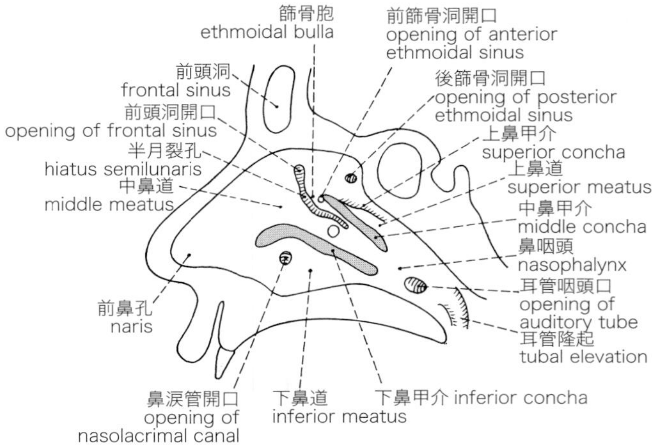

図24-1-13 鼻腔側壁の構造

❻筋肉 muscle

鼻の筋肉は，鼻根部の鼻根筋 procerus muscle や，その付近につく瞼裂周囲筋，眉毛や眉間部に分布する筋肉を除けば，①鼻筋 nasal muscle と②鼻中隔下制筋 depressor septi nasi muscle のみである．

①鼻筋は，上顎骨犬歯，切歯部歯槽隆起より起こり，上方の横部筋束 pars transversa（鼻孔を狭くする）と，下方の翼部筋束 pars alaris（鼻孔を広くする）に分かれ，鼻背および鼻翼部に分布する．

②鼻中隔下制筋は，口輪筋に付くもの（62％），骨膜と口輪筋に付くもの（22％），痕跡的なもの（16％）の3型があり（Rohrich ら 2000），鼻形成術の際重要である（図24-1-11）．

❼鼻中隔 nasal septum

鼻中隔は，鼻腔を二分する隔壁で，①篩骨の垂直板，②鼻中隔軟骨，③鋤骨，④大鼻翼軟骨内側脚からなる硬組織と，それらを覆う粘膜から構成されている．

しかも，鼻骨と前鼻棘を結ぶ線から後方は，外鼻側壁とともに動きがなく，前方は動きがあり，ショックを吸収する役割，および呼吸機能に対する動的な役割を果たしている（図24-1-12〜図24-1-14）．

❽鼻腔・副鼻腔の骨構成と連絡口

a. 鼻腔

鼻腔は，鼻中隔で2分され，その周囲に副鼻腔を配置する．
鼻腔・副鼻腔の骨構成は，表24-1-1のごとくで，線毛上皮 ciliated epithelium に覆われた粘膜を有し，粘膜上には粘液が分泌され，このなかには殺菌作用のあるリゾチームが含まれている（佐藤1970）．

b. 鼻甲介

鼻甲介は，血管に富み，吸気の加温，加湿作用のほか，上鼻甲介，鼻中隔上部の粘膜にある嗅上皮が，嗅覚作用を有している．

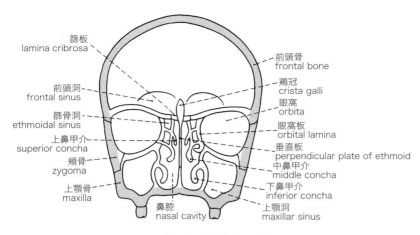

図24-1-14 篩骨と副鼻腔との関係のシェーマ
(佐藤靖雄:現代外科学大系27巻,中山書店,p305,1970を参考に著者作成.英語名はMcMinn RMH et al : Color Atlas of Human Anatomy, Nankodo 1977 より)

表24-1-1 鼻腔・副鼻腔の骨構成と連絡口

腔	骨構成	連絡口	神経支配(嗅神経以外三叉神経)	副鼻腔容積(mL)
鼻腔	上顎骨,篩骨,前頭骨,鋤骨,口蓋骨,下鼻甲介,蝶形骨,鼻骨,涙骨など	外鼻孔で外界へ 後鼻孔で咽頭へ	前篩骨神経 後鼻神経 嗅神経	23〜46
上顎洞	上顎骨,口蓋骨,下鼻甲介,篩骨など	中鼻洞	上顎神経 後鼻神経	12〜14
篩骨洞	篩骨,涙骨など	前-篩骨洞-中鼻道 後-篩骨洞-上鼻道	前部篩骨洞には前篩骨神経と後鼻神経 後部篩骨洞には後篩骨神経と後鼻神経	8〜10
前頭洞	前頭骨,篩骨など	中鼻道	前頭神経,前篩骨神経	3.5〜4.4
蝶形骨洞	蝶形骨・篩骨など	蝶篩陥凹(鼻腔後上端)	後篩骨神経	3.2〜5.4

c. 副鼻腔

副鼻腔には,上顎洞,前頭洞,篩骨洞,蝶形骨洞があり,それぞれ鼻腔に開口している(図24-1-14).

d. 鼻呼吸機能

外鼻弁 external valve(鼻孔と周囲大鼻翼軟骨で形成)と内鼻弁 internal valve(鼻背軟骨前縁で形成)があり,鼻呼吸に関与している(Constantian 2013).

❾鼻の成長 nasal growth

Reichert(1963)によると,3,6,7歳,および思春期から20歳までに成長の山があり,7歳で生下時の2倍,14歳で3倍になるといい,Lang(1999)は,3〜4歳,11〜12歳,13〜14歳に成長の山があるという.また,増川(1958)は,6〜10歳と12〜17歳の時期に著明に発育し,20歳を基準にすると6歳70%,10歳80%,15歳90%,18歳99%という.著者は,臨床経験上,幼稚園,小学校前半,中学校頃に成長の山があると考えて,手術時期の参考にしている.

❿自然皺襞 natural lines, wrinkle lines

外鼻の切開線の基準となる自然皺襞は,眉間部で垂直方向,鼻根部で水平方向,その下部では斜方向である.鼻尖部では,横方向がよく,皮膚切除は鼻尖を吊り上げることになるが,比較的大きな欠損部も縫縮することができ,しかも,術後の瘢痕は,ほとんど目立たない.鼻翼部では,鼻翼溝の関係で決めればよい(図24-1-4,図24-2-6).

B. 外鼻の美容学的検討 aesthetic consideration of nose

これは,外鼻を構成する個々の組織を云々するのではなく,組み立てられた構造物としての外鼻全体を,美容という立場から比較するものである.

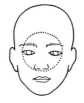

a：成人男子　　b：幼児　　c：地蔵菩薩

図24-1-15　顔面と鼻との相関関係
（西田正秋：顔の形態美，彰考書院，p229, 1948を参考に著者作成）

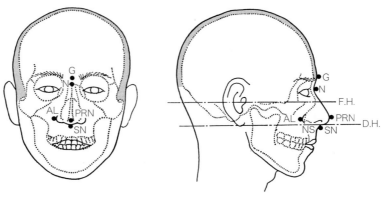

G：眉間点，N：鼻根点，SN：鼻下点，PRN：鼻尖点，AL：鼻翼点
NS：鼻棘点，F.H.：フランクフルト平面，D.H.：デューラー平面

図24-1-16　外鼻計測点
（藤田恒太郎：生体観察，南山堂，1954より引用）

外鼻は，前面，側面，下面の三次元として捉えられるが，成長という四次元の要素も大切である（第26章唇裂口蓋裂の項参照）．

❶前面観 anterior view
a. 鼻背，鼻梁
外鼻を正面からみた場合，眉間部から鼻尖部で終わる鼻背（鼻梁）nasal dorsumがある．これは外人では明瞭であるが，日本人では不明瞭なことが多く，扁平な感じを与える．そのため，鼻の側方を濃く塗って，鼻が高くなったように錯覚させる化粧法がある．

b. 鼻背の突出
江戸時代の絵が，引目鍵鼻といって『7対3』の斜めの位置で鼻を描いているのは，正面からは鼻として表現しにくいからである．白人は，もともと鼻梁が高く，眉間が突出しているため，陰影が多く，絵画としても，彫刻としても表現しやすいが，逆に陰影が多いため，暗い感じを与えやすく，扁平な顔にみられる明るさがない．

c. 鼻翼
隆鼻術のとき前面観で，問題になるのは鼻翼である．
①鼻翼は左右対称で，
②厚くなく，
③鼻翼溝の浅過ぎもせず，深過ぎでないものがよいとされている．
④また鼻翼基部が，鼻柱基部に比べ，上がり過ぎても，下がり過ぎてもいけないし，
⑤鼻翼前縁が上がり過ぎて，鼻孔が正面からみえても醜い．
⑥内田（1970）によると，鼻の縦径と鼻幅との比が6.3～7.5くらいがよいと報告している（白人は5.5～7.3）．

d. 年齢差，男女差
外鼻の顔面に対する相対関係では，鼻根部（N）にコンパスの軸をおいて，外角眼までを半径とした円周を描くと，成人男子では，この円周が鼻孔周辺を通るのに対し，成人女子では上口唇中央を，幼児では赤唇付近を通る．彫刻や絵画の菩薩が可愛くみえるのも，幼児の形態に類似しているためという．女性でもこの円周が鼻側に近づくと男っぽくみえる（図24-1-15）．

e. 鼻梁の対称性
増川（1957）によると，耳介の対称なものは77％であるが，外鼻は95％が対称で，他は，わずかに左傾しているという．

f. 人類学的係数
人類学的には鼻径として鼻高（N-SN），鼻長（N-PRN），鼻幅（AL-AL），鼻深（PRN-SN）を求め，鼻径指数として表

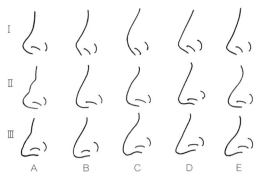

Ⅰ：上向き，Ⅱ：水平，Ⅲ：下向き
A：波状型，B：鉤状型，C：凸曲型，D：直線型
E：凹曲型

図24-1-17　Bertillonの鼻の側面形の分類
(Bertillon A：顔の人類学，山崎清，天祐書房，p413，1943より引用)

表24-1-2　日本人の鼻側面形の分類

	加藤	若盛（都会人）		内田	
		男性	女性	美人	隆鼻術希望者
❶直線型	48.8%	51.9%	32.1%	41.0%	8.0%
❷凹曲型	14.0	29.6	45.1	6.0	77.0
❸凸曲型				53.0	5.0
❹鉤状型	9.8	11.7	6.1		
❺波状型	4.3	7.4	6.9		10.0

す．すなわち，鼻高幅指数（鼻幅／鼻高×100），鼻長幅指数（鼻幅／鼻長×100），鼻高長指数（鼻長／鼻高×100），鼻幅深指数（鼻深／鼻幅×100）である **(図24-1-16)**（第28章「頬部形成術」の項参照）．

鼻高幅指数（鼻指数）が70～84.9を中鼻とし，広鼻と狭鼻と区別，概して白人は狭鼻，黒人は広鼻である．日本人は狭鼻に近い中鼻といわれる．

❷側面観 lateral view

a. 側面形 lateral shape

鼻を側面からみてその形態を表現したものに，ギリシャ鼻，ローマ鼻，ユダヤ鼻，反り鼻，鞍鼻，獅子鼻，だんご鼻，波状鼻などいろいろな名称で呼ばれてきたが，Bertillon（山崎1943）は，**図24-1-17**のように分類し，この分類に従って，加藤（1938）は，**表24-1-2**のような頻度を報告している．日本人の場合は，直線型が約半数を占め，凹凸型を入れると，全体の約60～80%になる．内田（1967）の美人に対する評価から，日本人は直線型41%，凸曲型53%と述べているが，白人美人は，直線型57%，凹曲型38%で，日本人と多少の差がある．

b. 鼻柱長 columella length

鼻柱をどう定義するかによって変わってくるが，内田

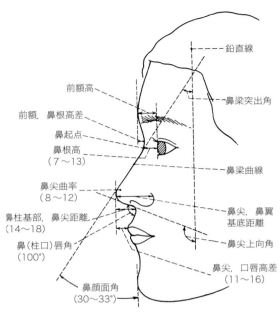

図24-1-18　外鼻の印象を定める因子
括弧内数字は美人の持つ数字．単位mm
(内田準一：鼻の美容外科，克誠堂出版，p10，1970より引用)

(1967)は，**図24-1-18**のように定義している．すなわち，鼻柱基部より鼻尖部までの距離は，美人では14～18mmであるのに，隆鼻術希望者はこれ以下であるという．手術上の参考になろう．

c. 鼻柱方向 tilting of columella

鼻柱の方向と水平線との相対関係で，鼻唇角とは関連するが，そのものではない．たとえば同じ鼻唇角でも口唇が突出しているときの鼻柱は上向きであり，口唇が後退している場合の鼻柱は下向きになっているからである．

鼻柱方向は，通常，上向き，水平，下向きに大別され，日本人は水平が多く，これに対して白人は上向きが多い．外鼻形成術上留意すべき点である **(図24-1-18)**．

d. 鼻尖口唇高差 nasal tip-lip distance

内田（1967）によると，鼻尖点と上唇点との垂直距離では，美人は11～16mmであるが，隆鼻術希望者は2～9mmであるという **(図24-1-18)**．

e. 鼻顔面角 naso-facial angle

これは，鼻梁線と額オトガイ接線とのなす角度で，鼻が，どの程度顔面から突出しているかを表わす．しかし，その理想とする角度は，人によってまちまちであるが，内田（1967）は，日本人は，この角度が28～38°の間で，美人は30～33°であるという **(図24-1-18)**．

f. 鼻唇角 nasolabial angle

これは，鼻柱と口唇で作られる角度で，理想的角度としてBrownら（1965）は，90～110°を，内田（1970）は，100°がよいという **(図24-1-18)**．

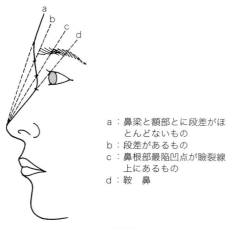

図24-1-19 鼻根部最陥凹点のいろいろ

a：鼻梁と額部とに段差がほとんどないもの
b：段差があるもの
c：鼻根部最陥凹点が瞼裂線上にあるもの
d：鞍　鼻

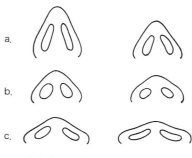

a：白人型，b：東洋人型，c：アフリカ

図24-1-20 鼻下面形の分類

g. 鼻根高径 nasal bridge distance

内田（1970）は，鼻根部が，両内眼角を結ぶ線から，どの程度突出しているかを示すもので，美人は7〜13 mm，隆鼻術希望者は2〜9 mm であるという（図24-1-18）．

h. 鼻根部最陥凹点 most depressed point of nasal bridge

西田（1948）は，額鼻尖線と鼻梁線とで作られる三角形で，鼻根部最陥凹点（三角形の頂点）が，両内眼角を結ぶ線の上方にあれば高い鼻，下方にあれば低い鼻と表現しているが，この点が，上方に近いものがローマ鼻，三角形が消失したものがギリシャ鼻といえよう．もちろん他の数値とのバランスの問題がある（図24-1-19）．

i. 鼻尖曲率半径 nasal tip circle

これは鼻尖部の丸みを示すもので，内田（1967）は，8〜12 mm半径が美人で，8 mm以下ではとがった感じに，12 mm以上では丸い感じになり過ぎるという（図24-1-18）．

j. 鼻柱彎曲度 curve of columella

これは，鼻柱表面の彎曲を示したもので，凸曲型，直線型，凹曲型があり，多少凸曲型を呈するものがよい．しかし，凸曲になり過ぎると鼻柱下垂 drooping columella になって手術の対象となる．

❸下面観 caudal shape

a. 鼻下面形 caudal shape

これは，鼻底面ともいわれ，図27-1-20のような，Topinardの有名な分類がある．もちろん，これは，鼻下面の形をパターン化したもので，実際には，いろいろな形があり，鼻柱と鼻幅によって変わってくるが，鼻孔の形とは，必ずしも一致しないことがある．Farkasら（1983），渡辺（1994）の分類がある．

b. 鼻孔形 nostril shape

これも，人種によって差があり，鼻下面の形に応じて，いろいろなタイプがある．いわゆる美人では，鼻尖に向かう柿の種型がよいとされているが，年齢差もあり，乳幼児が，柿の種型の鼻孔では，可愛らしさはまったく感じられない．あまり細過ぎると，collapsed noseとなり，呼吸困難の原因になって，手術を必要とする．

森（2005）は，鼻孔の形態を涙滴型，丸型，ハート型，三角型に分類している．簡便でよい方法であろう．

24・2 外鼻の外傷・瘢痕
trauma and scar of the nos

A. 鼻出血

鼻出血は外傷では必発症状であるが，鼻中隔尖端部のKiesselbach部に血管が集中しているために，骨折，切創などを除けば，わずかな鼻ほじりなどの小外傷や，鼻をかむ，くしゃみ，咳などでの血圧上昇で出血することが多い（渡邊ら 2016）．

治療は，鼻翼圧迫，焼灼，タンポンなどの方法で止血できる．

B. 外鼻の外傷

❶切挫創 laceration and contused wound

交通事故によるフロントガラス片や，転倒などによるもの，特殊なものとして，スキーエッジによる切創などがある．

治療は，もちろん，創傷治療の原則に従い，郭清ののち縫合するが，外鼻自体が凸面を呈しているため，長い直線状創になると，瘢痕拘縮によって陥凹しやすくなるから，Z形成術なり，W形成術などが必要となる．特に鼻孔周囲では，この点大切であり，しかも，わずかなずれでも極めて目立ちやすい（図24-2-1）．

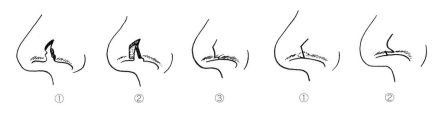

a：Kazanjianの半切法　　　　　b：Z形成術

図 24-2-1　鼻翼切創の縫縮法

(Kazanjian VH et al：The Surgical Treatment of Facial Injuries, Williams & Wilkins, p597, 1959 より引用)

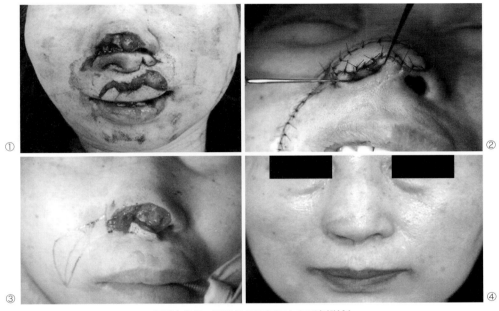

図 24-2-2　外鼻から口唇にわたる剝脱創
①：術前，②：鼻唇溝皮弁のデザイン，③：術直後，④：術後2年

(飯田直成：日形会誌 26：471-475, 2006 より引用)
(飯田直成氏提供)

❷穿通創 perforation wound

鼻腔への穿通創の場合は，鼻腔内を消毒のうえ，粘膜縫合を必要とし，場合によっては鼻軟骨の縫合も行う．特に鼻中隔損傷を合併しやすいことも忘れてはならない．また，瘢痕による鼻腔狭窄にも注意が必要である．

❸咬創 animal bite

イヌ，ときに人間などによって鼻尖部を咬み切られることがある．口内常在菌のため，創としては，かなり汚染されており，感染に対する対策を要する（図 24-2-2，図 24-2-3）（第3章「創傷治療」の項参照）．

❹皮膚欠損創 skin defect

外傷によって皮膚が欠損している場合，1cm程度のものであれば，剝脱された組織を，複合移植 composite graft の原理に従って移植する（図 24-2-3）．
皮膚欠損が大きい場合は，分層植皮を行うが（図 24-2-4），郭清術によって創の清浄化が，かなり期待できる場合は，

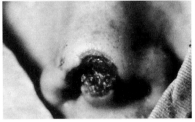

a：術前

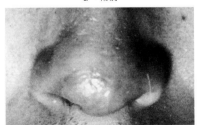

b：額部より皮膚−筋肉を複合移植として移植後3ヵ月

図 24-2-3　鼻尖部咬創の複合移植法による修復例

(鬼塚卓弥：形成外科 8：259, 1965 より引用)

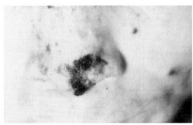
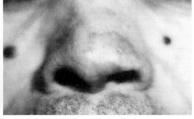

a：外傷による欠損　　　　　　b：術後1年

図24-2-4　遊離植皮による鼻尖鼻翼部皮膚欠損の修復例

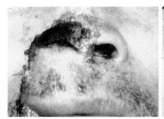
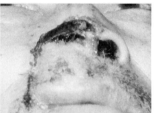

a：術前　　　　　　b：術前

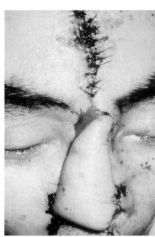
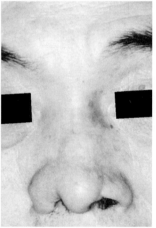

c：額部皮弁による修復　　　　　　d：術後4年

図24-2-5　外鼻から口唇にわたる外傷

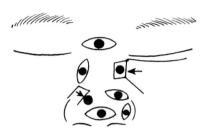

図24-2-6　外鼻の小瘢痕の修復法（位置による切開方向の区別）

C. 外鼻の瘢痕

❶鼻根部 nasal bridge

a. 小瘢痕 small scar

　小範囲であれば，この部分の皮膚には，比較的余裕があるので，縫縮可能である．この際には，内眼角部の変形に注意する（図24-2-6）．

　なお，5mm以下のものは，くり抜き法といって，瘢痕切除後自然治癒させる場合もある（Goldwynら1977）．しかし，この方法も部位によって効果に差異があり，眉間部，内眼角部，鼻唇溝周囲は，効果はあるが，鼻背，鼻尖，鼻翼部は効果が少ない（Beckerら1991）．

b. 線状瘢痕 linear scar

　通常のものにはW形成術を行う．内眼角部のひきつれなどがある場合には，Z形成術により瘢痕拘縮を除去する（図24-2-7）．

c. 縫縮不可能な広範囲瘢痕 extensive scar

1）額部皮弁 forehead flap

　額部からの伸展皮弁法 advancement flap であり，術後の瘢痕はあまり目立たない（図24-2-8）．

2）動脈皮弁 artery flap

　滑車上動脈，眼窩上動脈を利用した額部の皮膚を移植する方法である．

3）遊離植皮 free skin graft

　鼻根部の皮下軟部組織が残存していれば，遊離植皮が可能であり，額部に瘢痕が残ることを嫌う人には適応がある．採皮部は，耳介後部がよいが，術後に，移植皮片境界部の瘢痕，および色素沈着の点には注意しなければならない．

全層植皮でもよい．

　骨露出創，あるいは穿孔創の場合は，小範囲であれば，局所皮弁で被覆するが，広範囲であれば，いったん創を閉鎖し二次的に再建術を行う．

　穿孔創のような場合は，創断端の縫合を行っておくか，外面の皮膚と内面の粘膜を縫合し，穿孔のままにしておいて二次的に変形修正を行う（図24-2-5）．

❺鼻骨骨折

　第28章-4「顔面骨骨折」の項参照．

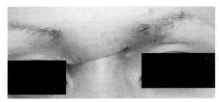
a：術前

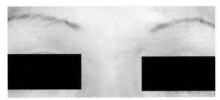
b：術後4ヵ月

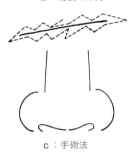
c：手術法

図24-2-7 鼻根部瘢痕
鼻根部の縦方向，水平方向のカーブに合わせてZ形成術やW形成術を行う．
(鬼塚卓弥：手術36：901, 1982より引用)

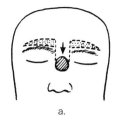
a.

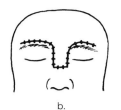
b.

図24-2-8 額部を利用した伸展皮弁法
(Barsky AJ et al : Principles and Practice of Plastic Surgery, McGraw-Hill, p270, 1964より引用)

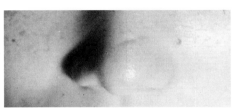
a：術前

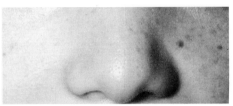
b：術後7年

図24-2-9 鼻背部瘢痕のW形成術による修復例
(鬼塚卓弥：手術36：901, 1982より引用)

図24-2-10 外鼻瘢痕切除にみられやすい変形
カーブのある部位では平坦な部位に比べて切開線を長くしないとdog earを修正できずに，図のような変形を起こしやすい．

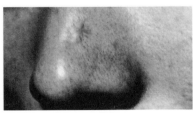
a：術前

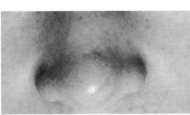
b：縫縮術後8ヵ月

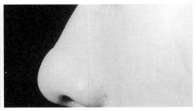
c：縫縮術後8ヵ月

図24-2-11 外鼻瘢痕切除にみられやすい変形
dog earは残らないのに，瘢痕切除で部分的に外鼻皮膚が短縮するため，周囲皮膚が相対的に盛り上がってみえる．
(鬼塚卓弥：手術36：901, 1982より引用)

　著者は，できるだけ植皮しないで，連続縫縮術か皮膚伸展法を行っている．このほうが，術後の結果がよいからであるが，もちろんその適応には限度がある．

❷鼻背部の瘢痕 dorsum scar
a． 浅い瘢痕，線状瘢痕 linear scar
　鼻根部の場合に準ずる（図24-2-9）．しかし，鼻背部のカーブのため，術後，変形が起こらないように注意しなければならない（図24-2-10, 図24-2-11）．
b． 比較的広範な瘢痕 moderate extensive scar
1）額部伸展皮弁と動脈皮弁 forehead flap and artery flap
　鼻根部と同じように適用できるが，鼻背部では，動脈皮弁を，鼻根部の皮下に作成したトンネルを通して移植するほうがよい．伸展皮弁は，欠損部分が下方にあるほど，移動に無理が生じる（図24-2-8）．鼻尖部に近いところでは，鼻中隔を切除すれば，図24-2-6のように縫縮することもで

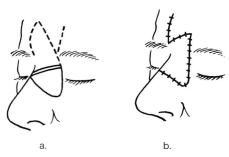

図24-2-12　額部よりの回転皮弁法
(McGregor IA : Fundamental Techniques of Plastic Surgery and Their Surgical Applications, Livingstone, p176, 1972より引用)

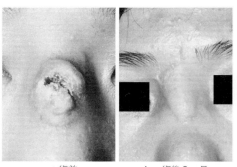

図24-2-13　プロテーゼによる鼻背部穿孔創
図24-2-11の手術法を用いる.

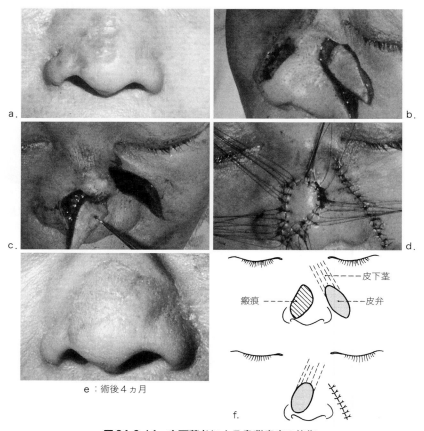

図24-2-14　皮下茎弁による鼻背瘢痕の修復

きるが大きさに制限がある.

2) 鼻根部皮弁 nasal bridge flap
額部を一部利用した鼻根部の皮弁であるが，鼻根部に近い側にのみ適応される (図24-2-12, 図24-2-13) (Rintala ら1969, 岡田ら1997).

c. 頬部皮弁 malar flap
頬部の皮膚をずらしてくる方法で，老年者では皮膚に余裕があるために伸展皮弁でもよいが，若年者では頬部横転皮弁 malar flap でないと皮弁の移動ができない. しかも，本法は欠損部の大きさに比べて採皮部の手術侵襲および術後の瘢痕が大きい. しかし，皮下茎弁を利用すれば，この欠点を少なくできる (図24-2-14).

d. 広範な瘢痕 extensive scar

1) 遊離植皮 skin graft
外鼻への遊離植皮は，有茎植皮に比べて簡単な方法であり，また，他の部位への遊離植皮に比べて生着がよく，骨や軟骨が露出していない限り，その適応がある (図24-2-15).

a) 採皮部
鼻背部の遊離植皮は次の順序で採皮部を考慮する.
①耳後部：全層植皮によいが，色調が赤味を帯びやすく，

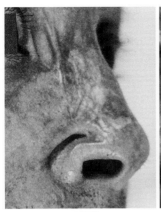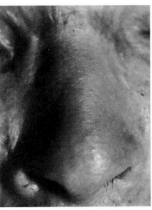

a：術前　　　　　　　b：植皮後2年
図24-2-15　鼻背全体の植皮

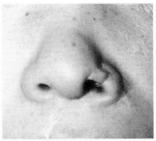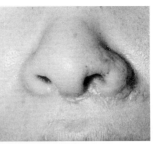

a：術前　　　　　　　b：術後10ヵ月

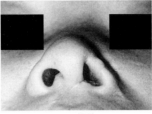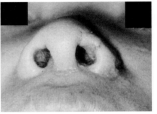

c：術前　　　　　　　d：術後10ヵ月
図24-2-16　鼻翼部瘢痕
Z形成術が主体になる切開線を用いる．
（鬼塚卓弥：手術36：981, 1982より引用）

特に鼻尖部ではその傾向が強い．
②オトガイ下部：小範囲の植皮にはよいが，広範囲の植皮に対しては量的に不足する．取り過ぎると頸部の変形を起こす．
③鎖骨部：広い植皮片の採取にはよいところであるが，植皮片に術後色素沈着をきたすことがある（図24-2-19）．

b）植皮上の注意
①植皮範囲：Gonzalez-Ulloa（1946）のaesthetic unit 美容的単位の考えかたに従い，ある程度の正常皮膚が犠牲になっても，外鼻全体に植皮したほうが，術後植皮片の境界部瘢痕が目立たなくてよい．なお，岡田ら（2005）は，外鼻の美容的単位を，さらに細かいunitに分けているが，再検討の必要があろう．
②植皮片の固定：外部からtie over法を行うが，あまり強く圧迫すると，母床に硬い鼻骨があるので，植皮片の壊死をきたすことがある．内部からは，鼻腔内に軟膏ガーゼを充填（タンポン）しておく．1週間以内には抜去する．
③境界部瘢痕：術後，特に内眼角部近くまで植皮すると，植皮片の境界が浮き上がってくることがあるが，これは二次的に内眼角形成術を行って修正する．
④鼻軟骨のtelescoping：外鼻の熱傷などで，広範囲が瘢痕化すると，その拘縮によって望遠鏡が短くなるように鼻が短縮しやすい．大鼻翼軟骨の頭側は，解剖学的に鼻骨の内側に位置するためである．同時に鼻翼が拘縮することで鼻前庭が露出，鼻柱が突出するといった特有の変形を呈する．したがって，この変形を修正しておかないと植皮後の形態も改善されない（図24-2-15）．

2）皮弁 flap
a）皮弁の適応
①前記局所皮弁の適応，およびそれ以上広範な皮膚欠損のある場合
②骨，軟骨の露出している場合
③将来，隆鼻術を行う必要のある場合

b）皮弁採皮部
①額部：皮膚のきめ，色調の点で最も適しているが，採皮部の瘢痕が他に比べて目立つ．
②耳前部：遊離吻合複合皮弁として，皮膚とともに耳珠軟骨も移植できる（Michlitsら2004）．浅側頭動脈は径0.65〜0.82である．
③頸部：オトガイ下部は，術後瘢痕が比較的目立たず色調の点もよいが，有毛部であり男性では利用できない．また，遊離吻合皮弁でない限り，皮弁の移動，手術回数が多いのも欠点である．
④胸部：無毛部を選ぶことができるが，吻合皮弁でない限り皮弁の移動に時間がかかり，移植皮膚も白っぽくなる．
⑤上腕部：無毛部であり前述と同じであるが，移植皮膚が白っぽくなる．
⑥腹部：上述各部位からの採取ができない場合の最後の方法である．

c）手術法
一般の皮弁法の原則に従う．

❸鼻尖・鼻翼部の瘢痕 scar of the nasal tip and ala
a. 小範囲の瘢痕 small scar
1）剥皮術 abrasion
鼻翼部は，毛嚢，汗腺が発達しているから，相当深く削っても術後の瘢痕が目立たない．
2）縫縮術 reefing
伸展皮弁法（図24-2-8），Z形成術の併用（図24-2-16，図

236　第**24**章　鼻部形成術

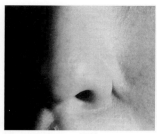

a：術前　　　　　　　b：術後1年

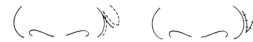

c：手術法

図24-2-17　鼻翼溝の瘢痕
Z形成術を用いる．

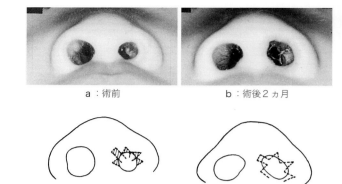

a：術前　　　　　　　b：術後2ヵ月

c：手術法（連続W形成術）
斜線部皮膚は切除．

図24-2-18　左鼻孔狭窄
注意しないと，鼻孔縁がでこぼこになりやすい．

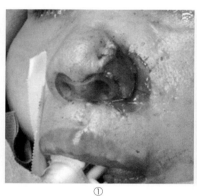 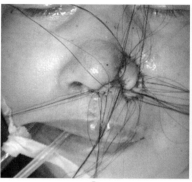 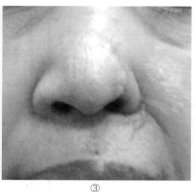

①　　　　　　　　　　②　　　　　　　　　　③

図24-2-19　ヘルペスによる瘢痕性鼻孔閉鎖（60歳代女性）
①：拘縮除去後，人工真皮貼付．②：鎖骨部より全層植皮，拘縮予防にリテイナー装着．③：術後7ヵ月．なお，移植縁が陥凹しており，再修正を要する．

（高原寛氏提供）

24-2-17）．
3）皮弁形成術 flap
Z形成術に準ずるが（**図24-2-5，図24-2-17**），Wheatleyら（1997）の方法もその一種である．最近，政岡ら（2014）は，Wheatley法の報告を行っている．
4）遊離植皮術 free skin graft
鼻翼全体とか鼻背全体とか aesthetic unit に従う．
5）複合移植 composite graft
耳介からの移植が行われる．
6）軟骨移植 cartilage graft
鼻尖 tip を挙上するとき使用（Sheen 1993）．
b.　広範な瘢痕 extensive scar
鼻尖，鼻翼部全体にわたる瘢痕のときには，telescoping現象（望遠鏡を短くするような状態で瘢痕拘縮により鼻軟骨部が鼻骨の下にめり込むため鼻尖部が圧平される）を起こしている場合があるので，術前の精査を要する．後者の場合は，欠損と考えて処置しなくてはいけない．

1）遊離植皮 free skin graft
簡便な方法であるが aesthetic unit（美容的単位）の点で考えさせられることも多い．通常，耳後部の皮膚を用いるが鎖骨部も利用される（**図24-2-19**）．
2）局所皮弁 local flap
額部皮弁，鼻唇溝皮弁は，従来からしばしば利用される方法であるが，頬部双葉状皮弁 bilobed flap などが報告されている（Gardetto，ら2004，渥美ら2004）．しかし，頬部に残る術後瘢痕には検討を要する．

❹**鼻柱の瘢痕** columella scar
通常，欠損性のことが多い．

❺**鼻腔内瘢痕（閉鎖）** scar of the nasal cavity（cicatricial closure）
鼻腔内に瘢痕を生じた場合は通常狭窄あるいは閉鎖を起こす．

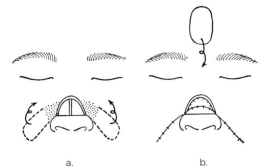

図24-2-20 両側鼻唇溝皮弁による鼻腔の裏打ち
その上に額部皮弁を移植したり，遊離移植したりする．

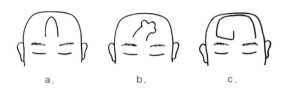

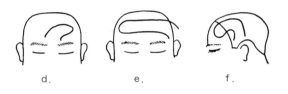

図24-2-21 額部皮弁の諸型

(Converse JM：Reconstructive Plastic Surgery, Saunders, p1213, 1977より引用)

a. 線状瘢痕拘縮 linear scar contraction
　Z形成術の適応である．
b. 膜状瘢痕閉鎖 membranous scar closure
　連続Z形成術か，W形成術を用いる（図24-2-18）．
c. 広範囲瘢痕閉鎖 extensive scar closure
　瘢痕切除後遊離植皮術を行う．創前縁に（鼻孔縁でもよい）植皮片を縫合，軟膏ガーゼを充塡したあと外部からも圧迫固定する．創後縁の縫合は要しない．モデリングコンパウンドに植皮片を巻いて，鼻腔内に挿入する方法もあるが，操作が煩雑である．問題は，術後移植片の収縮を防ぐために，リテイナーを長期間鼻腔内に充塡する必要がある．香西ら（2012）は，鼻孔部に生じたケロイド様肥厚で鼻孔閉鎖をきたした1例を報告している．
d. 支柱組織欠損による閉鎖 closure due to septal defect
　上記各方法によって瘢痕形成を行ったのち隆鼻術や，鼻軟骨のみの欠損の場合は耳甲介腔軟骨を移植する（本章-5-B「鞍鼻」の項参照）．

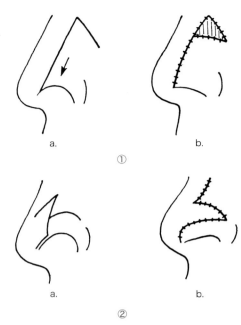

図24-2-22 鼻翼欠損修復のKazanjian法

(Kazanjian VH et al：The Surgical Treatment of Facial Injuries, Williams & Wilkins, p699, 1959より引用)

❻鼻尖三角部 nasal soft triangle
　この場所は，鼻尖，鼻翼，鼻柱の間にあって，機能的にも整容的にも大切な部位であり，Constantineら（2013）は，欠損を3型に分けている．
- タイプ1は，皮膚は正常で，粘膜，軟骨が欠損，耳介からの複合移植
- タイプ2は，粘膜は正常で，軟部組織，皮膚が欠損，軟骨と鼻唇溝皮弁
- タイプ3は，粘膜，軟部組織，皮膚の欠損，前額皮弁

D. 外鼻の全層欠損（穿孔） perforation

❶鼻背部の全層欠損（穿孔）
　鼻背部の全層欠損は交通事故や腫瘍摘出後に起こりやすい．
a. 小欠損 small perforation
　皮膚，粘膜の層々縫合を行う．
b. 縫縮不可能な欠損（穿孔） big perforation
　この場合は，外表（皮膚側）と裏打ち（粘膜側）の形成が必要である．
①通常，まず裏打ちとして穿孔部の周辺に皮弁を作り，穿孔縁を茎にして反転し，その上にさらに周辺の皮弁を移動して重ねるか，額部の皮弁を移植する（図24-2-20）．
②穿孔部周辺の皮弁が利用できない場合は，額部（図24-

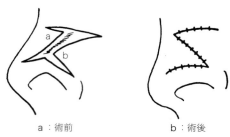

a：術前　　　　　　　　b：術後
図24-2-23　KazanjianのZ形成術
(Kazanjian VH et al：The Surgical Treatment of Facial Injuries, Williams & Wilkins, p597, 1959より引用)

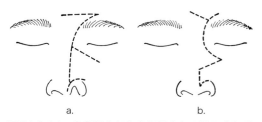

a.　　　　　　　　b.
図24-2-24　鼻背部皮弁と鼻根部皮弁の組み合わせ

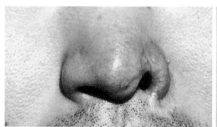
a：術前

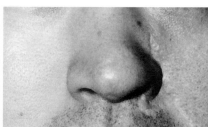
b：術後2年

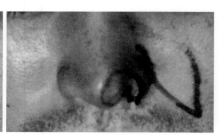
c：手術法

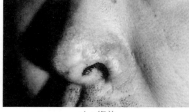
d：術前

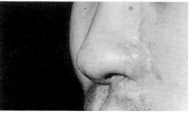
e：術後2年

図24-2-25　鼻唇溝皮弁による鼻翼再建

2-21)の皮弁の裏側に，あらかじめ遊離植皮をしておくか，皮弁先端を管状皮弁にして移植する．

❷鼻翼部の全層欠損 total defect of the ala

a. 縫縮術 reefing

小範囲の欠損に用いられるが，単なる縫縮では，瘢痕拘縮により鼻孔縁に陥凹ができるから，この部分のみZ形成術を行うか，Kazanjian (1959)のように鼻翼の皮膚を半切してzigzagに縫合する（図24-2-1）．

b. 外鼻部皮弁 nasal flap

図24-2-22～図24-2-24のように，いろいろな方法がある．

c. 鼻唇溝部皮弁 nasolabial flap

Kazanjian (1959)によれば（図24-2-25～図24-2-31），鼻唇溝は皮膚が母床に固着している口唇部と，固着していない頬部との境界である．したがって，皮膚の余裕の点で，鼻唇溝の外側，つまり頬部に皮弁を作るほうがよい．しかし，実際には，若年者のように皮膚に余裕がない場合は，採皮部の変形が目立ちやすい．また図24-2-28～図24-2-30

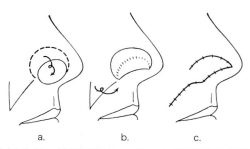

a.　　　b.　　　c.
図24-2-26　蝶番皮弁 hinge flapと鼻唇溝皮弁の併用

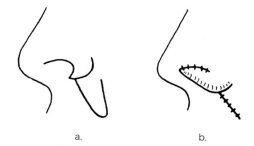

a.　　　　　　　b.
図24-2-27　鼻唇溝皮弁を折りたたんで鼻翼欠損を修復

24・2 外鼻の外傷・瘢痕 239

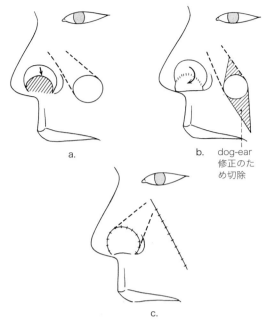

図24-2-28 蝶番皮弁と皮下茎皮弁 subcutaneous pedicle flap の併用

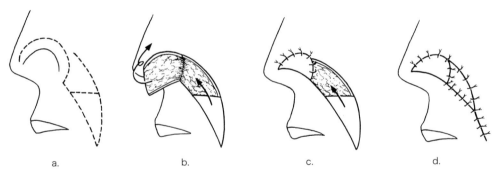

図24-2-29 鼻翼欠損の修復（2つの皮下茎弁利用）
(Herbert DC : Br J Plast Surg 31 : 79, 1978 より引用)

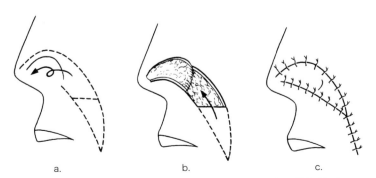

図24-2-30 鼻翼欠損の修復（1つの反転皮弁と1つの皮下茎弁利用）

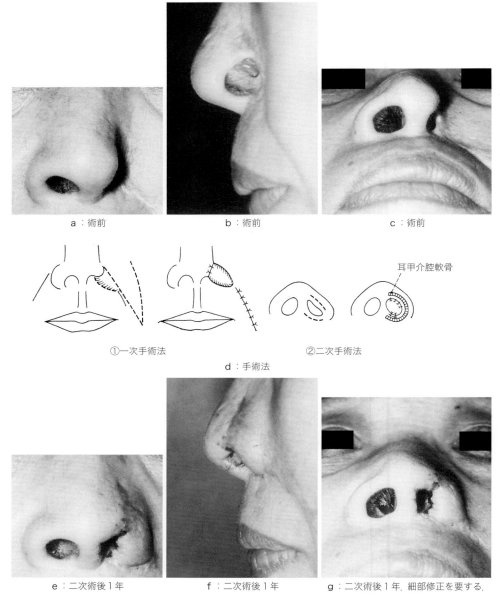

図24-2-31 鼻翼部欠損修復例

のように，皮下茎弁による修復法もある．また，Iidaら（2000）は，鼻唇溝皮弁に口腔粘膜を付着させて皮膚側，粘膜側を同時に再建する方法を報告している．

d. 額部皮弁 forehead flap

通常では，median forehead flap が用いられるが，本法は，皮膚のきめ，色調の点で優れており，採皮部の瘢痕も比較的目立たない．しかし，手術回数が2回になり，治療期間が長くなるのは欠点であり，また，皮弁の特徴として，全体に膨らみやすく，外面はよいが鼻孔内がふさがれやすい（図24-2-32）．

額部皮弁を島状皮弁として，1回の手術で移植することも可能である（図24-2-33）．また，tissue expander で皮膚を伸展させれば，広い皮弁の移植も可能である（Fan 2000）．Giuglianoら（2004）は，現在でも，額部皮弁は鼻形成にはよい皮弁としている．

滑車上動静脈が主な血管系になる（永田ら 2014）．

e. 後耳介側頭皮弁 retroauricular temporal flap

鷲尾皮弁（1968）のことで，皮膚と耳介軟骨の同時移植が可能であるが，植皮部の大きさに対し手術侵襲が大きく，また，注意しないと血行不全を起こしやすい（図24-2-34）．古典的方法である．現在は使用しないが，報告例としてはHenrikssonら（2005）がある．

f. 鼻背皮弁 dorsum flap

Rintalaら（1969）の報告したもので，鼻尖の皮膚欠損に

24・2 外鼻の外傷・瘢痕　241

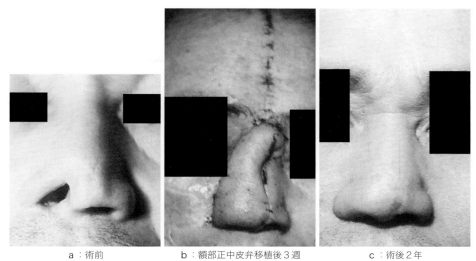

a：術前　　b：額部正中皮弁移植後3週　　c：術後2年
図24-2-32　額部正中皮弁による鼻翼欠損修復術
(鬼塚卓弥：交通災害19：62,1965より引用)

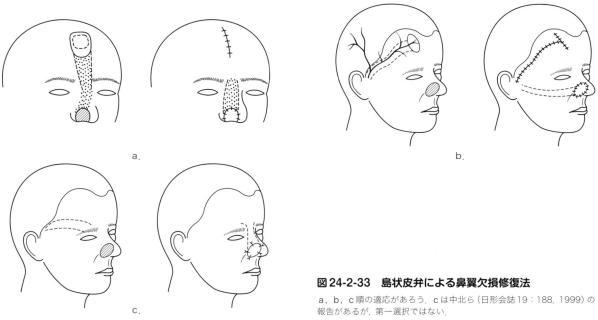

図24-2-33　島状皮弁による鼻翼欠損修復法
a, b, c順の適応があろう. cは中北ら(日形会誌19：188, 1999)の報告があるが, 第一選択ではない.

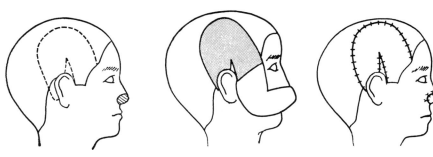

図24-2-34　鷲尾法
方法としては報告されているが適応は少ない.
(鷲尾　宏：形成外科11：285, 1968より引用)

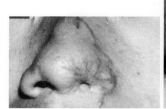
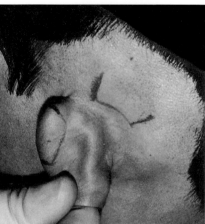
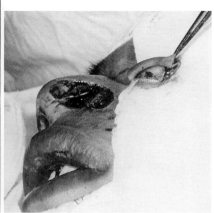

a：鼻翼の瘢痕，鼻孔狭小化
b：耳輪より複合移植片採取．採皮部は，側頭部の皮弁で一次的に閉鎖
c：鼻翼部の瘢痕を切除．鼻孔を拡大したあと，複合移植片を移植しようとしているところ

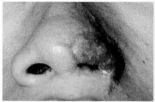
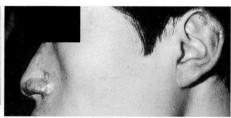

d：術後3ヵ月
e：術後，採皮部は側頭皮弁を切離．これを丸めて耳輪を作成

図24-2-35 複合移植による鼻翼修復例

用いる（Chia ら 1994）．

g. 前頭側頭皮弁 frontotemporal flap

Schmid flap といわれ，こめかみ部分の皮弁を移植する方法である．滑車上動脈の一部が含まれているといわれるが，random pattern flap であり血行には注意を要する．また，顔面神経損傷の危険もある（中北ら 1999）．

h. 複合移植 composite graft

鼻翼部の全層欠損の修復法としては，小範囲欠損に適した方法である．

1) 採皮部 dornor sites
a) 耳介

最もしばしば利用される採皮部であり，図24-2-35，36のような部位が好んで選ばれる．採皮部の欠損は，縫縮するが縫縮後の耳輪の変形はZ形成術などで修正する．

b) 鼻翼

健側鼻翼を用いるが，日本人のように，鼻孔の小さい場合には用いにくい．たとえ用いたとしても，小さな欠損に対してのみ適応があり，その程度の欠損であれば，他の方法で十分修復できるので，利用価値はほとんどない．

2) 手術上の注意

①エピネフリンの局注を行わない．
②できるだけatraumatic（愛護的，無傷的）に手術する．
③母床との接触面積を広くする．その方法として次の2つがある．
　(i) hinge法：欠損周囲の皮膚を反転する．
　(ii) 埋入法：graftの一部を欠損周囲皮下に挿入する（同時に固定もよくなる）．
④止血を厳重に行う．
⑤最小限度の縫合に止める（接触部の阻血性壊死を起こさせない）．
⑥採皮部も術後の変形が目立たないように修復すべきである．
⑦術後アルミホイルと氷水とで，移植部を冷却すると生着効果が上る（平瀬ら 1993）．

i. 遠隔皮弁 distant flap

手術回数，治療期間，術後の植皮片の色調の点であまり好ましくない．

j. 遊離吻合皮弁 free flap

移植部の血管としては，顔面動脈，口唇動脈，浅側頭動脈（Pribaz ら 1993，Zhang ら 2008）などが用いられる．遊離吻合耳介軟骨皮弁は，血管茎が短く，血管移植を要するし，適応には注意が必要である（田中ら 2002，Walton 2005）．

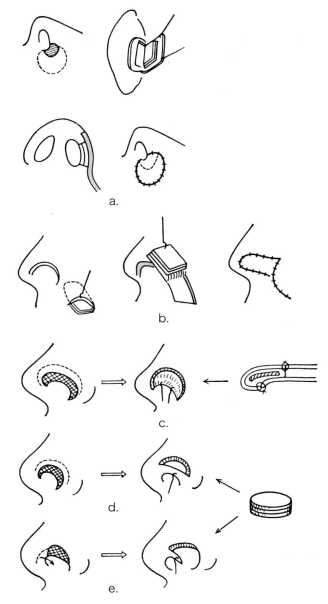

図24-2-36 鼻翼部分欠損部への耳介遊離複合移植のいろいろ
(田嶋定夫:標準形成外科学,鬼塚卓弥編,医学書院, p184, 1975;鬼塚卓弥:交通医 27:376, 1973;Converse JM: Reconstructive Plastic Surgery, Saunders, p1223, 1977 より引用)

❸鼻柱欠損 columella defect

a. 上口唇部皮弁 upper lip flap

図24-2-37, 図24-2-38 のような方法がある.その他,上口唇中央部の皮膚を利用した方法は,いくつか報告されているが,上口唇中央に採皮部の瘢痕が残るので,唇裂手術瘢痕と誤解されないような配慮も必要である.

b. 頬部皮弁 malar flap

鼻唇溝部の皮弁を利用する方法である.皮膚の色調,きめの点ではよいが,採皮部の瘢痕が目立ちやすい(図24-2-39).

c. 上口唇皮弁と頬部皮弁の併用 upper lip flap and malar flap

上口唇の皮弁で鼻柱を修正,その採皮部を頬部皮弁で被覆するという,双葉皮弁 bilobed flap 法である.

d. 鼻腔粘膜軟骨弁 muco-cartilagenous flap

鼻腔内の粘膜と,大鼻翼軟骨の複合弁を,鼻柱側方に移植する方法である(図24-2-40, 図24-2-41).

e. 鼻翼皮弁 alar flap

これは,鼻孔縁皮弁を用いる方法で,意外と効果がある(図24-2-42).しかし,high alar rim になりやすい(図24-5-45).

244　第24章　鼻部形成術

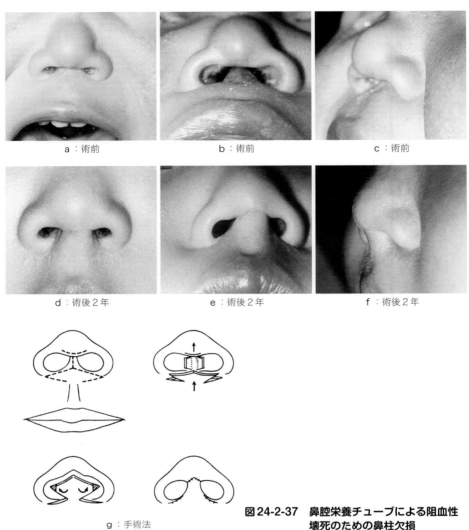

図24-2-37　鼻腔栄養チューブによる阻血性壊死のための鼻柱欠損

図24-2-38　Flowers法（1999）

鼻孔底の鼻柱基部にpedicleを置くdenuded flapを鼻柱に挿入し，膨らませる方法．

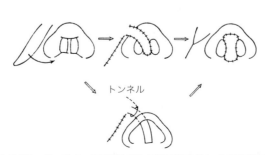

図24-2-39　Pedicleを頭側に置く鼻唇溝皮弁による鼻柱再建術

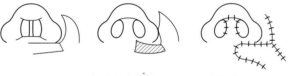

図24-2-40　口唇と鼻唇溝からのdouble flaps

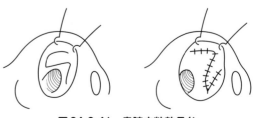

図24-2-41　鼻腔内粘軟骨弁

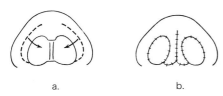

図24-2-42　鼻孔縁皮弁による鼻柱再建術

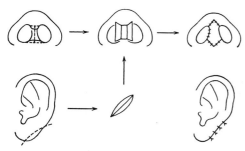

図24-2-43　複合移植による鼻柱欠損の修復法

f. オトガイ下部皮弁　submental flap

オトガイ下部の皮膚を管状皮弁として，waltz法で移動する方法である．オトガイ下部は，瘢痕の目立たない部位ではあるが，複数回の手術を要し今では用いられることは少ない．

g. 複合移植　composite graft

鼻柱に用いる皮膚は通常，耳介の対耳輪部，あるいは耳垂部外縁が用いられる．手術法は一般の複合移植法と同じである（図24-2-43）．

h. 遊離吻合皮弁　free flap

浅側頭動静脈を利用して耳介複合組織を顔面動静脈に吻合する方法（田中ら2003）．吻合前腕皮弁を報告（深水ら2010）．

❹鼻翼・鼻尖・鼻柱の同時欠損　total defect of ala, tip and columella

外鼻の下部が，ほとんど欠損している場合は，額部皮弁の適応である．

額部が高い人は，頭皮茎額部皮弁 scalping forehead flapを，額部の低い人は，横に長い額部皮弁を利用する．術前に時間的余裕があれば，tissue expanderで皮膚を伸展しておく場合もある（飯田ら1999，秋元ら2002）．遊離吻合皮弁を第一選択として考える人もいる（図24-2-44〜図24-2-46）．

a. 頭皮茎額部皮弁　scalping forehead flap

頭皮（特に側頭動静脈）を茎にした額部の皮弁で，現在では吻合皮弁が主流となっているが，採皮部によってはかえって目立つ．本法はいまだに有用な皮弁のひとつである．

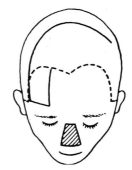

図24-2-44　頭皮茎額部皮弁の切開線

最近の報告としては，Burgetら（2007）Mureauら（2007）がある．

1) 切開・剥離

図24-2-44のように切開する．

額部皮弁は，皮膚と前頭筋との間で剥離するほうが，鼻を形成したときに，はれぼったい感じが少なく，さらに採皮部の術後の変形も少ない．しかし，注意して剥離しないと，皮弁の血行を障害する恐れがある．頭皮および額部の茎部は，帽状腱膜下で剥離する．

2) 縫合

皮膚を剥離したら，皮弁先端を鼻柱および鼻翼に相当するところで折りたたんで縫合し，各断端を梨状口周囲に縫合する．なお，茎部は縫合できればtubeにしてもよいが，無理にtubeにする必要はない．

3) 採皮部

採皮部の創は，人工皮膚で被覆する．

4) 術後固定

鼻孔内には，軟膏ガーゼを充填し，外部からは軽く圧迫固定するにとどめる．

5) 皮弁切離

通常，3週後に行うが，血行がよければ2週間目でもよい．切離した皮弁茎部は，元の位置に縫合するが，皮下に結合組織の増殖があるので，これを切除するか割をいれないと，皮弁が元の大きさに広がらない．出血に注意が必要である．

6) 術後

場合によっては，さらに形の修正を行う．

図24-3-14は，有棘細胞癌の症例であるが，頭皮茎前額皮弁の例である．

b. 頭皮茎耳介部皮弁　scalping auricular flap

本法は，前述の頭皮茎前額部皮弁とほぼ同様であるが，異なるのは，長所として耳介軟骨を同時に移植できること，短所としてflapのdelayを要することであろう（図24-2-45）．delayを必要としない点では，側頭動脈を利用した鎌型皮弁 sickle shaped flap，鷲尾皮弁（1968）（図24-2-34）が

246　第**24**章　鼻部形成術

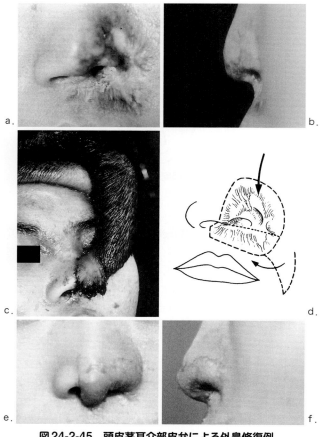

図24-2-45　頭皮茎耳介部皮弁による外鼻修復例
a, b：尋常性狼瘡による鼻翼, 鼻柱, 口唇にわたる広範囲の瘢痕化
c：頭皮茎耳介部皮弁移植後, 同時に耳介軟骨を移植してある
d：手術法　口唇部は鼻唇溝皮弁にて再建, 鼻は頭皮茎耳介部皮弁にて修復.
e, f：flap切離後, 鼻柱部の皮膚は壊死に陥ったため, 改めてオトガイ下部よりtubeで鼻柱作成

(鬼塚卓弥：形成外科 14：465, 1971より引用)

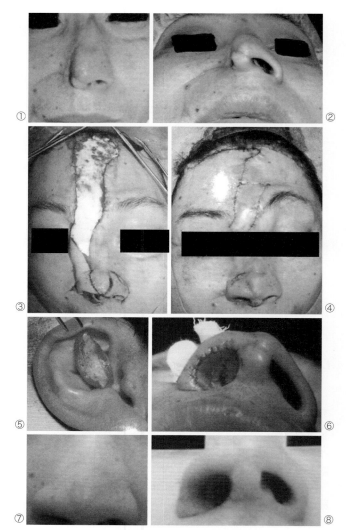

図24-2-46　鼻翼欠損, 鼻腔狭窄
①②：交通事故による鼻翼欠損, 鼻腔狭窄, 30歳代男性, ③：前額皮弁にて修復, ④：皮弁切離, ⑤⑥：半年後, 耳甲介から皮膚軟骨複合組織で鼻翼内側に移植, ⑦⑧：術後1年

(小林公一ほか：日本頭蓋顎顔面外科学雑誌 27：362-369, 2011より引用)
(小林公一氏提供)

ある.

c.　額部皮弁　forehead flap

正中額部皮弁は, 前述(図24-2-32, 図24-2-33)のように, ときどき用いられるが, 外鼻下部全体, あるいは外鼻全体にわたるような場合には, 額部が広くないと利用しにくい. しかし, 額部が狭いときには, 額部全体を利用しなければならず, また, そのほうがGonzallez-Ulloa (1956)のaesthetic unitの考え方からも, 術後の変形が少なく瘢痕が目立たない. 団子鼻様の変形を予防する.

最近は, tissue expanderも利用される(Apesosら 1993).
術後の処置は, scalping forehead flapと同様に行ってよい.

d.　鼻唇溝部皮弁　nasolabial flap
(図24-2-25～図24-2-31)

e.　遠隔皮弁　distant flap

遠隔皮弁特有の膨らみと, それによる鼻孔狭窄がある. 採皮部を目立たないところに選べるとしても, 手術効果は額部皮弁に比べはるかに劣る.

f.　遊離吻合皮弁　free flap

現在では, 局所皮弁でなければ遊離吻合皮弁の適応を考える.

悪性腫瘍摘出後の再建では, すでに頭皮冠状切開が行われていたり, あるいは, 他の原因で裏打ちのための局所皮弁が利用できないときは, 前腕皮弁, 足背皮弁なども選択されるが, 色調color match, 肌理color textureは悪い(吉村 2003, 中嶋 2003, 多久島ら 2003). 肋骨付き皮弁による外鼻再建の報告もある(松井ら 2003). Michlitsら(2004)は, 耳珠からの吻合皮弁を報告しているが, やはり皮膚の色調, 肌理では額部皮弁には劣る.

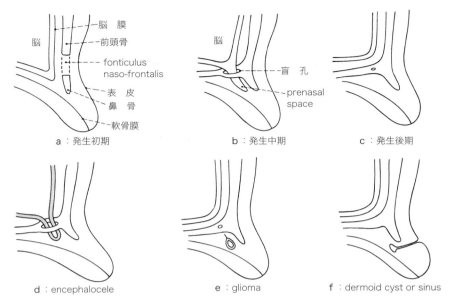

図 24-3-1　先天性腫瘍の発生
(一部は、Converse JM : Reconstructive Plastic Surgery, Saunders, p1170, 1977より引用)

❺鼻中隔欠損 septal defect

鼻中隔は、単独でも腫瘍や細菌性疾患、薬物性疾患によって穿孔することもあり、また外鼻とともに穿孔することもある。鋤骨篩骨結合部に多い（Teichgraeberら1993）。

治療は、小さい場合は、放置してもよいが、広範囲になると鞍鼻を呈するので、骨移植、軟骨移植による隆鼻術や、Brent（1978）のように perichondro-cutaneous graft を用いて軟骨膜からの軟骨再生を図る（鞍鼻を呈したものは、本章-5-B-③「鞍鼻の修正術」の項参照）。

24・3　鼻の腫瘍　tumors of the nose

鼻部腫瘍は、94％が良性で、母斑細胞母斑、表皮嚢腫、脂漏性角化症、線維腫の順で多いという（坂本ら2003）。

先天性腫瘍としては、
①外胚葉性：dermoid cyst など
②中胚葉性：hemangioma, lipoma など
③神経原性：encephalocele, glioma など
がある（内田ら2004）。

A. 良性腫瘍 benign tumor

❶発生異常に伴う腫瘍

鼻の発生は、最初軟骨性であるが、この軟骨様膜 cartilagenous capsule の前方に、鼻骨と前頭骨が発育するため、後方に、前鼻間隙 prenasal space が生じ鼻尖のほうまで伸びるようになる。しかし、この間隙に、脳膜が尻尾のように入り込んでいるが、成長に従って盲孔 foramen cecum を残して骨組織に取り囲まれる。次に、この脳膜突起は、正常では閉鎖されるが、その閉鎖過程に異常が起こると、脳実質と脳膜が遺残して脳髄膜瘤 encephalocele となり、これが脳膜と髄液であれば meningocele といい、脳本体との連絡がとだえグリアと結合組織を含むのが神経膠腫 glioma と解釈されている（Powellら1975, Converse 1977）。一方、dermoid cyst は、他の部位にみられるものと同じく、胎生癒合の際、外胚葉組織が迷入して生じるものであり、鼻では naso-optical furrow に沿って生じる（図24-3-1）。

❷神経原性腫瘍 neurogenic tumor

a. 神経膠腫 glioma

鼻膠 nasal glioma は、Reid（1852）の報告が始めであり、Schmidt（1900）によって命名され、脳瘤由来とされるまれな腫瘍である（和田ら1980）。鼻外に60％、鼻内に30％、鼻内外に10％の割で出現し、男女差は、3：2であるという（Walkerら1965, 和田ら1980）(図24-3-2)。

鼻外 glioma のときは、鼻根部の半球状の比較的硬い腫瘤として生下時に発見されることが多いが、赤味を帯びているときは、血管腫との鑑別が大切である。一方、鼻内 glioma のときは、鼻骨や鼻中隔の変形、呼吸障害などを起こし、鼻ポリープとまぎらわしく、診断は、鼻外 glioma に比べて難しい。生検や、X線撮影、MRI、などを要する。と

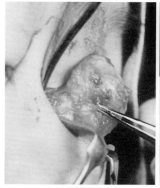
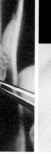

a：術前　　　　　　b：術前
c：腫瘍摘出中　　　　d：術後4ヵ月

図24-3-2　外鼻のglioma
（鬼塚卓弥：小児科19：1319, 1978より引用）

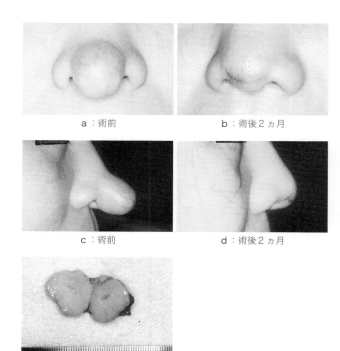

a：術前　　　　　　b：術後2ヵ月
c：術前　　　　　　d：術後2ヵ月
e：鼻尖部横切開より摘出

図24-3-3　鼻尖部皮様嚢腫

きに顔面裂を伴う（和田ら1980）．

治療は，鼻内外いずれのgliomaにしても，外鼻の発育障害を起こすので早期摘出を要するが，手術に際しては，脳内交通，脳膜損傷，脳膜炎などの発生の可能性を考慮して慎重な処置を要する．しかし，幸いに再発は少ない．

b．脳髄膜瘤 encephalocele

先天性に髄膜や脳組織が頭蓋外に脱出する疾患．

本症とgliomaとを，視診で鑑別するのは難しい．鑑別としては，X線撮影，MRIによる骨欠損，触診による腫瘍の拍動，大きさや緊張の変化，穿刺による髄液の検査などを要する．

治療は，皮膚切開より入り，必要に応じて鼻側経由，あるいは前頭骨経由にて脳髄膜瘤を切除，脳膜の閉鎖を行う．脳膜欠損が大きい場合は，筋膜移植を考慮するが，脳膜閉鎖の失敗は髄液漏出および髄膜炎への発展を覚悟しなければならない（第21章「頭部形成術」の項参照）．

c．神経線維腫症 neurofibromatosis

鼻にくる神経線維腫症は，全身疾患の局所的分布であり，他の部位にcaféau lait（褐色斑），小腫瘍などの散在があり，診断は容易である．外鼻には，びまん性のやわらかい腫瘍として触れることが多く，鼻翼なども全体的に大きく厚く，鼻骨，鼻軟骨まで変形していることが多い．

治療は，切除ではあるが，びまん性に外鼻以外にまで広がっているため完全切除は難しい．再発とのかねあいで切除を繰り返し行わざるを得ないことが多い．

❸外胚葉性腫瘍 ectodermic tumor

a．皮様嚢腫 dermoid cyst，**皮膚洞，正中鼻漏孔** dermal sinus

胎生期のnaso-optic furrowの癒合不全によるもので，Charrierら（2005）は，詳細な文献的考察を行い，E25～E55胎生時期のectodermal inclusion説を唱えている．Dieffenbach（1829）の初報告以来，約100例の発表がある．好発部は，正中線上鼻根部から鼻尖，鼻柱基部までの皮下に発生し，ときに前頭骨，鼻骨，鼻中隔にも広がることがある（図24-3-3）．Powellら（1975），Samiiら（1989）は，発生部位で分類し，先天性皮膚洞は1.2％の発生頻度という．

Newら（1937）によれば，頭頸部のdermoidで，鼻に生じるのは12.6％，McCaffrey（1979）は，8～12％と報告している．ほとんどが5歳までに気づかれることが多いが，年長者の報告例もある（李ら1987）．

皮様嚢腫が，皮面に開口するものが正中鼻瘻孔sinusで，管状のもの，えくぼ状のもの，毛髪を有するものなどがあ

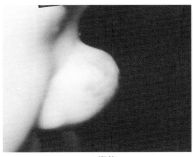
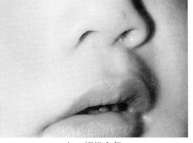

a：術前   b：術後1年

図24-3-4 鼻部血管腫

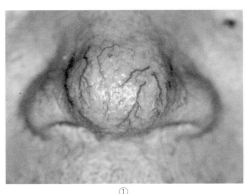
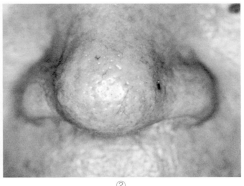

① ②

図24-3-5 酒皶鼻

①：術前，60歳代男性，②：色素レーザー照射，（日本赤外線工業，日本），波長590nm，エネルギー密度9.0J/cm²，スポット5mm，3回照射

(小薗喜久男氏提供)

る．皮様嚢腫は，半球状でやわらかく，皮膚との癒着はないが，感染，排膿を起こしたものでは癒着する．

他の鼻部腫瘍との鑑別は，比較的容易であるが，特殊な部位に発生すると，鼻骨や鼻中隔の変形を起こすので，CT, MRIなどにより慎重な診断を要する（Posnickら 1994）．頭蓋底に達するものもある（図21-7-4参照）．

治療は，瘻孔ではmethylen blueを注入して内腔を染色すると，周囲組織との区別がついて摘出しやすい．しかし，感染や既手術の症例では，残存cystまでmethylen blueが注入されないので，往々にしてcystを取り残し，再発を繰り返す．思い切って広範囲切除することが望ましい．生じた外鼻変形は，二次的再建術を行う．場合によっては，鼻骨，前頭骨を切離し，硬膜までのアプローチが必要になる場合もある（Aalstら 2005）

❹ 中胚葉性腫瘍 mesodermic tumor
a. 血管腫 hemangioma, 血管奇形 vascular malformation

単純性血管腫，苺状血管腫，海綿状血管腫，動静脈奇形，いずれも外鼻にみられる．皮膚表面に赤色調がないときは，ときに他の先天性腫瘍と鑑別を要することがあるが，通常，診断は容易である．

治療は，単純性血管腫は皮面形成術である．苺状血管腫は放置するが，最近では，ステロイド投与，あるいはレーザー治療である．海綿状血管腫，動静脈奇形と合併したときは手術的に摘出する．特に流入血管の結紮は大切である（**図24-3-4**）．宮脇ら 2001も，open rhinoplastyを勧めている．場合によっては，鼻外側に沿ったL型切開で視野を拡げて手術する（Meulenら 1994）（第20章-7「血管腫と血管奇形」の項参照）．

❺ その他の良性腫瘍および腫瘍様病変
a. 鼻瘤 rhinophyma，酒皶鼻 rosacea

ギリシャ語で，rhisは鼻，phymaはgrowthを意味することばで，Hebra（1845）によって報告された．

これは，表皮の肥厚とともに脂腺の過形成や肥大，毛孔の拡大を示す慢性炎症性疾患で，中高年，鼻尖部に多い（**図24-3-5**）．軟骨は，通常おかされないし，悪性化もまれである．緒方ら（2010）は，巨大鼻瘤の1例を報告している．

1）分類：酒皶鼻

Converse（1977）は，酒皶鼻-鼻瘤を皮膚科，病理，外科

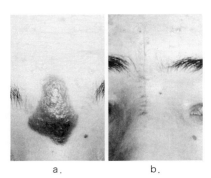

a. b.

図 24-3-6 眉間部母斑

この程度であれば直線状縫縮が可能であるが，鼻根部にはZ形成術かW形成術を入れたほうが瘢痕拘縮を防ぐことができる．

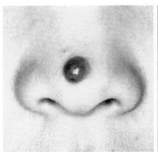
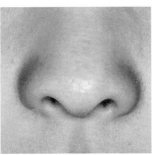

a：術前　　　　b：縦方向縫合後1年

図 24-3-8　鼻尖部母斑

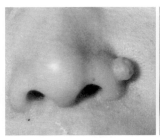
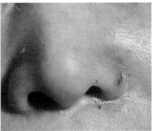

a：術前　　　　b：縫縮後（縫縮方向に注意）

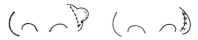

c：手術法

図 24-3-7　鼻翼部母斑

の立場から，次の5つに分類している．
① early vascular
② moderate diffuse enlargement
③ localized tumor
④ extensive diffuse enlargement
⑤ extensive diffuse enlargement with localized tumor

皮膚科分類では，
(a) 第1度
(b) 第2度
(c) 第3度

2）頻度，素因

原因不明であるが，誘因として，アルコール飲酒，ステロイド服用など影響がある．また，ストレス，内分泌異常，脂漏，香辛料，などの報告もある（竹内2010）．家族的発生傾向もみられるという．男女比は50：10で，頬部，耳介，オトガイ部などにも同様の変化がみられる．

3）治療

鼻瘤の治療法をまとめると，次の方法がある．

a）保存療法
①皮膚衛生，外用剤：ダラシンTゲル，アクアチムクリームなど（竹内2010）
②嗜好品の制限：アルコール，香辛料などを避ける
③テトラサイクリン内服（Roenigk 1987）

b）外科療法
①削皮術
②分層切除術：再発，瘢痕拘縮，悪性化など
③全摘術
④くり抜き法
⑤Laser療法：炭酸ガスレーザーが多い．ロングパルス色素レーザーも使用される

通常，外鼻は皮膚付属器に富むため，かなりの組織を切除しても速やかに表皮再生が起こるので，通常，削皮術か炭酸ガスレーザー療法が用いられる．著明な鼻瘤は全摘術のあと，植皮を行う．くり抜き法は特殊な場合に用いる．削皮術については，Hoasjoeら（1995），元村ら（1998）の報告がある．

b. 母斑 nevus

外鼻には黒子をはじめ，いろいろなタイプの母斑細胞母斑を生じるが，治療法は他の部位と同じである（図24-3-6～図24-3-10）．

c. 鼻腔内腫瘍 tumors of the nasal cavity

1）術後性頬部嚢腫

上顎洞と鼻腔との交通を断たれたため生じる．治療は，開窓のうえ，洞内搔爬である．難治性の場合は，有茎筋充填術などを行う．

2）鼻茸 rhinopolypus

これは，腫瘍でなく粘膜の浮腫性限局性肥厚であるが，腫瘍状にみえるので便宜上ここに入れた．

中鼻道，中鼻甲介に多く，上顎洞から後鼻孔に達するものもある．鼻閉，頭重感などを訴える．治療は切除である．

3）混合腫瘍 mixed tumor

篠島（1976）によると，わが国68例中，顔面63例（92.6％）で，鼻およびその周囲2cm以内に46例（67.6％）の発生率

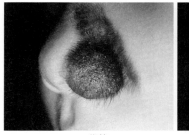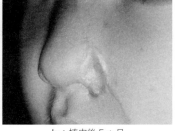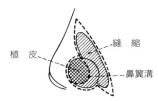

a：術前　　　　　　　b：植皮後5ヵ月　　　　c：手術法．aesthetic unit を考慮した．

図24-3-9　鼻部獣皮母斑

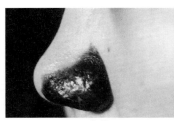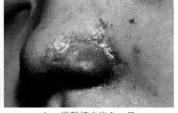

a：術前　　　　　　　b：遊離植皮後1ヵ月

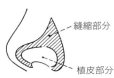

①術前　　　②鼻翼溝より外側　　　③鼻翼のみに耳介
　　　　　　　の部分を縫縮　　　　　後部よりFTSG

c：手術法．aesthetic unit を考慮した．

図24-3-10　鼻翼部母斑

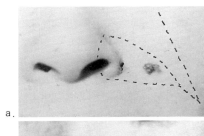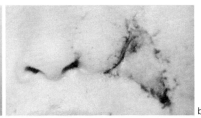

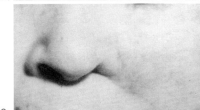

図24-3-11　鼻翼部および鼻唇溝部の基底細胞癌
　a：術前．病変部および周囲を広範に切除．
　b：鼻唇溝側方の皮弁にて鼻翼形成，採皮部に遊離植皮
　c：鼻翼の形を整えたあと，頬部皮弁で頬部を修正した

(鬼塚卓弥ほか：形成外科11：167, 1968より引用)

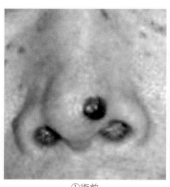 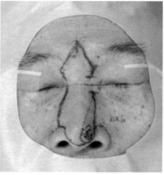 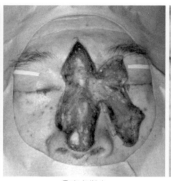 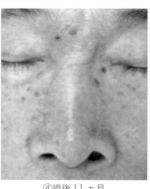

①術前　　②辺縁皮弁をデザイン　　③皮弁挙上　　④術後11ヵ月

図24-3-12　鼻尖部基底細胞癌（60歳代男性）

（福嶋佳純氏提供）

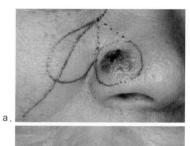
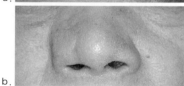

a：逆行性眼角動脈皮弁を作図，b：術後の状態
図24-3-13　鼻翼部の基底細胞癌
（飯田直成ほか：日形会誌21：230, 2001より引用）
（飯田直成氏提供）

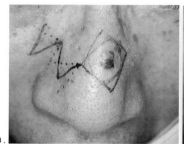 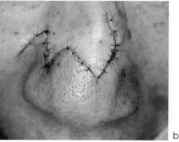
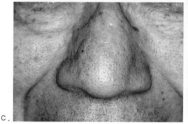

図24-3-14　鼻背部の基底細胞癌
a：bilobed flapを作図
b：術直後
c：術後6ヵ月の状態

（飯田直成氏提供）

という（新橋ら1981）．

4）その他

乳頭腫，腺腫，線維腫，骨腫，軟骨腫，脂肪腫など．

B. 悪性腫瘍　malignant tumor

❶基底細胞癌　basal cell carcinoma（BCC）

外鼻に発生する悪性腫瘍の大多数を占める．白人に多いが，日本人には比較的少ない．年齢的には，当然，老年者に多いが，青少年にも発生することがある．転移は少ないのが特徴である．

治療は，早期切除である．皮面形成術もあるが，組織検査の必要もあり，切除が最良の方法である．悪性度が弱いと思って，ゆだんすべきでない．再発症例は，悪性度が強くなり，その治療も難しいからである（図24-3-11〜図24-3-18）．

まれではあるが，毛芽腫 trichoblastoma（毛包上皮腫 tricoepitjelioma）との鑑別も考えておく（四宮ら1988）．

❷有棘細胞癌　squamous cell carcinoma（SCC）

基底細胞癌に比べれば，悪性度が強く転移も早い．基底細胞癌に次いで頻度が高い．

治療は，広範囲切除と頸部郭清を要する．早期発見，早期治療が悪性腫瘍の治療原則であるが，再建に関しては，一次再建を行う場合と，二次再建をするときとがある．後者の場合は，再発の危険が予測されるとき，完全切除ができたかどうか疑わしきとき，などである（図24-3-19〜図24-3-21）．

24・3 鼻の腫瘍　253

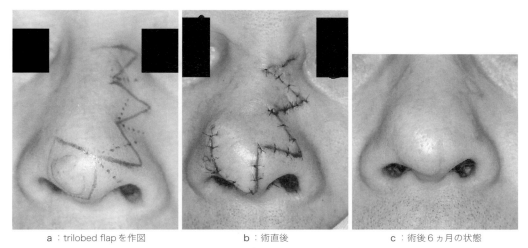

a：trilobed flap を作図　　　b：術直後　　　c：術後6ヵ月の状態

図24-3-15　鼻尖部の基底細胞癌

（飯田直成ほか：形成外科45：35, 2002より提供）

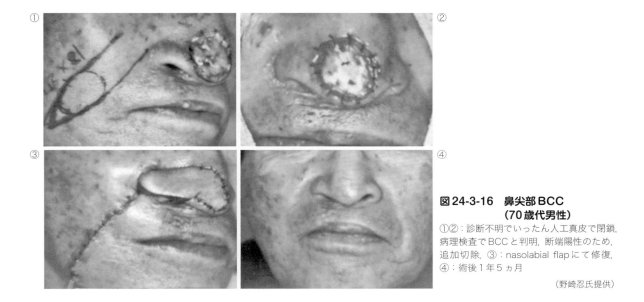

図24-3-16　鼻尖部BCC（70歳代男性）

①②：診断不明でいったん人工真皮で閉鎖，病理検査でBCCと判明，断端陽性のため，追加切除，③：nasolabial flapにて修復，④：術後1年5ヵ月

（野崎忍氏提供）

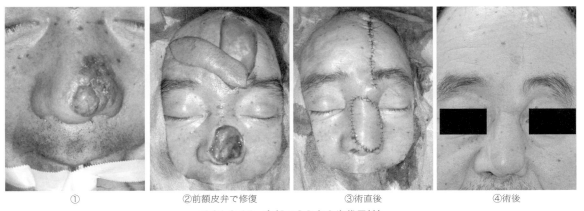

①　　　②前額皮弁で修復　　　③術直後　　　④術後

図24-3-17　鼻部BCC（50歳代男性）

（宇佐美泰徳氏提供）

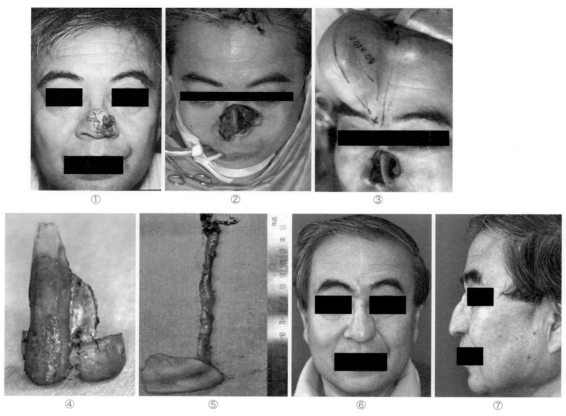

図 24-3-18　鼻部基底細胞癌（60歳代男性）
①：術前，②：腫瘍摘出後，③：右額部にエキスパンダー挿入，150mL生理食塩液を注入，④：3ヵ月後エキスパンダー抜去，前額皮弁を表に，遊離前腕皮弁を裏打ちに，⑤：その間に肋軟骨を埋入，⑥⑦：術後1年

（宮田昌幸氏提供）

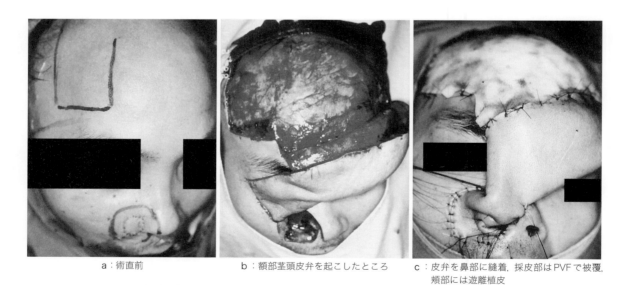

a：術直前　　b：額部茎頭皮弁を起こしたところ　　c：皮弁を鼻部に縫着，採皮部はPVFで被覆，頬部には遊離植皮

d：術後3年　　　　　　e：術後3年

図 24-3-19　鼻翼基部の有棘細胞癌

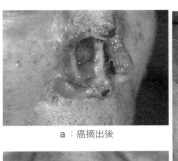
a：癌摘出後

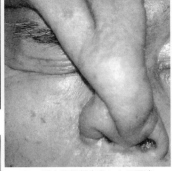
b：頭皮茎額部皮弁による再建

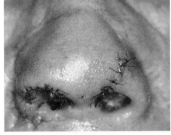
c：細部修正後

図 24-3-20　外鼻基底細胞癌摘出後皮弁再建

（一瀬正治氏提供）

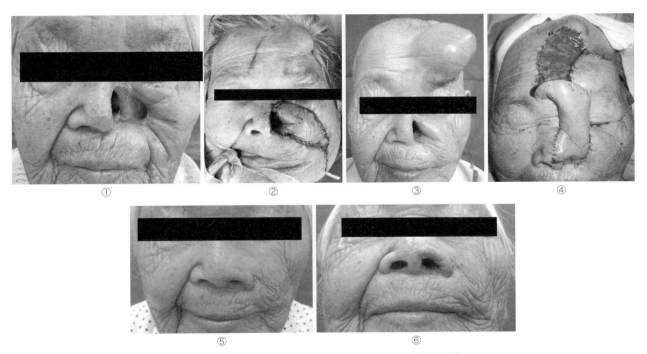

図 24-3-21　有棘細胞癌切除後の鼻部欠損（80 歳代女性）

①：術前，②：局所皮弁で梨状孔縁を被覆，左額部皮下に組織拡張器を留置，③：拡張後の左額部，④：hinge flap で鼻腔を再建，拡張された斜軸型前額正中皮弁で，鼻翼を再建，⑤⑥：術後 8 ヵ月

（黒木知明氏提供）

❸ その他の皮膚悪性腫瘍

鼻に発生する悪性腫瘍としては，上記のほか，鼻咽腔癌 lymphoepithelial carcinoma，腺癌 adenocarcinoma，悪性黒色腫 malignant melanoma，種々の肉腫 sarcoma，悪性末梢神経鞘腫 malignant peripheral nerve sheath tumor（MPNST），脈管肉腫 angiosarcoma などがある．

❹ 鼻腔，副鼻腔癌 cancers of the nasal cavity

扁平上皮癌で，腫瘍発生部位によって症状が異なるが症状の発現は遅い．

256　第**24**章　鼻部形成術

腫瘍の部位によって眼球突出，偏位，流涙，視力障害，鼻閉，鼻出血，歯痛，頬部腫脹などを起こす．

腫瘍の広範囲切除と頸部リンパ節根治郭清術などである（第 28 章 -6-D- ② -a「上顎癌」の項参照）．

最近では，三者併用療法といって，放射線療法，化学療法（5-FU，ブレオマイシンなど），局所清掃法（salvage 法）などの併用が行われている．

24·4　外鼻の先天異常
congenital anomalies of the nose

外鼻の先天性異常のなかには明らかに異常と考えられるものと，美容的範疇に属するもの，そのどちらに分類するか不明瞭なものもある．

A. 唇裂外鼻　cleft lip nose

唇裂の場合に必ずみられるもので，外鼻の変形だけをみて，唇裂と診断できるぐらいである．なかには，唇裂のない唇裂外鼻変形もある．詳細については，第 26 章「唇裂・口蓋裂形成術」の項参照．

B. 先天性前鼻孔閉鎖症　anterior nasal atresia

外鼻孔が先天性に閉鎖したもので，極めてまれである．両側性，片側性，完全閉鎖，部分閉鎖があり，生後，急死することもある．菊地ら（2010）の梨状口骨性狭窄の報告がある．

治療は，閉鎖部を開窓し気管内チューブを留置する（Johnson ら 1999）．

C. 先天性後鼻孔閉鎖症　congenital choanal atresia

これは，先天的に口鼻膜の開通が障害されたという説が有力で（Hengerer1982），後鼻孔がふさがっている先天異常である．Roederer（1755）により報告され，Otto（1830）が詳述，片側性，両側性があり（夫ら 2002），完全閉鎖，不完全閉鎖がある．Brunk（1909）により修復法が行われた．

❶発生率

McCarthy（1990），久保ら 1999 によると，約 7,000〜8,000 人に 1 人というが，実際にはもっと多く，発見されないで放置されている場合も多いという．Dawson ら（1983）によ

ると，男女率は 1：2，片両率は 2：1，左右率は 2：1，骨性対粘膜性は，9：1，閉鎖部の厚さは，1〜12 mm と様々である．また，完全閉鎖と部分閉鎖とがある（夫ら 2002）．

❷他の奇形の合併率

40〜50%，両側性の場合は 60% で，多いのは，頭蓋顔面，心臓血管系などの異常で，その他，聴覚異常，顔面神経麻痺がみられる．Pagon ら（1981）は，合併症の頭文字をとって CHARGE association と呼んでいる．すなわち，C：coloboma of eye，H：heart disease，A：atresia of choana，R：retarded growth and/or CNS anomalies，G：genital hypoplasia，E：ear anomalies and/or deafness の CHARGE である．

❸症状

閉鎖の程度に応じて，生下時チアノーゼから無症状まで，様々である．特に啼泣によってチアノーゼが改善される場合は，本症を疑わせるとしている．また，授乳に際して，呼吸機能を障害するので，その模様をみても診断をつけられるという．

確定診断は，カテーテルを通してみる．X 線写真，断層写真，CT，MRI，も必要である．

鑑別診断は，鼻内異物，鼻腔腫瘍，鼻中隔彎曲症など．

❹治療

まず，air-way エアウェイを挿入することであり，気管切開は危険が多い．患児の全身状態が許せば，手術的に開窓するが，片側性の場合は 3〜5 歳まで手術を延期してかまわない．

手術法としては，経鼻的あるいは経口腔的に後鼻孔の鼻腔側および骨を搔爬し，次に咽頭側粘膜を切開，ポリエチレンチューブを挿入固定する．診断を明確にしないと，咽頭後壁を同様の処置で損傷する恐れがあるので重大である．4.5 cm 以上の深さに達するときは要注意である．チューブは，約 1 ヵ月（水田ら 1986），4 ヵ月（Carpenter 1977，Feuerstein 1980）以上固定．その後も，絶えず通過をチェックして，瘢痕性癒着による再閉鎖を防ぐようにする．Carpenter（1977）は，8 歳以下では 54% に再発があるという．

著者は，手術の容易さから経口腔的に行う．切開は，口蓋裂手術の場合と同じように行い，粘骨膜下に剝離，弁状として挙上して骨を出し，有視下に削骨し鼻腔を開通させる．

D. 正中鼻裂症　cleft nose or bifid nose

これは，Thomas（1873）の報告が，最初と考えられており，胎生 5〜8 週頃の，内側前頭突起の発生学的異常に基づ

24・4 外鼻の先天異常　257

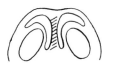
図24-4-1　鼻裂症の修復法

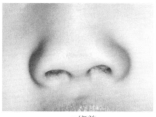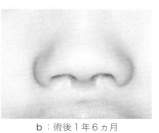
a：術前　　　　　　　　b：術後1年6ヵ月

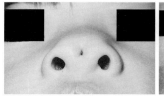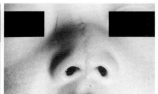
a：術前　　　　　　　　b：術後1ヵ月
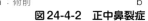
図24-4-2　正中鼻裂症

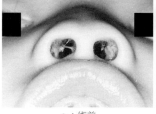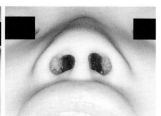
c：術前　　　　　　　　d：術後1年6ヵ月

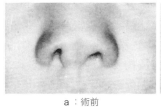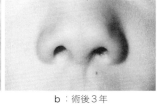
a：術前　　　　　　　　b：術後3年

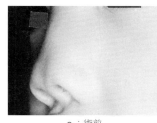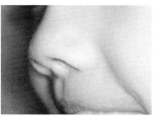
e：術前　　　　　　　　f：術後1年6ヵ月

図24-4-4　鼻尖部鼻裂症

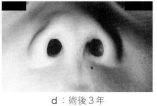
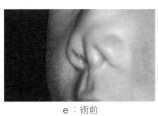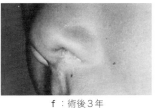
c：術前　　　　　　　　d：術後3年

e：術前　　　　　　　　f：術後3年

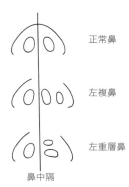
正常鼻
左複鼻
左重層鼻
鼻中隔

図24-4-5　複鼻と重層鼻

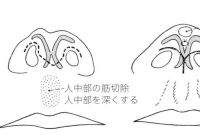
切除筋移植
鼻翼軟骨
人中部の筋切除
人中部を深くする
g：手術法

図24-4-3　正中鼻裂症

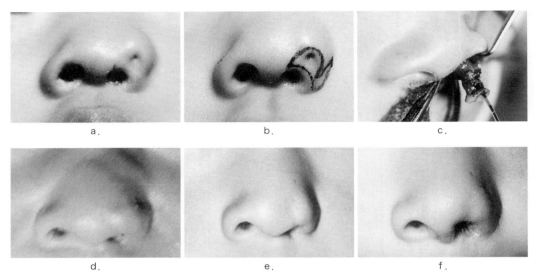

a：術前，b：手術のデザイン，c：余分の鼻孔を切除しているところ，d：術後4ヵ月，e，f：術後6年

図24-4-6 重層鼻

(Onizuka T : Plast Reconstr Surg 50：403, 1972より引用)

くもので，軽度（鼻尖に溝のあるもの），中等度（鼻尖より鼻背にかけて縦溝があるもの），重度（鼻が左右に分かれているもの）まで，いろいろな程度のものがある．鼻尖のみの場合は，cleft nasal tip ともいわれているが，なかには，発生学的に別のものと考えている人もいる．

鼻裂症が重度になると，上口唇正中裂，重複上唇小帯，左右中切歯間開大，眼窩隔離症 hypertelorism を合併する．

治療法は，鼻尖のみの場合は，鼻孔縁の切開線より鼻尖軟骨間の軟部組織を切除して，軟骨を縫合するのみでよいが（図24-4-1），鼻背部までのものには，鼻背正中切開線より皮膚を剥離，軟骨を一部切除して縫合するとともに，開離した鼻骨も，骨切り術を施行して組み立てなおす．しかし，内眼角間の開大している場合（hypertelorism）は，鼻骨の操作だけでは効果がないことが多いので，軽度の場合は内眼角形成術を重度の場合は眼窩骨切り術を併用する（図24-4-2～4）（第28章-8-E「鼻瞼裂症」の項参照）．

E. 複鼻 double nose, nasal duplication

鼻柱がひとつ以上あるもので，治療は，鼻柱を切除，左右鼻孔を対称的に修正する（図24-4-5）．

F. 重層鼻孔（仮称） supernumerary nostril

鼻孔が，上下2つに分けられているもので，同一鼻腔に開口する．前述の複鼻が一階建の長屋とすれば，こちらは二階建ての家といえる．

手術は，鼻孔隔壁の除去のうえ，鼻翼，鼻柱の形成を同時に行う（図24-4-5, 6）．極めてまれであるが，最近，Zbarら（2003）は片側例を，Chenら（1992）は両側にみられた本症を報告している．

G. 正中鼻瘻孔 median nasal fistula

成因は，胎生6～7週の器官分化期に，外胚葉の一部の迷入による．

好発部位は，鼻背部，鼻尖部である．

H. 鼻瞼裂症（仮称） naso-ocular cleft

（第28章-8-E「鼻瞼裂症」の項参照）（図24-4-7）．

I. ビンダー症候群 Binder's syndrome

胎生期の外傷，感染，または分娩時の外傷が考えられるが，不明である．Converse（1977）は，nasomaxillary hypoplasia と外傷と関連させている（図24-4-8）．

唇裂口蓋裂とのちがいは，唇裂口蓋裂のSNは正常で，本症と異なる（中島ら 1987）．

J. パイル病 Pyle disease

cranio-metaphyseal dysplasia と間違われやすいが，長管骨の異常が主体で，骨幹末梢からメタフィーゼにかけて骨幅が増大し，フラスコ状ないしワインのボトル状変形を呈する．ときに頭蓋底の肥厚あるいは硬化，眼窩隔離症，

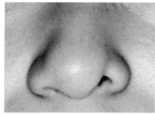
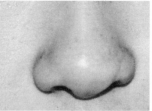
a：術前　　　　　　　　b：術後2年
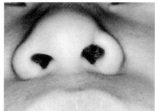
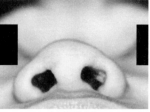
c：術前　　　　　　　　d：術後2年
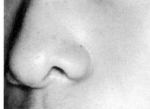
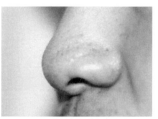
e：術前　　　　　　　　f：術後2年

g：手術法

図 24-4-7　鼻瞼裂症

鼻根部膨隆，副鼻腔発育不全，下顎骨肥大など合併する．

本症は Pyle（1931）の報告したもので，わが国では奥山ら（1977），塚越ら（1994）の報告がある．

治療は肥大した骨の切除や削骨である．

K. まれな鼻の先天異常

Converse（1977）の成書によると，文献的には次のような鼻に関する先天性形態異常があるという（図 24-4-9）．

❶ 単眼症 cyclopia
眼窩が1つで鼻を欠損したもの

❷ 篩頭症 ethmocephaly
互いに接した2つの眼窩と眼球はあるが，鼻は欠損しているもの．

❸ 猿頭症 cebocephaly
互いに接した2つの眼窩と眼球があるが，眼窩隔離症 orbital hypertelorism を呈し，鼻は正常位置に痕跡的にあるもの（Onizuka ら 1995）．

❹ bilateral proboscis
鼻は欠損し proboscis（管状器官）が眼窩上縁に付着しているもの．

❺ 無嗅脳 arhinencephaly を伴った正中唇裂
中間顎，鼻中隔，鼻骨などを欠損しているものである．比較的みられる．

❻ 先天性鼻孔狭窄症
近藤ら（2005）が報告している．

❼ 鼻の片側欠損
鼻の片側のみ欠損したもの．

以上，高度の鼻の先天異常のうち形成外科的対象になるのは❸～❼で，他は生児になりえないのが普通である（図 24-4-11）．

L. 外鼻欠損症 arhinia

先天性の外鼻欠損症は，極めてまれな疾患であるが，10mm 胎児で原始鼻腔形成が，何らかの原因で停止すると起こる形態的異常である．Onizuka ら（1995）は，cebocephaly と arhinia は，発生的に異なる異常で起こるが，別々に独立する場合もあれば，合併する場合もあるという．cebocephaly など頭蓋内異常を伴うものとは，鑑別の必要があり，単なる arhinia であれば，外科的に再建が可能であり，また，生存も可能である（図 24-4-10）．Feledy ら（2004）は，arhinia の症例に vertical facial distraction を行って顔面形態を整えているが，外鼻形成は行っていない．最近，森岡ら（2015）の報告がある．

260　第24章　鼻部形成術

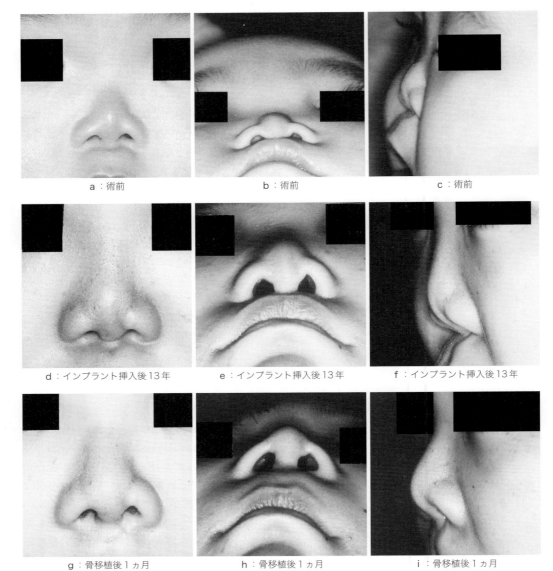

a：術前　　　　　　　　　　b：術前　　　　　　　　　　c：術前

d：インプラント挿入後13年　　e：インプラント挿入後13年　　f：インプラント挿入後13年

g：骨移植後1ヵ月　　　　　　h：骨移植後1ヵ月　　　　　　i：骨移植後1ヵ月

図24-4-8　Binder症候群

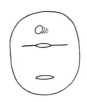 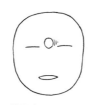 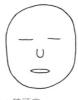 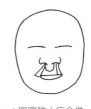 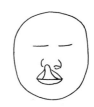

a：単眼症　　　b：篩頭症　　　c：猿頭症　　　d：眼窩狭小症合併　e：眼窩狭小症合併　f：眼窩狭小症合併
　　cyclopia　　　ethmocephaly　　cebocephaly　　正中唇裂　　　　両側唇裂　　　　片側唇裂
　　probosis　　　ペニス様probosis　外鼻は未発達　alobar全前脳症　中間顎中間唇遺残　中間顎中間唇遺残
　　眼窩は1個　　alobar全前脳症　全前脳症　　　　　　　　　　　semilobar or lobar　semilobar or lobar
　　alobar全前脳症

図24-4-9　DeMeyer (1964), Gruss (1978)の分類

（全前脳症）（☞第26章，正中唇裂の項，表26-6-1）
alobar：大脳縦裂がなく，脳葉形成もない．
semilober：大脳縦裂が不完全で脳葉形成が少し認められる．
lobar：大脳縦裂，脳葉形成はあるが，前脳異常が他にあるもの．

24・4 外鼻の先天異常

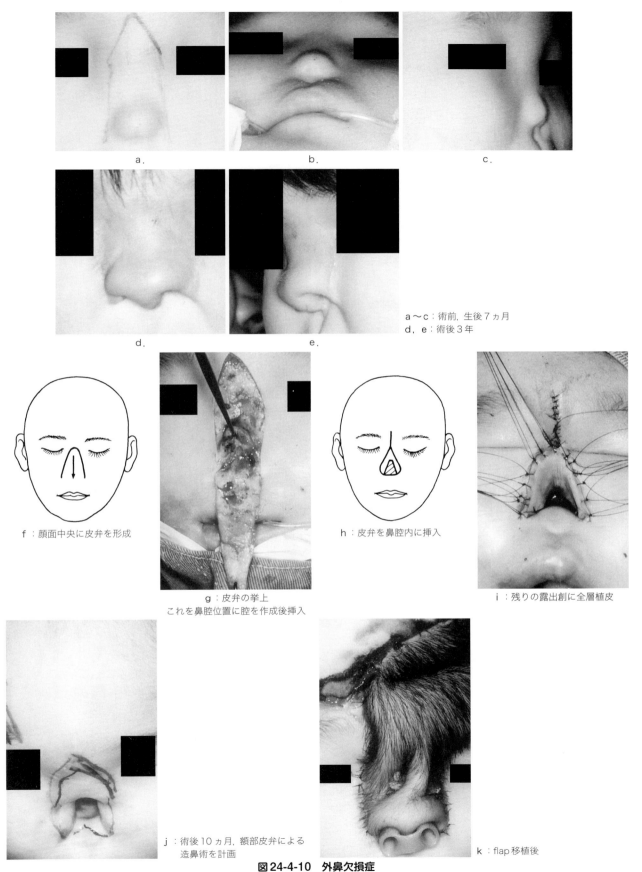

a～c：術前,生後7ヵ月
d,e：術後3年

f：顔面中央に皮弁を形成
g：皮弁の挙上 これを鼻腔位置に腔を作成後挿入
h：皮弁を鼻腔内に挿入
i：残りの露出創に全層植皮
j：術後10ヵ月,額部皮弁による造鼻術を計画
k：flap移植後

図24-4-10 外鼻欠損症

(Onizuka T et al：Worldplast 1：65, 1995 より引用)

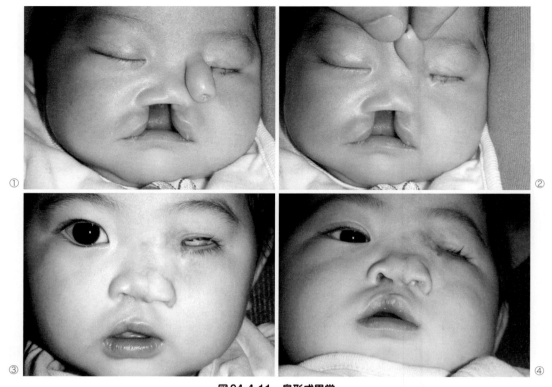

図 24-4-11　鼻形成異常

①②：術前，③④：術後 2 ヵ月

（吉本信也氏提供）

24·5　外鼻の美容外科　aesthetic surgery of the nose

　外鼻の美容外科の対象は，先天性や外傷の結果とみられるものがあり，再建外科的手術を要するものと，本来の美容外科的な対象に属するものなどがあり，区別することは難しいので，それらしい対象のものをここに収録した．

A. 低鼻 flat nose

　これは，鼻根部，鼻背部，鼻尖部が低く，鼻顔面角が小さいものをいい，次の鞍鼻は鼻根部が低いもので，鼻顔面角は正常なものもある（図 24-5-1）．

　先天性には，Binder syndrome，maxillo-nasal dysostosis，後天性には感染，外傷後にみられる．

　治療は，骨切り術や骨・軟骨移植術あるいは隆鼻術が行われる．

B. 鞍鼻 saddle nose, depressed nose

❶原因

a. 先天性鞍鼻

　人類学的なもの，不明の原因によるものがある．

b. 外傷性鞍鼻

　鼻骨や鼻中隔骨折によるもの，外傷後の発育不全によるもの．手術的侵襲によるもの．

c. 炎症性鞍鼻

　感染による鼻骨や鼻中隔の変形によるもの．

❷分類

a. 第 1 度鞍鼻（図 24-5-1）

　先天性で，一般に低鼻といわれるものである．しかし，前述の低鼻との区別が難しいものもある．

　日本人では，次の統計的条件であれば，鞍鼻といえよう．

　①鼻柱長：14 mm 以下

　②鼻尖口唇高差：9 mm 以下

　③鼻顔面角：30°以下

　④鼻根高径：9 mm 以下

　⑤鼻根部最陥凹点：両内眼角線以下

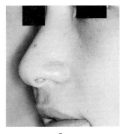 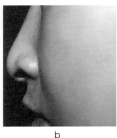 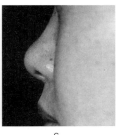 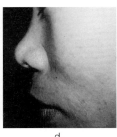 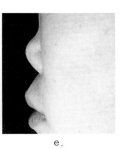

図24-5-1　鼻の側貌のいろいろなタイプ
美しい鼻から鞍鼻まで．

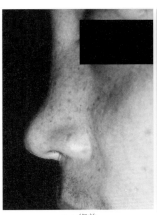 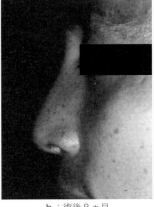

a：術前　　　　b：術後8ヵ月

図24-5-2　鞍鼻の腸骨移植による修復

⑥その他
b. 第2度鞍鼻（図24-5-1）
鼻中隔軟骨の破壊による．
c. 第3度鞍鼻（図24-5-1）
鼻骨，鼻中隔全体の破壊によるもので，皿状顔 dish face ともいわれる．

❸ 鞍鼻の修正術
a. 術前検討事項
1) 心理面の検討事項
a) 武藤（1977）の注意事項，
術前に患者の心理を検討し，次の場合は手術禁忌を考える．
①自己の鼻を，あまりにも細かく観察している者
②見かけ上，極めて些少の修正を要する者
③極端に鼻形の変化を望む者
④手術結果に，過大な期待を抱いている者
⑤過剰な不安，疑心を抱いている者
⑥前医の悪口をいう者
⑦潜在性のパラノイア，統合失調症（分裂症）のある者
⑧polysurgeryの傾向のある者
⑨どこを治療するのか不明瞭な者
⑩態度に落ち着きのない者
⑪若い男性：劣等感の転嫁
⑫受験前の者：受験ノイローゼ，逃避，受験失敗の責任転嫁
⑬その他：局所的全身的疾病のある者

b) 菅原（2013）の注意事項
外鼻の手術で大切なことは，術前の患者の選択と，インフォームド・コンセントである．
次の患者は，要注意である．すなわち，①身体未成熟者，②男性，③受験前の学生，④接客業者，⑤家庭的問題のある人，⑥精神疾患のある人，⑦経済力に問題のある人，などについてはトラブルを起こしやすいからである．

c) SIMONの注意事項
① single の S，② immature の I，③ male の M，④ over-expectant の O，⑤ narcissistic の N である（菅原2013）．

2) 外鼻現状の検討事項鼻
①鼻疾患で治療中かどうか
②皮膚および鼻腔内の瘢痕の有無
③極端な顔面および外鼻の変形の有無
④注射式隆鼻術の既往
⑤埋没式隆鼻術の既往
⑥外鼻の皮膚の余裕，移動性
⑦鼻骨の欠損の有無
⑧鼻中隔の異常
⑨上顎骨の形成不全
⑩外鼻穿孔の有無
いずれも既往がある場合は，隆鼻術の適応については細心の検討を要する．

b. 鞍鼻修正術の選択
1) 原因別選択
①外傷性鞍鼻で，受傷後日が浅い場合：非観血的整復を行う．
②外傷性鞍鼻で，陳旧化したもの：観血的整復を行うか，隆鼻術を用いる．
③先天性鞍鼻，その他の鞍鼻：隆鼻術を行う．

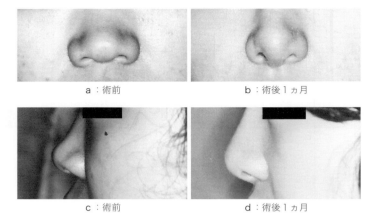

図24-5-3 鞍鼻の肋軟骨による修復例

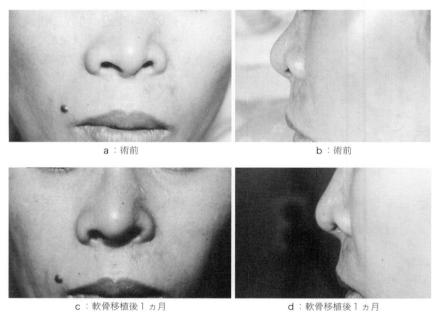

図24-5-4 外傷性外鼻変形
外鼻に瘢痕がある.

2) 鞍鼻の程度による選択
a) 外鼻皮膚に余裕がある場合
① 軽度部分的鞍鼻：耳介軟骨，真皮脂肪，真皮などの移植，鼻背軟骨の組み立て
② 軽度鞍鼻（第1度鞍鼻）
③ 中等度鞍鼻（第2度鞍鼻）：軽度および中等度鞍鼻には骨（図24-5-2），軟骨（図24-5-3，図24-5-4），シリコンなどの挿入（外鼻に痕跡があれば，シリコンは用いない）．
④ 重度鞍鼻（第3度鞍鼻）
軟骨の移植，あるいはLeFort型骨切り術を行う．
⑤ 上顎骨形成不全
(1) 軽度上顎骨形成不全：上顎骨骨切り術あるいは骨，軟骨の梨状口周囲への骨移植（図24-5-26）．
(2) 重度上顎骨形成不全：LeFort型骨切り術を行う．

b) 外鼻皮膚に余裕がない場合：
有茎植皮のあと，隆鼻術か，LeFort型骨切り術．

3) 隆鼻の部位別選択
① 鼻根部鞍鼻：鼻根部のみに筋膜，軟骨，骨，インプラントなど移植．
② 鼻背全体：その程度により筋膜，軟骨，骨，インプラントなど移植．
③ 鼻尖部のみ：耳介軟骨，鼻中隔軟骨，筋膜などが用いられる．

一般に，鼻背全体に移植すると，鼻が長くみえ，鼻尖部

のみのときは錯覚によって短くみえる (Constantian 1992).

C. 隆鼻術 augmentation rhinoplasty

❶ 隆鼻術用材料

a. 真皮, 筋膜

軽度の部分的鞍鼻に, 真皮, 真皮脂肪, 側頭筋 - 筋膜などの移植 (Baker ら 1994, Elrdogan ら 2003).

b. 骨

骨は, 一般に腸骨より採取する. 頭蓋骨外板は吸収が少ない (出口ら 1995, 多田ら 2000). 腸骨稜の変形を起こさないようにする. 肘骨移植もある (青山ら 2003) (図 24-5-29).

鼻への腸骨移植の長所には, 次のようなものがある.
①鼻骨との骨性癒合が強固であること
②腸骨は, 海綿骨を含むので細工が難しくないこと
などであり,
また短所には, 以下のようなものがある.
①骨折を起こしやすいこと
②鼻骨外の遊離部で吸収されやすいこと
③薄い切片にするのが難しいこと
④柔軟性がないこと
⑤鼻骨がない場合は, 骨性癒合が少ないので用いないほうがよい.

c. 軟骨

軽度鞍鼻には, 耳介軟骨を 1 枚, あるいは重ねて用いる (Juri ら 1979, Gruber ら 2003), ときに鼻中隔軟骨や鼻軟骨なども使用される. 量を必要とするときは肋軟骨が選ばれる. 荘司ら (2009) の報告がある. 肋軟骨は 2.5cm の皮切で採取できる (Park ら 2012).

鼻への肋軟骨移植の長所としては, 次のようなものがある.
①やわらかいため細工が容易であること
②薄い切片にすることができること
③吸収がほとんどないこと
④母床と結合組織性に癒着して固定がよいこと

短所としては, 術後, 彎曲や捻転などの変形を起こすことである. 若い人ほど, その傾向が強く, 成人では, 石灰化が進むため変形は少なくなる.

Horton ら (1992) は, 自家肋軟骨を長期間隆鼻に用いても, その性質を保っているという.

Erol (2000), Daniel ら (2004) は, 細片軟骨 diced cartilage を移植, Gerrerosantos 2006) は, 細片軟骨を側頭筋膜で包んで移植している (第 16 章, 軟骨移植の項参照).

d. 医療用シリコン

最高の medical grade のシリコンは, 人工資材として広く用いられている. しかし, 外鼻に瘢痕のある場合とか, medical grade が劣悪な場合, 術者の技術が拙劣な場合は, 合併症を起こしやすい.

シリコン樹脂は, 瘢痕のほか, シリコンが硬過ぎたり, 大き過ぎたり, 挿入物が尖り過ぎたり, 長過ぎたり, 母床との固定が悪いときなどには露出することがある.

露出したら抜去するのが最良の治療法である. 著者の経験では, 露出例はない. 抜去後でも, シリコン周囲の線維膜が残るため術前ほど低くならない. 一方, 再挿入のときには, 感染や露出創が障害となるので, 抜去後, 即再挿入は避けたほうがよい.

医療用シリコンであっても, 長期挿入で劣化や石灰化を起こしたりするが, クリーム状の石灰化を起こした症例報告がある (佐藤ら 2016).

e. 注入法

1) ヒアルロン酸

池田 (2015) は, 注入部位の血流により吸収に差異があり, 定期的チェックが必要という. また, 吸収, 壊死, 異物形成の危険の合併症があるという (落合ら 2015).

2) ハイドロキシアパタイト

ハイドロキシアパタイト注入による隆鼻術も行われている (谷 2015). しかし, 血管塞栓による副作用も報告されており (山下ら 2015, 島倉 2015), 慎重な使用が望まれる.

f. その他の挿入物

以上のほか, 隆鼻術に用いられたものとしては, Gore-Tex® (expanded fibrillated polytetrafluoroethylene polymer：Owsley ら 1994) がある. また, Young Hyo Kim (2014) は, porous density polyethylene 使用の遠隔成績を調べ有用であったという. 昔日, 使用された象牙は, 硬過ぎるため露出しやすく, また入手もできないので今日では用いられない.

最近, 培養軟骨による隆鼻術の報告がある (矢永 2005). しかし問題もあり, 今後に期待したい. またヒアルロン酸の注入も行われている (峯岸 2006, 白壁ら 2006).

❷ 隆鼻術の実際 augmentation rhinoplasty

a. インプラントを用いる隆鼻術の準備

1) 術前計測

a) 石膏モデル作成

歯科用アルジックス Algix (chromatic timing paste Rex800) を用いて, まず陰性モデルを作る. Algix 200 mL くらいをゴムカップにとり, これに少量の石膏を混ぜて, 速やかに撹拌する. 石膏の量が多いほど, 早く硬化するし, 室温によっても変わるので, ある程度は勘を要するが, すぐ慣れるはずである. 容器を氷水につけながら撹拌すると硬化を遅らせることができる. ドロリとしたところで鼻背に軟膏を塗り, 鼻栓をした患者の鼻の上に流し込む. あま

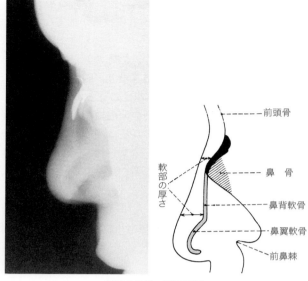

図24-5-5 紙モデル
(Onizuka T et al：Aesthetic Plast Surg 12：229-234, 1988より引用)

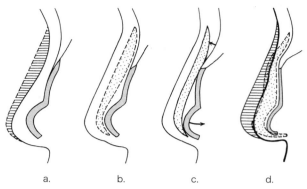

図24-5-6 インプラントの形

現在形と術後形の差aだけのインプラントを挿入しても，bのようにならないうえにcのように術後の変形をきたしやすい．dのように土台のカーブにあったインプラントを作るべきである．dは紙モデルにおける現在形（実線）と術後形（斜線）とインプラント（点線）との相互位置関係を示す．

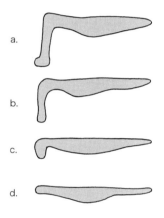

a：スーパーL型，b：L型
c：スタンダード型，d：ボート型

図24-5-7 隆鼻用インプラントのタイプ

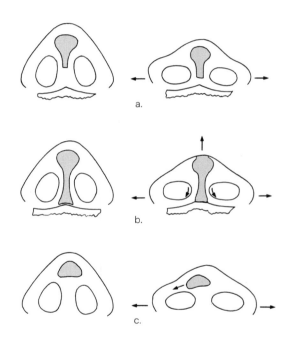

a：short L-shaped implant（理想的な形）
b：long L-shaped implant（口唇の運動で鼻尖部が低くなるためインプラントで鼻尖部皮膚が圧迫され，インプラント露出の原因となりやすい）
c：boat-shaped implant（安定性が悪く，インプラントの偏位を起こしやすい）

図24-5-8 インプラントの型による術後後遺症との関係

りやわらかいと流れてしまうし，硬いと正確な型がとれない．軟膏を塗るのは，あとで硬化した石膏をとり外しやすくするためである．勿論，軟膏でなくてもよい．Algixの陰性モデルがとれたら，このなかに，別に溶かした石膏を流し込んで，陽性モデルを作成する．

b) X線，CT，3DCT写真撮影

X線では，外鼻の側面を正確に撮影するが，外鼻の皮膚，鼻軟骨，鼻骨の各陰影が明瞭に出るようにやわらかい条件で撮影する．

なお，余裕があれば，軸位の外鼻撮影を行えば，外鼻の断面の状態をある程度知ることができて挿入するインプラントの幅を検討できる．

c) 紙モデル作成（図24-5-5）

X線フィルムより，現在の外鼻の側面像，すなわち皮膚，鼻軟骨，鼻骨を口唇，額部を含めて，紙に写し取り，その上に隆鼻したあとの外鼻の形を書き込む．

どの程度隆鼻させるかは，本人の希望もあるが，あくまでも顔全体のバランスを考え，前述した外鼻の形態学上の問題を考慮して決めるべきである．

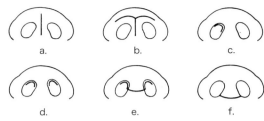

a：鼻柱正中切開　　b：Butterfly 切開
c：片側鼻孔縁切開　d：両側鼻孔縁切開
e：Rethi 切開　　　f：鼻柱基部切開

図 24-5-9　隆鼻術の切開線

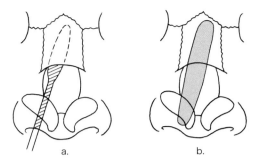

図 24-5-11　不適切な剥離によるインプラント偏位

右利きの人は患者の右鼻孔縁より剥離することが多いため，右側の剥離は十分で左側が不十分となりがちなため，図のようなインプラントの偏位を起こしやすい．

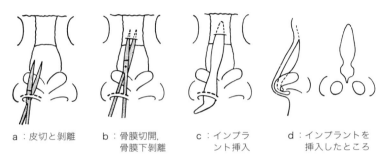

a：皮切と剥離　　b：骨膜切開，骨膜下剥離　　c：インプラント挿入　　d：インプラントを挿入したところ

図 24-5-10　インプラント挿入

(Onizuka T et al：Aesthetic Plast Surg 12：229, 1988 より引用)

d）三次元実体モデル

最近使用されることもあるが，隆鼻術の場合は，現実的でない．

e）ワークフロー

菅原（2015）は，ワークフローに沿って，患者の要望を含む諸要素を取り入れ，computer で目標形態を決めている．

2）インプラント作成

インプラントの形は，図 24-5-6 のように，現在形と術後形との差の分を隆鼻するのではなく，インプラントを支える土台としての鼻骨，鼻軟骨，側面形に合わせて決める．また，鼻軟骨の柔軟性や，皮下剥離による fibrosis で術前より皮下組織が厚くなることを考慮すべきである．

しかし，インプラントを厳密に計測，作成することは大切なことであるが，理想形が流動的なものであり，しかも 1 mm 程度の誤差は実際上ほとんど問題になりえないので，著者は，図 24-5-6d のように紙モデルで大体の計測をしたり，センスを大切にするにとどめている．インプラントの幅は鼻背の幅に合わせて決定する．

なお，インプラントは
① ボート型 short boat shape
② スタンダード型 standard shape
③ L 型 shape
④ スーパー L 型 super L shape
⑤ 鞍型 saddle shape

に分けられ（図 24-5-7, 図 24-5-8），それぞれ好みや適応に合わせて用いられているが，

著者はL型を利用している．しかし，その先端は，鼻柱下端にとどめ，前鼻棘に達しないようにしている．鼻中隔下制筋の働きを阻害しないように（古川ら 1975），かつ，ボート型にみられるような不安定性を防ぐためである．

広比（2006）は，hump nose に対しては，瘤部分が薄くなった特殊な形のインプラントを考案している．

インプラント原型として市販のものもあるが，自分の望むものを作りたい人は，シリコンブロックからメスと鋏で作成する．

3）隆鼻術術式

a）術前処置

隆鼻術の場合は，感染に細心の注意を払わねばならない．そのためには術前の清拭，脂腺の処置などが必要である．

さらに，インプラントの挿入位置を，皮膚にピオクタニンで印をつけておくことも大切である．局所麻酔薬や，浮腫のため，挿入位置が変化するのを防ぐためである．

b）消毒

通常の顔面消毒に従う．なお，鼻腔内の消毒も忘れては

268 第24章 鼻部形成術

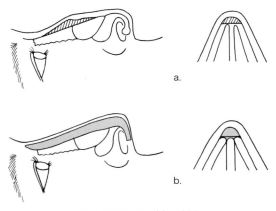

図24-5-12 こぶ鼻の削骨
こぶ鼻の場合は，こぶを削って平らにしたあとインプラントを挿入したほうが安定性がよい．

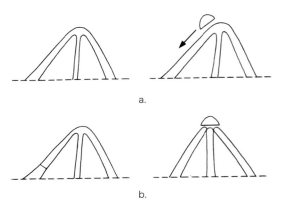

図24-5-13 インプラント偏位
外鼻の偏位がある場合は，まずこの変形を修正しておかないとインプラントの偏位を起こしやすい．

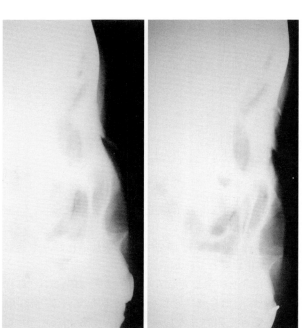

a：術前X線　　b：前頭骨に骨弁を作成

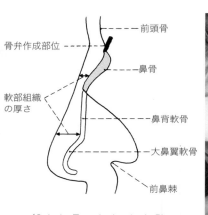

（Onizuka T et al：Aesthetic Plast Surg 12：229，1988より引用）
c：骨弁作成部位

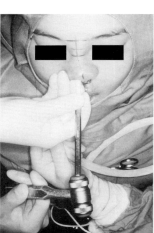

d：骨弁作成中

図24-5-14 インプラント挿入用骨弁の作成

ならない．

c）麻酔

通常，エピネフリン加キシロカイン1%液を用いている．麻酔は，左右対称に浸潤麻酔する．皮膚側と鼻腔側は神経支配が異なるが，通常，皮膚側のみでよい．

神経質な患者には，静脈麻酔を追加，あるいは全身麻酔を行うこともある（第2章-2「形成外科で行う麻酔法」の項参照）．

d）切開

切開は，通常，鼻孔縁内側（鼻腔側）で行う．切開線としては図24-5-9のごとく，いろいろな方法があるが，著者は，

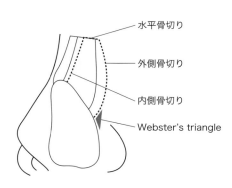

図24-5-15 骨切りのデザイン
（本多孝之ほか：形成外科 55：823-830，2012より引用）

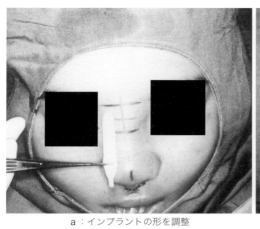
a：インプラントの形を調整

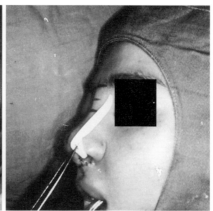
b：インプラントの形を調整

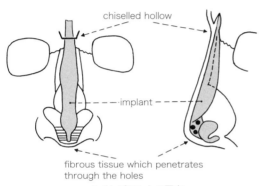
c：インプラントの固定

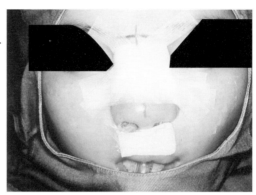
d：インプラントの固定

図24-5-16　インプラントの挿入固定
(Onizuka T：Aesthetic Plast Surg 12：229, 1988より引用)

片側鼻孔縁切開を用いる．

e）剥離

剥離は，切開線より形成彎剪刀（鋏）を用いて剥離する．鼻尖部以外はスパーテルを用いる人が多いが，要は慣れたものがよい．

著者は，剪刀（鋏）を用いて，まず鼻軟骨部を剥離，鼻骨前縁を越したところで，骨膜を横に剪刀にて切開，そこから骨膜下に剥離を進め，前頭骨に達する．剥離のコツは，必要かつ十分に剥離することと，鼻骨部は骨膜下に剥離することである．特に骨膜に入る付近での皮下剥離が不十分となりやすいので注意を要する．剥離が，不十分だとインプラントの偏位を起こしやすい（図24-5-10，図24-5-11）．

また，土台の形態が悪くても，インプラントの偏位を起こしやすいので，あらかじめ土台を矯正しておくことが大切である（図24-5-12，図24-5-13）．

鬼塚法は，前頭骨に骨弁を作り，そのなかにインプラントの尖端を挿入し，固定の確実性と穿孔などの合併症を防いでいる（Onziuka ら 1988）（図24-5-14）．また，下方はインプラントに孔を開け，そのなかに進入する結合組織でインプラントが下方に偏位しないように工夫している．

本多ら（2012）は，骨切りに際しては，Webster triagle にも要注意という（図24-5-15）．

f）インプラント挿入（図24-5-16）

剥離したあと，外鼻をしばらく圧迫しておけば出血は止まる．そこで，あらかじめ100℃，15分熱湯消毒，あるいはオートクレイブ消毒しておいたインプラントを鑷子あるいはペアン鉗子でつまんで挿入する．挿入に先立って，インプラントを抗生剤液に浸す人，抗生剤粉末をまぶす人もいるが，著者は用いない．

剥離が，十分であると，難なく挿入できる．挿入しにくいときは，剥離したつもりで線維組織が残っていたり，剥離が段違いになったり不十分なことが多い．あるいは，挿入してもインプラントが曲がり，方向がまっすぐでないときも，剥離不十分であるゆえ，剥離をやり直す．

g）縫合

インプラントが正確に挿入されたら創を閉鎖するが，この際，鼻翼軟骨縁が創縁に顔を出さないように皮膚と皮膚とを縫合する．そうしないと術後，感染を起こしたり，軟骨による小腫瘤を生じたり，インプラントの偏位を起こす．

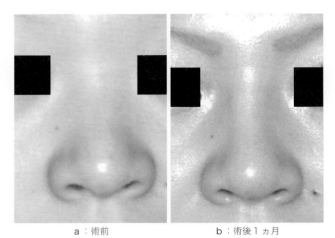

図24-5-17 鞍鼻
a：術前　　　b：術後1ヵ月
(小住和徳氏提供)

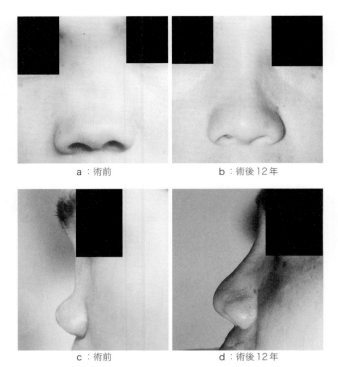

図24-5-19 シリコンによる隆鼻術
a：術前　　　b：術後12年
c：術前　　　d：術後12年

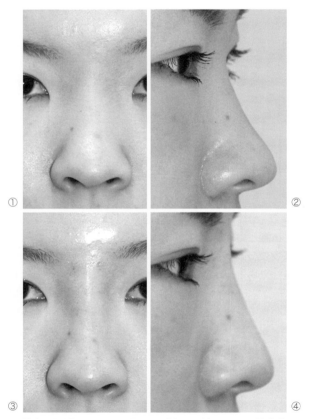

図25-5-18 ハイドロキシアパタイト注入による隆鼻術
①②：術前，③④：術後
(谷祐子氏提供)

いため，あまり強く圧迫すると皮膚の阻血性壊死を起こしやすい．挿入が正確であれば，術後の固定を行わない場合も多い．

圧迫は，通常3日目に抜去するが，この際，インプラントの偏位がある場合に，徒手整復して，圧迫固定をやり直す．

術後の腫脹は，圧迫固定の上から冷湿布をすれば患者も楽であるし，腫脹消褪も早い．

抜糸は，1週間目である．しかし，そのあとインプラント周囲のfibrosisが落ち着くまで2ヵ月くらいは，安静を保たせる(図24-5-16～図24-5-19)．

4) 隆鼻術合併症 complications

隆鼻術合併症として，その原因をインプラントの材質に求められる場合と手術技術に求められる場合とがある．

前者は，最高のmedical gradeに合致した製品であるかどうかということであるが，これは，メーカー側の責任である(PL法)．

手術技術によるものは，術者側の手技の拙劣さによるものであり，一応回避できる問題であろう．主な合併症に次のようなものがある(図24-5-20～図24-5-27)．

註：PL法は，製造物責任法といわれ，製造物の欠陥により生じた損害に製造業者等が賠償責任を負うという法規で，平成6年に制定された．

a) 血腫 hematoma

剝離に際して起こった出血は圧迫で止血するし，その後，インプラント挿入時に起こる出血も創縫合後，外鼻を圧迫，

h) 術後処理

術後は，鼻内にガーゼを充塡，外側には軟膏ガーゼ，次にギプスガーゼをおいて固定するなり，軟膏ガーゼの上に歯科用モデリングコンパウンドをおいて絆創膏固定したり，軟膏ガーゼ，ガーゼ，スポンジの順で固定したりする．市販の鼻用副子もある．しかし，インプラントがある程度硬

24・5 外鼻の美容外科   271

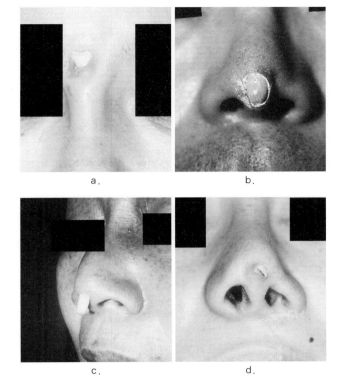

図24-5-20 隆鼻術後遺症
インプラントの露出.
(Onizuka T et al: Aesthetic Plast Surg 12：229, 1988；鬼塚卓弥：災害医学 18：825, 1975より引用)

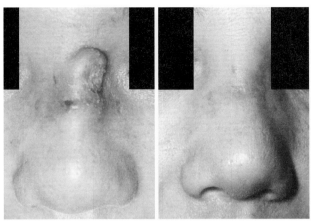

a：インプラントの露出寸前　　b：インプラント抜去後7ヵ月
図24-5-21 隆鼻術後遺症

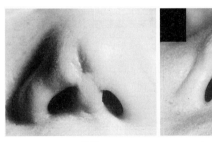

a：術前　　　　　　　　　b：術後11ヵ月
図24-5-22 隆鼻術後遺症
インプラント脱出後の鼻尖部瘢痕.

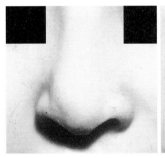 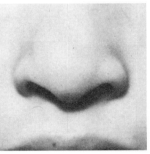

a：某病院で合成樹脂と思われる物　　b：挿入物質除去後1年
　　質を挿入後，挿入物が右側に偏
　　位

図24-5-23 隆鼻術後遺症
(鬼塚卓弥：災害医学18：825, 1975より引用)

血腫を圧出させたあと，前述のような固定を行えば，まず血腫の心配はないが，万一血腫を生じた場合は経過観察で十分であるが，血腫が大きいときは，穿刺吸引aspirationを行う．血腫は化膿との鑑別が問題になる．感染の症状で区別する．

b）化膿 infection

消毒の不完全，化膿創の見落し，鼻疾患の見落しなどで起こりやすく，また，まれに毛囊炎などから波及することもある．

治療は，まず抗菌薬投与を数日間行い，それでも治癒傾向のない場合は，インプラントを抜去する．さもないと瘻孔を生じたりする．

c）露出 exposure

鼻尖部と鼻根部が多い．いずれも過大，過長のインプラントを入れたり，剥離不十分で無理がかかったりするとき，皮膚は萎縮を起こし，次第に菲薄化して，露出する．感染もその一原因になる（図24-5-20〜図24-5-22）．

治療は，インプラントを抜去し，fibrosisのおさまる3ヵ月以降に希望があれば，大きさのあったインプラントを作成し直して再手術を行う．この際インプラントの尖端を，耳介軟骨や側頭筋-筋膜で補強する．

d）皮膚の変色 discolouring

インプラント挿入後，皮膚の緊張が強いと，うっ血を起こし，また，色付インプラントを用いると皮膚から透けてみえることがある．前者の場合は，適切な大きさのインプラントを挿入し直すなり，剥離が不十分なときは剥離をやり直す．後者の場合は，できれば肌色のインプラントがよ

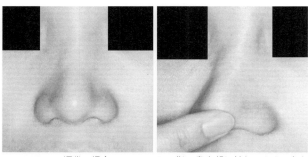

a：通常の場合　　b：指で鼻尖部に触れるとか，鼻をかむときにインプラントがずれる．

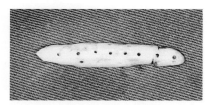

c：除去したインプラントはボート型である

図24-5-24　隆鼻術後遺症

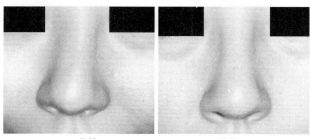

a：術前　　b：術後3ヵ月

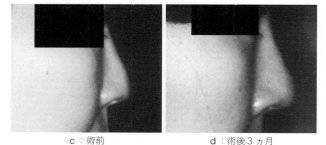

c：術前　　d：術後3ヵ月

図24-5-25　隆鼻術後遺症
インプラントの偏位．
(Onizuka T et al: Aesthetic Plast Surg 12：229, 1988より引用)

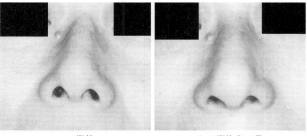

a：術前　　b：術後3ヵ月

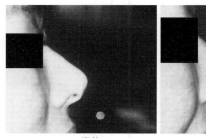

c：術前　　d：術後3ヵ月

図24-5-26　隆鼻術後遺症
インプラントの上方偏位，鼻尖部の変形がみられるため，挿入してあるインプラントを抜去，新しいインプラントを再挿入．

いのであろうが，現在では白っぽいものが用いられている．それ以外の色付インプラントは用いない．

e) 偏位 malposition

インプラントの偏位の原因として，皮下剥離の不十分さ，骨膜下固定の不完全さ，次にインプラント自体の形の問題がある．

剥離が不十分であると，そこでインプラントがひっかかり偏位するし，鼻骨骨膜下に挿入，さらにインプラントの周囲組織が落ち着くまで固定をしていないと偏位しやすい．またインプラントの形が土台となる鼻骨，鼻軟骨の形にあわなかったり，ボート型であったりすると偏位しやすい．

治療は，それぞれの原因を考えて再手術である（図24-5-23〜図24-5-26）．また，前頭骨に骨弁を作って固定する．

f) 石灰化 calcification

ときにみられる（大越ら1991，Dong Hak Jungら2007）．

g) その他

術後の形態上の不満が，5〜10％にみられる（古川2013）．生活環境の変化による交換希望，医師などへの不信感からの交換希望（出口ら1991），あるいは精神的なものなどがあげられる．術前のインフォームド・コンセントが大切である．

隆鼻術二次手術を希望する患者は，身体醜形恐怖症を含めて，著明な医原性醜状を呈しているという（Constantian 2012）．

5) PEPSI rules

Fanous（1991）は，implantを用いる場合の注意すべきruleとして，

① Pocket（P）を大きく，
② Experience（E）経験豊かで，
③ Positioning（P）位置を正確に，
④ Shape & Size（S）形や大きさを正確に，
⑤ Incision（I）切開を適切に行うことをあげている．

他の隆鼻術にも応用すべき興味あるruleとして列記す

24・5 外鼻の美容外科　273

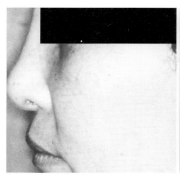 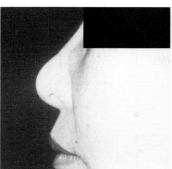 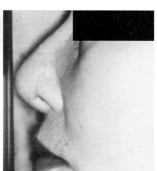

a：肉質注射による鼻変形　　b：注入物質除去後1ヵ月　　c：インプラント挿入後4ヵ月

図24-5-27　隆鼻術後遺症

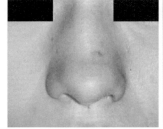 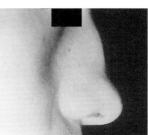 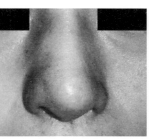 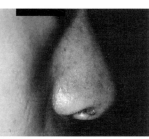

a.　　　　　　　b.　　　　　　　c.　　　　　　　d.

a，b：術前，c，d：術後5ヵ月

図24-5-28　外傷性鞍鼻

骨移植による隆鼻術．

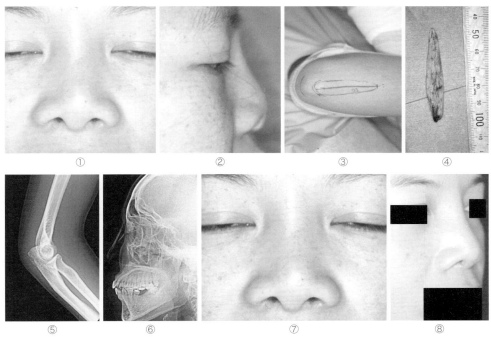

図24-4-29　鞍鼻

①②：術前，②③：肘頭より骨採取，④⑤：術後1ヵ月，⑦⑧：術後6ヵ月

（青山亮介氏提供）

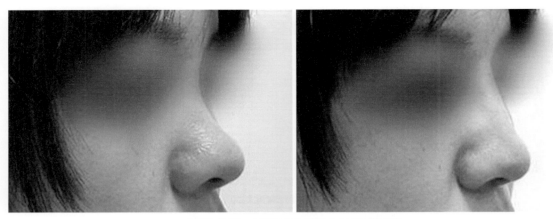

図 24-5-30　ヒアルロン酸注入による隆鼻術

（飯塚文子氏提供）

b. 骨移植による隆鼻術 bone graft

通常，腸骨より採取した骨片を，前述のインプラントによる隆鼻術に準じて形を整えて挿入移植する．移植床の準備のしかたも同様である．外傷のあとなどでは，鼻骨に凹凸が生じやすいのでノミやヤスリで平らにする．正常な場合でも，骨移植するときは，ノミやヤスリで削ったほうが骨癒合にはよい (図 24-5-28)．最近，Hodgkinson (1992)，青山ら (2003) は，肘頭 (olecranon) から骨を採取して隆鼻術を行って好結果を得たと報告している．井畑ら (2000) によると，十分な髄質を含んだ移植骨は強固に固定され，90% 近くは長さ，厚さともに維持されるという．

c. 肋軟骨移植による隆鼻術 costal cartilage graft

インプラント，腸骨の代わりに肋軟骨を用いる方法である (図 24-5-4)．

吉井ら (1992) は，肋骨・肋軟骨境界部を採取して，骨と軟骨の特徴を生かした移植法を行って好結果を得たという．

d. 再手術としての隆鼻術

初回手術の失敗で，インプラントを抜去した場合，fibrosis の落ち着く 3 ヵ月以降に，再隆鼻術をすることができるが，手術手技自体は，初回手術に比べて極めて難しくなる．しかし，露出後でない場合は単にインプラントを交換するだけでよい．

なお，外鼻に瘢痕がある場合は，インプラントを挿入しても，そこがウィークポイントとなって再露出を起こしやすいため，あらかじめ，この部分に筋膜，真皮の移植を行うこともあるが，インプラントを用いないで，腸骨移植あるいは，肋軟骨移植に代えることもある．状況診断のうえ，治療法を決める．

菅原 (2015) は，絶対禁忌項目として，①早期再手術，②前医の手術を否定しない，③再手術を拒否，④皮下軟部組織の過剰切除，をあげている．しかし，症例による．

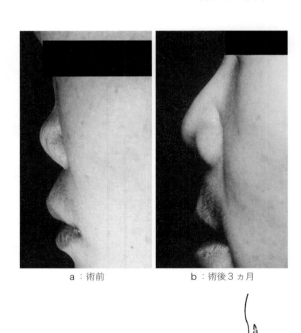

a：術前　　　　b：術後 3 ヵ月

c：肋軟骨を梨状口周囲に移植　　d：同時に隆鼻術を行う

図 24-5-31　先天性鞍鼻

e. 注入術による隆鼻術

ハイドロキシアパタイト，ヒアルロン酸などのよる注入術による隆鼻術である (図 24-5-30)．

長所は，①皮膚切開しないで済む，②ダウンタイムが短い，③目立たないようによくなるという日本人心理に受け

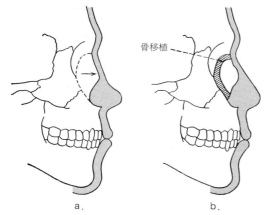

図24-5-32　craniofacial surgeryによる鞍鼻の修復法

るなどの利点があり，現在，広く用いられつつある．

短所は，①吸収の欠点があり，②繰り返し施術が必要である（第18章「プロテーゼ形成術」の項参照）．

❸隆鼻術と上顎形成術

上顎骨の形成不全の場合は，隆鼻術だけで顔面形態の改善は難しく，顎，特に上顎変形の修正を要する．第一選択法は，LeFort型骨切り術や下顎骨切り術あるいは両者の併用法である．

a. 軽度の上顎骨形成不全

perinasal osteotomy, naso-ethomoidal osteotomy などが行われる．

古典的方法であるが，外鼻皮膚に余裕がある場合は，上口唇口腔前庭を切開，梨状口周囲を剥離，U字型肋軟骨や腸骨を挿入したうえ，前記の隆鼻術を行う方法もある（図24-5-31）．

b. 重度の上顎骨形成不全

鼻骨上顎骨骨切り perinasal osteotomy, naso-ethomoidal osteotomy，や，LeFort型骨切りを行う（図24-5-32）．

c. 著明な癒着，ひどい粘膜破壊，著明な鼻中隔の形成不全

Gillies ら（1957）の nasomaxillary epithelial inlay technique（外鼻内面植皮とプロテーゼ法）による修復がある（本書第3版，第27章，256頁参照）．しかし，Okazakiら（2003）は，その遠隔成績を報告しているが，骨切りの適応がない場合の最後の手段であると述べている．

本法は，上顎骨切り法が確立される前の時代の方法で，現在では使用されていない．

❹外鼻皮膚欠損と隆鼻術

発育不全，瘢痕，露出などで，外鼻の皮膚に余裕がない場合は，当然皮膚の補塡を行わなければならない．

a. 採皮部

外鼻修復用の皮膚としては，額部が最も適している．額部が極端に狭い場合とか，額部に瘢痕を残すことを嫌う患者に対しては，胸部や上肢の皮弁を用いなければならないが，鼻背部の瘢痕の項で説明したように，それぞれ長所，短所を有する．

b. 手術上の注意

①穿孔がある場合，または瘢痕や癒着を除去したあと，穿孔を起こす恐れのある場合は，まず穿孔縁の皮膚，粘膜を縫合する．穿孔縁の創が治癒したら（約3週後），周囲の健常皮膚を hinge して穿孔部を裏打ちし，その上に額部皮弁を重ねる．

②Gonzallez-Ulloa (1956) の aesthetic unit の考えかたから，外鼻全体に植皮するが，外鼻孔は，皮弁のみでは自然の状態を出すことは困難であるので，穿孔部の処置などの際には，できるだけ外鼻孔周辺を保存するように努めるべきである．

③額部皮弁移植後，隆鼻術を行う場合，少なくとも術後3週間を経てから行う．

D. 斜鼻 defected or twisted or deviated nose

❶斜鼻とは

斜鼻は，鼻梁が正中線より左右いずれかにずれた状態で，その程度の極端な場合である．

❷原因

a. 先天性斜鼻

脳頭蓋と顔面頭蓋の発育不調和によると考えている人もいる（高橋1980）．

b. 後天性斜鼻

外傷による鼻骨，鼻中隔などの骨折，脱臼，上顎骨骨折転位などがあり，また鼻腔内の瘢痕拘縮その他によっても起こる．

❸症状と治療

a. 骨性斜鼻 bony nasal deviation

骨性斜鼻は，鼻骨が斜めに非対称となったもので，非斜鼻側の骨が幅広くなり，斜鼻側に hump を呈し，通常，鼻中隔の偏位も起こしている．

骨性斜鼻の手術は，鉤鼻の手術に準ずるが，通常，発育過大のほうの鼻骨を，楔状に切除する骨切り術は，梨状口縁の粘膜に小切開を加え，そこから骨膜下を剥離，上方を骨切り，次に上顎骨側を骨切り，骨片をとり出す．次に，反対側の鼻骨側壁骨切りのあと，鼻前頭縫合を骨切りして鼻骨を移動し，左右対称とする．鼻中隔もこの処置によって同時に骨切りを行うので，移動には問題ない．この際，正常人に比べ骨折を起こしやすいので注意を要す（Guyuron

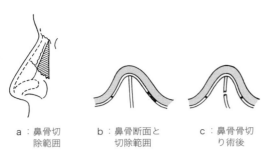

図 24-5-33　骨性斜鼻の手術
a：鼻骨切除範囲　b：鼻骨断面と切除範囲　c：鼻骨骨切り術後

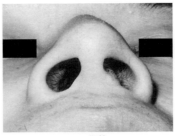

a：術前

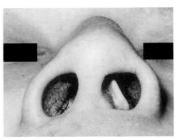

b：口唇の働きで鼻中隔の位置異常が著明

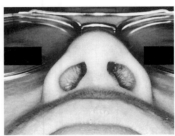

c：術後6ヵ月

図 24-5-35　鼻中隔前部の位置異常による斜鼻
図24-5-29aの方法で修正．

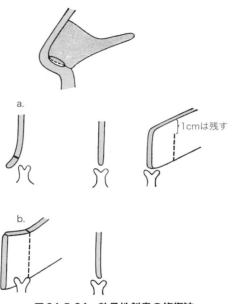

図 24-5-34　軟骨性斜鼻の修復法
aは再発を起こすことがある．bはswinging door operationといわれるもので，より確実である．

ら 1994)（図24-5-33）．口腔前庭のアプローチは，直視下手術という利点がある（篠原ら 1999）．

骨切りに際しては，本多ら（2012）はWebsterの三角に注意し，鼻閉を予防するという．

b. 軟骨性斜鼻 cartilaginous nasal deviation

これは，鼻中隔の位置異常，あるいは彎曲による斜鼻で，前上部の彎曲が著明で，鋤骨脱臼を起こす場合もある．また，鼻軟骨の大きさも，左右不対称になっていることがある．

1) 鼻中隔前部の位置異常による場合

この場合は，通常，鋤骨が脱臼している場合が多い．鼻柱鼻粘膜側より切開，鼻中隔の粘膜を剥離する．鼻柱鼻中隔境界付近は，粘膜が母床と固着しているため，剥離には注意を要する（図24-5-34，図24-5-35）．粘膜を破りやすいからである．

粘膜剥離が終わったら，鋤骨境界部で鼻中隔軟骨を切開し，鼻中隔を移動する．移動しにくい場合は，鼻中隔軟骨後方に割を入れると移動しやすい．

鼻中隔前部のみが，側方に彎曲している場合は，彎曲部に割を入れ，整復したのち固定するが，彎曲部が小さければ切除する．

術後は，両鼻腔に軟膏ガーゼをタンポンしておく．

2) 鼻中隔彎曲を伴う複雑な場合

前記粘膜切開で，片側鼻中隔粘膜を剥離し，彎曲部の軟骨を切除するなり，水平方向に軟骨に割を数条入れ，複雑な彎曲のときは市松模様状 cross hatchに割を入れる．反対側の粘膜は，軟骨への血行のほか，軟骨に対して splint の役割を果たすので，その剥離は，最小限度にすべきである．粘膜切開縫合ののち，両側鼻腔に軟膏ガーゼを充填し両側より固定する（本章 -5-E「鼻中隔彎曲症」の項参照）．

c. 骨性および軟骨性斜鼻

骨性および軟骨性斜鼻が合併した場合の治療は，両者に対するものを同時に行う（図24-5-36）．場合によっては，骨や軟骨による隆鼻術も効果がある（McKinneyら 1979）．

24・5 外鼻の美容外科　277

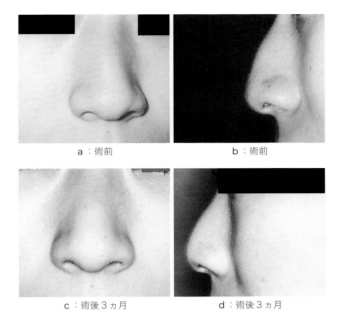

a：術前　　　　　　　　b：術前

c：術後3ヵ月　　　　　d：術後3ヵ月

図24-5-36　骨性軟骨性斜鼻

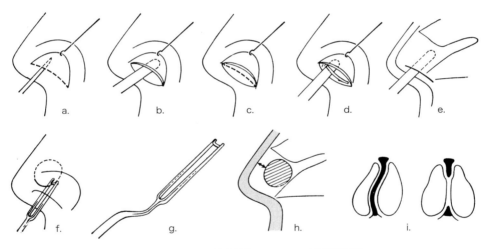

a：鼻中隔尖端粘膜切開，b：粘膜剥離，c～e：反対側粘膜剥離
f：バリンジャー(g)による鼻中隔軟骨採取，f, h, i：彎曲部軟骨の切除

24-5-37　鼻中隔彎曲症の修復法

斜鼻の修正では鼻中隔の形成術も検討する必要がある Foda (2005)．しかし，その修正術は，癒着，瘢痕化のため，かなり困難である．許ら (2016) も鼻中隔の再手術はかなり難しく，初期手術の慎重な対応が大切と報告している．

❹斜鼻矯正術後の合併症

これには，斜鼻の再発と鞍鼻があるが，手術の拙劣さによるものである．特に後者は鼻中隔の切除し過ぎによる．

E. 鼻中隔彎曲症 septal deviation

鼻中隔彎曲症は，それ単独でくる場合もあれば，骨性斜鼻あるいは軟骨性斜鼻と合併してくることもある．広瀬 (塚田 1998) は，新生児で36%，成人で80～90%あるという．

❶症状

鼻閉塞，頭重感，嗅覚障害，副鼻腔炎などがある．高橋 (1980) は，脳頭蓋と顔面頭蓋の発育の不良バランスに原因を求めている．鼻中隔軟骨は，篩骨垂直板と鋤骨にはさまれたほぼ菱形の軟骨であるが，これが左右いずれかの鼻腔

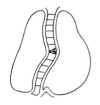
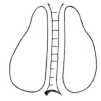

図24-5-38　鼻中隔彎曲症の修復法（Dingman法）

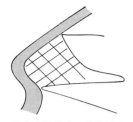

図24-5-39　鼻中隔彎曲症の修復法（Maliniac法）

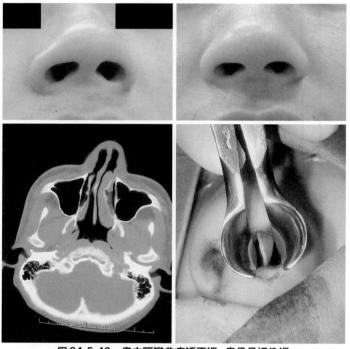

図24-5-40　鼻中隔彎曲症矯正術，鼻骨骨切り術

（西野健一氏提供）

に突出した状態で，鼻中隔前部は，矢状面にあっても，奥のほうで変形している場合もある．

❷治療

鼻閉などの症状があるものが対象になる．鼻中隔前端より粘膜を切開，鼻中隔の粘膜を剝離し，鼻中隔軟骨を切除したり，割を入れたりして，垂直に整復し，粘膜切開部縫合後，両側鼻腔に軟膏ガーゼを充塡して固定する（Killianの粘膜下窓型切除術 submucous window resection）（図24-5-37）．

a. 軟骨切除法

図24-5-37のごとく，両鼻中隔粘膜を剝離したのち彎曲部を切除するが，鼻背側に幅1 cmの軟骨を残し，鞍鼻を予防する．あるいは，この軟骨に割を入れて矯正する．術後の固定は，鼻腔内タンポンで内固定する．斜鼻がなければ彎曲部の軟骨切除のみでよい．

b. 軟骨に割を入れる方法

鼻中隔彎曲が高度な場合は，鼻中隔軟骨に水平方向の割を入れたり（Dingman法，図24-5-38），市松模様状に十字方向に割を入れたり（Maliniac法）する（図24-5-39）．この場合，鼻中隔粘膜の剝離は片側のみに行う．両側粘膜剝離をすると割を数多く入れるため，軟骨の固定が難しくなる．なお，前者の方法は，エビの甲羅に似ているため lobster tailing，後者は十字に割を入れるため cross-hatching とも呼ばれている（図24-5-40）．

c. 軟骨移植法

斜鼻を合併している場合や，骨性彎曲を起こしている場合は，彎曲部をすべて除去したのち切除軟骨の再移植や，本格的隆鼻術を行う．

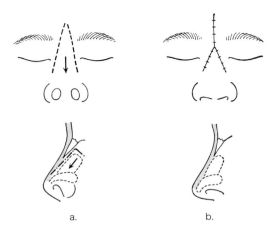

図24-5-41 短鼻の修復法
(鬼塚卓弥編:標準形成外科学,医学書院,1975より引用)

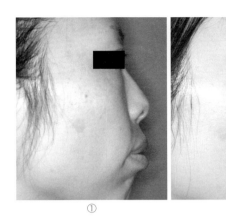

図24-5-42 短鼻
①:術前,②:大鼻翼軟骨を剥離,尾側に移動,鼻尖部軟骨移植
(小住和徳氏提供)

F. 外鼻全体に関する変形

❶短鼻 short nose

短鼻は,顔面のバランスのうえで考えねばならないもので(第28章「頬部形成術」の項参照),原因としては,家系的なもののほか,naso-orbito-ethmoid hypoplasia, naso-maxillary hypoplasia (Binder症候群), craniosynostosis, などの頭蓋顔面先天性異常の部分症として,また,鼻骨やその周囲骨骨折,熱傷などの外傷によってもみられるが,ここでは先天性のものに限定する.

鼻背の短い場合の形成術として,成書にはV-Y法,植皮法などがあるが,日本人にはまずその適応は考えられない.むしろ,皮膚にわざわざ傷をつけるより,隆鼻術などによって外鼻全体の形態を整えるほうがよい(図24-5-41).しかし,著明な短鼻では,軟骨切開,有茎皮膚移植を行う(Gruber 1993)(図24-5-42).

❷長鼻 long nose

これは,鼻根部と鼻尖部の長さが長いもので,日本人ではあまり問題にならないが,白人では,鉤鼻 humped nose と合併しやすいため治療の対象になることが多い.

a. 鼻中隔切除術

この場合,鼻中隔と同時に鼻背軟骨あるいは鼻翼軟骨の切除を行う(図24-5-43).

b. 鼻翼軟骨後退術

両鼻翼軟骨を後退させ,鼻中隔軟骨をその間に挿入させるようにする.これに類するのに古川法(1974)がある(図24-5-43).

c. 隆鼻術

日本人のように軽度な長鼻で低鼻を呈するものでは,隆鼻術をすることによって鼻尖部が挙上されるので,相対的

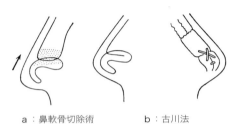

a:鼻軟骨切除術　　b:古川法
図24-5-43 長鼻の修復法
(古川正重:形成外科17:52,1974より引用)

に長鼻の矯正を行うことができる.

❸広鼻 wide nose

人類学的には,広鼻下目,広鼻猿類と関連したもので,単に広鼻というと,鼻翼部が幅広いのを指す(Weblio辞書-YaHoo).

鼻孔底の縫縮術あるいは隆鼻術によって相対的に鼻幅を狭くする(本章-5-G-⑥「広鼻孔底」の項参照).

❹低鼻 flat nose

本章-5-B「鞍鼻」の項参照.

❺鉤鼻 humped nose

鉤鼻は,鼻骨下端付近が盛り上がり,さらに鼻尖部が下垂した状態のものである.もちろんその程度にもいろいろあるが,手術術式の原則は同じである.

手術術式は,隆鼻術 augmentation rhinoplasty に対して,低鼻術 reduction rhinoplasty を行う.

a. 術前検査

隆鼻術の場合に準ずる.

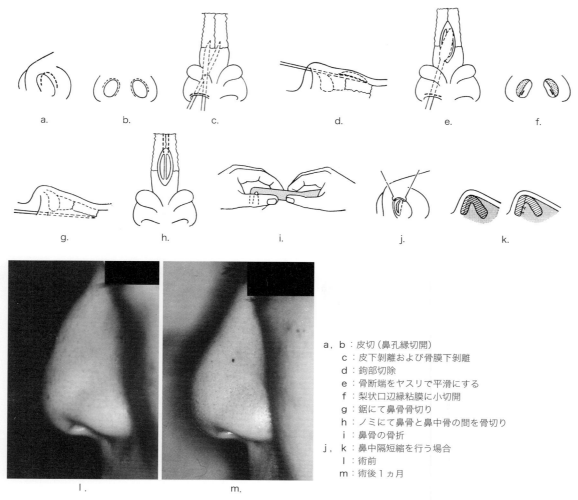

図24-5-44　鉤鼻の修復法（a～k）と修復例（l, m）

a, b：皮切（鼻孔縁切開）
c：皮下剝離および骨膜下剝離
d：鉤部切除
e：骨断端をヤスリで平滑にする
f：梨状口辺縁粘膜に小切開
g：鋸にて鼻骨骨切り
h：ノミにて鼻骨と鼻中骨の間を骨切り
i：鼻骨の骨折
j, k：鼻中隔短縮を行う場合
l：術前
m：術後1ヵ月

b. 手術術式

低鼻術の術式も，術者によって，細部はかなり異なっているが，原則は同じである．ここでは，著者がDr.Barskyのところに留学して習得した方法について述べたい（図24-5-44）．

1）消毒
顔面および鼻腔内を十分に消毒する．

2）麻酔
通常，局所麻酔である（第2章-2「形成外科で行う麻酔法」の項参照）．皮膚麻酔と同時に，綿棒に表面麻酔薬をつけて鼻腔内粘膜を麻酔する．

3）切開
切開は，鼻孔縁切開，鼻柱側方切開より入る．Barsky (1964)は，鼻背軟骨と鼻翼軟骨の間の軟骨間切開 intercartilaginous incsion より鼻翼軟骨内側脚後方切開で入るが，日本人の場合は，鼻孔が小さいため鼻孔縁切開 marginal incision から鼻柱側壁切開（内側脚前方）のほうが手術の操作がやりやすい．鼻柱基部切開は，瘢痕が目立つことあり，日本人向きでない．

4）剝離
剝離の原則は隆鼻術の場合と同じである．

5）Hump除去
これは，切開線より，ノミまたは鋸を用いて切除する．大きいhumpは鋸，小さいのはノミのほうが便利である．日本人のように小さいhumpでは鋸ではすべりやすく，切除位置がずれやすいので，ノミのほうが使いやすい．

切除に際しては，皮膚に指を当てて，ノミの位置が正確であるか，絶えずチェックしながら切り進める．ノミを叩くのは助手にまかせる．

ノミで，鼻骨，鼻軟骨を切開しても，軟部組織が付着していることがあるから，鋏で切除し，鼻骨-鼻背軟骨-鼻中隔軟骨の複合体を一塊として切除する．

鼻中隔軟骨の切除が足りないときは，メスか鋏で正確に予定線まで切除する．切除し過ぎると鞍鼻になる．

鼻背部の切開縁が，ギザギザのときには，骨ヤスリで平滑にし，鼻背軟骨のギザギザは，メスか鋏で平らにする．皮膚表面から指でさわって，左右バランスがとれて，扁平になっているかどうかを確かめる．

6) 鼻骨矯正

次に，hump を除去しただけでは，鼻背部が扁平になっているため，これを修正するのに梨状口粘膜の頬側に小切開を入れ，ここから鼻鋸を挿入，鼻骨の上顎骨付着部付近を骨切りしたあと，皮膚外側より指で圧迫し中央に寄せて，外鼻の形を整える．この操作によって，扁平な鼻背も正常のような鼻背の形になる．

この際，鼻骨切開は骨膜下に行うが，鋸のかわりにノミを用いてもよい．また鼻根部の切開は，内側眼瞼靱帯を損傷しないようにその前方で行う．もちろん，皮膚表面より指で鋸を触れながら正確な位置を切開する．また鼻涙管損傷を避けるのも当然である．

Hump 除去が，小さい場合は，鼻骨前方を部分的にしか切除しないことがあるから，このような場合は，あらかじめ，ノミで，鼻前頭縫合まで切開を入れておかないと，鼻骨を圧迫して中央に寄せるとき，鼻骨側壁で異常骨折を起こし，皮膚表面からみても，ここに段違いを起こすことになる．

徒手骨折ができないときは，無理をしないで鼻骨基部が完全に切離されたかどうかもう一度確認し，不完全ならば再度骨切り操作を繰り返す．鼻前頭縫合が，丈夫なときには徒手骨折ができないこともあり，Walsham 鉗子を用いる．

7) 鼻尖短縮

鉤鼻 humped nose は，長鼻 long nose を合併していることが多い．日本人で鼻尖下垂，あるいは鼻柱後退症は，白人ほど問題にはならないが，必要があれば，同時に修正する．

手術は，鼻中隔を露出し，その尖端を切除する．切除範囲は，過大にならないよう注意する．切除後は，鼻翼軟骨内側脚と鼻中隔軟骨とを縫合するが，その縫合位置によっては，鼻尖部上方が鞍鼻になったり，鼻尖部が扁平になったりする．これを防ぐには，鼻中隔と鼻翼軟骨の位置がずれないように縫合することが大切である．また，この方法では，鼻翼軟骨を後方移動させるため，鼻背軟骨前縁が鼻腔内に突出変形する．したがって，鼻背軟骨前縁も同時に切除しなければならない．かなり面倒な手術となる．

しかし，鼻尖下垂矯正の簡便法としては，鼻翼軟骨内側間を剝離して，このなかに鼻中隔軟骨を挿入して縫合固定してもよい．しかし，鼻背軟骨前縁の切除は必要である．

8) 縫合固定

軟骨縫合が終わったら皮膚縫合を行う．梨状口縁の粘膜切開部は，日本人は鼻孔が小さいので縫合しにくいことが

ある．無理に縫合しないで軟膏ガーゼを充填するだけでも自然閉鎖する．

固定は，軟膏ガーゼを鼻腔内に充填するが，皮膚表面から指でさわって両鼻骨間が開離しない程度に充填する．充填し過ぎると鼻背軟骨が開いて，扁平になる．充填したガーゼの枚数を数えておくのはもちろんである．

内固定が終わったら，外固定として，鼻骨部に軟膏ガーゼ，ギプス，ガーゼ，あるいは歯科用モデリングコンパウンド modeling compound を当て，絆創膏で固定する．なお，固定を確実にするため，Dr Barsky は絆創膏の上に別の絆創膏を橋渡しして，それに真田紐を結びつけ，頭に固定するといった簡便包帯法を用いている．固定の間，鼻骨がずれないように注意を要する．

9) 術後処置

抗菌薬投与，安静を行い，必要があれば冷湿布する．腫脹を早く消褪させるからである．固定は3日目には除去してよいが，乱暴な取り扱いを避ける．抜糸は，1週間後に行うが，その後1〜2ヵ月は体操，その他，過激な運動を禁ずる．

10) 鉤鼻手術の後遺症
a) 低鼻
①鼻背のとり過ぎによる低鼻
②鼻中隔のとり過ぎによる低鼻
③鼻尖部の軟骨に手をつけないためのオーム状変形

b) 鞍鼻

hump の切除し過ぎによるもので，治療は隆鼻術である．しかし，鞍鼻の程度によって切除組織をトリミングして再移植し，あるいは二次的に真皮脂肪移植，あるいは本格的隆鼻術を行う (Sheen 1979)．

c) 左右不対称

hump の切除が斜めになると，左右不対称となる．治療はトリミングして左右の鼻骨および鼻軟骨の位置を対称にする．

d) 外鼻側壁の階段状変形

鼻骨側方の骨切りの位置が，高過ぎるとき生じる．治療は，再切開である．

e) 斜鼻
①hump の切除が左右不対称になったとき
②鼻骨側切開が高過ぎる位置で行われたとき
③鼻翼軟骨，鼻背軟骨のトリミングが不対称のときみられる．
治療は，再トリミングである．

f) 鼻尖変形

鼻尖下垂を修正したとき，鼻中隔への固定が高いと鼻尖上方に鞍部を生じ，低過ぎると鼻尖が扁平となる．鼻唇角が鈍角になり過ぎたとき，つまり鼻が上を向き過ぎたときは，鼻中隔軟骨の切除し過ぎである．

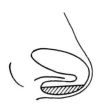 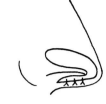

a：鼻尖軟骨脚の切除　　　b：術後

図 24-5-45　鼻柱下垂の修復法

（Barsky AJ et al：Principles and Practice of Plastic Surgery, McGraw-Hill, p256, 1964 より引用）

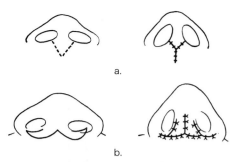

図 24-5-46　短鼻柱の修復法

（Barsky AJ et al：Principles and Practice of Plastic Surgery, McGraw-Hill, 1964 より引用）

治療は，骨移植，軟骨移植で，鼻尖部を正しい位置に戻して固定する．

最近，酒井ら（2015），前田（2015）の報告がある．参考になろう．

G. 鼻柱・鼻孔に関する変形

第 26 章 -4「唇裂外鼻」の項参照．

❶鼻柱下垂 drooping columella

日本では手術の対象になることは少ない．治療は鼻翼軟骨内側脚の一部切除である（図 24-5-45）．

❷鼻中隔下垂 hanging septum

これも日本ではあまり問題にならないものであるが，drooping columella との鑑別が大切である．

❸短鼻柱 short columella

日本人では比較的多い変形のひとつである．欧米人のように鼻柱基部の高い場合は，鼻柱下部で V-Y 法などを用いるが，日本人は鼻柱基部も低いために隆鼻術を行ったほうがよい（図 24-5-46）．

❹鼻柱偏位 columella deviation

鼻柱偏位の方向と外鼻孔の大きさによって鼻柱上部または基部で Z 形成術や W 形成術を行う．

❺幅広鼻柱 wide columella

鼻柱両側を紡錘形に切除するか W 形成術を行う．

❻広鼻孔底 wide nostril

鼻孔底が幅広いもので，治療法としては，いろいろな方法が報告されている（図 24-5-47，図 24-5-48）．
　①鼻孔底を菱形，あるいは紡錘形に切除する方法（Joseph 法，Weir 法，古川法）．
　②鼻孔底を zigzag に切開する方法：前記の方法を多少

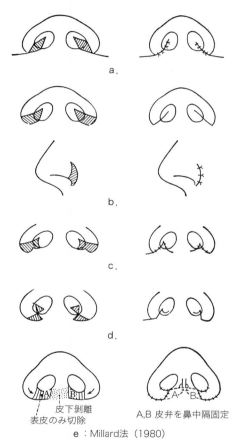

e：Millard 法（1980）

図 24-5-47　広鼻孔底の修復法

複雑にしたものであるが，より合理的方法である（高橋法，武藤法）．
　③鼻孔底の真皮皮弁縫縮法：鼻孔底の表皮のみ剥離，鼻柱基部に引き寄せる方法である（Millard 法）．

❼小鼻孔 small nostril

鼻唇溝部からの皮弁と鼻翼基部とを Z 形成術で交換したり（図 24-5-49），鼻孔縁に W 形成術を行う．これは，変

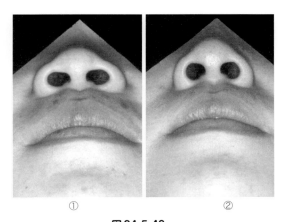

図 24-5-48
①：広鼻孔縮小術，②：鼻翼切除術
（小住和徳氏提供）

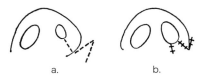

図 24-5-49 小鼻孔の修復法
(Barsky AJ et al : Principles and Practice of Plastic Surgery, McGraw-Hill, 1964 より引用)

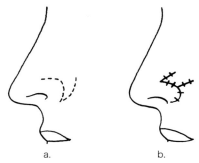

図 24-5-50 高鼻孔縁の修復法
(Barsky AJ et al : Principles and Practice of Plastic Surgery, McGraw-Hill, 1964 より引用)

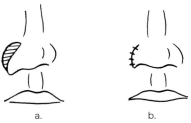

図 24-5-51 低鼻孔縁の修復法
(Barsky AJ et al : Principles and Practice of Plastic Surgery, McGraw-Hill, 1964 より引用)

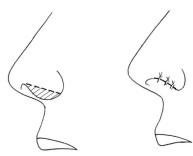

図 24-5-52 鼻孔縁下垂の修復法

治唇裂の鼻孔狭小の修正法を適用できる（第26章-4「唇裂外鼻」の項参照）．

❽ **高鼻孔縁** high alar rim
　鼻唇溝部の皮弁を，鼻翼溝に挿入する方法を行うが，術後の瘢痕のことを考えれば，あまり適応はない（図24-5-50）．

❾ **低鼻孔縁** lower rim
　鼻翼溝の皮膚を，三日月型に切除することによって修復できるが，この部分の瘢痕は，ほとんど目立たない（図23-5-51）．

❿ **鼻孔縁下垂** hanging rim
　鼻柱より3～5mm，鼻翼縁が上るように切除する（Ellenbogennら1992）（図24-5-52）．

⓫ **鼻孔縁陥凹** depressed rim
　鼻孔上縁の先天性陥凹で，Z形成術で修復する．

⓬ **鼻柱後退症** depressed columella
　drooping columella, hanging columella の逆で，鼻柱が後退したものである．相対的にみると，鼻尖下垂，長鼻，両鼻翼下垂 lower alar rim にもみられる．

a. **鼻尖形成術**
　長鼻，鼻尖下垂に属する場合は，鼻尖を後退させる手術を行う（本章「長鼻」「鉤鼻」の項参照）．

b. **鼻翼下垂矯正術**
　鼻翼を切除して，鼻柱とのバランスをあわせる．

c. **鼻柱前突術**
　鼻柱後方に，耳介よりの皮膚軟骨の複合移植を行って，鼻柱を前突させ，バランスを揃える．

d. **鼻唇角形成術**（図24-5-53）
　1）インプラント挿入法
　鼻孔内鼻柱側基部から切開剥離し，鼻中隔下制筋を切断，鞍状プロテーゼを埋入する．なおプロテーゼ挿入の場合は，その圧力によって骨萎縮を起こすので注意を要する（古川法，Carronni法）．

284　第24章　鼻部形成術

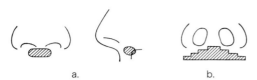

図24-5-53　鼻唇角形成術
軟骨，骨移植，インプラント挿入などを行う．

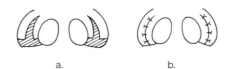

図24-5-54　肥厚鼻翼の修正法（Millard法）
(Millard DR Jr : Plast Reconstr Surg 40 : 337, 1967 より引用)

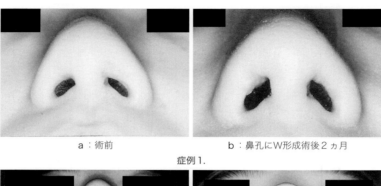

a：術前　　　　　　　b：鼻孔にW形成術後2ヵ月
症例1．

a：術前　　　　　　　b：耳介よりの複合移植後1ヵ月
症例2．

図24-5-55　外傷性鼻孔狭小症（症例1, 2）

2) 軟骨または骨移植法
前記プロテーゼの代わりに軟骨を移植する．通常，低鼻術を行った場合，切除した鼻軟骨や鼻骨を階段状に重ねて用いる（Aufricht 法，Guerrero-Santos 法）．さもなければ耳甲介軟骨を利用．

3) 鼻柱基部に茎をおく表皮除去皮弁 denuded flap 法
皮弁で鼻孔底に作り，これを鼻柱皮下に移植，膨らませる方法（Millard 1980, Flowers 1999）であるが，鼻孔底に瘢痕が残る．

⓭肥厚鼻翼 thick ala
通常，だんご鼻などと合併してくることが多く，また鼻孔そのものは大きくなくても，鼻翼が厚いため幅広い鼻にみえる（第26章唇裂口蓋裂の項参照）．
治療は，鼻翼内組織をくり抜いて薄くする（図24-5-54, 55）．

⓮鼻翼陥凹 alar collapse
これは，欧米人などで，鼻尖軟骨形成術後の失敗例としてみられることが多く，鼻呼吸ができない．
治療は，耳甲介軟骨を挿入する．日本人には，このような症例はほとんどみられない．pinched nose（摘み鼻，つまみ鼻）に多い（図24-5-56e）．

H. 鼻尖に関する変形

❶鼻尖部の不対称
Rohlich ら（2003）は，鼻尖部の変形を4型に分け，それぞれの治療法を述べている．すなわち
①内側脚の陥凹が強いもの
　突出したドームを引き寄せ，縫合，あるいは非突出側に移植
②片側の内側脚が長いもの
　突出側内側脚を，set back，非突出側を伸展させる
③片側の内側脚のドームが広がったもの
　内側脚鼻尖縫合と columella strut の使用
④混合型
　変形に応じて対処する（図24-5-60〜図24-5-63）．

❷だんご鼻，団子鼻 bulbous nose
日本人に多くみられるもので，鼻尖部がまるくなったものである．大鼻翼軟骨内側脚が開いていることが多く，ま

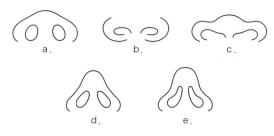

a：だんご鼻，b：あぐら鼻，c：獅子鼻，
d：尖鼻，e：つまみ鼻
図 24-5-56　鼻尖形態のいろいろ

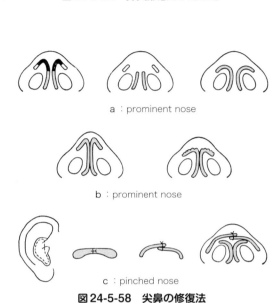

a：prominent nose

b：prominent nose

c：pinched nose
図 24-5-58　尖鼻の修復法

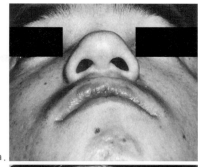

a：術前，b：術後4ヵ月
図 24-5-57　だんご鼻

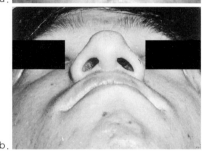

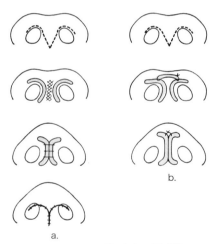

図 24-5-59　扁平鼻尖の形成術

た鼻尖部の皮膚も厚くなっている（図 24-1-1，図 24-5-56a，図 24-5-57）．Constantian（2005）のいう，boxy ball, flat nasal tip とは異なる．

治療は，鼻孔縁-鼻柱基部切開から鼻柱-鼻尖皮膚を反転し，鼻翼軟骨を露出させ，その間の組織を切除，鼻翼軟骨同士を縫合する．軟骨が厚いときは，これに割を入れて引き寄せやすくする．しかし，日本人の鼻尖部皮膚は白人と異なり，皮膚の柔軟性が少なく，形成した軟骨に，うまく皮膚がフィットしないで，手術効果が思うほど得られない場合がある．術前に，鼻尖部皮膚の性質をよくチェックする必要がある．

皮膚が厚い場合には，鼻翼の皮膚切除を行い，広鼻があればその治療を同時に行う（図 24-5-58）．

白人については，最近，McKinney（2000），Behmand ら（2003）の鼻尖形成術の論文がある．

❸あぐら鼻 snub nose

short columella に類似しているが，あぐら鼻に，単に鼻柱が低いだけでなく，鼻翼が大きく横にはりだし，しかも

その延長が堤防状に鼻孔底にはり出した鼻で，その様がちょうど人があぐらをかいた状態に似ているため，そう呼ばれる．適切な英文がない（図 24-5-56b）．

治療は，鼻翼を内側に寄せ，鼻孔底の高まりを切除する．

❹獅子鼻 pug nose

short columella ではあるが，鼻翼が横にはり出したもので，鼻孔底の堤防状隆起はない（図 24-5-56c）．

❺尖鼻 prominent nose

俗に，ピノキオ鼻といわれるもので，鼻尖部の異常に突

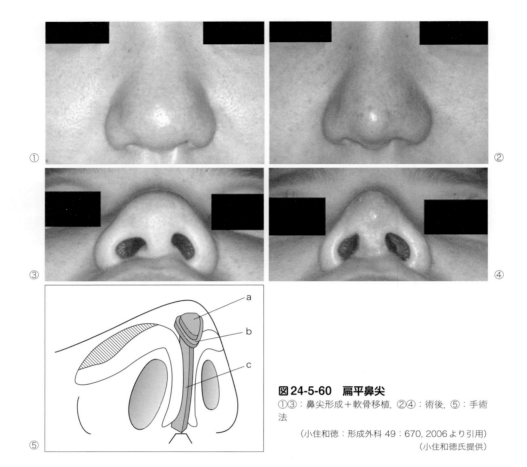

図24-5-60　扁平鼻尖
①③：鼻尖形成＋軟骨移植，②④：術後，⑤：手術法

（小住和徳：形成外科 49：670, 2006 より引用）
（小住和徳氏提供）

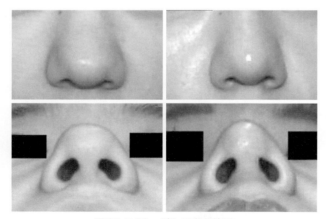

図24-5-61　だんご鼻の修正
左列は術前，手術は大鼻翼軟骨を剥離，縫合

（小住和徳：形成外科 49：666, 2006 より引用）
（小住和徳氏提供）

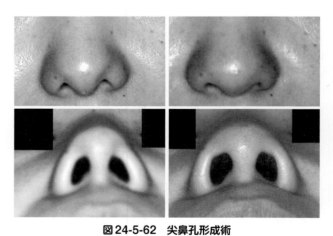

図24-5-62　尖鼻孔形成術
左側は術前，右側は術後

（小住和徳氏提供）

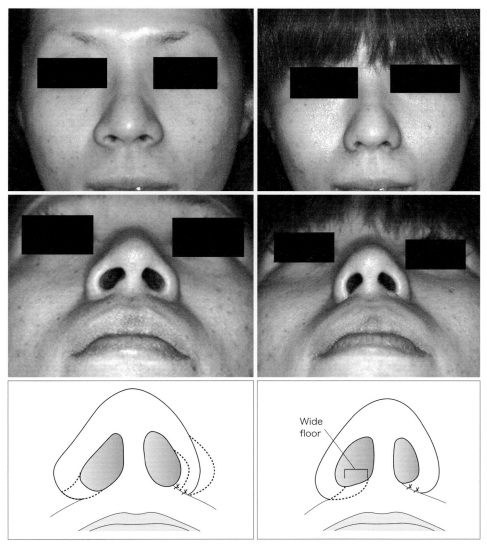

図 24-5-63 鼻孔縮小術
左側は術前,右列は術後
(下図のみ,Gruber RP, Peck GC:Rhinoplasty: state of the art, Mosby Year Book, p142-143, 1993 より引用)
(小住和徳氏提供)

出したものである.日本人には少ない(図 24-5-56d).

通常,鼻孔縁 - 鼻柱基部切開で鼻翼軟骨に達し,両脚間を開いて軟骨に割を入れ,さらに鼻柱皮膚も切除して鼻尖部を短縮する.あるいは,鼻翼軟骨彎曲部を切除する場合もある(図 24-5-58).

❻摘み鼻,つまみ鼻 pinched nose

これと,prominent nose と,どう区別するか問題のあるところであるが,これは,洗濯はさみで鼻尖部をはさんだような変形という感じがあり,それだけ鼻孔部が変形している.軟骨の発育も悪く,吸気時に,鼻孔が閉塞され,alar collapse を起こすことがある(図 24-5-56e).尖鼻には,これらの症状がないものといえる.

治療は,prominent nose の手術に加えて,耳甲介腔軟骨を両側より採取,これを蝶形に組み合せて移植する.また,耳介軟骨を,両鼻翼軟骨間に橋渡し移植する法もある(Gunter ら 1992).

❼鼻尖下垂,鼻唇角鋭角化

鼻尖が,下垂したようにみえるもので,長鼻,鼻柱後退などのときにみられる.この場合は鼻柱 - 口唇角が,鋭角になっているため,下垂した鼻尖を,鼻中隔切除で引き上げるか,鼻柱基部に肋軟骨を移植して相対的に鼻尖部を持ち上げる(本章「鼻柱後退症」の項参照).

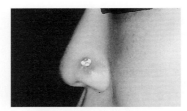

図 24-5-64　鼻翼のピアス
感染がみられる.

❽扁平鼻尖　wide tip nose or square tip nose

鼻尖部が,扁平な感じの鼻で,鼻裂症の軽度な場合にみられることが多い.

治療は,鼻孔縁-鼻柱基部切開で入るが,鼻尖部を挙上する必要があるので,V-Y式切開のほうがよい.そして鼻翼軟骨が開離していれば,その間の組織を切除,両鼻翼軟骨内側脚同士を縫合する(**図 24-5-59a**).もし,開離していなければ両鼻翼軟骨外側脚を縫合する(**図 24-5-59b**)(本章「正中鼻裂症」の項参照).場合によっては,鼻尖のみにシリコン,軟骨などを挿入する(Carolis 1993,大竹 2005).軟骨としては,耳甲介軟骨のほか耳珠軟骨も用いられる(石田 2006).

❾鼻ピアス　nose piercing

鼻柱,鼻翼のピアスは,最近,数は少ないものの時々みられるようになった.

ピアスの方法は,耳垂の場合と同じであるが,耳垂に比べ,感染を起こしやすい(**図 24-5-64**).

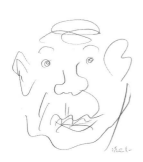

文 献

註：Plastic Reconstructive Surgery は数が多く，PRS と略した．実際にも PRS と略して使用しているし．議論の際にも通じる

21章　頭蓋部形成術

1) 阿部浩之ほか：日形会誌 **26**：787, 2006
2) 赤松順ほか：PERPARS **15**：1, 2007
3) Akita S et al：2013
4) 秋田新介：personal communication
5) 秋月種高ほか：形外 **40**：451, 1997
6) Albin RE et al：Plast Reconstr Surg **76**：202, 1985
7) Albright F et al：n Engl J Med **216**：202, 1985
8) Antley RM et al：Birth Defects Orig Art Ser **11**：161, 1975
9) Apert E：Bull et Me Soc Med Hosp Paris **23**：1300, 1906
10) 新井　一ほか：形成外科 **37**：451, 1994
11) 荒瀬誠治：Derma **67**：58, 2002
12) Arnaud E et al：PRS **110**：6, 2002
13) 浅田一仁ほか：日美外報 **9**：19, 1987
14) 浅見謙二ほか：形成外科 **30**：232, 1987
15) Bauhanna P：Dermatol Surg **26**：555, 2000
16) Bertelson TI：The Premature Synostosis of the Cranial Sutures, Bagtrykkeriet Forum, Copenhagen, 1958
17) Blank CE：Am Hum Gent **24**：151, & **164**, 1960
18) Bottero L et al：PRS **102**：952, 1998
19) Burunetean RJ et al：Plast
20) Campbell W：Edinburgh Med J **2**：82, 1826
21) Carpenter G：Rep Soc Study Dis Child London **1**：110, 1901
22) Carstens MH et al：Plast Reconstr Surg **87**：615, 1991
23) Choi YC：J Dermatol Surg Oncol **18**：945, 1992
24) Chotzen F：Monartschr Kinderh **55**：97, 1932
25) Cohen MM：Perspective s on craniosynostosis, Craniosynostosis, Cohen MM ed, Raven Press, p21, 1986
26) Cohen SR et al：PRS **114**：841, 2004
27) Comings DE：Pediatr **67**：126, 1965
28) Connoley JJ：Plast Reconstr Surg **113**：1313, 2004
29) Converse JM et al：Plast Reconstr Surg **45**：1, 1970
30) Converse JM：Reconstructive Plastic Surgery, Saunders, Philadelphia, 1977
31) Cordon (1769)：浅見健二ほか (1987) より
32) Crouzon O：Bull Soc Med Hosp Paris **33**：545, 1912：McCarthy JG et al (1990) より
33) Da Costa AC et al：PRS **118**：175, 2006
34) Dae Hwan Park：PRS **121**：1181, 2008
35) Dallob AL et al：J Clin Endocrinol Metab **93**：703, 1994, Reconstr Surg **89**：21, 1992
36) 出口正己：美容外科 **38**：14, 2016
37) 出口綾香ほか：日形会誌 **36**：375, 2016

38) Delashaw JB et al：J Neurosurg **70**：159, 1989
39) DeMeyer, W et al：Pediatrics **34**：256, 1964
40) Dermis Z et al：PRS **112**：1054, 2003
41) Devillez RL et al：Arch Dermatol **130**：303, 1994
42) Dufresne CR：Clin Plast Surg **16**：165, 1989
43) 戎谷昭吾ほか：形成外科 **58**：813, 2013
44) Eppley BL et al：PRS **114**：850, 2004
45) Escober V et al：Clin Genet **12**：169, 1977
46) 江崎哲雄：PEPARS **19**：1, 2008
47) Fearon JA：Plast Reconstr Surg **92**：202, 1993
48) Fearon JA et al：Plast Reconstr Surg **91**：990, 1993
49) Fearon JA：Plast Reconstr Surg **111**：27, 2003
50) Fearon JA：PRS **115**：1524, 2005
51) Fearon JA et al：PRS **117**：532, 2006
52) Fiala TG et al：Plast Reconstr Surg **93**：725, 1994
53) Fischer S et al：J Plast Surg Hand Surg **48**：244, 2014, Freeman EA et al：Arch Dis Child **13**：277, 1938, Frieden IJ：J Am Acad Dermatol **14**：646, 1986
54) Friedreich N：Anat **43**：83, 1868
55) 藤本卓也ほか：PEPARS **55**：54, 2011
56) 藤田恒太郎：生体観察，南山堂，東京，1954
57) Fults D et al：Neurosurgery, Vol 3, ed. by RH Wilkins & SS Rengachary, p2084-2087, McGraw-Hill, 1985
58) Gatherwright J：PRS **130**：1219, 2012
59) Gault DT et al：Plast Reconstr Surg **90**：377, 1992
60) Gershoni BR：Am j Med Genetics **35**：236, 1990
61) Gonzalez AM et al：PRS **115**：1537, 2005
62) Gorlin RJ et al：Scand J Plast Reconstr Surg **8**：13, 1974
63) Grabb WC, Smith JW：Plastic Surgery, Little Brown, Boston, 1968
64) Greig DM：Edinburg Med J **33**：189, 1926
65) Guenther H：Virchows Arch (Pathol Anat), **290**：373, 1933
66) Guimaraes-Ferreira J et al：Scand J Plast Reconstr Surg Hand Surg **37**：208, 2003
67) Hadlich H：Arch Psychiatr Nervenkr **10**：97, 1880
68) Hamilton JB：Am J Anat ：451, 1942
69) Hansen M et al：PRS **100**：1387, 1997
70) Hansman CF：Radiology **86**：87, 1966, Surg **57**：133, 1976
71) 橋本　謙：現代皮膚科学大系, 20B, p154-156, 中山書店, 東京, 1985
72) 畑中信勝：人類学, 人類遺伝学体質学論文集 **39**：15, 1960
73) 羽田野隆治ほか：日形会誌 **32**：458, 2012
74) 林　隆士：臨床小児脳神経外科 ヒューマンテイワイ, 東京, 1990
75) 彦坂　信ほか：日形会誌 **59**：68, 2016
76) Hirabayashi S et al：J Neurosurg **89**：1058, 1998

77) 平林慎一ほか：波利井清紀ほか編，内視鏡下 fronto-orbital advancement，形成外科 ADVANCE シリーズ，内視鏡下手術 p85-89，克誠堂，1998
78) 平林慎一：形成外科 43：875，2000
79) 平田宗正：形成外科 15：292，1972
80) 平山　峻：形外 47：357，2004
81) Hoffman HJ et al：J Neurosurg 45：376，1976
82) Hopper RA et al：PRS 132：129，2013
83) Holtermueller et al：Med Monatschr 14：439，1960
84) Huang TT et al：Plast Reconstr Surg 60：763，1977
85) Ibrahimi OA et al：PRS 115：265，2005
86) 池田重雄ほか：あざの治療，p100-105，克誠堂，東京，1981
87) 今井啓介：PEPARS 15：62，2007
88) 今川賢一郎：形成外科 47：379，2004
89) 今川賢一郎：日美外報 28：212，2006
90) 今川賢一郎：日美外報 30：98，2008
91) 今川賢一郎：形成外科 53：S-45，46，2010
92) 今川賢一郎：日美外報 35：1，2013
93) 今川賢一郎：PEPARS 99：94，2015
94) 乾　重樹：PEPARS 98：9，2015
95) 石井チヨ：生物統計学雑誌 2：75，1954
96) 石井良典：形成外科 47：369，2004
97) 石井良典：形成外科 54：481，2011
98) 板見　智：PEPARS 19：64，2008
99) 伊藤　理ほか：日形会誌 19：347，1999
100) 伊藤悠介ほか：日頭顎顔会誌 32：32，2016
101) 岩垂鈴香ほか：形成外科 40：823，1997
102) 岩波正陽ほか：形成外科 36：205，1993
103) 岩波正陽ほか：PEPARS 8：37，2006
104) Iwanami M et al：PRS 119：2061，2007
105) Jackson WPW：Arch Intern Med 94：871，1954
106) Jackson IT et al：Atlasa of Craniomaxillofacial Surgery，CB, Mosby, 1982
107) Jackson OA et al：PRS 129：956，2012
108) Jeanfils et al：Dermatol 186：294，1993
109) Jones BM et al：Brit J Plast Surg 45：225，1992
110) Juri, J et al：Plast Reconstr Surg 61：23，1978
111) 亀井譲ほか：形成外科 52：S-11，2000
112) 上條雍彦：口腔解剖学，1. 骨学，アナトーム社，東京，1966
113) 上條雍彦：口腔解剖学，2. 筋学，アナトーム社，東京，1966
114) 上條雁彦：口腔解剖学，3. 脈管学，アナトーム社，東京，1971
115) 金子丑之助：日本人体解剖学，p11，南山堂，東京，1961
116) Kapp-Simon KA et al：Plast Reconstr Surg 92：831，1993
117) 加藤愛子ほか：日形会誌 27：249，2007
118) 川村太郎ほか：皮膚臨床 16：385，1974
119) 川嶋邦裕ほか：形外 43：567，2000
120) 木田盈四郎ほか：産婦の実際 35：471，1986
121) 木下賀雄ほか：形成外科 39：503，1996
122) 岸辺美幸ほか：日形会誌 21：112，2001
123) 貴志和生ほか：形成外科 50：157，2007
124) Kobayashi S et al：J Craniofac Surg 10：467，1999
125) 小林正弘ほか：形外 47：1079，2004
126) 小林真司：形成外科 48：355，2005
127) 小室裕造ほか：日形会誌 26：233，2006
128) 小室裕造ほか：PEPARS 55：1，2011
129) 今野みどりほか：形成外科 12：535，1992
130) 小坂和弘ほか：日形会誌 23：133，2003
131) 小坂正明ほか：日形会誌 14：231，1994
132) Kotrikova B et al：PRS 119：985，2007
133) 楠　智一ほか編集：必修小児科学，南江堂，1987
134) 倉片　優ほか：形成外科 35：1113，1992
135) 倉片　優ほか：形成外科 47：1277，2003
136) 黒木知明ほか：日形会誌 25：210，2005
137) 黒住　望：頭蓋顎顔面外科最近の進歩，p209，1994
138) 久徳茂雄：形成外科 39：683，1996
139) 久徳茂雄：形成外科 53：1175，2010
140) 久徳茂雄：形成外科 54：891，2011
141) 久徳茂雄ほか：PEPARS 55：23，2011
142) Lannelongue J：CR Arch Sci 110：1382，1890
143) Lauritzen C et al：Scand 32：331，1998
144) Lawrence JE：Brit J Plast Surg 45：519，1992
145) Leestma JE：Am J Pathol 100：239，1980
146) Lichtenstein L：Arch Surg 36：874，1938
147) Luhr HG：J Craniofac Surg 16：312，1988
148) Maltese G et al：PRS 119：977，2007
149) Marchac D et al：Ann Chir Plast 24：21，1979
150) Marchac D et al：Scaphocephaly in Craniofacial Surgery for Craniosynostosis, p87-92, Little Brown, Boston, 1982
151) Marchac D et al：Clin Plast Surg 14：61，1987
152) Marchac D et al：Brit J Plast Surg 47：211，1994
153) Marchac D et al：PRS 129：713，2012
154) Mathews D：Br J Plast Surg 32：96，1979
155) 町野千秋：美容外科 43：1，2016
156) 松井厚雄ほか：形成外科 31：167，1988
157) 松本和也ほか：形成外科 34：377，1991
158) 松本和也ほか：日形会誌 18：583，1998
159) 松岡晃弘ほか：皮膚臨床 44：883，2002
160) McCarthy JG et al：Plast Reconstr Surg 62：335，1978
161) McCarthy JG et al：Plast Reconstr Surg 74：10，1984
162) McCarthy JG：Plastic Surgery, Saunders, 1990
163) McCarthy JG et al：PRS 89：1，1992
164) McKusick VA：Mendelien inheritance in man：4th Ed, Baltimore, Johns Hopkins Press, 1975
165) 三原基之：皮膚科 Mook（No. 9），新村真人編，p47-57，金原出版，東京，1987
166) Miller RI et al：Pediatrics 105：261，2000
167) 三川信之ほか：PEPARS 55：16，2011
168) 三浦隆男ほか：形成外科 33：259，1990
169) 宮本義洋ほか：形成外科 19：107，1976
170) 宮脇剛司ほか：日形会誌 25：241，2005
171) Montaut J et al：Neurochirurgie 23（Suppl2）：1，1977
172) Moore MH：Br J Plast Surg 46：355，1993
173) Morris SF et al：Brit J Plast Surg 45：187，1992
174) Motoki DS et al：Plast Reconstr Surg 91：416，1993
175) Mulliken JB et al：PRS 113：1899，2004
176) Munro IR et al：Plast Reconstr Surg 67：719，1981
177) Munro IR：PRS 92：1366，1993
178) Mureau MAM et al：PRS 115：1077，2005
179) 室田景久ほか：形外 9：209，1966
180) 中嶋英雄：手術 41：1049，1987
181) 中嶋英雄ほか：形外 43：851，2000

182) 難波　猛：近畿婦誌 14：129, 1931
183) 奈良　卓ほか：形成外科 21：281, 1978
184) Nascimento SR et al：Cleft Palate Craniofacial J 41：250, 2004
185) Nigim RCK et al：Worldplast 2：16, 1998
186) 新妻克宣ほか：日形会誌 24：1375, 2004
187) 二ノ宮邦稔ほか：形成外科 47：1375, 2004
188) 西本　聡：形成外科 48：367, 2005
189) 西村二郎ほか：形成外科 26：52, 1983
190) 野田弘二郎ほか：日形会誌 19：265, 1999
191) 野口昌邦ほか：形成外科 48：397, 2005
192) Norwood OT：Dermatol Surg 27：53, 2001
193) 塗　隆志ほか：PEPARS 29：79, 2009
194) 緒方寿夫：PEPARS：30：37, 2009
195) 小栗良臣ほか：熊本医学誌 33（補）：1030, 1959
196) 奥田庄二：日皮泌誌 46：537, 1939
197) 大浦武彦：形成外科 15：257, 1972
198) 鬼塚卓弥：形成外科 7：131, 212, 1964
199) Onizuka T：Plast Reconstr Surg 35：338, 1965
200) 鬼塚卓弥：交通医学 21：96, 318, 1967
201) 鬼塚卓弥：手術 24：143, 1970a
202) 鬼塚卓弥：手術 24：389, 1970b
203) 鬼塚卓弥：禿の外科的療法, 克誠堂, 東京, 1971
204) 鬼塚卓弥編：標準形成外科学, 医学書院, 東京, 1975
205) 鬼塚卓弥：災害医学 18：825, 1975
206) 鬼塚卓弥：小児科 19：1319. 1978
207) 鬼塚卓弥：外科 41：1210, 1979
208) 鬼塚卓弥：新外科学大系29c, 形成外科III, 中山書店, p50, 1988
209) 小住和徳ほか：形成外科 30：248, 1987
210) Paik TH et al：Br J Dermatol 145：95. 2001
211) Panchal J：PRS 103：1574 & 1585, 1999
212) Partington MW et al：Arch Dis Child 46：656, 1971
213) Perlyn CA et al：PRS 115：1129, 2005
214) Pfeifer KA：McCarthy JG et al (1990) より
215) Poisson E et al：CP 41：392, 2004
216) Polan, S et al：Am J Ment Defic 57：613, 1953
217) Posnick JC et al：Ann Plast Surg 29：114, 1992
218) Posnick JC：Plast Reconstr Surg 93：11, 1994
219) Pyle E et al：J Bone J Surg 13：874, 1931
220) Raposo do Amaral CM et al Scand 31：25, 1997
221) Remmler D et al：Plast Reconstr Surg 89：787, 1992
222) Renier D et al：Plast Reconstr Surg 92：840, 1993
223) Robert A：Rev Med Chir Paris Malgaine 1：125, 1843
224) Rogers GF et al：PRS 115：376, 2005
225) Sabouraud (1920)：平山　峻 (2004) より
226) Saethre H：McCarthy (1990) より
227) 西條正樹：頭蓋顔面外科最近の進歩, 波利井清紀編, 克誠堂, p185, 1994
228) 斉藤典充：PEPARS 98：1. 2015
229) 坂本有孝ほか：日形会誌 27：133, 2007
230) Santiago PE et al：PRS 115：423, 2005
231) 笹川正男：日皮泌誌 30：493, 1930
232) 佐藤明男：PEPARS 19：56, 2008
233) Satoh K et al：Eur J Plast Surg 15：151, 1992
234) Satoh K：Craniofac Surg 15：953, 2004

235) 佐藤兼重：personal communication, 2014
236) 佐藤兼重ほか：日形会誌 32：229, 2014
237) Seeger JF et al：Radiology 10 1：631, 1971
238) 瀬野久和ほか：日形会誌 19：176, 1999
239) Shao H et al：Plastic Surgery 22：249, 2014
240) 柴田裕達ほか：形成外科 44：1077, 2001
241) 清水隆司ほか：日形会誌 13：157, 1993
242) 清水弥生ほか：耳喉 58：605, 1986
243) Slaney SF et al：Am J Hum Genet 58：923, 1996
244) 副島一孝ほか：形成外科 37：797, 1994
245) 末藤　栄ほか：臨床と研究 21：843, 1944
246) Sugawara T et al：Ann PS 40：554, 1998
247) 菅原康志：PEPARS 55：8, 2011
248) 杉浦勲：病理と臨床 3：57, 1985
249) 諏訪頼雄：生物統計学雑誌 1：95, 1952
250) 諏訪康夫編：先天異常症候群, 日本臨床社, 2001
251) 鈴木　尚：日本人の骨, 岩波書店, p82, 1963
252) Tabatabai N：PRS 119：1563, 2007
253) 高須幹弥：日形会誌 24：729, 2004
254) 高槻吉次：解剖誌 11：383, 1938
255) 武石明精ほか：形外 59：1253, 1996
256) 玉井求宣ほか：日形会誌 32：537, 2012
257) 田村　一：日皮泌誌 46：76, 1943
258) 田中正ほか：脳神経外科 11：221, 1995
259) 田中徳昭ほか：日職災医誌 50＊283, 2002
260) 田中嘉雄ほか：形成外科 52：S-17, 24, 2009
261) Tessier P：Ann Chir Plast 12：273, 1967
262) Tessier P：Plast Reconstr Surg 48：419, 1971
263) Tessier P：Scan J Plast Surg6：135, 1972
264) Tessier P：Clin Plast Surg 9：531, 1982
265) Tessier P：Craniofacial Surgery (Ed. Carroni EP), p280-303, Little Brown, Boston, 1985
266) Tessier P：Craniofacial Surgery in Synromic Craniosynostosis in Craniosynostosis ed. by Cohen, Jr MM, p321-411, Raven Press, NY, 1986
267) Tessier, P：Mordan Practice in Orthognathic and Reconstructive Surgery Bell WH ed Vol 2, Saunders 1992
268) Tessier P：Surgical Treatment of Treacher Collins syndrome Surgery, ed Bell WH, Vol 2, pp1600-1623, WB Saunders Co Philadeophia, 1992
269) Tolhurst DE et al：Plast Reconstr Surg 87：603, 1991
270) Tomlinson Jk et al：PRS 119：1882, 2007
271) 鳥飼勝行ほか：形成外科 24：493, 1981
272) Tsai RT et al：Sermatol Surg 28：500, 2002
273) Tutino M：PRS 97：1027, 1996
274) Ueda K et al：Ann Plast Surg 31：10, 1993
275) 上田晃一郎ほか：日頭顎顔面誌 20：119, 2004
276) Uemura T et al：J Craniofac Surg 14：29, 2003
277) Uemura T et al：J Craniofac Surg 24：00, 2013
278) 上野賢一：皮膚科学, 第7版, 金芳堂, 2002
279) Unger WP：Hair Transplantation, Marcel Dekker, New York, 1979
280) Unna PG：Monat Prakt Dermatol 45：227, 1907
281) Weinzweig J et al：PRS 112：1211, 2003
282) Whitaker LA et al：Plast Reconstr Surg 60：575, 1977
283) Wolfe SA et al：Plast Reconstr Surg 94：78, 1994

284）山田　太ほか：形成外科 **40**：S-9, 1997
285）矢野　基ほか：形成外科 **36**：1223, 1993
286）米田　敬ほか：形成外科 **35**：1447, 1992
287）吉岡郁夫，武藤浩：体表解剖学，南江堂，東京，1979
288）吉岡伸高：形外 **44**：1071, 2001

22章　額部形成術

1）荒川巌：らい形成外科 **21**：8, 1965
2）Baker SB et al：PRS **119**：2240, 2007
3）Bames HO：PRS **19**：337, 1957
4）Barrera A：PRS **112**：883, 2003
5）Behmand RA et al：PRS **117**：1137, 2006
6）Benito JD：Aesth Plast Surg **17**：239, 1993
7）Benjamin LE：Acta Otolaryngol (Stockh), **1**：412, 1918
8）Borges AF et al：Brit J Plast Surg **15**：242, 1962
9）Caputy GG et al：Plast Reconstr Surg **93**：615, 1994
10）Chiu ES et al：PRS **112**：628, 2003
11）Choi YC et al：J Dermatol Surg Oncol **18**：945, 1992
12）Converse JM：Reconstructive plastic Surgery, Saunders, Philadelphia, 1977
13）Fiala TG et al：PRS **101**：1700, 1998
14）福田　修ほか：形成外科 **12**：161, 1969
15）林　明照ほか：日頭顎顔面誌 **19**：125, 2003
16）Hormozi AJK et al：Plast Reconstr Surg **116**：860, 2005
17）Hunt HL：Plastic Surgery of the Head, Face and Neck, Lea & Febiger, Philadelphia, 1926
18）飯田直成ほか：日頭顎顔面誌 **28**：134, 2016
19）Jones BM et al：PRS **113**：1242, 2004
20）梶ひろみほか：形成外科 **37**：645, 1994
21）Kazanjian VH et al：The Surgical Treatment of Facial Injuries, Williams & Wilkins, Baltimore, 1959
22）毛山　章ほか：日美外報 **14**：185, 1993
23）小林一夫ほか：形外 **47**：631, 2004
24）Korloff B et al：Plast Reconstr Surg **52**：378, 1973
25）小薗喜久夫ほか：山口医学 **52**：319, 2003
26）桑原理充：日頭顎顔面誌 **18**：155, 2002
27）Marchac D et al：PRS **55**：237, 1975
28）McCarthy JG et al：Plastic Surgery, Saunders, 1990
29）Munro IR et al：PRS **67**：719, 1981
30）宮脇剛司ほか：日頭顎顔誌 **21**：167, 2005
31）Mutaf M：Plast Reconstr Surg **116**：1490, 2005
32）南雲吉則：形外 **43**：5, 2000
33）Niechajev I：PRS **113**：2172, 2004
34）野平久仁彦ほか：PEPARS **30**：1, 2009
35）大場教弘ほか：形成外科 **52**：693, 2009
36）Omranifard M et al：PRS **130**：571, 2012
37）鬼塚卓弥：交通医学 **21**：401, 1968
38）鬼塚卓弥：形成外科 **13**：435, 1970
39）朴繁広ほか：形成外科 **37**：679, 1994
40）Ramirez DM：PRS **95**：993, 1995
41）Ramirez DM：Clin PS **22**：639, 1997
42）Rozprym F：J Royal Anthoro Inst **14**：353, 1932
43）佐藤顕光ほか：日頭顎顔誌 **29**：17, 2013
44）澤泉雅之ほか：日形会誌 **14**：169, 1994
45）Scott AB：Ophthalmol **87**：1044, 1980
46）芝本英博ほか：形成外科 **36**：425, 1993
47）白壁征夫ほか：PEPARS **99**：26, 2015
48）Tabatabai N：PRS **119**：1563, 2007
49）高木誠司ほか：日形会誌 **17**：232, 1997
50）田中嘉雄ほか，形成外科 **49**：923, 2006
51）Touriane A et al：Press Med **43**：1820, 1935
52）Ueda K et al：Ann PS **32**：166, 1994
53）上野賢一：皮膚科学，第7版，金芳堂，p397, 2002
54）Urken ML et al：Laryngoscope **97**：606, 1987
55）宇佐美泰徳ほか：日美会報
56）Vogel JE et al：Ann Plast Surg **28**：257, 1992
57）Wang J et al：PRS **114**：1420, 2004
58）渡辺彰二ほか：形成外科 **45**：581, 2002
59）Wojtanowski MH：Canadian J Plast Surg **1**：116, 1993
60）山田忠雄主幹：新明解国語辞典，第6版，三省堂，2006
61）Yamamoto Y et al：PRS **108**：1297, 2001
62）山本有平ほか：日形会誌 **23**：407, 2003
63）横山明子ほか：形外 **41**：843：1998
64）吉澤秀和ほか：日形会誌 **34**：252, 2014

23章　眼瞼部形成術

1）阿部浩一郎：日美外報 **27**：84, 2007
2）阿部浩一郎：PEPARS **77**：34, 2013
3）阿部浩一郎：personal communication
4）Adamson JE et al：Plast Reconstr Surg **63**：359, 1979
5）Agnew：内田準一（1967）より
6）相原正記ほか：形外 **39**：889, 1996
7）Altman：内田準一（1967）より
8）Altman K：Br J Oral Maxillofac Surg **28**：53, 1990
9）Ammon：内田準一（1967）より
10）Anderson RL et al：Arch
11）Andersen JG：Br J Plast Surg **14**：339, 1961, Ophthalmol **97**：2192, 1979
12）Anderson RL：第2回レーザー治療金沢セミナー特別講演，1992
13）荒堀恭子ほか：日形会誌 **31**：532, 2011
14）有川公三：personal communication, 2014
15）朝戸裕貴ほか：形外 **41**：131, 1998
16）朝戸裕貴ほか：形成外科 **57**：507, 2014
17）粟屋　忍ほか：眼科臨床 **66**：167, 1972
18）粟屋　忍ほか：眼科紀要 **25**：270, 1974
19）粟屋　忍：眼科 **19**：1395, 1977
20）粟屋　忍：形成外科 **22**：655, 1979
21）Baek SM et al：PRS **83**：236, 1989
22）伴　緑也ほか：日形会誌 **59**：12, 2016
23）Baek SM et al：PRS **83**：236, 1989
24）Barsky AJ et al：Principles and Practice of Plastic Surgery, Williams & Wilkins, Baltimore, 1950
25）Barsky AJ et al：Principles and Prctice of Plastic Surgery, McCraw-Hill, 1964
26）Bartlett SP et al：Plast Reconstr Surg **91**：1208, 1993
27）Baujat B et al PRS **117**：542, 2006
28）Beard C：Ptosis p124, Mosby, St Louis, 1969
29）Beer GM et al：Aesth Plast Surg **18**：65, 1994
30）Berke RN：Arch Ophthalmol **51**：609, 1954
31）Blair VP et al：Arch-Ophthalmol **51**：609, 1954
32）Blaskovics：内田準一（1967）より

33) Bosnicak SL, Cosmetic Blepharoplasty, Raven Press, P97, 1990
34) Bourguet, Arch Fr Belg Chir, 31：133, 1928：de Chalain TMB et al（1994）より
35) Brown SI et al：Arch Ophthal 82：91, 1969
36) Callahan A：Transactions New Orleans Academy of Ophthalmology, Mosby, St. Louis, 1974
37) Camirand A：PRS 100：1535, 1997
38) Carruthers JD et al：Dermatol Surg Oncol 18：17, 1992
39) Cassisi NJ et al：Arch Otolaryngol 104：336, 1978
40) Castanares S：Plast Reconstr Surg 8：46, 1951
41) Castanares S：Proceedings of the Second International Symposium on Plastic and Reconstructive Surgery of the Eye and Adnexa, Mosby, St Louis, 1967
42) Castanares S：Plast Reconstr Surg 59：629, 1977
43) Chen JC et al：PRS 107：1665, 2001
44) Collin JRO et al：Brit J Ophthalmol 74：542, 1990
45) Collin FR et al：Am J Ophthalmol 85：792, 1973
46) Converse JM：Reconstructive Plastic Surgery, Saunders, Philadelphia, 1964
47) Converse JM：Reconstructive Plastic Surgery, Saunders, Philadelphia, 1977
48) Conway H：Tumors of the Skin, p166, Thomas, Springfield, 1956
49) Core GB：PRS 132：835, 2013
50) Cox NH：Brit J Dermatol 127：26, 1992
51) Cutler WL et al：Am J Ophthalmol 39：1, 1955
52) Dae Hwan Park：PRS 121：1181, 2008
53) de Chalain TMB et al：PRS 94：877, 1994
54) Doi H et al：PRS 102：1171, 1998
55) 土井秀明：形成外科 51：897, 2008
56) 土井秀明：形成外科 55：133, 2012
57) Dollinger J：Dtsch. Med. Wochenschr 37：1888, 1911
58) Duke-Elder S：Normal and abnormal development Part 2：Congenital deformities, System of Ophthalmology, Vol 3, p488, Henry Kimpton London 1964
59) 遠藤耀子：形成外科 15：450, 1972
60) Ershnich：内田準一（1967）より
61) Fasanella：Converse（1977）より
62) Fernandez LR：Plast Reconstr Surg 25：257, 1960
63) Few J Jr et al：Plastic Surgery III：Ed by Neligan PC & Gurtner GC, Elsevier Saunders 2013
64) Flowers RS：Plast Reconstr Surg 47：557, 1971
65) Flowers RS et al：Plast Reconstr Surg 116：1752, 2005
66) Forrest CR et al：PRS 104：48, 1999
67) Francois J et al：Ophthalmologica 159：249, 1969
68) Freeman BS：Plast Reconstr Surg 44：401, 1969
69) 藤田恒太郎：生体観察, 南山堂, 東京, 1954
70) 藤田研也ほか：日形会誌 35：315, 2015
71) 藤原敏宏ほか：形外 60：57, 2017
72) 福田慶三ほか：形外 46：157, 2003
73) 福田慶三ほか：日美外報 26：53, 2004
74) 福田慶三ほか：日美外報 28：55, 2006
75) 冨士森良輔：美容外科 38：1, 2016
76) Fumas DW：Plast Reconstr Surg 61：540, 1978
77) 古川晴海：美容外科 プラクチス, p59, 2000
78) Gillies HD：Proc Roy Soc Med 27：1372, 1934
79) Gillies HD & Millard DR：The Principle and Art of Plastic Surgery, Little Brown and Co, Boston 1957
80) Glassman RD et al：PRS 86：1103, 1990
81) Goldberg RA：PRS 105：743, 2000
82) Goldberg RA et al：PRS 115：1395, 2005
83) 権太浩一ほか：形成外科 58：1213, 2015
84) Gonzalez-Ulloa M：Brit J Plast Surg 19：212, 1956
85) Graves RJ：Lond Md Surg J 7：516, 1835
86) Greene AK et al：PRS 115：22, 2005
87) Guerrissi JO et al：PRS 112：S-161, 2003
88) Guillou-Jamard MR et al：Ann Plast Surg 67：S31, 2011
89) Gur E：PRS 113：1324, 2004
90) Hamako C et al：Am J Ophthalmol 89：517, 1980
91) Hamra ST：PRS 96：354, 1995
92) Hamra ST：Clin PS 23：17, 1996
93) Hamra ST：PRS 103：1646, 1998
94) Hamra ST et al：Aesthe PS 24：289, 2000
95) Hamra ST：PRS 113：2124, 2004
96) 伴ほか：形成外科 59：12, 2016
97) 半田俊哉ほか：形外 46：139, 2003
98) Hanna DC et al：Plast Reconstr Surg 62：85, 1978
99) 原口和久ほか：形外 46：165, 2003
100) 橋川和信：形成外科 53：S-103, 2010
101) 橋本一郎ほか：形外 41：855, 1998
102) Hata Y et al：Brit J Plast Surg 45：163, 1992
103) 秦　維郎：形成外科 37：369, 1994
104) 林　寛子：形成外科 55：159, 2012
105) 林　寛子：PEPARS 87：59, 2014
106) 林　誠夫ほか：日災医誌 28：676, 1980
107) 林　洋司ほか：日形会誌 14：753, 1994
108) 林　礼人ほか：PEPARS 76：18, 2013
109) 林　礼人：PEPARS 92：37, 2014
110) 林　礼人ほか：形成外科 57：489, 2014
111) 林田健志ほか：形成外科 50：923, 2007
112) Heinze JB et al：Plast Reconstr Surg 61：347, 1978
113) 肥田野信ほか：日皮会誌 68：509, 1958
114) Hidano A et al：Arch Derma 95：187, 1968
115) 肥田野信：現代皮膚科学大系, p191, 中山書店, 東京, 1982
116) 東久志夫：形成外科 22：114, 1979
117) 平賀義雄：形成外科 15：513, 1972
118) 平賀義雄：日美外報 26：107, 2004
119) 平賀義雄：日美外報 26：107, 2004
120) 平野明喜：形外 45：303, 2002
121) 平山峻ほか：形成外科 32：1027, 1989
122) 広比利次：形成外科 53：45, 2010
123) Hirsch O et al：Monatsschr Ohrheilkd. Laryngorhinol. 64：212, 1930
124) Holmes AD et al：Plast Reconstr Surg 63：336, 1979
125) 保阪善昭ほか：手術 45：916, 1991
126) Hotz F：Arch Ophthalmol 8：249, 1879
127) Huang TT et al：Plast Reconstr Surg 90：399, 1992
128) 市田憲信：日美外報 14：193, 1992
129) 市田正成：スキル美容外科手術 アトラス, 眼瞼, 文光堂, 東京, 2003
130) 市川広太ほか：日頭顎顔会誌 22：296, 2006

131) 一瀬正治ほか：形成外科 **17**：291，1974
132) 一瀬晃洋ほか，PEPARS **43**：64，2010
133) 飯田直成ほか：日形会誌 **19**：21，1999
134) 池田重雄：日皮会誌 **74**：694，1964
135) Imre：内田準一（1967）より
136) Inigo F et al：Br J Plast Surg **49**：452，1996
137) 猪股美登里ほか：日美外報 **14**：148，1992
138) 井上裕史ほか：形成外科 **30**：613，1987
139) 石田有宏ほか：形成外科 **45**：337，2002
140) 石井秀典ほか：形成外科 **57**：951，2014
141) 石川隆夫：北海道医誌 **70**：195，1995
142) 岩垂鈴香ほか：形成外科 **48**：3，2005
143) 岩城佳津美：PEPARS **75**：55，2013
144) 岩垂鈴香ほか：形成外科 **51**：905，2008
145) 岩波正陽ほか：PEPARS **8**：37，2006
146) Iwanami M et al：PRS **119**：2061，2007
147) Jackson IT et al：PRS **83**：636，1989
148) James, J. H：Plast Reconstr Surg **61**：703，1978
149) Jelks GW et al：Plastic Surgery III：Ed by Neligan PC & Gurtner GC, Elsevier Saunders **2013**
150) Johnes LT：Trans Am Acad Ophthalmol **66**：506，1962
151) Johnsone HA：PRS **30**：378，1977
152) Jones LT：Transactions of the New Orleans Academy of Mosby, St. Louis, 1974
153) 樺山博美ほか：日美外報 **37**：11，2015
154) 柿崎裕彦：PEPARS **51**：94，2011
155) 亀井康二ほか：形成外科 **55**：152，2012
156) 上石弘ほか：形成外科 **17**：330，1974
157) Kane MAC：PRS **112**：S-33，2003
158) Kao YS et al：PRS **102**：1835，1998
159) 鹿嶋友敬：PEPARS **51**：79，2011
160) 嘉鳥信忠：personal communication, 2014
161) 嘉鳥信忠：personal communication, 2015
162) 嘉鳥信忠：PEPARS **112**：30，2016
163) 勝部元紀ほか：日頭顎顔会誌 **30**：195，2014
164) Kawamoto HK：PRS **112**：1903，2003
165) Kawamoto, H：第14回日中形成外科学術集会，2004
166) Kazanjian VH et al：The Surgical Treatment of Faxial Injuries, Williams & Wilkins, 1959
167) Keen MS et al：Ear Nose Throat J **72**：692，1993
168) Kersten RC et al：Ophthalmology **102**：924，1995
169) Khanna VN：Am J Ophthalmol **43**：774，1957
170) 桐沢長徳：形成外科 **5**：267，1962
171) 北口義之ほか：形成外科 **60**，1994
172) 北吉　光ほか：形成外科 **37**：641，1994
173) 北澤　健ほか：形成外科 **55**：1363，2012
174) 小林まさ子：形成外科 **37**：989，1994
175) 小林ようこ：形成外科 **55**：1345，2012
176) 小久保健一ほか：形成外科 **59**：669，2016
177) 小久保健一ほか：形成外科 **59**：1308，2016
178) 小泉恵理子ほか：眼科臨床医報 **81**：1174，1987
179) 小室裕造：形外 **46**：149，2003
180) 近藤昭二：PEPARS **90**：29，2014
181) 小坂正明ほか：日頭顎顔会誌 **20**：220，2004
182) 小山明彦ほか：日形会誌 **59**：20，2016
183) Krastinord D et al：PRS **111**：987，2003v
184) Kroenlein RV,：Beitr Klin Chir, **4**：149，1988
185) 久保田伸枝：眼瞼下垂，文光堂，2000
186) 黒木信雄，日形会誌 **5**：137，1985
187) 桑原武夫：現代外科学大系（木本誠二監修），27巻，中山書店，東京，1970
188) 桑田久美子ほか：日形会誌 **36**：1，2016
189) Lalonde DH et al：PRS **115**：1696，2005
190) Lassus C：Plast Reconstr Surg **63**：481，1979
191) Leber DC et al：Plast Reconstr Surg **60**：704，1977
192) Leffell DJ：Brit J Dermatol **127**：26，1992
193) Lessa S et al：Plast Reconstr Surg **61**：719，1978
194) Lewis JR Jr：Plast Reconstr Surg **44**：331，1969
195) Li TG et al：Plast Reconstr Surg **116**：873，2005
196) Lowe JB III et al PRS **116**：1743，2005
197) Manson PN et al：Plast Reconstr Surg **77**：193，**77**：203，1986
198) Manstein CH, PRS **115**：278，2005
199) Marks WM et al：PRS **83**：629，1999
200) Maroon JC et al：J Neurosurg **56**：260，1982
201) Marsh JL et al：Plast Reconstr Surg **64**：24，1979
202) 丸山百合子ほか：日形会誌 **19**：99，1999
203) 馬嶋照生：日眼会誌 **98**：1180，1994
204) 増田佳奈ほか：日形会誌 **28**：372，2008
205) 松田　健：形成外科 **57**：481，2014
206) Matumoto K et al：`PRS **103**，1650，1999
207) 松尾　清：形成外科 **46**：S-87，2003
208) 松尾　清：形成外科 **47**：S-274，2004
209) 松岡京子ほか：日形会誌 **24**，431，2004
210) McCarthy JG et al：Plastic Surgery, Saunders, 1990
211) McCoy FJ et al：Plast Reconstr Surg **35**：633，1965
212) McCoy FJ et al：Plast Reconstr Surg **63**：58，1979
213) Millard DR Jr：Plast Reconstr Surg **30**：267，1962
214) Millard DR Jr：Am J Opthalmol **57**：646，1964
215) 三川信之ほか：形成外科 **48**：627，2005
216) 三宅伊豫子ほか：美容外科手術プラクチイス，市田正成ほか編，文光堂，2002
217) 三宅伊豫子ほか：形成外科 **48**：555，2005
218) 宮本純平ほか：日形会誌 **23**：502，2003
219) 水谷和則：PEPARS **87**：118，2014
220) Mladick R. A：Plast Reconstr Surg **64**：171，1979
221) Montandon D：Plast Reconstr Surg **61**：555，1978
222) Morel-Fatio D et al：Plast Reconstr Surg **33**：446，1964
223) 森　甫夫ほか：形成外科 **17**：389，1974
224) 森口隆彦ほか：形成外科 **31**：535，！988
225) Moschella F et al：Brit J Plast Surg **45**：55，1992
226) Moscona R et al：PRS **71**：189，1983
227) 元村尚嗣ほか：日形会誌 **19**：385，1999
228) Mulliken JB et al：PRS **55**：435，1975
229) 村上隆一ほか：形成外科 **47**：1387，2004
230) Murube del Castillo J：Scan J Rheumatol S-61：264，1986
231) Mustarde JC：Br J Plast Surg **16**：346，1963
232) Mustarde JC：Brit J Plast Surg **21**：367，1968
233) Mutou Y et al：Br J Plast Surg **25**：285，1972
234) 武藤靖雄：図説整容外科学，南山堂，東京，1977
235) Muzaffer BC et al：PRS **110**：873，2002
236) Naffziger HC：Ann Surg **94**：582，1931

237）中北信昭ほか：形成外科 **55**：141，2012
238）中西秀樹ほか：形成外科 **30**：517，1987
239）中野修正ほか：形外 **41**：649，1998
240）並木保憲：形成外科 **50**：673，2007
241）奈良　卓：形成外科 **24**：158，1981
242）新津重章：形成外科 **5**：261，1962
243）西野健一：京都府立医大誌 **113**：457，2004
244）西山真一郎ほか：日美外報 **11**：67，1989
245）野田実香：PEPARS **51**：119，2011
246）野田好矩ほか：形成外科 **22**：127，1979
247）野田好矩ほか：形成外科 **33**：23，1990
248）野口昌彦ほか：形成外科 **53**：515，2010
249）野間一列：PEPARS **51**：1，2011
250）Nose K et al：Plast Reconstr Surg **88**：878，1991
251）小原英里ほか：形成外科 **55**：419，2012
252）緒方寿夫：PEPARS **99**：10，2015
253）小川　豊：形外 **41**：125，1998
254）小川　豊：形外 **48**：527，2005
255）荻原正博ほか：臨眼 **46**：1627，1992
256）Ogura JH et al：Otolaryngol Clin North Am. **13**：29，1980
257）大橋孝平：新眼科学，南江堂，p74，75，80，1955
258）大隅昇ほか：日形会誌 **11**：949，1991
259）太田政雄ほか：東京医事新誌 3133，1243号，1939
260）大塚　寿：形成外科 **41**：480，1988a
261）大塚　壽：日形会誌 **31**：785，1988b
262）大浦武彦：形成外科 **7**：198，1964
263）緒方寿夫ほか：PEPARS **8**：51，2006
264）岡田恵美ほか：PEPARS **76**：10，2013
265）岡田宇広ら日頭顎顔誌 **24**：202，2008）
266）岡田忠彦ほか：形成外科 **34**：97，1991
267）岡田宇広ほか：日頭顎顔誌 **24**：202，2008
268）岡田愛弓ほか：日形会誌 **36**：439，2016
269）奥村誠子ほか：日形会誌会誌 **29**：540 **2009**
270）奥村慶之ほか：日形会誌 **31**：758，2011
271）Olivari N：Plast Reconstr Surg **87**：627，1991
272）鬼塚卓弥編：標準形成外科学，医学書院，東京，1975
273）Onizuka T：Aesth Plast Surg **8**：97，1984
274）Onizuka T：Blepharoplasty in Orientals, p509, Plastic Surgery **1992**, Vol. 1, Lectures and Panels, Ed., U. Hinderer, Excerpta Medica, Amsterdam, 1992
275）Ono T：J Dermatol **9**：291，1982
276）小野友道ほか：形成外科 **37**：981，1994
277）Orenberg KK et al：J Am Acad Dermatol **27**：723，1992
278）落合博子ほか：形成外科 **58**：1199，2015
279）尾山徳重ほか：日形会誌 **34**：726，2014
280）小住和徳：形成外科 **42**：1019，1999
281）Parry CH：Collections from the Republished Medical Writings, Vol 2, Underwood, p11, 1825
282）Patel MP：PRS **115**：2105，2005
283）Persichetti P et al：PRS **113**：373，2004
284）Pierce MK et al：Arch Ophthalmol **64**：566，1960
285）Pirrello R et al：Aesthet Plast Surg **31**：725，2007
286）Pratt SG：Ophthalmol **91**：27，1984
287）Rasor（1877）：元村尚嗣
288）Rosenman Y et al：Am J Dis Child **134**：751，1980
289）Rozen S et al：APS **131**：1253，2013

290）Rowe DE et al：J Dermatol Surg Oncol **15**：315，1989
291）斉藤昌美ほか：日頭顎顔誌 **20**：235，2004
292）齋藤典子ほか：形成外科 **49**：1009，2006
293）酒井成身：形外 **44**：139，1998
294）佐野圭司：神経内科，20：347，1984
295）佐々木直美ほか：日形会誌 **26**：102，2006
296）佐藤兼重ほか：形成外科 **27**：112，1984
297）Sayoc BT：Am J Ophthalmol **38**：556，1954
298）Sayoc BT：Am J Ophthalmol **42**：298，1956
299）Schultz RC：Facial Injuries, Year Book Med, p120, 1977
300）Scuderi N et al：PRS **115**：1259，2005
301）征矢野進一：美容外科 最近の進歩，波利井清紀編，克誠堂．p225，2002
302）Sewall EC：Arch Otolaryngol **24**：621，1936
303）Sheehan JE：Surgery **27**：122，1950
304）Sheen JH：PRS **62**：24，1978
305）Shelsta HN et al：Ophthal PRS **26**：238，2010
306）重原岳雄：日美外報 **13**：193，1991
307）鹿野信一編集：臨床眼科全書，3（1），金原出版，東京，1972
308）島倉康人ほか：形成外科 **51**：871，2008
309）島倉康人ほか：形成外科 **53**：57，2010
310）申京浩ほか：形外 **43**：997，2000
311）新富芳尚ほか：形成外科 **42**：1034，1999
312）新富芳尚ほか：形外 **43**：S-43，2000
313）白石知大ほか：形成外科 **57**：497，2014
314）Smellie GD：Brit J Plast Surg **19**：279，1966
315）Smith B：Plast Reconstr Surg **38**：45，1966. Converse JM（1977）より
316）Song R et al：Clin PS **9**：45，1982
317）Spinelli HM et al：Plast Reconstr Surg **91**：1017，1993
318）Spinelli HM et al：Ann Plast Surg **33**：377，1994
319）Spinelli HM et al：PRS **115**：1871，2005
320）鈴木　隆：日形会誌 **11**：532，1991
321）田嶋定夫：標準形成外科学（鬼塚卓弥編），医学書院，東京，1975
322）田嶋定夫：顔面骨折の治療，克誠堂，p103，1987
323）高浜宏光：昭医会誌 55巻3号掲載予定
324）高村　浩：PEPARS **109**：9，2016
325）玉井求宜ほか：形成外科 **25**：30，2005
326）田邉裕美ほか：形成外科 **56**：727，2013
327）田邉裕美ほか：形成外科 **58**：1206，2015
328）田辺吉彦：臨眼 **36**：1391，1982
329）田辺吉彦ほか：形成外科 **28**：413，1985
330）田中一郎ほか：PEPARS **43**：74，2010
331）田中一郎ほか：形成外科 **57**：2014
332）田中靖彦：小児外科・内科 **6**：889，1974
333）Tenzel RR：Arch Ophthalmol **81**：366，1969
334）寺内雅美：形外 **41**：813，1998
335）Tessier P et al：Ann Chir Plast **14**：215，1969
336）戸田千綾ほか：日形会誌 **18**：418，1998
337）当山拓也ほか：形外 **47**：407，2004
338）Tomlinson FB et al：PRS **56**：314，1975
339）Tsai CC：Brit J PS **53**：473，2000
340）土田幸英ほか：日形会誌 **11**：384，1991
341）津田雅由ほか：日形会誌 **26**：814：2006
342）塚田貞夫：最新形成再建外科学，医歯薬出版，1998

343) 鶴切一三：日美外報 **14**：137, 1992
344) 鶴切一三：形外 **42**：1009, 1999
345) 鶴切一三：日美外報 **25**：24, 2003
346) 鶴切一三ほか：日美外報 **27**, 107, 2005
347) 鶴切一三：日美外報 **27**：107, 2007
348) 鶴切一三ほか：日美外報 **29**：95, 2007
349) 鶴切一三ほか：日美外報 **37**：1, 2015
350) 鶴丸文蔵：日眼会誌 **4**：575, 1900
351) 筒井賢一ほか：形成外科 **31**：426, 1988
352) 内田準一：形成美容外科 金原出版，東京，1958
353) 内田準一：形成美容外科の実際，金原出版，東京，1967
354) 内田孝蔵（1941）：内田準一（1962）より
355) Uda H et al：J Plast Surg Hand Surg **48**：170, 2014
356) 上田和毅：PEPARS **23**：57, 2008
357) 上田和樹：形成外科 **57**：473, 2014
358) 宇津木龍一ほか：形外 **46**：129, 2003
359) Viterbo F：PRS **112**：275, 2003
360) von Basedow CA：Wochensch Heilkd, 197：220, 1840
361) Von Noorden, G. K et al：Am J Ophthalmol **65**：220, 1968
362) 和田秀敬ほか：形成外科 **23**：299, 1980
363) Walsh TE et al：Laryngoscope **67**：544, 1957
364) 渡辺彰二ほか：形成外科 **45**：581, 2002
365) 渡邊彰英：PEPARS **109**：1, 2016
366) Wheeler JM：Proc 2nd Congr Pan Pacific Sur Assoc, p229, 1936
367) Welham RAN et al：Arch Ophthalmol **103**：545, 1985
368) Williams HB：Plast Reconstr Surg **63**：309, 1979
369) Wolfe SA：Plast Reconstr Surg **64**：448, 1979
370) Wolff E：Anatomy of the Eye and Orbit, Lewis, 1968
371) Worst JGE：Am J Ophthalmol **53**：520, 1962
372) 矢部比呂夫：PEPARS **51**：85, 2011
373) 山下真彦ほか：形成外科 **12**：323, 1969
374) 山下　建ほか：形成外科 **58**：787, 2015
375) 山下雄太郎ほか：日形会誌 **59**：212, 2016
376) Yang C et al：PRS **132**：796, 2013
377) 矢野浩規ほか：形成外科 **53**：53, S-126, 2010
378) Yaremchuk MJ：Plastic Surgery III：Ed by Neligan PC & Gurtner GC, Elsevier Saunders **2013**
379) 安田浩ほか：形成外科 **35**：1017, 1992
380) Yoon KC：Plast Reconstr Surg **92**：1182, 1993
381) 吉井哲之：奈良医誌 **8**：402, 1957
382) 吉岡直人：形成外科 **60**：17, 2017
383) 吉方りえほか：形成外科 **39**：1203, 1990
384) 吉村陽子ほか：形成外科 **47**：S39, 2004
385) 吉野健一：PEPARS **51**：148, 2011
386) 与座　聡：PEPARS **75**：23, 2013
387) 与座　聡：PEPARS **99**：1, 2015
388) Zacarian SA：Cryosurgery for Cancer of the skin, Zacarian SA ed, CV Mosby, p96, 1985
389) Zahov ZN et al：Contact Intraocular Lens Med J **3**：22, 1977
390) Zbylski JR et al：Plast Reconstr Surg **61**：220, 1978

24章　鼻部形成術
1) Aalst JA et al：PRS **116**：13, 2005
2) Ali-Salaam p et al：PRS **110**：261, 2002
3) 秋元正宇ほか：日頭顎顔面誌 **18**：142, 2002
4) Apesos J et al：Ann Plast Surg **31**：411, 1993
5) 渥美裕之ほか：形外 **47**：607, 2004
6) Baker TM et al：Plast Reconstr Surg **93**：802, 1994
7) Barsky AJ et al：Principles and Practice of Plastic Surgery, McGraw-Hill, New York, 1964
8) Becker GD et al：Plast Reconstr Surg **88**：768, 1991
9) Behmand RA et al：PRS **112**：1125, 2002
10) Bertillon A：顔の人類学，山崎　清，天佑書房，p413, 1943 より
11) Brent B et al：Plast Reconstr Surg **62**：1, 1978
12) Brown JB, McDowell F：Plastic Surgery of the Nose CC Thomas, Springfield, 1965
13) Brunk A (1909)：McCarthy JG et al (1990) より
14) Burget GC et al：PRS **120**：1171, 2007
15) Carolis VD：Ann Plast Surg **30**：122, 1993
16) Carpenter RJ：Laryngoscope **87**：1304, 1977
17) Charrier JB et al：Gene THER **12**：597, 2005
18) Chen MT et al：Brit J Plast Surg **45**：557, 1992
19) Chin LD et al：Plast Reconstr Surg **94**：801, 1994
20) Constantian MB：Plast Reconstr Surg **90**：405, 1992
21) Constantian MB：PRS **116**：268, 2005
22) Constantian MB：PRS **130**：667, 2012
23) Constantine FC et al：PRS **131**：1045, 2013
24) Constantian MB：Plastic Surgery III：Ed by Neligan PC & Gurtner GC, Elsevier Saunders **2013**
25) Converse JM：Reconstructive Plastic Surgery, Saunders, Philadelphia, 1977
26) Daniel RK：Plast Reconstr Surg **89**：216, 1992
27) Daniel RK et al：**113**：2156, 2004
28) Dawson ST et al：Plast Reconstr Surg **72**：634, 1983
29) 出口正巳ほか：形成外科 **34**：1139, 1991
30) 出口正巳ほか：形外 **38**：375, 1995
31) DeMeyer W et al：Pediatrics **34**：256, 1964
32) Dingman RO：Clin Plast Surg **4**：145, 1977
33) Dong Hak Jung et al：PRS **120**：1997, 2007
34) Ellenbogen R et al：Plast Reconstr Surg **90**：28, 1992
35) Erdogan B et al：PRS **111**：2060, 2003
36) Erol OO：PRS **105**：2229, 2000
37) Fan J：PRS **106**：777, 2000
38) Fanous N：Plast Reconstr Surg **87**：662, 1991
39) Farkas LG et al：Ann Plast Surg **11**：381, 1983
40) Feledy JA et al：PRS **113**：2061, 2004
41) Flowers RS：Aesthetic PS, 23：243, 1999
42) Foda HMT：PRS **115**：406, 2005
43) 夫　一龍ほか：日頭顎顔面誌 **18**：198, 2002
44) 藤田恒太郎：生体観察，南山堂，東京，1954
45) 深水秀一ほか：形成外科 **53**：407, 2010
46) 古川正重：形成外科 **17**：52, 1974
47) 古川正重ほか：形成外科 **18**：534, 1975
48) Gardetto A et al：PRS **113**：485, 2004
49) Gillies, Sir Het al：The Principles and Art of Plastic Surgery, p102, Little Brown, Boston, 1957
50) Giugliano C et al：PRS **114**：316, 2004
51) Goldwyn RM et al：Arch Surg **112**：285, 1977

52) Gonzalez-Ulloa M：Plast Reconstr Surg **10**：31, 1952
53) Gruber RP：Plast Reconstr Surg **91**：1252, 1993
54) Gruber RP et al：PRS **112**：1110, 2003
55) Gruss JS et al：Cleft Palate J **15**：275, 1978
56) Gerrerosantos J：PRS **117**：804, 2006
57) Gunter JP et al：Plast Reconstr Surg **90**：821, 1992
58) Guyuron B et al：Plast Reconstr Surg **93**：313, 1994
59) 広比利次：形成外科 **49**：651, 2006
60) Hun Seung-Kyu et al：PRS **114**：1055, 2004
61) Hebra F et al（1845）：McCarthy JG（1990）より
62) Herbert DC：Brit J Plast Surg **31**：79, 1978
63) 平瀬雄一ほか：日災医誌 **41**：87, 1993
64) 広瀬　毅：形成再建外科学, 塚田貞夫編著, 医歯薬出版, 1998
65) Hoasjoe DK et al：J Otolaryngol, **24**：51, 1995
66) Hodgkinson DJ：Aesth Plast Surg **16**：129, 1992
67) 本多孝之ほか：形成外科 **55**：823, 2012
68) Horton CE et al：Plast Reconstr Surg **89**：131, 1992
69) 井畑信彦ほか：日形会誌 **20**：239, 2000
70) 飯田直成ほか, 日形会誌 **19**：531, 1999
71) Iida N et al：Ann Plast Surg **45**：544, 2000
72) 飯田直成ほか：日形会誌 **21**：230, 2001
73) 飯田直成ほか：日形会誌 **45**：35, 2002
74) 石田知良：PERPARS **12**：30, 2006
75) Johnson PJ et al：PRS **103**：1696, 1999
76) Juri J et al：Plast Reconstr Surg **63**：377, 1979
77) 上條雍彦：口腔解剖学, 2, 筋学, アナトーム社, 東京, 1966
78) 上條雍彦：口腔解剖学, 3. 脈管学, アナトーム社, 東京, 1967
79) 加藤勤爾：臨床歯科 **10**：3, 1938
80) Kazanjian VH et al：The Surgical Treatment of Facial Injuries, Williams & Wilkins, Baltimore, 1959
81) Kim Young Hyo et al：Plastic Surgery, Chirurgie Plastique, **22**：14, 2014
82) 近藤雅嗣ほか：日形会誌 **25**：686, 2005
83) 久保伸夫ほか：JOHNS **15**：443, 1999
84) 許　芳行ほか, PEPARS **109**：24, 2016
85) Lang J：Clinical Anatomy of the Nose, Nasal cavity and paranasal Sinuses, Thieme Medical Publishers NY, 1989
86) 李　哲煕ほか：形成外科 **30**：624, 1987
87) Lee M et al：PRS **132**：769, 2013
88) Maliniac JW：Arch Otolaryngol **48**：189, 1948
89) 政岡浩輔ほか：日形会誌 **34**：331, 2014
90) 増川充通：人類体質論文集 **27**：19, 1957
91) 松井瑞子ほか：形成外科 **46**：927, 2003
92) McCaffrey TV：Otollaryngol Head Neck Surg **87**：52, 1979
93) McCarthy JG et al：Plastic Surgery, Saunders, 1990
94) McGregor IA：Fundamental Techniques of Plastic Surgery and Their Surgical Applications, Livingstone, Edinburgh, 1960
95) McKinney P et al：Plast Reconstr Surg **64**：176, 1979
96) McKinney P：PRS **106**：906, 2000
97) McMinn RMH et al：A Color Atlas of Hunman Anatomy, Nankodo, 1977
98) Meulen JG et al：PRS **94**：465, 1994

99) Michlits W et al：PRS **113**：839, 2004
100) Millard DR Jr：Plast Reconstr Surg **40**：337, 1967
101) Millard DR Jr：Plast Reconstr Surg **65**：669, 1980
102) 峯岸祐之：形成外科 **49**：675, 2006
103) 宮脇剛司ほか：日形会誌 **21**：101, 2001
104) 水田邦博ほか：耳喉 **58**：193, 1986
105) 森於菟ほか：解剖学, 臨床耳鼻科, 頭頚部外科学⑥A, 鼻副鼻腔, 金原出版, 1989
106) 森　文子：中島龍夫編, 子どものための形成外科 永井書店, 大阪, 2005
107) 森岡康祐ほか：形成外科 **58**：803, 2015
108) 元村尚嗣ほか：日形会誌 **18**：103, 1998
109) 武藤靖雄：図説整容外科学, 南山堂, 1977
110) Mureau MM et al：PRS **120**：1217, 2007
111) 永田武士ほか：形成外科 **57**：913, 2014
112) 中北信昭ほか：日形会誌 **19**：188, 1999
113) 中島英雄ほか：形成外科 **46**：891, 2003
114) New GB et al：Surg Gynecol Obstet **65**：48, 1937
115) 西田正秋：顔の形態美, 彰考書院, 東京, 1948
116) 大越恵子ほか：日美外報 **13**：223, 1991
117) 岡田恵美ほか：日形会誌 **17**：248, 1997
118) 大竹尚之：形成外科 **48**：S-175, 2005
119) 岡田恵美ほか：Pepars **6**：27, 2005
120) Okazaki M et al：PRS **112**：64, 2003
121) 奥山武雄ほか：臨放 **22**：109, 1977
122) 鬼塚卓弥：交通医学 **19**：62, 1965a
123) 鬼塚卓弥：形成外科 **8**：259, 1965b
124) 鬼塚卓弥ほか：形成外科 **11**：167, 1968
125) 鬼塚卓弥：形成外科手術書, 南江堂, 東京, 1969
126) 鬼塚卓弥：形成外科 **14**：465, 1971
127) Onizuka T et al：Plast Reconstr Surg **50**：403, 1972
128) 鬼塚卓弥：交通医学 **27**：376, 1973
129) 鬼塚卓弥監修：災害医学 **18**：825, 1975a
130) 鬼塚卓弥編：標準形成外科学, 医学書院, 東京, 1975b
131) 鬼塚卓弥：小児科 **19**：1319, 1978
132) 鬼塚卓弥：手術 **36**：901, 1982
133) Onizuka T et al：Aesth' Plast Surg **12**：229, 1988
134) Onizuka T et al：Worldplast **1**：65, 1995
135) Otto A W：Lehrbuch der Pathologie-Anatomie des Menschen und der Thiere A. Rucker, Berlin, 1830
136) Owsley TG et al：Plast Reconstr Surg **93**：241, 1994
137) Pagon RA et al：J Pediatr **99**：228, 1981
138) Park JH et al：PRS **130**：1338, 2012
139) Patel et al：PRS **132**：787, 2013
140) Posnick JC et al：Plast Reconstr Surg **93**：745, 1994
141) Powell KR et al：J Pediatr **87**：744, 1975
142) Pribaz JJ et al：Ann Plast Surg **30**：289, 1993
143) Pyle E：J Bone Joint Surg **13**：874, 1931
144) Reichert H：Plast Reconstr Surg **31**：51, 1963
145) Rwis（1852）：和田秀敏（1980）より
146) Rintala AE et al：Scand J Plast Reconstr Surg **3**：105, 1969
147) Roederer（1755）：夫　一龍ほか（2002）
148) Roenigk RK：Mayo Clin Proc **62**：676, 1987
149) Rohlich RJ et al：PRS **105**：376, 2000
150) Rohlich RJ et al：PRS **112**：1699, 2003

151) 坂本道治ほか：日形会誌 **23**：345，2003
152) Samii M et al：Surgery of the Skull Base Surgery of the Anterior Skull Base（AS），p114-121，Springer，Berlin，1989
153) 佐藤靖雄：現代外科学大系，27巻，p305，338，中山書店，東京，1970
154) 佐藤伸弘ほか：美容外科 **26**：68，2016
155) Schmidt MB：Virchows Arch **162**：340，1900
156) Sheen JH：Ann Plast Surg **3**：498，1979
157) Sheen JH：Plast Reconstr Surg **91**：48，1993
158) 新橋武ほか：形成外科 **24**：42，1981
159) 篠原 洋ほか：日形会誌 **19**：373，1999
160) 四宮 茂ほか：形成外科 **31**：1078，1988
161) 篠島 弘ほか：皮膚臨床 **18**：271，1976
162) 白壁征夫ほか：PERPARS **12**：72，2006
163) 荘司 弘：日形会誌 **29**：519，2009
164) 菅原康志：PEPARS **99**：18，2015
165) 多田英之ほか：形外 **43**：131，2000
166) 高橋 良ほか：形成外科 **5**：170，1962
167) 高橋 良：日本人の鼻，講談社，東京，1980
168) 多久嶋克彦ほか：形成外科 **46**：881，2003
169) 田嶋定夫：標準形成外科学，鬼塚卓弥編，医学書院，1975
170) 田中嘉雄ほか：日頭顎顔面誌 **18**：244，2002
171) 田中嘉雄ほか：形外 **46**：901，2003
172) Treichgraeber JF et al：Plast Reconstr Surg **91**：229，1993
173) 塚越 卓ほか：形成外科 **38**：751，1994
174) 内田日奈子ほか：日形会誌 **24**：541，2004
175) 内田準一：形成美容外科の実際，金原出版，1967
176) 内田準一：鼻の美容外科 p10，22，克誠堂，東京，1970
177) 和田秀敏ほか：形成外科 **23**：641，1980
178) 若盛宗雄：目耳鼻 **60**：51，1957
179) Walker AG Jr et al：Laryngoscope **73**：93，1963
180) Walton RL et al：PRS **115**：1813，2005
181) 鷲尾 宏：形成外科 **11**：285，1968
182) 渡邊彰二：日美外報 **16**：63，1994
183) 渡邊 荘ほか：PEPARS **109**：40，2016
184) Wheatley MJ et al：PRS **99**：220，1997
185) Yi Xin Zhang et al：PRS **121**：1589，2008
186) 山崎 清：顔の人類学，天佑書房，東京，1943
187) 矢永博子：形成外科 **48**：S-183，2005
188) 吉井満寛ほか：形成外科 **35**：1079，1992
189) 吉村陽子ほか：形成外科 **46**：917，2003
190) Zbar RIS et al：Cleft Palate Craniofac J **40**：214，2003

索 引

A

abrasion　235
acrocephalosyndacty（ACS）　68
acrocephaly　79
adenocarcinoma　45
aesthetic surgery　128
aesthetic surgery of the eyelid　198
aesthetic surgery of the nose　262
alar collapse　284
alar flap　243
Albright 症候群　39
alopecia　14
alopecia areata　37
Ammon 法　212
anatomy of scalp and cranium　3
animal bite　231
ankyloblepharon filiforme adnatum　191
anophthalmos　100, 196
anterior forehead lift　128
anterior nasal atresia　256
anterior view　228
Antley-Bixter 症候群　91
Apert 症候群　68
aplasia cutis　47
arhinencephaly を伴った正中唇裂　259
arhinia　259
Arlt 法　211
arteriovenous fistula　124
artery and vein　3
artery flap　232
artificial or false eyelashes　170
atresia of canaliculus　145
atresia of lacrimal canal　147
atresia of nasolacrimal canal　145
atrophic baldness　37
augmentation rhinoplasty　265

B

baggy eyelid　218, 219
Barsky 法　156
basal cell carcinoma（BCC）　45, 177, 252
basalioma　177
basilar impression　48
Beard 法　188
big perforation　237
bilateral proboscis　259
Binder' s syndrome　258
Blair-Brown　211

Blaskovics 法　212
blepharophimosis　189
blepharoptosis　180
bone saw　56
bony nasal deviation　275
brachycephaly　74
bulbous nose　284
burn　150

C

calvarial bone　5
canthoplasty　210
capitis muscles　4
Carpenter 症候群　89
cartilage graft　236
cartilaginous nasal deviation　276
caudal shape　230
cavernous hemangioma　123
cebocephaly　259
central fat tissue　135
chalazion　174
chemical burn of lids　150
cicatricial alopecia　14
cicatricial closure　236
cicatricial ectropion　160
cicatricial entropion　167
cilia　133
cilia defect　170
cleft lip nose　256
cleft nose or bifid nose　256
cleido-cranial dysostosis　94
closure due to septal defect　237
clover leaf skull　86
coloboma oculi or palpebrale　189
columella defect　243
columella deviation　282
columella length　229
columella scar　236
composite graft　236, 242, 245
congenital anomaly　46
congenital anomaly of cranial bone　48
congenital anomaly of scalp　47
congenital blepharoptosis　180
congenital choanal atresia　256
congenital ectropion　167
congenital lacrimal fistula　192
contact lens blepharoptosis　181
contour deformity of the forehead　130

Converse 法　211
corrugator supercilli muscle　134
cranial bone　5
cranial bone defect　12
cranial bone fracture　12
cranial burn　12
cranial deformities　48
cranial fontanel　5
cranial tumor　38
craniofrontnasal dysplasia　92
craniolacunia　94
craniometaphyseal dysplasia　91
craniopagus　94
cranioscoliosis　94
cranium bifidum occultum　94
Crouzon 病　63
crushed wound of scalp　8
cryptophthalmus　198
curve of columella　230
cutis verticis gyrata　47
Cutler-Beard 法　157
cyclopia　259
cystic cranioschisis　100

D

defected or twisted or deviated nose　275
depressed columella　283
depressed deformity of the forehead　120
depressed nose　262
depressed rim　283
depressed, deformity of the temple area　130
depressor supercilli muscle　134
dermal sinus　48, 248
dermoid cyst　248
distant flap　242, 246
distraction osteogenesis　59
divided nevus　173
dornor sites　242
dorsum flap　240
dorsum scar　233
double eyelid operation　198
double nose　258
drill　56
drooping columella　282
Duke-Elder 分類　196
dye 消失テスト　143
dye テスト　143

E

ectodermic tumor　248
ectropion　206, 218
electrical burn　13
en coup de sabre　123
encephalocele　248
enophthalmos　194
epiblepharon　167

epicanthus　210
epicanthus inversus　212
epidermoid cyst　41
Ershnich-Blascovics 法　154
ethmocephaly　259
exophthalmos　192
expander 法　112
extended palpebral fissure　189
extensive alopecia　37
extensive scar　234, 236
extensive scar closure　237
eye globe injury　149
eye lash　133
eye lashes plasty　208
eye socket plasty　197
eyebrow　107
eyebrow drooping　130
eyebrow graft　113
eyelashe defect　170
eyelid　139
eyelid defect　154
eyelid ectropion　159
eyelid entropion　167
eyelid rhytidectomy　212

F

fascia　4
fat hernia　221
fat repositioning　219
fat tissue　135
female androgenic alopecia　37
female pattern hair loss　37
fibrous dysplasia　39, 127
filler method　129
flap　236
flat nose　262, 279
Flowers 法　215
follicular unit transplantation（FUT）　35
forehead flap　232, 240, 246
forehead lift　128
forehead scar　109
foreign body in orbita　143
four flap 法　211
free flap　197, 242, 245, 246
free hair grafting　115
free skin graft　232, 236
Freeman-Scheldon 症候群　94
frontal muscle palsy　119
frontal sinus　108
frontal sinus hypertrophy　123
frontotemporal flap　242

G

glioma　247
Graves 病　193
Greig（cephalosyndactyly）症候群　89

gusto-lacrimation 221

H

hair bearing skin grafting 170
hair bearing skin strip grafting 115
hair bundle 7
hair cycle 7
hair group 7
hair line 8
hair micrografting 117
hair minigrafting 116
hair piece 37
hair slant 8
hair stream 7
hair whorl 7
Hamra 法 217, 219
hanging rim 283
hanging septum 282
helmet modeling 84
hemangioma 38, 171, 249
hemangioma simplex 123
hematoma 206, 218
hemiatrophy 122
Hester の分類 212
high alar rim 283
Hinge 法 156
holoprosencephaly 100
Horner's syndrome 180
Hughes 法 154
humped nose 279
Hump 除去 280

I

iatrogenic blepharoptosis 181
Imre 法 154, 212
incised 8
incision technique 198
intercanthal distance (ICD) 141

K

Kane の分類 213
Kuhnt-Helmbold 法 154

L

laceration and contused wound 230
lacrimal apparatus injury 143
lacrimal disease 220
lacrimal ductule injury 143
lacrimal sac injury 144
lacrymal apparatus 136
lagophthalmos 169
Landolt-Hughes 法 154
Lassus 法 215
lateral distraction test 168
lateral shape 229
lateral view 229

Lewis 法 215
lids injury 143
ligament injury 149
limen nasi 224
linear scar 232, 233
linear scar contraction 237
local flap 236
localized scleroderma 123
long nose 279
lower Apert 症候群 87
lower lid retraction 188
lower rim 283
lymphangioma 38
lymphatic vessel 3
lymphedema of lids 149

M

malar flap 234, 243
malignant melanoma 178
malposition of lateral canthus 191
malposition of the eye ball 192
Manchester 法 156
Marcus Gunn 現象 188
McCarthy 分類 196
mechanical ectropion 167
mechanical entropion 167
median nasal fistula 258
Meibom gland carcinoma 178
membranous scar closure 237
meningioma 42
mesodermic tumor 249
metastatic bone tumor 45
micrografting 170
microphthalmos 100, 196
Millard 法 215
mongolian fold 140, 210
Moschella 法 156
most depressed point of nasal bridge 230
muco-cartilagenous flap 243
Mueller 筋 135
muscle 4, 134
Mustard 法 211
myasthenia gravis blepharoptosis 181

N

naris 224
nasal bridge 232
nasal bridge distance 230
nasal bridge flap 234
nasal chondromucosal flap 156
nasal duplication 258
nasal flap 238
nasal septum 226
nasal soft triangle 237
nasal tip circle 230
nasal tip-lip distance 229

naso-facial angle　229
naso-ocular cleft　258
nasolabial angle　229
nasolabial flap　238, 246
natural lines　227
nerve　3
neurofibromatosis　41, 176, 248
neurogenic tumor　247
nevus　250
nevus fuscoceruleus ophthalmo-maxillaris Ota　171
nose piercing　288
nostril　224
nostril shape　230

O

orbicularis oculi muscle　134
orbita　137
orbital anomaly　95
orbital apex syndrome　150
orbital fat tissue　135
orbital hypertelorism　95
orbital hypoterolism　99
orbital septum　136
ossifying fibroma　42
osteofibroma　42
osteoma　39, 127
osteopathia striata with cranial sclerosis (OSCS)　92
overriding of preseptal orbicularis oris muscle　168
oxycephaly　74, 79

P

pachydermoperiostosis　47, 122, 127
palpebral ectopia　191
palpebral fissure　140
palpebral fold　139
paralytic blepharoptosis　180
paralytic ectropion　159
parietal foramina　94
pedicled skin hair grafting　170
PEPSI rules　272
perforation　237
perforation wound　231
pericranium　5
periosteum　5
Pfeiffer 症候群　87
pigmented nevus　38, 41, 123, 173
pinch test　168
pinched nose　287
plagiocephaly　83
plate　56
plica palpebronasalis　140
pneumosinus dilatans frontalis　127
posterior forehead lift　128
postoperative ectropion　167
premature alopecia　33
premature craniosynostosis　50

pretarsal fat tissue　136
procerus muscle　134
prolapse of orbital fat　143
prolapsed lacrimal gland　220
prominent nose　285
pug nose　285
Pyle disease　258

R

reefing　235, 238
retroauricular temporal flap　240
retrobulbar hematoma　218
rhinophyma　249
rhinopolypus　250
rhytidectomy　128
rhytidoplasty　212
Rogman 法　210
rosacea　249

S

saddle nose　262
Saethre-Chotzen 症候群　89
sarcoma　45
Sayoc 法　215
scalp　3
scalp avulsion injury　9
scalp hair　5
scalp trauma　8
scalping auricular flap　245
scalping forehead flap　245
scaphocephaly　74
scar　151
scar of the nasal cavity　236
screw　56
sebaceous carcinoma　178
sebaceous nevus　41
senile blepharoptosis　181
senile ectropion　159
senile entropion　167
septal defect　247
short columella　282
short nose　279
sincipital encephalocele　100
skin　3, 133
skin defect　231
skin graft　234
skin punch grafting　116
small nostril　282
small perforation　237
small scar　232
snub nose　285
spastic ectropion　167
spastic entropion　167
squamous cell carcinoma (SCC)　45, 177, 252
square tip nose　288
strawberry mark　123

subaponeurotic tissue　5
subcutaneous dermoid cyst　124, 176
subcutaneous fat tissue　135
subcutaneous tissue　3
submental flap　245
sunken eyelid plasty　209
superior levator palpebrae muscle　135
superior orbital fissure syndrome　149
supernumerary nostril　258
Switch flap　155
symblepharon　153
syndromic alopecia　37

T

tarsal muscle　135
tarsal plate　136
tarsorrhaphy　165
tarsus　136
telecanthus　95, 190
temporalis muscle　4
thick ala　284
tie over dressing　185
tilting of columella　229
tissue expander　37
total defect of the ala　238
trap door scar　110
trichilemmal carcinoma　45
trigonocephaly　79
tumors of the nasal cavity　250

U

upper Apert 症候群　89
upper deviation of lower lid　188
upper eyelid retraction　188
upper lip flap　243
upper lip flap and malar flap　243

V

V-Y 法　154
vascular malformation　171, 249
vestibule　224
vibrissae　224
von Recklinghausen 病　41, 176

W

web　218
wide columella　282
wide nose　279
wide nostril　282
wide tip nose　288
wig　37
wrinkle line　107, 227

X

xanthoma　173
xerophthalmia　220

あ

悪性黒色腫　46, 178
あぐら鼻　285
アパセラム挿入法　130
鞍鼻　262, 281

い

医原性眼瞼下垂　181
萎縮性脱毛症　37
異常皺襞　207
苺状血管腫　123
インプラント作成　267
インプラントを用いる隆鼻術の準備　265

う

宇津木法　215

え

猿額状変形　127
遠隔皮弁　242
円形脱毛症　37
炎症性鞍鼻　262
猿頭症　259

お

黄色腫　173
太田母斑　171
オトガイ下部皮弁　245

か

外眼角 - 顔面側縁間距離　141
外眼角部欠損　159
外眼角部の変形　212
外眼角部偏位症　191
外眼角部縫縮術　189
開瞼症（兎眼症）　169
外骨腫　39
外傷性鞍鼻　262
外傷性陥凹変形　120
外傷性眼球陥没　194
開頭術　58
外胚葉性腫瘍　248
外反症　206, 218
外鼻欠損症　259
外鼻の全層欠損（穿孔）　237
外鼻の美容外科　262
外鼻部皮弁　238
海綿状血管腫　123
外毛根鞘癌　45
下眼瞼陥凹　218
下眼瞼後退症　188
下眼瞼上方偏位　188
下眼瞼除皺術　216
下眼瞼の欠損　154
鉤鼻　279
額部陥凹変形　120

額部除皺術　128
額部の骨欠損　120
額部の自然皺襞　107
額部の美容外科　128
額部の輪郭の変形　130
額部皮膚切除術　128
額部皮弁　232, 240, 246
額部皮弁法　162
角膜径　141
角膜露出率　141
仮骨延長術　59
化骨性線維腫　41
紙モデル作成　266
加齢的皺　128
眼窩　137
眼窩異常症　95
眼窩隔膜　136
眼窩隔離症　95
眼窩間狭小症　99
眼角隔離症　190
眼角部形成術　210
眼窩骨折性異常　193
眼窩脂肪組織　135
眼窩脂肪脱出症　218
眼窩脂肪脱出創　143
眼窩周囲打撲性陥没　195
眼窩腫瘍　178
眼窩上縁　84
眼窩尖端部症候群　150
眼窩内異物　143
眼窩内腫瘍性異常　193
眼窩壁骨折性陥没　194
眼球乾燥症　220
眼球陥没症　194
眼球欠損性眼球陥没　195
眼球結膜癒着症　153
眼球性眼球陥没　195
眼球損傷　149
眼球突出症　192
眼球突出性開瞼症（兎眼症）　169
眼球の位置異常　192
眼瞼　139
眼瞼悪性腫瘍　177
眼瞼外反症　159
眼瞼下垂　180, 207
眼瞼陥凹症　209
眼瞼挙筋　135
眼瞼挙筋切除法　183
眼瞼挙筋前転法　210
眼瞼挙筋短縮　182
眼瞼形成術　169
眼瞼痙攣　220
眼瞼溝　139
眼瞼交叉弁法（Mustarde）　159
眼瞼耳側牽引テスト　168
眼瞼除皺術　212

眼瞼切断創　143
眼瞼全層欠損　153
眼瞼つまみ上げテスト　168
眼瞼内反症　167
眼瞼のはれぼったさ　140
眼瞼の老人性変化　212
眼瞼部の美容外科　198
眼瞼リンパ浮腫　149
眼上顎褐青色母斑　171
顔面の変形　73
眼輪筋　134
眼輪筋短縮術　168

き

機械的外反症　167
機械的内反症　167
義眼台形成術　197
基底細胞癌　45, 127, 177, 252
義髪　37
逆（下）内眼角贅皮　212
逆行性浅側頭動脈耳介枝耳介皮弁　156
球後出血　218
頬骨隆起　84
頬部皮弁　234, 243
局所皮弁　112, 236
筋　4
筋組織　134
筋弁固定法　168, 169, 217
筋膜　4
筋膜移植法　184
筋膜瞼板固定　184
筋膜採取　184
筋膜眉毛固定　184

く

駆血帯法　16
クローバー型頭蓋症　86

け

経結膜挙筋短縮　183
軽度眼窩隔離症　95
痙攣性外反症　167
痙攣性内反症　167
血管奇形　171, 249
結膜囊深さテスト　168
瞼縁縫合　165
挙筋腱膜固定術　216
剣創状強皮症　123
健側眼瞼部　163
瞼板　136
瞼板筋　135
瞼板前脂肪組織　136
瞼鼻皺襞　140
腱膜逢着法　168
瞼裂　140
瞼裂拡大症　189

瞼裂傾斜度　141
瞼裂縮小症　189

こ

交感神経麻痺性眼球陥没　195
後耳介側頭皮弁　240
咬創　231
後天性斜鼻　275
後天性無眼球症　196
後頭骨下部筋群　4
広範囲脱毛症　37
広範囲瘢痕閉鎖　237
広鼻　279
高鼻孔縁　283
広鼻孔底　282
骨格異常　73
骨鋸　56
骨切り　58
骨腫　127
骨性斜鼻　275
骨窓の作成　58
骨膜　5
コラーゲン注入法　217
コンタクトレンズ性眼瞼下垂　181

さ

鎖骨頭蓋異骨症　94
三角頭症　79
三次元実体モデル　267
霰粒腫　174

し

耳介　242
耳介軟骨移植術　168
しこり　218
獅子鼻　285
脂腺癌　178
自然皺襞　227
脂腺母斑　41
支柱組織欠損による閉鎖　237
疾患性脱毛症　37
篩頭症　259
脂肪移植　197, 209
脂肪移所術　217
脂肪切除法　219
脂肪組織　135
脂肪注入法　131, 209, 216
弱視　165
若年性脱毛症　33
斜頭症　83
斜鼻　275, 281
重瞼術　198
重瞼消失　206
重症筋無力症性眼瞼下垂　181
舟状頭症　74
重層鼻孔　258

重度眼窩隔離症　97
重量法　169
酒皶鼻　249
術後性外反症　167
術後性頰部囊腫　250
瞬目テスト　168
上眼窩裂症候群　149
小眼球症　196
上眼瞼後退症　188
上眼瞼上下径　141
上眼瞼除雛術　214
上眼瞼の欠損　156
上眼瞼皮弁法　162
上下眼瞼同時除雛術　217
上口唇皮弁と頰部皮弁の併用　243
上口唇部皮弁　243
小頭症　74
小鼻孔　282
睫毛　133
睫毛外反　206
睫毛形成術　208
睫毛欠損　170
睫毛内反症　167
女性の男性化脱毛症　37
シリコンバッグ法　210
シリコンブロック挿入法　130
神経　3
神経原性腫瘍　247
神経膠腫　247
神経線維腫症　41, 176, 248
人工睫毛　142, 170
人工毛植毛術　37
靱帯切断　149
真皮脂肪移植　131, 210
唇裂外鼻　256

す

髄膜腫　42
頭蓋冠骨　5
頭蓋・骨幹端異形成症　91
頭蓋骨形態異常　193
頭蓋骨欠損　12
頭蓋骨切り術（従来法）　57
頭蓋骨骨折　12
頭蓋骨の先天異常　48
頭蓋骨変形　48
頭蓋側彎症　94
頭蓋底陥入症　48
頭蓋底腫瘍　46
頭蓋部の先天異常　46
頭蓋変形　68
頭蓋縫合　5
頭蓋縫合早期癒合症　50
スクリュー　56
頭頂孔　94
スプリング法　169

306　索引

せ

正中鼻裂症　256
正中鼻漏孔　248
静的矯正法　169
切開式重瞼術　198
石膏モデル作成　265
切挫創　230
線維性骨異形成症　39, 127
腺癌　45
前面観　228
線状瘢痕　232
線状瘢痕拘縮　237
全前脳症　100
全前脳胞症　100
穿通創　231
先天性鞍鼻　262
先天性開瞼症（兎眼症）　169
先天性外反症　167
先天性外涙嚢瘻　192
先天性眼瞼下垂　180
先天性眼瞼欠損　189
先天性眼瞼癒着症　191
先天性後鼻孔閉鎖症　256
先天性斜鼻　275
先天性前鼻孔閉鎖症　256
先天性内反症　167
先天性鼻孔狭窄症　259
先天性無眼球症　196
前頭筋麻痺　119
前頭－後頭筋および帽状腱膜　4
尖頭症　79
前頭側頭皮弁　242
前頭洞　108
前頭洞気嚢腫　127
前頭洞肥厚症　123
前頭部脳瘤　100
尖鼻　285
潜伏眼球症　198
泉門　5

そ

装飾刺青　219
側頭筋　4
側頭筋膜移植　131
側頭筋利用法　169
側頭部陥凹変形　130
側頭部皮弁　162
側面観　229
側面形　229

た

大腿筋膜移植法　188
脱毛症　14
脱毛と外傷　8
脱毛部縫縮術　37
単一毛移植　36, 117, 170
単眼症　259

団子鼻　284
単純性血管腫　123
単純縫縮　214
短頭症　74
短鼻　279
短鼻柱　282

ち

中央脂肪組織　135
中等度眼窩隔離症　95
中胚葉性腫瘍　249
長鼻　279
貯血式自己血採血　56
陳旧性涙道損傷　145
陳旧創　11

つ

つけまつげ　170
摘み鼻　287

て

低鼻　262, 279, 281
低鼻孔縁　283
剃毛　15
転移性骨腫瘍　45
点状植毛術　116

と

頭皮　3
頭皮クリップ法　15
頭皮茎額部皮弁　245
頭皮茎耳介部皮弁　245
頭皮の外傷　8
頭皮の切挫創　8
頭皮の先天異常　47
頭皮の先天性欠損　47
頭皮剝脱創　9
頭部骨髄炎　14
頭部電撃傷　13
頭部熱傷　12
頭部の腫瘍　38
頭部有毛部切除術　128
頭部癒合症　94
動脈皮弁　232
頭毛　5
頭毛数　8
ドリル　56

な

内眼角間距離　141
内眼角部欠損　159
内眼角部の変形　210
内眼角部縫縮術　190
内視鏡下除皺術　128
内側眼瞼靱帯断裂　159
内反症　167
軟骨移植　236

軟骨性斜鼻　276
軟骨切除法　278

に

肉腫　45
二分頭蓋　94

ね

熱傷　150

の

脳回転状頭皮　47
脳髄膜瘤　248
囊胞性頭蓋披裂　100

は

ハイドロキシアパタイト　265
パイル病　258
生え際　8, 17
剝皮術　235
鼻茸　250
鼻ピアス　288
幅広鼻柱　282
瘢痕　109
瘢痕性外反症　160
瘢痕性開瞼症（兎眼症）　169
瘢痕性脱毛症　14
瘢痕性内反症　167
半側萎縮　122
パンチ式植毛術　35

ひ

ヒアルロン酸　217, 265
皮下茎皮弁　163
皮下脂肪　135
皮下組織　3
皮下皮様囊腫　124, 176
鼻下面形　230
眉間部除皺術　129
鼻顔面角　229
鼻腔　226
鼻腔内腫瘍　250
鼻腔内瘢痕（閉鎖）　236
鼻腔粘膜軟骨弁　243
鼻限　224
鼻瞼裂症　258
鼻孔　224
鼻孔縁下垂　283
鼻孔縁陥凹　283
鼻甲介　226
鼻孔形　230
肥厚性瘢痕　207
肥厚性皮膚骨膜症　127
肥厚鼻翼　284
鼻骨矯正　281
鼻骨骨折　232
鼻根筋　134

鼻根高径　230
鼻根部最陥凹点　230
鼻根部　232
鼻根部皮弁　234
鼻出血　230
鼻唇角　229
鼻唇角鋭角化　287
鼻唇角形成術　283
鼻唇溝部皮弁　238
鼻尖下垂　287
鼻尖曲率半径　230
鼻尖形成術　283
鼻尖口唇高差　229
鼻尖三角部　237
鼻尖短縮　281
鼻前庭　224
鼻尖変形　281
鼻中隔　226
鼻中隔下垂　282
鼻中隔欠損　247
鼻中隔切除術　279
鼻中隔彎曲症　277
鼻柱下垂　282
鼻柱欠損　243
鼻柱後退症　283
鼻柱前突術　283
鼻柱長　229
鼻柱の瘢痕　236
鼻柱偏位　282
鼻柱方向　229
鼻柱彎曲度　230
びっくりまなこ　208
鼻背　228
鼻背皮弁　240
鼻背部の全層欠損（穿孔）　237
鼻背部の瘢痕　233
皮膚壊死　206
皮膚欠損創　231
皮膚骨膜肥厚症　122
皮膚固定法　168
皮膚切除除皺術　128
皮膚切除法　168
皮膚柱植毛術　34, 116
皮膚洞　48, 248
皮膚片植毛術　35, 115
皮膚縫合法　168
皮弁形成術　197, 236
眉毛　107
鼻毛　224
眉毛移植　113
眉毛移植法　167
眉毛下垂　207
眉毛下制筋　134
眉毛下皮膚切除術　216
眉毛の下垂　130
眉毛部骨突出症　131
皮様囊腫　248

鼻翼　228, 242
鼻翼下垂矯正術　283
鼻翼陥凹　284
鼻翼溝　224
鼻翼軟骨後退術　279
鼻翼皮弁　243
鼻翼部の全層欠損　238
鼻瘤　249
鼻梁　228
鼻涙管閉鎖　145
ビンダー症候群　258

ふ

フィーラー法　129, 216
複合移植　236, 242, 245
複鼻　258
副鼻腔　227
ふけ顔　218
プレート　56
プロテーゼ埋没　197
分層植皮　197
分離母斑　173

へ

弁状瘢痕　110
扁平上皮癌　177
扁平鼻尖　288

ほ

帽状腱膜下組織　5
ボツリヌス毒素治療　129, 217
ボツリヌス毒素除皺術　214
母斑　250
母斑細胞母斑　38, 41, 123, 173
ホルネル症候群　180

ま

マイボーム腺癌　178
埋没式重瞼術　198
膜状瘢痕閉鎖　237
まつげ　142
麻痺性開瞼症（兎眼症）　169
麻痺性外反症　159
麻痺性眼瞼下垂　180

み

味覚・流涙症　221

む

無眼球症　196
無眼症　100
無嗅脳　259

も

蒙古皺襞　210
蒙古襞　140
毛周期　7

毛髪の外観　5
毛包単位移植　35

や

薬傷　150

ゆ

有棘細胞癌　45, 177, 252
有茎植皮　162
有茎植毛術　170
有毛皮弁形成術　36
遊離植皮　232, 234, 236
遊離植毛術　34, 115, 170
遊離吻合皮弁　197, 242, 245
遊離吻合有毛皮弁形成術　37

り

隆鼻術　265, 279
隆鼻術合併症　270
両外眼角間距離　141
リンパ管　3
リンパ管腫　38
リンパ管腫　171

る

涙管通過試験　143
涙器　136
涙器損傷　143
涙小管断裂　143
涙小管通過テスト　143
涙小管鼻涙管閉鎖　147
涙小管閉鎖　145
類上皮嚢腫　41
涙腺下垂症　220
涙腺疾患　220
涙腺部脂肪脱　221
涙腺分泌障害　220
涙道ファイバースコープ検査　143
涙嚢損傷　144

れ

レーザー照射　214
レーザー法　129
裂孔頭蓋　94
連続縫縮法　111

ろ

老人性外反症　159
老人性下垂　181
老人性内反症　167
肋軟骨移植　197

わ

矮小眼症　100

形成外科手術書（改訂第5版）：実際編①　　　　　　5分冊（分売不可）

1969 年 7 月 1 日　　第 1 版第 1 刷発行	著　者　鬼塚卓彌
1975 年 6 月 20 日　　第 1 版第 4 刷発行	発行者　小立鉦彦
1982 年 12 月 20 日　　第 2 版第 1 刷発行	発行所　株式会社 南 江 堂
1988 年 2 月 20 日　　第 2 版第 4 刷発行	〒113-8410 東京都文京区本郷三丁目 42 番 6 号
1996 年 2 月 25 日　　第 3 版第 1 刷発行	☎（出版）03-3811-7236　（営業）03-3811-7239
2002 年 8 月 20 日　　第 3 版第 3 刷発行	ホームページ http://www.nankodo.co.jp/
2007 年 6 月 20 日　　第 4 版第 1 刷発行	印刷・製本 大日本印刷
2018 年 5 月 30 日　　改訂第 5 版発行	

Operative Plastic and Aesthetic Surgery, 5th Edition
© Nankodo Co., Ltd., 2018

定価はケースに表示してあります．　　　　　　　　　　Printed and Bound in Japan
落丁・乱丁の場合はお取り替えいたします．　　　　　　ISBN978-4-524-26535-0
ご意見・お問い合わせはホームページまでお寄せください．

本書の無断複写を禁じます．
[JCOPY] 〈（社）出版者著作権管理機構 委託出版物〉
本書の無断複写は，著作権法上での例外を除き禁じられています．複写される場合は，そのつど事前に，
（社）出版者著作権管理機構（電話 03-3513-6969，FAX 03-3513-6979，e-mail: info@jcopy.or.jp）の
許諾を得てください．

本書をスキャン，デジタルデータ化するなどの複製を無許諾で行う行為は，著作権法上での限られた例外
（「私的使用のための複製」など）を除き禁じられています．大学，病院，企業などにおいて，内部的に業
務上使用する目的で上記の行為を行うことは私的使用には該当せず違法です．また私的使用のためであっ
ても，代行業者等の第三者に依頼して上記の行為を行うことは違法です．